国家出版基金项目
NATIONAL PUBLICATION FOUNDATION

何氏二十八世
医著新编

# 何氏妇科专著校评

清·何应豫 何时希 著

何新慧 孔祥亮 校评

徐满成 何大平 参校

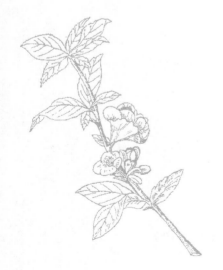

全国百佳图书出版单位
中国中医药出版社
·北京·

**图书在版编目（CIP）数据**

何氏妇科专著校评 /（清）何应豫，何时希著；
何新慧，孔祥亮校评；徐满成，何大平参校 . —北京：
中国中医药出版社，2023.4
（何氏二十八氏医著新编）
ISBN 978-7-5132-8009-9

Ⅰ.①何… Ⅱ.①何… ②何… ③何… ④孔… ⑤徐…
⑥何… Ⅲ.①中医妇科学—中医临床—经验—中国—
清代②中医妇科学—中医临床—经验—中国—现代
Ⅳ.① R271.1

中国版本图书馆 CIP 数据核字（2022）第 255309 号

---

**中国中医药出版社出版**

北京经济技术开发区科创十三街 31 号院二区 8 号楼
邮政编码 100176
传真 010-64405721
山东临沂新华印刷物流集团有限责任公司印刷
各地新华书店经销

开本 710×1000 1/16 印张 55.5 字数 849 千字
2023 年 4 月第 1 版 2023 年 4 月第 1 次印刷
书号 ISBN 978 – 7 – 5132 – 8009 – 9

定价 238.00 元
网址 www.cptcm.com

服 务 热 线 010-64405510
购 书 热 线 010-89535836
维 权 打 假 010-64405753

微信服务号 zgzyycbs
微商城网址 https://kdt.im/LIdUGr
官 方 微 博 http://e.weibo.com/cptcm
天猫旗舰店网址 https://zgzyycbs.tmall.com

如有印装质量问题请与本社出版部联系（010-64405510）

# 总序

何氏中医是吾祖辈世代传承的家业，自南宋至今已有 870 余年，历三十代，曾医生群出，事业辉煌，成就显赫，令人自豪。传到吾八世祖元长公已二十二世，定居青浦重固，一脉相承，名医辈出，记忆中二十三世有书田公、小山公等，二十四世有鸿舫公、端叔公等，二十六世有乃赓公等。小山公是我七世祖，一生济世为民，鞠躬尽瘁，死而后已，他不仅医术精湛，且诗赋甚好，著有《七榆草堂诗稿》，手边这份今已泛黄的诗稿乃三叔维俭手抄。在诗稿末页，三叔讲述了抄写经过：诗词原稿由父亲补榆（承耀）公赠之，收藏箧中。时隔 22 年，在 1963 年春节，维勤（按：我的父亲）哥到访说时希（按：其六世祖是书田公）弟在编辑何氏医药丛书，需要我们弟兄收藏的有关何氏医书药方、文物照片等。对此，我们应大力支持。于是维勤哥献出先祖乃赓（端叔之孙）公照片，维馨（按：我的二叔）哥献出鸿舫公药方 32 张，维俭则献出此诗稿。翌日即送到时希府上，同观，并抄录保存。三叔还感慨道："祖先的伟大成就世传不绝，至今第二十八代，代代有名医，活人无算。但目今来说，何氏的医生太少了，二十七世何承志一人，二十八世何时希一人，只二人。希何氏子弟应竭尽智能，发掘何氏医学宝库，把医学发扬光大，为民服务，能有更多的传人为广大人民康健幸福而努力贡献。"

我作为何氏二十九代，一生从事生物学，研究动物、植物，成为这方面的权威专家，虽与医学有点关联，但终不能为医救人。所幸的是吾四叔维雄之女新慧，1977 年考入上海中医学院（今上海中医药大学）中医系，成为中医师而继承祖业，二十九世有传人了。她自幼聪慧，勤奋好学，努力奋斗，晋得教授、博导；2014 年"竿山何氏中医文化"入选上海市非物质文化遗产名录，她是代表性传承人。更令人兴奋喜悦的是，新慧倾其智能，殚精竭虑，废寝忘食，历时五载，主编了《何氏二十八世医著新编》，洋洋数百万字，分列 11 册，有中药、方剂、外感病、内伤病、妇科、医案等专著；以及医家专著，如十九世何炫、二十二世何元长、二十三世何书田、二十四世何鸿舫、二十八世何时希等。收录的医著较全，现存的何氏医著基本无缺，并对这些医著做整理校注以及评析，不仅使诸多抄本、影印本得以清晰明了，更释疑解难，使读者读之易懂易学，尤其是《何氏内妇科临证指要》一册，集何氏医学之大成，是传承发扬何氏医学的典范，能对临证指点迷津。至此，前辈的心愿得以实现，即如新慧所说："此套著作既告慰先辈，又启示后学，何氏医学代代相传，永葆辉煌。"

故乐以为序！

何新慧

二〇二二年十月

# 前言

　　何氏中医自南宋至今，已历 870 余年，绵延不断，世袭传承三十代，涌现了 350 余名医生，悬壶济世，医家足迹遍布吴、越、燕、豫、关、陇等地，服务病人无数，甚有辛劳过度，以身殉职的医生，如二十三世何其章；著述立说，积淀了深厚的中医文化、医学理论，以及丰富的实践经验。治疗病种遍及内科、妇科，抑或有儿科、五官科等，主要病种有外感温热病、咳喘、肺痨、痞积、鼓胀、中风、消渴、虚劳、痿痹，妇人月经不调及胎前、产后诸疾等。

　　何氏中医祖居河南，《镇江谱》所记始祖为何公务，是宋太医院使。世系传承主要有 5 支：镇江、松江、奉贤、青浦北竿山和重固。《青浦谱》中不少传序均称"何楠始为医"，《松江谱》说光启之四子何彦猷"为镇江始祖"。何楠与何彦猷是兄弟，均为何光启之子，何光启是何公务之四世孙，亦为医。《中国人名大辞典》说何彦猷："绍兴中，为大理丞。时秦桧诬岳飞下狱，彦猷言飞无罪，万俟卨劾其挠法。罢黜。"据考定当为 1141 年，由此而推为镇江支起始。而何公务至光启的四世部分，是为何氏一世以上的医家，可见何氏在南渡以前，在开封已有为医者。松江支源于四世何侃，他是何沧的曾孙，约在 1230 年。何沧与何彦猷是堂兄弟，《松江府志·卷六十二·寓贤传》："从弟沧扈跸南渡居黄浦南之余何潭……爱青龙镇风土遂卜居。"当时青龙镇的商业和海上贸易已相当发达，更有良好的文化生态，人文荟萃，何侃亦迁居于青龙镇，悬壶济世，成为上海中医的始祖。奉贤支源于十六世何应宰，约在 17 世纪初叶。《何氏世乘》(《奉贤谱》)说何应宰："从政长子。字台甫，号益江。徙居庄行镇，医道盛行。品行卓绝，乐善不倦。"何应宰之父何从政，为太医院医士。青浦北竿山支源于二十世何王模，字铁山，号萍香，约在 18 世纪 30 年代。《青浦谱》谓其："为竿山始祖。世居奉贤庄行镇……习岐黄术，名噪江浙间。性好吟咏，信口成篇，不加点窜。"重固支源于二十二世何世仁，字元长，何王模之孙，他于嘉庆八年（1803）迁到青浦重固，是重固一支的始祖。何元长旧居临靠重固镇河通波塘，当年登门求医的病人排成长队，求医者的船只停满河港。自何元长而下，一脉相传30余位医生，其中二十三世何其伟（号书田）、何其章（号小山），二十四世何鸿舫，均为一代名医。

何氏医学代代相传，在这漫长的岁月中能累世不绝，除了医术、医技外，还有文化因素，即医学与文化相互渗透，相互支撑，共同前行。何氏家族在元代已有"世儒医"的称呼，如七世何天锡，字均善，有钱塘钱全徵所撰《赠世儒医均善何先生序》中说："处博济之心，行独善之事者，其惟何君乎。"世医与儒医合流，宋元以降是较常见的，如刘完素、张元素、李时珍、喻昌等。因此，何氏医家始终将理论功底置于首位，在行医的生涯中，不断提高医学素养，且心存仁义，医德高尚，故能达到较高境界。何氏众多医家的医名、事迹被载入史册，如《中国医学人名志》《中国医学大辞典》《中国人名大辞典》以及地方谱志中，或被历代医家、学者所重视并记载，如陆以湉《冷庐医话》、魏之琇《续名医类案》、姚椿《晚学轩文集》、石韫玉《独学庐诗文集》等。一些著作被收录于《全国中医图书联合目录》。范行准、陈邦贤等学者均对何氏世医做出高度评价，认为是国际医学史上少见的奇迹。

何氏世医共有49位医生任太医院医官，更有众多医家拯救生灵，名盛于世，并留下了精深专著，据考有120余种，近千卷，现存50余种，包括医论、本草、方剂、医案等。如明六世何渊著有《伤寒海底眼》，是何氏现存最早的医著，且开启了何氏伤寒温病专著的先河，如十七世何汝阈著《伤寒纂要》、二十二世何元长著《伤寒辨类》、二十四世何平子著《温热暑疫节要》等均受其影响，既有继承，又有发展。又十三世何应时、十四世何镇父子二人专注于本草与方剂，著有《何氏类纂集效方》《何氏附方济生论必读》《本草纲目类纂必读》等书，其中收有不少何氏效方以及用药体会和经验，实难能可贵。还有十三世何应璧著《医方捷径》，书中所述妇人病和胎前产后病的诊治思路和方法，为后辈医家在妇科病辨治方面奠定了基础。十九世何炫著《何氏虚劳心传》《何嗣宗医案》，其对疾病的认识以及提出的理论思想、治疗法则、养生却病等精粹，是何氏世医诊治内科病的典范，有承前启后的作用。此外还有诸多医案专著，如《何元长医案》《何书田医案》《春煦室医案》《何鸿舫医案》《壶春丹房医案》《何端叔医案》《何承志医案》《医效选录》等，从中可见世医学术思想的传承和发展，亦反映了医家善于辨证论治、用药精细、轻清灵动、讲究炮制等医术、医技。

这些医著蕴含了丰富的医学理论、学术思想、临床经验，这不仅是何氏中医的灵魂，亦是传承发扬何氏医学的根基和保障，更是中医学史上难能可贵的资料。由于年代久远，文献散佚甚多，在20世纪80年代，二十八世何时希曾对一些文献进行收集整理、抄录影印，计有42种，分为35册出版（上海学林出版社），多为单行本，其中23册为抄本，这对保存何氏医学文献起了很大作用。转眼到了2013年，"竿山何氏中医文化"被列入上海市非物质文化遗产名录，并认定二十九世何新慧为代表性传承人，保护发扬光大何氏医学的工作迫在眉睫，责无旁贷。自2014年起，余着手整理现存何氏二十八世文献，分四个步骤：首先对现存何氏文献做进一步的收集整理，在原来42种基础上去芜存菁，主要剔除重复内容，纠正张冠李戴者，留取37种，新增5种，计42种；接着按书种分档归类，计有伤寒温病、本草、方剂、妇科、医案、以医家命名专著等6类，前5类每类合刊为1册书，以医家命名专著有5册，即何嗣宗医著二种、何元长医著二种、何书田医著八种、何鸿舫医案及墨迹、何时希医著三种，这些医家的著作有的已归入前5类专著中，剩余的合刊为个人专著；然后逐一对收入的每种书籍进行校注和评析；最后通过对上述42种医书做分析研究，将何氏医学理论思想、临床诊治的璀璨精华加以挖掘展示，书名《何氏内妇科临证指要》。历经五载，洋洋数百万字而成本套丛书《何氏二十八世医著新编》，共11册，以飨读者，便于现代临床研究学习与借鉴，并能更好地继承、发扬、光大。

本套丛书在编撰过程中，对各书中有关医家传略等内容有所增删梳理，以较完整地反映作者的生平事迹，个别史料较少的医家，如十三世何应时、何应豫未出传略。原各书的"本书提要"均做了删增，或重写，以突出主要内容和特色。对于错字、异体字、古今字、通假字、繁体字等一并纠正，不出校注。

药名据《中医大辞典》予以统一。原书中双排小字及书的上栏眉注均用括弧标出。新增书种版本出处，以及有些目录与内容不合之处等改动，在各书中另行说明之。鉴于水平有限，未尽之精粹，或有舛误之处，望高明者以及后学之士指正与挖掘。

何新慧

二〇二二年十月

总目

妇科备考

清·何应豫 著

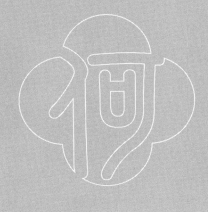

# 本书提要

《妇科备考》作者何应豫，是何氏第 13 代世医，是何钟的四世孙，属镇江支系。从书中所述"久在江西""行于豫省"，可知他行医区域。其生卒年代及生平事迹不详，然从其同辈著述及本书中内容看，当生活于明末清初。何应豫医术甚精，经验丰富，既具何氏特色，又博采众方，自成体系。

本书是集前贤医论之精华，并结合作者临证经验编撰而成的妇产科专著，主论胎前、临产、产后诸疾，以及月经不调、不孕等病证，其特点是有证有方，方全法备。全书共四卷，其中卷一和卷三医论较详；卷二论诸病证并辑录大量临床方剂；卷四论列诸方以备查考。何应豫诊病讲究辨证论治，既循规据典，又灵活变通，其论说提纲挈领，切合实际，虽录有些许糟粕，但仍不失为妇产科临证有益的参考书。本书按节分门，对内容作【校注】和【评析】，便于读者学习、领会。

《妇科备考》现存版本有：清嘉庆二十五年（1820）刻本（现存于南京图书馆），四卷，保存完好，内容完整；清道光元年（1821）商城四本堂刻本（现存于上海中医药大学图书馆），仅存卷一和卷二，为残卷；2015 年 1 月由中国中医药出版社出版，温建恩校注，该本是以清嘉庆二十五年（1820）刻本为底本，以清道光元年（1821）商城四本堂刻本为校本而成。

本次校订即以温本为准，对错误或不当之处作修正。如原著作"秉受弱"，温本改作"秉瘦弱"，本书遵原著，不作改动。又如语塞、急燥、白酒娘等明显疏误，均直接修正而不出校注。对于有语义出入者，则出校注说明。对于标点不当之处亦作修正。

# 目录

卷
一

# 胎前章

## 妊娠麻疹论

● 【原文】

妊娠出疹，当以四物加减而加条芩、艾叶，以安胎清热为主。热毒蒸胎，胎多受伤，但胎伤而母实无恙也。盖疹与痘不同，痘宜内实，以痘当从外解，故胎落毒气乘虚而内攻，其母亡；疹宜内虚，以疹当从内解，故胎落热毒随胎而下，其母存。虽然与其胎去而母存，孰若子母两全之为愈也？且古人徒知清热以安胎，不思疹未出而即以清热为事，则疹虽出而内热愈深，是欲保胎，反足以伤胎也。宜轻扬表托，则疹出而热自清，继以滋阴清解，则疹胎两不相碍。如疹出不快，宜白虎汤（列方）合用升麻葛根汤（列方），倍加玄参、牛蒡治之。胎气上冲，急用苎根、艾叶煎汤，磨槟榔服之，再以四物进之。热甚胎不安，服固胎饮（列方）数剂。如又不愈，腹痛腰酸，即知胎必有堕之机。如堕胎，即以产后论治矣。

## 妊娠气喘不得卧

妊娠气喘不得卧，有乍感风寒，客邪为害，宜发散，参苏饮主之。若脾虚四肢无力，肺虚不任风寒，肾虚腰酸短气，不能行步，猝然气喘不息，此脾肺素亏，母虚子弱，肾不归元，上乘于肺，生脉散、补中益气汤去升、柴主之。《嗽门》苏桔汤可加减用之。

昔有一妇，胎死于腹，病喘不得卧。诊其脉，气口盛于人迎一倍，右关弦动而疾，两尺俱短而离经，因毒药动血，以致死胎不下，奔迫上冲，非风寒作喘也，大剂芎归汤加催生药服之，夜半果下死胎而喘止。此妇乃为人妾，因正室所嫉，故用药去之，人不知也。

## 子淋与转胞相类

凡妇人秉受弱，忧闷多，性躁急，食厚味者，因胞不能自转，为胎所压。胎若举起，胞系自疏，水道自通，用二陈升提饮。又有用补中益气汤，服后探吐，以提其气。通后即用黄芪、人参大补，恐堕胎也。如药力未至，胀痛难忍，令老妪用香油涂手，自产户托起其胎，溺出而胀除。子淋[1]与转胞[2]相类，小便频数，点滴而痛者，为子淋。膀胱、小肠虚弱也，虚则不能制水，热则不能通利，故淋。若频数，出少，不痛者，为转胞。间有微痛，终与子淋不同耳。论中急痛，乃急欲便，而痛得便则止，间有微痛，与子淋点滴痛者不同。

**二陈升提饮：**治孕妇脐腹作痛，小便淋闭不通，或微痛，与淋有别，由气虚胎压尿胞。

人参一钱　白术（土炒）、生地各一钱五分　当归二钱　川芎八分　半夏（制或油炒）六分　柴胡、升麻、陈皮、炙草各四分　姜一片　水煎服。

探吐只可救急，偶用，总须通后服升提之药。

## 孕妇遗尿

孕妇遗尿不觉，胎满故也，白薇散主之。

**白薇散：**白薇　白芍

等分为末，每服三钱，食前温酒调服。加味逍遥散、补中益气汤、六味地黄汤、鲤鱼汤俱可酌用。

　　　　　　　　　　　　何氏妇科专著校评

# 转胞

孕妇转胞，乃脐下急痛，小便不通。凡强忍小便，或尿急疾走，或饱食忍尿，或忍尿入房，使水气上逆，气逼于胞，故屈戾不得舒张所致，非小肠、膀胱受病而利药所能利也，当理其气则愈。

# 子喑<sup>[3]</sup>

孕妇至八九个月，忽暴喑不语者，此少阴之脉下养乎胎，不能上荣于舌。十月生子之后，自能言，非病也，勿信庸医妄药。

# 屡受屡堕

妇人受胎不坚，屡受屡堕，见红即服此药。取旧年新毛青布一丈，煅灰存性为末，黄酒送下。

立按：如服后仍见红，再服一尺，无不止。如妇人屡堕胎者，不俟其见红，当常服之，此病永除。陈年青布衣服亦可。

● 【校注】

［1］子淋：病名。指妊娠期小便淋漓疼痛。可因阴虚、实热、湿热、气虚等所致。

［2］转胞：病名。又名胞转、转脬。多由气迫膀胱，使膀胱屈戾不舒所致。

［3］子喑（yīn）：指妊娠期间出现声音嘶哑，或不能发声的病证。与胞脉受阻，肾阴不能上荣舌本有关。

● 【评析】

本节论述胎前病数种，有属外感所致，如麻疹，治当轻扬托表，可用升麻葛根汤，不能徒用清热，以免病邪内陷，继以滋阴清解善后，则胎气不伤。又外感风寒而见喘嗽，治宜发散，用参苏饮。然需与内伤虚喘以及胎死腹中不下，气逆上冲而喘作鉴别。子淋有虚实之分，实证者亦可因感邪而作。转胞则以气虚胎压尿胞所致，故治宜升提。至于屡堕胎者，还当因证治之，论中所说当存疑。

# 八月章

● 【原文】

孕妇至八九个月，形盛胎肥腹大，坐卧不安者，防其难产，宜预服瘦胎丸。

商州枳壳（麸炒）四两　白术、当归、甘草各一两

蜜丸，辰砂为衣，食前白汤下五十丸，多服瘦胎滑胎，自然易产。

如胎气本怯，不可服上瘦胎丸，欲防难产，达生散主之。

大腹皮三钱　人参、紫苏茎叶、陈皮、甘草、砂仁各五分　白术、白芍、当归各一钱　枳壳七分　青葱五根

水煎，食前服。至十余剂，甚得力。


无忧散

预服保孕，临产保生。若素有难产之患，六七个月当服二三帖，临产再服，易生神效。

全当归（酒浸，炒）、菟丝子（酒浸，晒干）、川芎各一钱五分　厚朴（姜汁炒）、蕲艾（醋炒）各七分　生黄芪、荆芥穗各八分　羌活、炙甘草、枳壳（麸炒）各六分　白芍（酒炒）一钱　川贝母（去心，研末）一钱，分两煎，各半调服

生姜一片为引，水二大盏，去渣再煎六分，澄清，入贝母末，温服，临产随时服。选料称准分量，不可增减。


## 临产须知

● 【原文】

凡孕妇未产数日前，胎必堕下，小便频数，此欲产也。慎重之家，于合用

药物、惯熟稳婆，宜预图之。

产妇合用催生汤丸、止晕药物，皆须预备，如干漆渣、破漆器，产时烧之，使产母得闻其气，无血晕之疾。又取生韭菜一握，安放有嘴小瓦瓶中，以热醋浇浸，塞其大口，以嘴向产母鼻嗅之，亦止血晕。又取无病童男小便五六碗，净器收贮，临产时温一二杯饮之，自无血晕。

产母房中，只令熟练稳婆一二人，紧闭门户，勿使杂人往来，更禁人无相询问，大惊小怪，直待胞浆已动，儿身已转，逼近子门，可以用力。当此之时，产母护痛，其身倾侧，护生者不可抱束其腰，恐致损儿，但扶其肩膊，勿令卧倒。

临产时，如白蜜、沸汤、薄粥、美膳常要齐具。渴则以白蜜半杯，温汤化开饮之，可以润燥滑胎，令其易产。饥即以薄粥、美膳食之，令其中气不乏，自然易生。

如夏月盛暑，必用冷水遍洒房内，解气郁蒸之气，四面窗牖大开，以薄纸帐遮之，使产母温凉得宜，庶新血不妄行，以致血晕。

如冬月严寒，必房内四处燃火，常使暖气如春，更要闭其户牖，塞其穴隙，使邪气莫入，庶免冻产及中风寒之疾。

临产之时，凡合用水火、柴炭、锅罐、刀煎、麻绳、线布，无一不备可也。

产毕未可上床，须两人扶坐，令人从心下轻轻揉按至脐腹十五六次，此后虽睡，时时按之，血络不滞。


## 论难产

一、妊娠以血为主，以气为辅，气行则血行，气滞则血滞也。富贵之家，保爱孕妇，唯恐运动，任其坐卧，以致气滞而不舒畅，血滞而不流通，胎不转动，临产固难，甚至闷绝。且以贫家之妇，勤动劳苦，生育甚易，其明征矣。难产之症，宜服前达生散，去人参、白芍，加香附、乌药各一钱。

　　　　　　　　　　　　　　　　何氏妇科专著校评

二、孕妇至六七个月，胎形已全，不知禁忌，恣情交合，以致败精瘀血聚于胞中，子大母小，临产必难，何以验之？儿子生下，头上有白膜一片，滞腻如胶，俗呼戴白生者是也，此宜预服瘦胎丸。

三、孕妇之家，间或命卜，妄谈祸福，或杂鬼神，仓皇忧戚，使孕妇常怀忧恐，丧神丧气。或临产之时，大小慌乱，间杂往来，交头接耳，孕妇恐怖，以致产难。试观不正之女偷生之儿，既无产厄，子母俱全，可以理推，必杜绝诸弊。但令一二惯熟稳婆，在房扶持，更以好言宽慰，勿令惊疑，自然易生。

四、孕妇临产，自觉儿身转动，胞浆流出，腰腹痛甚，目中如火，手足俱冷，此正产也。若儿身未转，胞浆未破，腹中阵痛，或作或止，此名弄产，稳婆粗率，便令努力，母力既乏，及至产时，无力转运，以致产难。若此者，催生汤丸视其形症用之。

五、孕妇临产，胞浆既破，儿身既转，著力一送，儿即下矣。稳婆粗率，但见浆破，即令使力，儿身未转，或转未顺，被母努责，逼其快下。有逆产者，有横生者，有侧产者，极为凶危。此非药力能及，唯稳婆之良，或可委曲保全。总之，稳婆最忌粗率也。

六、少妇初产，身体纤妙，子户紧窄。当产之时，胞浆已破，儿欲奔出，却被其母不耐痛苦，辗转倾侧，两足不开，儿不得出。又有中年之妇，生育既多，气弱血少，当产之时，胞破浆下，子宫干涩，生理不下，淹延数日。若此者，人力莫及，子母得全，亦天幸矣。

七、产育之时，气以行之，血以濡之，然后子宫滑溜，生理顺易。盖子犹鱼也，胞浆犹水也，水行鱼行，水去鱼止。若产妇胞浆未破之先，不当用力而用力太过，及胞浆既破之后，应用力而力已困乏，加以忧恐之甚，起卧之劳，气闭血阻，浆干水枯，所以产难。以催生汤丸救之。

古人治产后，非急症不用人参，且多以芎、归合用。予谓：临产之时，预备好参四五钱，如中年产妇，产育过多，或平素瘦弱，或生产艰难，经日不下，或错过生阵，或乱用气力，以致气力倦，及至正产之时，反无力送，可用人参二钱煎服，自然易产。至于寻常生育，恐临产艰难，预用人参二三钱煎就，重汤温着，俟浆胞破时，令产母饮两三口，以助气力，少停再饮二三口，频与慢服，不过助其气力，以催生耳。生下即已，不必多参尽饮，以招尤也。或用上好人参一枝含口内，生津助气，亦妙。至于横逆等生，须用手法施治，再服参汤以助之。盖人参能补气升提，使产母不至倦乏，亦能令儿升举，转身为顺。若生产之痛阵未来，儿先必转胎腹痛。世人不明此理，以为将生之时，即煎参汤与饮，助其气力，未免失之太早。如生阵已来，腰酸腹痛，谷道逼迫，目中流火，适值儿正出户，方饮参汤，且一饮而尽，岂不失之过迟？而太急及产下之后，正欲逐瘀之时，其参力方锐，瘀血受补，凝滞不行，热必上行，或奔心等患。若壮实妇人，并非因虚难产，辄以参汤投之，反致提固胎气，上逼心胸，胀闷不下，做成难产矣。故用参当及其时用之，须得其法，否则有失误之处。慎之！

临产交骨不开，乳香不拘多少，或遇三月三、五月五、七月七研细，用猪心血为丸，梧子大，朱砂为衣，晒干收藏。值难产者，以凉酒化下一丸，不产再服。

## 催生四法

凡初产一二日间，艰难者，只以加减五苓散主之。

猪苓、泽泻、白术、茯苓、桂心、车前子、木通、枳壳、槟榔、甘草各一钱　滑石末二钱　灯心四十九寸

长流水顺取，煎服，连进。以子生为度。

如过二三日，人事强实，饮食能进者，此胞浆干涩也，加味四物汤主之。

归尾、川芎、赤芍、生地、桂心、延胡索、香附、槟榔各一钱

顺取长流水煎，调下益元散三钱，以子生为度。

如过二三日，人事困顿，饮食减少者，此中气不足，不能运动其胎也，加味四君子汤主之。

人参、白术、茯苓、甘草、归尾、川芎、枳壳、香附、桂心各一钱

顺取长流水煎，磨槟榔、木香浓汁各五七匙，入内服。

如三四五日不产，或胎死腹中，但观产母唇舌俱红者，子母无事。唇青舌红者，母死子活。唇红舌青者，母活子死。唇舌俱青，母子莫保。夺命丹主之。

蛇蜕（新瓦上煅存性）全者一条　金银箔各七片　母丁香（大者，另研）五钱　男子乱发（烧灰）、蚕蜕纸（烧灰）各一钱　黑铅二钱五分　水银一分，先将铅熔化，入水银急炒，结成砂子，倾出，另研极细　千里马鼻（即路上遗弃草鞋鼻）七个，烧灰

各研极细，和匀，用獖[1]猪心血为丸，如梧子大。于静室中修合，勿令妇人、鸡犬见。每服二丸，长流水送下，如昏闷者，研灌可救。

**催生如神散**：亦名黑神散，治横生、逆产，并治月水不止、崩漏症。

百草霜、白芷各等分

不见火，为末，每服二钱，以童便、醋和如膏，加沸汤，连进三服，能固血又免血涸。

一方加滑石，每服三钱。

**催生如圣散**：治胞水干涩，儿在腹中不动，或浆血来，闭塞道路，难产之症。

黄葵花二钱

焙干为末，热汤调下。或有漏血，胎脏干涩，难产病剧者，并进三服，良久腹中气宽胎滑，即时顺下。如无花，以黄蜀葵子为末二钱，酒服亦可。

若死胎不下，红花煎酒调服。

**经验方**：用子四十九粒，或三十粒。歌曰：黄色内子三十粒，细研酒调能备急。命若悬丝在须臾，郎命眷属不悲泣。

**伏龙肝**：治横逆难产者。

用封灶心之土，须烧百草或柴火多年，色红者更美，速研细末，温酒调下一钱，儿头即带土出矣。北方烧煤之土，万不可用。

# 救难产

## 总论

论难产前已备矣，多因产母仓皇坐草太早，或胞浆虽破，儿身未转，或转未顺被母用力努责，以致足先见者，谓之逆产；手先见者，谓之横生；或露其肩与耳与额者，谓之侧产；或被脐带缠绊不得下者，谓之碍产。仓促间二命所系，不可无法而隘为仁之术也。

## 救逆产

令产母正身仰卧，务要安心定神，不可惊怖，求惯熟稳婆剪去手甲，香油润手，将儿足轻轻送入，又再推入，儿身必转。待身转头正，然后服前催生药，渴则饮以蜜水，饥则食以薄粥，然后扶掖起身，用力一送，儿即生矣。此在稳婆之良，若粗蠢人，不可用也。切不可使针刺足心及盐涂之法，儿痛上奔，为害非浅。

儿之手足，切不可任其久出，更不可令其多出，若多出时久，则手足青硬，难以送入，万勿用刀割针刺，恐儿惊缩，有伤触母心之虞，不若盐涂为便。

臀先露者为坐臀生，令母仰卧，如前法。或于当高处牢系手巾一条，令母以手攀之，轻轻屈足舒伸，以开生路，儿即顺生。

胀后产，乃儿头后骨偏柱产母谷道不得下者，令稳婆以棉衣炙暖裹手，急于谷道外旁，轻轻推头令正，然用力即生矣。

浪脐产，胞衣脐肠先出者。凡儿出胞时，头必转向产门。若无力转运，脚踏胞衣，脐肠先出，急令稳婆理清推入，稍俟气平，乘势就其脚下，不可推转久延。久则脐肠复下，便难收拾矣。

## 救横产

法如救逆产，仍将儿手轻轻送入，再推上，摸定儿肩，渐渐扶正，令头顺产门，后进催生之药，饮食之物。一切如上扶正，儿即下矣。忌用针刺。

### 救侧产

亦令母仰卧，法如上，稳婆用灯审视，或肩或额，偏左偏右，务得其真，以手法轻轻扶拨令正，仍服药食如前法，起身用力，儿即下矣。

### 救碍产

令母仰卧，稳婆用灯审视，看脐带绊着儿之何处，仔细以手法轻轻取脱，服药食如前法，扶起用力一送即下矣。

# 子死腹中

见当欲下之时，被母护痛，两足不开，夹其头而死者；或因产母阉阃[2]忍耐，当直之人不善扶掖，紧抱其腰，以致伤胎而死者；或因产难，胞浆已干，生路渐塞，子不得出，气闭而死者；或因生路不顺，若逆侧等症，稳婆蠢厉，用手奔撞，反伤其子而死者；或被脐带缠颈，气绝而死者。其候但观其母，口青，手指青，脐下冷，口中有臭气者，子死的矣。急用加味五苓散、夺命丹，取去死胎，以保其母。稳婆善取者为妙。如母唇面俱青，则难救矣。

用乌雄鸡一只，去毛细切，水煎二三升，候汤略温，用衣帛蘸摩腹中，其胎自出。

又方：牛粪炒极热，入醋半盏，以青布包裹，以母脐上熨之，立下。

# 盘肠生[3]

有当产时，母肠先出，盘露于外，子随后生，生后而肠不即收者，盖由平日气虚不能敛束，血热易于流动，下元不固，关键不牢，致此苦恶。救治之法：于子下衣来之后，却令产母仰卧，稳婆先将母肠温水洗净惹带之物，然后托起轻轻送入，推而上之，却令产母两足夹紧谷道，其肠自收上也。或取蓖麻子四十九粒，去壳捣烂，敷在顶心，待肠收尽而急去之，次也。或用冷水和醋，令人喷面，一喷一收，以渐收之，又其次也。欲免其苦者，宜于此后无孕时多服地黄丸加五味子一两、肉桂一两，以固下元之关键。及有子时，多服胡连丸，加人参一两以补气，又服三补丸以凉血。如滑胎、瘦胎之药，不可轻服。于八个月时再服八物汤加诃子、瞿麦、粟壳，服十余剂，庶可免矣。

予意须预服补中汤、升提之药于前，庶临盆可免。喷贴之法，肠虽可收，予恐误事，不若皂角末吹鼻，嚏作自上。

**治子肠不收：** 枳壳　诃子　五味子　五倍子　白矾

煎汤熏洗，自渐而收。再不收，灸顶心百会穴数壮，即上。

子肠被风吹干不收者，用磨刀水少许，火上温过，以润其肠，后用好磁石煎汤一盏服之。


# 胎衣不下

或因产母力乏，气不转运，或因血少干涩，或因子宫空虚，吸贴而不下者，急服加味五苓散，甚快。若仓卒无药，用草纸烧烟熏鼻即下，再寻路上破草鞋一只，近阴处软系脐带数道而下。务宜仔细紧束，系定然后断其脐带，洗儿收养。产母任其坐卧行立，胎衣自下。有过旬日而烂下者，屡试有验。若不断带，使子灌入衣中，衣转浮胀而不得出矣。血反潮入胞中，攻心则伤。天寒时尤不便于子也。唯惯熟稳婆善取胎衣者，甚不劳而。

立按："仔细紧束""系定然后断其脐带"二语，切记！切记！若带缩入，即难治矣。

盖护产母下部，冬月用火于被下，腹中用热衣温之要紧，多服生化汤、益母丸。


# 产子迷闷不啼

子欲下时，母或护痛，伛偻倾侧，两足不开，扭夹儿头，气不得伸，故生下闷绝不啼，谓之寐生。救法：待胎衣来，切勿断脐，急取小锅烧水，以胎衣置汤中，频频用水洗脐带，仍作大油纸捻，点灯于脐上，往来燎之。亦有用蕲艾为捻，香油浸润，熏脐带至焦，使热气内攻，又用灯心囟门点爆数下，须臾，气暖入腹，儿气即回，而啼声发出矣。若仓猝断其脐带，不可救也。凡儿生下却死者，急看儿口中前上腭，上有泡，以手指摘破，用帛拭血令净，若血入喉即死。其泡中白米如针嘴尖，亦须括去。

# 分娩避忌

孕妇分娩必须避忌，豫每见冲犯则多年不孕，令录体元子借地法：孕妇临月，择天月二德吉日，令善书者先期斋戒三日。至日，汲新水，研朱于黄纸上，焚香书曰："东借十步，西借十步，南借十步，北借十步，上借十步，下借十步，壁方之中，四十余步，安产借地。或有污秽，或有东海神王，或有西海神王，或有南海神王，或有北海神王，或有日游将军、白虎夫人，远去十丈。轩辕招摇，举高十丈；天符地轴，入地十丈。合地空闲，产妇某氏，安居无所妨碍，无所畏忌，诸神拥护，百邪速去，急急如律令。"书毕贴产妇墙壁上，则不须避忌矣。

● 【校注】

[1] 豮（fén）：遭阉割的公猪。

[2] 挣揣（zhèng chuài）：挣扎。

[3] 盘肠生：病名。相当于临产时，产妇直肠脱出。

● 【评析】

本节阐述了怀孕八九个月时的临产前准备及注意事项，如为防难产，可预服理气顺下方药，然需分虚实两端，形盛胎肥者，宜服瘦胎丸；体虚胎弱者可服达生散以益气养血，临产时亦可服人参以助力。如中气亏虚者，为防生产时直肠脱出，何应豫主张可预服补中升提之药。另有催生的汤方，如加减五苓散、加味四物汤、加味四君子汤等，均以益气养血、理气顺下为主法。此外，产妇宜适当活动，使气血流畅，以便分娩，并宜忌房事。至于所述其他诸如产前或临产准备和救产难等内容，因古今情况有异，仅供参考，或予以摒弃。

# 产后章

## 总论

● 【原文】

产后专以补虚为主，虽有他疾，以末治之，今设为问答以尽病原，以著治法。临产之工，庶有所凭，司命之寄，亦可无负。

## 产后血晕

问：血晕者何？曰：新产妇昏眩卒倒，不省人事，口噤气冷，谓之血晕。此恶候也，莫救者多。盖由坐草之时，不知用前防血晕等方。所以致此，其症有二，当分治之。

如血来太多，卒然昏仆者，此血气两虚也，急用韭醋嗅法，以待醒，清魂散主之。

泽兰叶、人参各一钱　荆芥穗、川芎、归身各二钱　炙甘草八分

酒、水各一盏，入童便一盅服。

如血去少，恶露未尽，腹中有痛而错眩者，同上法，令醒黑神散主之。

黑豆（炒）一合　熟地、当归、桂心（去皮）、炮姜、炙甘草、白芍（酒炒）、生蒲黄各二钱

酒、水各一盏，煎一盏，入童便一盅服。

急以极软旧衣紧闭产户，以知事妇女用膝抵住，勿令下面气泄，俟稍转，方用热水接气，急服从权急救生化汤。

川芎三钱　当归六钱或八钱　干姜（炒黑）四分　桃仁（去皮尖）十粒　炙草五分　荆芥穗（炒黑）四分，汗多者忌用　枣三枚

煎服。劳倦甚及血崩，或汗多形气脱而晕，加人参三钱、肉桂四分，急服二三帖；痰火乘虚泛而上晕，加橘红四分，肥人加竹沥、姜汁。

## 产后子宫脱出

问：子宫脱出者，何？曰：其人素虚，产时用力努责太过，以致脱出不能自收也，补中益气汤主之，外用洗法。荆芥穗、藿香叶、臭椿树根白皮各等分，锉碎煎水，频洗子宫即入。

## 产后乍见鬼神

问：产后乍见鬼神者何？曰：心主血，血去太多，心神恍惚，睡卧不安，言语失度，如见鬼神，俗医不知，呼为邪祟，误人多矣。茯神散主之。

茯神、柏子仁、远志、人参、当归（酒浸）、生地（酒洗）、炙甘草各一钱 桂心五分　獖猪心一个

水煎，调辰砂一钱，食后服。

有如心下胀闷，烦躁昏乱，狂言妄语，如见鬼神者，此败血停积，上干于心，心不受触，便成此症，芎归泻心汤主之。

归梢（酒洗）、川芎、延胡索、蒲黄、牡丹皮各一钱　桂心七分

水煎，调五灵脂末一钱，令研，食后服。

## 产后心痛

即胃脘痛。心为君主之官，血不足有怔忡、惊悸之患，岂可痛乎？

心痛者何？曰：心者，血之主。其人宿寒内伏，因产后虚寒搏于血，血凝

不行，上冲心之络脉，故心痛也。但以大岩蜜汤治之，寒去则血脉行而经络通，心痛自止。若误以为败血而攻之则虚极，寒益盛，渐传心之正经，变为真心痛而莫救矣。

生地（酒洗）、归身（酒洗）、独活、吴茱萸（炒）、白芍（酒炒）、干姜（炮）、炙甘草、桂心、小草各一钱　细辛五分　水煎热服。


## 产后腹胀闷满呕吐恶心

（详论《圆机》产后气逆、呕吐不食，宜参看）

问：腹胀满闷、呕吐恶心者何？曰：败血散于脾胃，脾受则不能运化津液而成腹胀，胃受则不能受水谷而生呕逆。若以寻常治胀、治呕之剂则药不对症，反增其病，宜用抵圣汤主之。

赤芍、半夏（汤炮）、泽兰叶、陈皮（去白）、人参各二钱　炙甘草一钱生姜（焙）五分　水煎服。

亦有伤食而腹胀呕逆者，以脉辨之。因于血则脉弦涩，不恶食而呕多血腥；因于食则脉弦滑，恶食而呕多食臭，加味平胃散主之。

苍术（米泔浸，焙）、厚朴（姜汁炒）、陈皮、香附（醋炒）、人参各二钱神曲（炒）一钱　炙甘草、生姜（焙）各五分　水煎热服。

或用睨睕丸亦佳。

睨睕丸

良姜（炒）、姜黄（炒）、荜澄茄、陈皮（去白）、莪术（煨）、荆三棱（煨）、人参各等分

共为细末，萝卜慢火煮熟，研，和药，将余汁打面糊为丸，萝卜汤下。

**加味六君子汤：**治产后伤食、呕吐、腹满。

人参、枳实（麸炒）、山楂以上各五分　白术、半夏（汤泡）各七分　陈皮一钱　炙甘草三分　白茯苓二分　姜黄二分　姜三片

水煎，食远服。

产妇朝吐痰，夜发热，昼夜无眠，用清痰降火。肌体日瘦，饮食日少，前证愈盛，盖早间吐痰，脾气虚也；夜间发热，肝气虚也；昼夜无眠，脾血耗也。用六君子汤、加味逍遥散、加味归脾汤以次调理而安。


## 产后口干痞闷

问：口干痞闷者何？曰：由血气太虚，中气未足，食面太早，脾胃不能消化，面毒结聚于胃，上煨[1]胸中，足以有此症也。慎勿下之，宜用前觇睆丸。

若其人脏气本虚，宿夹积冷，胸腹胀痛，呕吐恶心，饮食减少，亦因新产血气暴虚，风冷乘之，以致寒邪内胜，宿疾益加，吴茱萸汤主之。

吴茱萸（炒）一钱五分　桔梗　干姜（炒）　炙甘草　半夏（汤泡）　细辛　当归（酒洗）　白茯　桂心　陈皮

生姜引，水煎热服。若因胎衣未下，恶露不来，肚腹胀大，弸急如鼓，呕吐黄水，多带腥臭，加喘者危。


## 口干渴兼小便短少

产后亡血，或兼汗多，又加气虚不能为胃行其津液，则化生之气不运，渗泄之令不行，所以上无津液流通，而有咽燥干渴之证。下气不升，而小便不通，虽通而亦短少。勿作淋秘，轻用渗剂，使气益虚，病益盛。治法必当助脾益肺，升举气血，则气化流行。阴升阳降，斯水入经而为血为津，谷入胃而长气行肺，自然津液充而便利矣。初产生化汤多服数剂，如汗多亡津液，须加人参于内，使血生而津足。若无痛块，六君子（列方）倍参、芪，或服生津止渴益水饮（列方）；渴甚，兼服麦饮（列方）；如产后口渴少力，宜生津益液汤，有用四君子汤加车前一钱、桂心五分。若认咽干口燥为火而用芩、连、栀、柏，认小便秘为水滞而用五苓，则变生他症矣。予谓小便不通，用加味肾气丸

（列方）；兼口渴，生津止渴益水饮；甚，生脉饮，其炒盐加麝，或有用葱白作束，置盐、麝、艾、炙之类。唯气闭宜之，产后气虚忌用。

● 【校注】

［1］熯（hàn）：热；烘烤。

● 【评析】

何应豫认为产后气血亏虚，故治疗多以补虚为主，然亦有夹瘀，尤其是新产后恶露未尽，瘀血为患较多，临证当辨虚实。本节列举新产后常见病证数种，如因出血太多而致血晕，当用清魂散、急救生化汤等治之；心神不宁，如见鬼神者，属虚者治宜益气安神，用茯神散；内有瘀血者，用芎归泻心汤以活血祛瘀；新产后脾胃功能较弱，饮食宜慎，如见腹胀呕恶，治宜和中祛瘀；产后心痛需与胃脘痛鉴别。


## 产后咳嗽

● 【原文】

问：咳嗽者何？曰：产后多因恶露上攻，流入脾经，乃成咳嗽。其症胸膈胀闷，宜服二母汤。

知母、贝母、白茯、人参各一钱 杏仁、桃仁（俱去皮、尖）

水煎，食后温服。

立按：二母性凉，不可治恶露上攻，人参补气，岂可治恶露流入脾经之咳？方中虽有桃仁、杏仁以泻肺导痰，予终不敢妄用。

又曰：肺主气，气为卫，所以充皮毛密腠理也。产后气虚、卫虚，皮毛不充，腠理不密，风寒袭之，先入于肺，亦称咳嗽。其症发热恶寒，鼻塞声重，或多喷嚏，鼻流清涕，旋覆汤主之。

旋覆花、赤芍、前胡、半夏、荆芥穗、甘草、白茯、五味子、麻黄（去根

节）、杏仁以上各等分　姜五片　枣三枚

水煎，食后温服。如有汗，去麻黄，加桂枝。

如咳久不止，涕唾稠黏，加味甘桔汤主之。

桔梗、款冬、贝母、前胡、枳壳、白茯、五味子、麦冬以上各等分　淡竹叶十五片

煎服同前。

如产后吃盐太早者，难治。须待再产月内，切记迟用少用，方可望愈。

产后七日内，外感风寒咳嗽，鼻塞身重，恶寒，或于生化汤中加杏仁、桔梗。有痰，加天花粉，忌用麻黄动汗。即嗽而胁痛，亦不用柴胡伐肝，因其内虚耳。《尊生》用贝芎归清肺汤（列方）治产后咳嗽，甚效。

产后咳嗽，悉属胃气不足。胃为五脏之本，胃气一虚，五脏失所，外邪易感。阴火上炎者，宜壮土以生金，用异功散去白术加山药、细辛、桂枝之方，或滋水以制火，地黄丸加麦冬、五味。阴虚感客邪，六味丸去萸加桂枝、细辛。干咳嗽内热，桔梗汤加葳蕤、麦冬、丹皮，蜜煎姜、橘之类。干咳嗽一证，有小儿食乳易治，无则成痨。


## 产后喉中气急喘促

问：气急喘促者何？曰：荣者血也，卫者气也。内外原水流通，荣卫相随，产后血下过多，荣血暴竭，卫气无主，独聚肺中，故令喘也。此名孤阳绝阴，最为难治。急取鞋底炙热，于小腹上下熨之，次取夺命丹主之。

附子（炮，去皮、脐）五钱　牡丹皮（去木）、干漆（炒烟尽）以上各一两

共研细末，用酽醋一升，大黄末一两，同煎成膏，和末，丸梧子大，每温酒下五十丸。

因风寒外感，邪气入肺而喘急者，必气粗胸胀，或多咳嗽，与气短似喘，

上下不接者不同。治当疏散中并补，宜金水六君煎，或六君子汤。

寒邪入肺，气实气壅，而本无虚者，六安煎或二陈汤加苏叶。

又问：产后瘀血入于肺，面必赤黑，发喘欲死者，参苏饮主之。

人参末一两　苏木一两

水二盏，煎一盏，去木，服人参末。随时加减，效难尽述。

气虚血痰泛上者，六君子调失笑散。

## 产后腰痛

问：腰痛者何？曰：女人之肾，胞脉所系，产后下血过多则胞脉虚，胞脉虚则肾气虚。肾主腰，故令腰痛，补肾地黄主之。其症隐隐作痛。

熟地、归身（酒洗）、杜仲（盐水炒焦）、独活、桂心、续断以上各一钱

姜三片　枣二枚　水煎，空心服。

又曰：败血流入肾经，带脉阻塞，有腰痛者。其症胀痛如刺，时作时止，手不可近，加味复元通气散主之。

归身（酒浸）、川芎、小茴（炒）、补骨脂（炒、槌）、延胡索、牛膝、桂心、丹皮各一钱

水煎，再用木香五分磨汁和之，兼调乳香、没药末各五分服。

有因产时起伏阊阖，挫闪肾气及带脉者，抑或腰痛，并用前方。

## 产后遍身疼痛

问：遍身疼痛者何？曰：产时骨节开张，血脉流散，遇气衰弱，则经络肉分之间，血多凝滞，骨节不利，筋脉不舒，故腰背不能转侧，手足不能屈伸而痛也，勿作风寒用汗剂，宜趁痛散主之。

全归（酒浸）、桂心、白术、牛膝（酒浸）、黄芪、独活、生姜各一钱　炙甘草、薤白各五分　水煎热服。

又有因新产气虚，久坐多语，运动用力，遂致头目昏眩，四肢疼痛，寒热如疟，自汗，名曰蓐劳，勿作伤寒，误投汗剂。白茯苓散主之。

白茯、归身、川芎、桂心、白芍（酒灼）、黄芪（炙）、人参、熟地各一钱　獖猪腰子（去脂膜切片）一对

煎汤一盏，去肾，姜三片，枣二枚，同药煎服。

子按：蓐劳之症，或因临产时生理不顺，忧恐思虑，内伤其神，辗转阃闱，外劳其形，内外俱伤，形神皆瘁，或因新产后血气未复，饮食未充，起居无度，言语不止，调摄失宜，情欲失禁，外感风寒，内伤饮食，渐成羸瘦，百病交作。苟非良工妙剂，鲜有不成痨瘵而毙者。宜常服十全大补汤，又早用地黄丸加归身、牛膝、肉苁蓉（去甲，俱用酒洗）、五味子、柏子仁各二两。日服人参白术散，作丸服之。常煮腰子粥以助之，大效在。腰子粥煮法：取獖猪腰子一对，去脂膜，薄切如柳叶大，用盐、酒拌合一时，水三盏，粳米三合，瓦罐煮粥，入葱花、椒末，调和得宜，食之。

虚证杂见成蓐劳者，鳖甲汤（列方）；无痰觉虚，当归羊肉汤（列方）；产后骨蒸，先服清骨散，后服保正汤（俱列方）。

寒热如疟，百节烦痛，头疼自汗，肢体倦怠，咳嗽痰逆，腹中绞痛，当扶正为主，六君子加当归。脾虚气弱，咳嗽口干，异功散加麦冬、五味子。

气虚头晕，补中益气倍用归、芪；肝经血虚，肢体作痛，四物加参、苓、术、桂；肝肾虚弱，自汗盗汗，往来寒热，六味丸加五味子；脾虚血弱，腹痛，月经不调，归脾汤倍木香；血虚有热，增损柴胡汤（列方）；骨蒸劳热，咳嗽有红者，异功散去白术加山药、丹皮、五味、阿胶、童便；热而无痰干咳者，逍遥散，用蜜煎姜，并蜜蒸白术。

产后虚损，不时寒热，或经一二载元神不复，月事不转，先与千金当归芍药汤（列方），后与乌骨鸡丸（见上《调经门》）。

# 产后腹痛

立按：败血入腹与伤风冷饮食之辨，在手不可近与按之即止。

问：腹痛者何？曰：女人之血，未有胎时则为经水，经水不来则病。产时则为恶露，恶露不来则病，故产妇中气多虚，不能行血，血斯凝滞，或闭而不来，或来而不尽，败血入腹则为腹痛，乍作乍止，其痛如刺，手不可近，黑神散主之（见产后血晕，败血随其所止之处，无不成病）。

或产后血虚，外受风冷之气，内伤寒凉之物，以致腹痛者，得人按摩略止，或热物熨之略止者是也，当归建中汤主之。

归身（酒洗）、白芍（酒炒）、桂心、炙甘草各二钱　姜五片　枣三枚

水煎，入饴糖三匙，搅匀热服。

或小腹痛者，脐下胞胎所系之处，血之所聚也，产后血去不尽，即成痛症。其症无时刺痛，痛则有形，须臾痛止。又不见形，黑神散主之。

又有因产时寒风客于子门，入于小腹，或坐卧不谨，使风冷之气乘虚而入，此寒疝也，但不作胀，且无形影为异，金铃子散主之。

川楝子（去核）、小茴（炒）、补骨脂、桂心各一钱

姜引水煎，加木香一钱，水磨汁，和匀，食前热服。

产后腹痛先问血块，如有，只服生化汤，甚则调失笑散（列方）。若风冷乘虚入腹，或内伤寒凉之物作痛，人按摩略止，或热物熨之略止，宜加味生化汤。产后恶露，或因外感六淫，内伤七气，致令斩然而止，瘀血壅塞，所下不尽，故令腹痛，当审因治之。如产后数朝内，饮食如常，忽作腹痛，六脉沉伏，四肢厥冷，此恶血不尽，伤食裹血而脉不起也，不可误认气血两虚而用大补，须兼消导引血之药。但产后恶露不尽，留滞作痛，亦常有之，然与虚痛不同，必其由渐而盛，或大小便不行，或小腹[1]硬实，作胀痛极，不可近手，或自下上冲心腹，或痛极牙关紧急，有此实症，当速去之。近上者，宜失笑散；近下者，宜通瘀煎（列方）；未效，用决津[2]煎（列方）为善。又有腹痛定于一边及小腹者，此是侧卧败血留滞所致，亦用决津煎为当。产后腹中疞痛，盖缓缓痛也，客寒相阻，当归生姜羊肉汤（列方）主之。妇人产当寒月，

寒气入产门，脐下腹痛，手不可犯，此寒疝也，亦宜当归生姜羊肉汤。密斋云：产时寒气客于子门，入于小腹，或坐卧不谨，使风冷之气乘虚而入，此寒疝但不作胀，且无形影为异，治以金铃子散（前方）。予考《金匮》、密斋之论寒疝不同。《金匮》云：脐下腹痛，手不可犯，盖有寒凝瘀滞也。密斋云：但不作胀，且无形影，是无瘀滞也。又有产后脾虚、肾虚而为腹痛者，此不由产而由脏气不足。若脾气虚寒为呕吐为食少，而兼腹痛者，宜六子煎及六君子汤（列方）主之。若肾气虚寒，为泻为痢而兼腹痛者，宜胃关煎（列方）或理阴煎（列方）主之。冯氏用六君子汤送四神丸（列方）。若胸膈饱闷，或恶食吐酸，腹痛手不可按，此饮食所伤，以伤食门参治。若食消而仍痛，按之不痛，更兼头痛、烦热作渴、恶寒欲呕等症，此是中气被伤，宜温补脾胃为主。若发热腹痛，按之痛甚，不恶食吐酸，此乃瘀血停滞，失笑散消之。若只发热，头痛、腹痛按之却不痛，此是血虚。初产生化汤，至[3]日久，四物加炮姜、参、术。产后恶露既去，而腹仍痛，四神散，芎、芍各一钱，归二钱，炮姜五分，盖白芍炒透而与炮姜合用，故血虚瘀痛可用也。不应，八珍汤（列方）治之。

## 儿枕痛、小腹痛

血块作痛，俗名儿枕，生化加延胡索，然有产妇小腹作痛，服行气破血药不效，其脉洪数，此瘀血内溃为脓也，是因营卫不调，瘀血停滞，宜急治之。缓则腐化为脓，最难治疗。若流注关节，则患骨疽，失治，多为败症。脉数而洪，已有脓，下之愈。若腹胀大，转侧作水声，或脓从脐出，或从大便出，用蜡矾丸（列方）、太乙膏（列方）下脓而愈。

问：儿枕痛者何？曰：腹中有块，上下时动，痛不可忍，此由产前聚血，产后气虚，恶露未尽，新血与故血相搏而痛，俗谓之儿枕痛，即血瘕之类也，当归延胡索汤主之。

归身尾（酒洗）、延胡索各一钱五分　五灵脂、蒲黄各一钱　赤芍、桂心各七分　红花五分酒水各一盏，煎一盏，入童便一杯同服。

又：羊肉汤：通治上腹痛，小腹痛，儿枕痛之神方也。专治虚羸。

精羊肉四两　当归（酒浸）、川芎各五分　生姜一两

水十盏，煎三盏，分四服。

## 产后头痛

宜服生化加减。

感冒，参苏芎归汤：参、苏、芎、干葛。

问：头痛者何？曰：人身之中，气为阳，血为阴，阴阳和畅，斯无病，盖产后去血过多，阴气已亏，阳气失守，头者诸阳之会，上凑于头，故为头痛，但补其阴血，则阳气得从，而头痛自止，芎归汤主之。

川芎、当归各五钱　葱白（连须）五根　生姜（焙干）五片

水煎，食后服。

又有败血停留子宫、厥阴之位，其脉上贯顶颠，作顶颠痛者，黑神散主之。

## 产后发热

问：发热者何？曰：产后血虚则阴虚，阴虚生内热，其症心胸烦满，吸吸短气，头痛闷乱，晡时转甚，与大病后虚烦相似，人参当归散主之。

人参、归身（酒洗）、熟地、桂心、白芍（酒炒）各一钱五分　麦冬一钱

水二盏，先以粳米一合，淡竹叶十片，煎至一盏，去米、叶入药，并枣三枚，煎七分，温服。热甚，加炒干姜一钱。

产后大热，必用干姜，何也？曰：此非有余之热，乃阴虚生内热也，故以补阴药大剂服之，干姜能入肺，和肺气入肝，引血药生血，但不可独用，必以

入补阴药，此造化自然之妙也。

又有发热恶寒，头痛似太阳证，或寒热头痛，胁痛似少阳证，皆由气血两虚，阴阳不和，状类伤寒，治者慎勿轻产而以麻黄汤治太阳，以柴胡汤治少阳，宜辛散生化汤以散之（见列方）。

产后发热，当分块痛有无。七日内倘有块痛，及初产时发热，自宜生化汤为妙，其参、芪、柴、术、地、芍，尚须缓用；若无痛块，四君子汤加芎、归、炮姜、黄芪，亦甘温除大热意也。大热面赤，大渴脉洪大而虚者，黄芪、当归等分煎服。冯氏用四物汤为君，去川芎，生地换熟地，加软苗柴胡、人参、炮姜，治热最效。


## 产后乍寒乍热似疟

问：寒热似疟者何？曰：败血未尽，阴阳不和，皆能发寒热也，何以别之？曰：败血为病，则小腹刺痛，此为异耳。故败血未尽者，以去滞药为主；阴阳不和者，以补虚为主。若作疟治，误矣。

败血不尽，乍寒乍热者，盖因败血留滞，经脉皆闭，荣卫不通。闭于荣则血甚而寒，闭于卫则阳甚而热，荣卫俱闭则寒热交作，荣卫气行即解矣，唯黑神散、卷荷散为去滞血之要药也。

初出卷荷（焙干）、红花、归尾、蒲黄、牡丹皮、生地各一钱　姜三片　童便一碗　水煎热服。

阴阳不和，乍寒乍热者，因产后气血亏损，阴阳俱虚，阴虚则阳盛而热，阳虚则阴盛而寒，阴阳俱虚则乍寒乍热，增损四物汤主之。

归身（酒浸）、白芍（酒炒）、川芎、干姜（炒焦黑）、人参各一钱　炙甘草五分　姜三片　枣三枚　水煎服。

寒多热少者，加桂一钱；热多寒少者，加柴胡一钱，干姜减半；烦渴者，加知母、麦冬各一钱；食少者，加陈皮、白术各一钱；虚倦甚者，加蜜炙黄芪一钱。

## 附：辨似疟、真疟

似疟，寒不凛凛，热不蒸蒸，发作无时，亦不甚苦，此正气虚而无邪者也。真疟，寒则汤火不能御，热则冰水不可解，发作有时，烦苦困顿，此正气虚而邪气相搏者也。

阴盛寒多，理阴煎；阳盛热多，三阴煎；阳气陷入阴中，补阴益气煎；阴阳俱虚，八珍、十全俱可用；败血不散而作寒热，决津煎、殿胞煎（俱见列方）。


# 产后疟疾

问：疟疾者何？曰：气血俱虚，荣卫不固，脾胃未复，或外感风寒，内伤饮食，皆能成疟。又有胎前病疟，产后未愈者。产后之疟最难调理，只以补虚扶正为主。正气胜则邪气自退，不可轻用截药重虚正气，为害甚大，增损柴胡四物汤主之。

北柴胡　人参　半夏（泡）　炙甘草　归身（酒洗）　川芎　干姜　桂心

姜二片，枣三枚，水煎，不拘时温服。久疟，加黄芪（蜜炙）、鳖甲（醋炙）各二钱。


# 产后渴

问：渴者何？曰：胃者，水谷之海，津液之府也。产后去血过多，津液内耗，胃气暴虚，顿生内热，故口渴，咽干而渴也，加味人参麦冬汤主之。

人参、麦冬、生地、瓜蒌根、炙甘草各二钱

先用粳米一合，淡竹叶十片，煎汤一盏，去米、叶，加姜三片，枣二枚，煎七分，温服。

# 产后汗出不止兼变证

问：汗出不止兼变证者何？曰：血为荣，行乎脉中，气为卫，行乎脉外，相须为守者也。产后去血过多，荣血不足，卫气失守，不能敛皮毛、固腠理，故汗泄易出也。宜急止之，恐风寒乘虚而入，变生他症，宜麻黄根汤主之。

归身（酒洗）、黄芪（蜜炙）、麻黄根、人参、炙甘草各一钱五分

水二盏，以浮麦一合，煮至一盏，去麦入药，再煎至七分，调牡蛎粉（煨，另研）二钱。如眩晕汗出者，此名胃汗，虚极也。急用人参、炙甘草、炙黄芪各二钱，附子（制）一钱，水煎干，开口灌之。大抵此危症，甚难救。

如汗出不止，风邪乘之，忽然闷倒，口眼歪斜，手足挛曲，如角弓反张者，此痉病也。急用桂枝、葛根、白芍、炙甘草、炙黄芪、归身各二钱，熟附子五分，水煎干，开口灌之。此亦危症，难救。

血块作痛，芪、术未可剧加。如倦甚，漐漐汗出，形色又脱，速灌加参生化汤，毋拘泥块痛。俟汗出，参多汗不止，必发柔痉，用十全大补，不应加附子，无块痛者当用之。若服参芪重剂而汗多不止，及头汗出不至腰足者，难治。

立按：十全大补汤加防风，止产后汗出神效。四君子、四物加黄芪、肉桂即十全大补汤。

盗汗非自汗可比，宜止汗散主之。

人参二钱　麻黄根一钱五分　当归、熟地各三钱（有血块不用）　黄连五分　炒浮麦一钱

**一方用：** 牡蛎五钱，炒麦麸八两，二味和服三五钱，猪肉汁调服。

# 产后中风

问：中风者何？曰：产后正气暴虚，百节开张，风邪易入，调理失宜，风即中之，不省人事，口目蠕动，手足挛曲，身如角弓，此风外中者也，愈风汤

　　　　　　　　　　　　　何氏妇科专著校评

主之。

羌活、防风、当归（酒洗）、川芎、白芍（酒炒）、桂心、黄芪、天麻、秦艽各二钱姜、枣引，水煎热服。

又曰：诸风振掉，皆属肝木。肝为血海，胞之主也。产后去血过多，肝气暴虚，内则不能养神，外则不能养筋，以致神昏气少，汗出肤冷，眩晕卒倒，手足瘛疭，此肝虚生风，风自内生者也。用当归建中汤加黄芪、人参各一钱，熟附子五分，姜、枣引，去饴糖。

如痰迷心窍，神气不清，恍惚昏眩者，用琥珀寿星丸，人参煎汤下。

产妇少血濡养，多有阴虚内热，热极生风，虽外症如风，内实阴虚不足，气无所主。卒尔口噤，牙紧唇青，肉冷汗出，或唇口歪僻，手足筋脉挛搐，诸症类于中风者。或因血气耗损，腠理不密，汗出过多，神无所主，致角弓反张，此乃厥阴虚极类痉痉者。在伤寒之家，虽有刚柔之分，而产后无非血燥、血枯之证，总宜养阴补血，血长而虚风自减。任其痰火乘虚泛上，皆当以末治之，毋执偏门而用治风消痰之方。初产当服生化汤以旺新血，如见危证，三帖后即用人参益气以救之。如有痰有火，或少佐橘红、竹沥、姜汁，其黄连、芩、柏不可并用，胆星、苏子尤不宜加。如产已数日，腹无块痛，即用滋荣活络汤（列方）。如语涩四肢不利，宜天麻汤。密斋治语言謇涩，加味生麦散；治汗多口噤，背反气微类痉，用止汗生血饮（列方）；治无汗筋挛，用归芎枣仁汤（列方）。昔立斋用十全大补汤（列方）治口噤挖开灌之，不得下，令侧其面，出之仍灌热者，又冷又灌，数次即能下而苏矣。齿噤即灌入鼻中，即苏，此古人急救灌法，不可不知。至于治口噤不能为语，峻补之中兼通心气之药，以七珍散（列方）通心气。冯氏治产后瘛疭，用八珍汤（列方）加钩藤、丹皮以生阴血。不应，用四君子（列方），芎、归、丹皮、钩藤补脾土。若肢体恶寒，脉微细者，为正状；脉浮大，发热烦渴，为假象，唯当固本为善。若无力抽搐，戴眼反折，汗出如珠，两手撮空，不治。《尊生》治产久拘挛不宜补者，用舒筋汤（列方）治之。

昔有一妇，因胎前过月不生，忽患子痫，医者误认伤寒胎死，用承气调天水散下之。及产后，恶露即停不行，此原非瓜熟自落，乃恶露随胎，为药所逐，则一时尽下，非有瘀滞不行也。所以医者不问痛块有无，用丹皮、泽兰等药，以致有形之血不生，无形之气更伤。是以随变神脱，妄言妄见，虚火引痰上升，治者犹不知此孤阳浮越之候，复不辨脉证，仍进逐瘀退热之剂，病势愈深。岂不知辛散消克，则神愈亡而血愈竭，以故心血竭而妄言愈甚，肝血竭而内虚，生风成搐，肺气竭而发喘，鼻孔黑如烟煤，脾气竭而四肢不为所用，胃中元气告匮，不能散精，痰壅愈甚。治之者仍不识为虚，反用胆星、苏子以化痰降气，梨汁以清痰降火，僵蚕、柴胡、天麻以止搐，诸如此等药类，杂进交攻，罔知顾本，遂致殒命，良可恸也。

## 怔忡、惊悸、虚烦、烦躁

产妇忧惊劳倦，去血过多，则心中躁动不宁，谓之怔忡。若惕然而惊，心中怯怯，如人将捕之状，谓之惊悸。二证唯调和脾胃，补养心血，俾志定神足，气舒心安而病自愈。如分娩后血块未消，宜服生化汤以补血行块，连服数剂，则血旺而怔悸自平，不必加定志安神之药。如块痛已止，服加减归脾汤（列方）。如心中惊悸，目睛不转而不能动，宜养血佐以安神药，养心汤（列方）主之。素壮火盛者，兼服安神丸（列方）。

## 麻瞀

产后麻瞀[4]，皆因气血虚少，不能溢乎周身，宜十全大补汤（列方）。或去血过多，手足发麻木，小腹大痛，则遍体麻晕欲死。此非恶露凝滞，乃虚中夹痰，六君子汤（列方）加炮姜、香附、当归。曾治一妇，产后右半身麻瞀而昏晕，不省人事，发即胸膈痞闷，下体重著，或时心神动摇，若无心肺之状，顷则周身冷汗如漉，大吐痰涎而苏，此产后经脉空虚，痰饮乘虚而袭，因与六君子汤加归、芪、肉桂，随手而效。复有一妇，产后左半身麻瞀昏晕，不省人事，发则周身大痛，筋脉瘛疭，肌肉瞤动，或时头面赤热，或时腿上振振动摇，顷则蒸蒸汗出而苏，此产后营血大亏，虚风所袭，用十全大补汤治之，诸证悉平，但麻瞀不止，后与地黄饮子（列方）而安。

## 产后伤寒

问：产后伤寒者何？曰：气血俱虚，荣卫不守，起居失节，调养失宜，伤于风则卫受之，伤于寒则荣受之，而成伤寒也，只以补虚为主，随证以末，治之五物汤。

人参、归身、川芎、白芍（酒炒）、炙甘草各等分

姜三片，葱白三根引，水煎服。有汗曰伤风，本方加桂枝、防风；无汗曰伤寒，本方加麻黄、苏叶；寒热往来，本方加柴胡；头痛，本方加藁本、细辛；遍身痛，本方加羌活、苍术；但热不恶寒，加柴胡、葛根；发热而渴，加知母、麦冬、淡竹叶。

● 【校注】

［1］小腹：原为"小便"。疑误。

［2］津：原为"滞"。疑误。

［3］至：原为"之"。疑误。

［4］瞀（mào）：昏乱；眩惑。

● 【评析】

产后气虚，或胃气不足而易感外邪，导致寒热、咳嗽、痰喘等症，治宜宣肺散邪，方如旋覆汤、加味甘桔汤；体虚汗多者，治宜疏散并补，可用六君子汤；新产恶露未尽，可合以生化汤。如瘀血入肺，面赤黑而喘急，可用参苏饮（人参、苏木）以益气活血祛瘀，此证用苏木治疗，在十四世何镇《本草纲目类纂必读》中亦有载。产后腹痛需辨食伤、寒疝，抑或瘀血，如有血块，小

腹硬痛，乃属瘀血阻滞，治当祛瘀，方如生化汤、失笑散、当归延胡索汤等。产后发热需分虚实，虚者多因阴血亏所致，可用人参当归汤、增损四物汤等治疗，方中有干姜，何应豫认为干姜能和肺气入肝，引血药生血，配用尤妙；实者多有瘀血，宜选生化汤、黑神散、卷荷散等方治疗。产后恶寒发热需与疟疾鉴别，产后中风需辨外风抑或内风，以因证治之。此外，由于产后气血荣卫俱虚，故常见有汗出多、身疼痛、麻瞀、惊悸等症，治疗总以益气养血为要，麻黄根汤、归脾汤、十全大补汤等皆可酌情选用。

# 产后霍乱吐泻

● 【原文】

产后霍乱吐泻者何？曰：脾胃者，气血之本也。产后血去气损，脾胃亦虚，风冷易乘，饮食所伤，少失调理，即有霍乱心腹绞痛、手足逆冷、吐泻交作等症。加味理中汤主之。

人参一钱　白术（土炒）二钱　炙甘草一钱　干姜（炮）一钱　陈皮、藿香、厚朴（姜制）各一钱　生姜（焙）五片

水煎，温服无时，须用于块痛已除之后。

痛块未除，生化六和汤（列方）；已除，温中散（列方）；无块痛而手足厥冷，附子散（列方），或加味理中汤。

# 产后泄泻

问：泄泻者何？曰：产后中气虚损，寒气易侵，若失调理，外伤风寒，内伤生冷，以致脾胃疼痛，泄泻不止，理中汤主之。如泄不止者，再加肉豆蔻，面包煨熟，去面捣碎，竹纸包固两三层，用厚砖二块烧热，将包好肉蔻夹于中

间，去油，以净为度，冲入药内，饮之。

## 产后泄泻及完谷不化并遗屎

产后中气虚弱，传化失职，故泄泻不外气虚、食积与湿，然恶露未除，又难骤补峻消。急燥，当先用莲子生化汤（列方）三剂化旧生新，然后用健脾利水生化汤（列方）。或补气，或消食，或化积，或燥湿分利，因证加入对证之药，始无滞涩虚虚之失。至产后旬日外，方可与杂证同论，然宜量人虚实而治，如痛下清水，腹鸣米谷不化者，以寒泻温之；粪色黄，肛门痛，以热泻清之；饮食伤脾，嗳气味如败卵，以食积消之；饮食减少，食下腹鸣腹急，尽下所食之物方觉畅快，以脾虚食积而消之。丹溪云：产后虚泻，眼昏不识人，危证，用参苓术附汤（列方）救之。又胎前久泻，产后不止，以致虚脱，须从权服参苓生化汤以扶虚，仍分块痛、不痛，加减而治。凡泻兼热，切勿用芩、连、栀、柏；兼痰，切勿用半夏、生姜。如泻而渴，参麦饮（列方）以回津液。产后脾泻不止，参苓莲子饮（见《圆机》泄泻门）。完谷不化，因产后劳倦脾伤，以致冲和之气不能化，而物完出焉，病名食泻。又饮食太过，脾胃受伤，亦致完谷不化，俗呼水谷痢。然产方三日内，血块未除，患此脾败胃弱之症，未可剧加芪、术，且服加味生化汤（列方）。俟块消散，服参苓大补生化汤（列方）。如胃气虚，泻痢黄色，用补中益气汤（列方）加木香治之。若久泻痢虚者，参香散（列方）。久泻元气下陷，大便不禁，肛门如脱，宜加味六君子汤（列方）。若见完谷不化，色白如糜，此脾胃大虚，元气虚脱之候，十有九死，唯猛进温补之剂庶可挽回。即有烦躁发热，面赤，脉来数大，皆虚火上炎之故，当并进桂、附、人参、甘草、干姜、芩、术之类，伏龙肝煎汤，代水煎服，乃得收功。若小便浑浊如泔，或大便中有白沫如肠垢者，乃元气下陷之故，并宜补中益气汤（列方）加桂、芩、炮姜升举之。或泻臭水不止，加蕲艾、香附、吴茱萸。若兼瘀结不通，腹胀喘急，虽神丹亦无济也。如大便不知，为遗屎，补中益气汤加肉苁蓉、故纸。

## 产后吐衄及口鼻黑气起而衄并舌黑

产后吐血，诸书皆称难治，以其上下脱也。产后鼻衄，乃气血逆行所致，用紫苏饮（列方）入童便、荆芥灰治之。《良方》以荆芥（焙）为末，童便服二钱。《尊生》用犀角、生地、赤芍合二味参苏饮。如口鼻黑气起而衄者，难治。盖五脏之华，皆上注于面。凡红赤者，阳热之生气也；青黑者，阴寒之绝气也。况口鼻为阳明多血多气之经，而见阴寒惨杀之气，则胃中阳和之气衰败可知。复至鼻衄，则阳亡阴走，胃绝肺败，阴阳两亡，故不可治。但有禳厌[1]一法，或可望生。急取绯线一条，并产妇顶心发两条，紧系中指节上即止，无药可治。立斋云：急用三味参苏饮[2]（列方）治之，亦有得生者。如前证再兼舌紫黑者，为血先死，不治，盖心主血，少阴气绝则血不上荫耳。汪石山治一妇，产后血逆上行，鼻衄口干，心躁舌黑，因瘀血上升，遂用益母丸二丸，童便化下，衄渐止，血渐通。此条当与三冲门参看。

## 三冲论

产后危证，莫如败血三冲。其人或歌舞谈笑，或怒骂坐卧，甚者逾墙上屋，口咬拳打，山腔野调，此为败血冲心，多死。《医通》云：花蕊石散（列方）最捷，但不可轻用。如虽闷乱不致癫狂者，失笑散（列方）加郁金。予谓，当于产后乍见鬼神参看治疗。

若其人饱闷呕恶，腹满胀痛者，为之冲胃。《医通》云：用平胃散（列方）加姜、桂（未可轻用）。予谓当于饱胀呕逆门参看治疗。

若其人面赤，呕逆欲死，为之冲肺。《医通》云：二味参苏饮（列方），甚则加芒硝荡涤之。予谓当于口鼻黑衄门参看治疗。

大抵冲心，十难救一；冲胃，五死五生；冲肺，十全一二。其《医通》所用各药，亦无可如何之思，与其视死，不若救生之意。予谓此等证，宜用生化、失笑、抵圣等平稳药为主，各方俱载论列，当与《圆机·产后妄言妄见》

斟酌施治。

# 产后痢疾
（详论《圆机》）

问：痢疾者何？曰：湿多成泻，暴注下迫，皆属于热。赤白痢者乃湿热所为也，故赤者属热，自小肠而来；白者属湿，从大肠而来。俗云：赤属热，白属寒。非也。无积不成痢，盖由产母平日不肯忌口，伤于饮食，停滞于中，以致中气虚损，不能调理，宿积发动而为痢也。亦有因子下之时，觉腹中空虚，纵食鸡蛋与鸡以补虚，殊不知饮食自倍，脾胃乃伤，胃强气弱，难以克化，停滞而成痢也，务宜详审斟酌，以施治法，庶不误人。

如果新产饮食过伤，其症腹中胀痛，里急窘迫，身热口渴，六脉数实，宜下之，用加味小承气汤：

枳实（麸炒）、厚朴（姜制）各二钱　大黄（酒炒）二钱五分　槟榔一钱五分　炙甘草一钱　姜三片

水煎热服。以快便为度，中病即止，后用四君子汤加陈皮和之。

如新产后，未有所伤，其症、其脉与上却同者，此宿食为病也，宜消而去之，用枳实汤：

枳实　人参　炙甘草各一钱　厚朴（姜制）二钱　槟榔一钱五分　姜三片

水煎服，以快利为度，后用四君子汤加陈皮和之。

如无新旧食积，下痢赤白，腹痛窘迫，脉沉数者，此虚痢也，宜行气和血为主，用当归芍药汤：

当归身、白芍（酒炒）、人参、白茯苓、陈皮各一钱　枳壳（炒）七分　炙甘草、木香各五分　黑干姜三分　乌梅一个

水煎，食前服。

如久痢不止者，此气虚血少，肠滑不禁也，宜四君子汤加白芍、乌梅、罂粟壳、大枣主之。

又有产后恶露不下，以致败血渗入大肠而利鲜血者，腹中刺痛，里不急、后不重是也，用枳壳（麸炒）一钱五分、荆芥穗（略炒）二钱五分，水煎服，神效。

## 产后大便闭涩不通

问：大便秘者何？曰：人身之中，腐化糟粕，运行肠胃者，气也。滋养阴液，灌溉沟渎者，血也。产后血虚而不运，故糟粕壅滞而不行，血虚而不润，故沟渎干涩而不流，大便不通乃虚秘也，不可误用下剂，反加闭涩，宜润燥汤主之：

人参、甘草各五分　归身尾、生地、枳壳各一钱　火麻子（去壳，槌碎）、桃泥各二钱　槟榔（磨汁）五分

先将上六味水煎熟去渣后，入桃泥、槟榔汁，和匀服。再用苏叶粥，真苏子一合，火麻子三合，共擂如泥，以水一盏滤汁，再擂再滤，汁尽为度。用和粳米煮粥，食之甚妙，老人虚秘尤宜常用。

多服生化汤，则血旺气盛，自润而通。竟有服至大料芎、归数斤，方得取效，慎勿执偏门而轻产。倘顺之不通，用蜜煎成膏，入水捏成枣，入肛门，或削酱瓜、酱姜，如蜜枣导法。忌用猪胆汁导。血虚火燥，四物汤加何首乌；去血过多，十全大补汤；气血俱虚，用八珍汤；数日不通，饮食如常，腹中如故者，八珍汤加桃仁、杏仁治之。病涩虚损，不宜攻击，若势有不得不用，通者用济川煎（列方）主之，此用通寓补之剂也。

## 产后小便不通或短少

问：小便少者，何？曰：膀胱者，州都之官，津液藏焉，气化则能出矣。产后气虚，不能运化，流通津液，故使小便不通，虽通而亦短少也，勿作淋秘，轻用渗利药，使气益虚，病益甚，宜加味四君子汤主之。

人参、白术、白茯、炙甘草、麦冬、车前子各一钱　桂心五分　姜三片
水煎，食前服。

又有恶露不来，败血停滞，闭塞水渎，小便不通，其症小腹胀满刺痛，乍
寒乍热，烦闷不宁，加味五苓散主之。

猪苓、泽泻、白术、茯苓、桂心各一钱　桃仁（去皮、尖）、红花各二钱
水煎服。

## 产后淋

问：淋者何？曰：此以血去阴虚生内热症也。盖肾为至阴，主行水道，去
血过多，真阴亏损，一水不足，二火更甚，故生内热，小便成淋而涩痛也。加
味导赤散主之。

生地、赤芍、木通（去皮）、甘草梢、麦门冬、黄柏、知母、桂心各一钱
灯心四十九寸　水煎，调益元散二钱服。

问：前言小便不通，后言淋秘，二症何别？曰：不通者属气虚，淋属内热
涩痛，以此别之。

血虚热郁，用六味丸、逍遥散，补阴养血，滋其水源，佐以导血药可也。

膀胱阴虚而小便淋涩，全料[3]六味合生脉散，大剂煎成，陆续通之。或
补中益气汤兼服六味地黄丸。

产后淋，小便痛及血淋，加减茅根汤（列方）、济阴加减四物汤（列方）。

## 产后尿血

问：尿血者何？曰：小腹痛者，乃败血流入膀胱，小腹不通，但尿时涩痛
者，乃内热也，并用小蓟汤主之。

小蓟根、生地、赤芍、木通、蒲黄、甘草梢、淡竹叶各一钱　滑石二钱

灯心四十九寸

水煎服。败血，加归梢、红花各一钱；兼内热，加黄芩、麦冬（去心）各一钱。

大便血或饮食起居失宜，或六淫七情太过，致元气亏损，阴络受伤，四君子加生地、升麻、归身、发灰、白芍治之。《尊生》用加味肾气（列方）去桂、附，加生地、发灰。

# 产后小便数及遗尿不禁

问：小便频数不禁者何？曰：下焦如渎，所以主潴泄也。产后气血虚脱，沟渎决裂，潴蓄不固，水泉不止，故数而遗也。下者举之，脱者涩之，宜用升阳调元汤合桑螵蛸散主之。

人参、炙黄芪、炙甘草、升麻、益智子（去壳，炒）各一钱五分

姜、枣引，水煎。调桑螵蛸散服。

桑螵蛸散

真桑螵蛸、白龙骨（煅）、牡蛎（左顾者，煅）各等分　细研末，每调服三钱。

又有产前稳婆用手误掐胞破者，以致小便不禁，宜用参术汤：

人参二钱五分　白术二钱　炙黄芪一钱五分　陈皮（去白）、桃仁（去皮、尖）、茯苓各一钱　炙甘草五分

先用猪胞或羊胞一个，洗净，水二盏，煎至一盏，去胞入药，煎七分，食前服，多剂乃佳。或以参术膏，煎以猪羊胞汤，极饥时饮之，令气血骤长。不过月余，其胞可完。

气虚不能制水，补中益气加车前、茯苓；遗尿不知，补中益气汤；肾虚不固者，六味丸加益智；膀胱气虚，小便频数，补中益气汤加山萸、山药为主，佐以人参螵蛸散（列方）；虚寒以致数遗，益心汤最妙（列方）；小便不禁，补

中汤送还少丹（列方）；脾胃虚寒，八味丸。

## 产后咳逆

问：咳逆者何？曰：此气从胃中出，上冲贲门，吃腻而作声也。有胃气虚寒者；有中气不足者，冲任之火直犯清道而上者；有饮水过多，水停而逆者；有大小便闭，下焦不通，其气上逆者；有胃绝者。大约产后咳逆乃胃虚气寒症也，加味理中汤主之。

人参、白术、炙甘草、干姜（炮）、陈皮各一钱　丁香五分　干柿蒂二钱

水煎服。有热，去丁香，加竹茹二钱。如虚羸太甚，饮食减少，咳逆者，胃绝也，难治。

《医通》云：产后气血俱虚，风冷搏气而逆上，乃胃气虚寒之极，最为恶候，理中汤加丁香。古方以丁香、豆蔻、伏龙肝为末，用桃仁、吴萸煎汤调下一钱。如人行五里再服，未应，急投参附，迟则不救。

## 产后浮肿

问：浮肿者何？曰：产后败血不尽，乘虚流入经络，与气相杂，凝滞不行，腐化为水，故令四肢浮肿，乍寒乍热，勿作水气治，轻用渗利药，但服调经汤，使气血流行，肿自消也。

归身（酒洗）、赤芍、丹皮、桂心、赤茯苓、炙甘草、陈皮各一钱　细辛、干姜（炒）各五分　姜引，煎服。

又有产后虚弱，腠理不密，调理失宜，外受风湿，面目虚浮，四肢肿者，加味五皮汤主之。

桑白皮　陈皮　茯苓皮　大腹皮　姜皮　汉防己　枳壳（麸炒）　猪苓　炙甘草　姜引，水煎服。

## 【校注】

[1]禳厌：原为"禳压"。疑误。禳厌，谓禳除邪恶灾祸。

[2]三味参苏饮：方由人参、苏木、制附子组成。见《胎产心法》。功能温阳益气化瘀。

[3]料：原为"科"。疑误。

## 【评析】

产后脾胃虚弱，加之饮食不节、不洁，则易患泄泻、痢疾，临证当辨寒热虚实。虚寒者治宜温中化湿，方如理中汤，如恶露未除，宜合生化汤；实热者治当清热祛湿，论中虽云勿用芩、连、栀、柏，然证候确凿，则当用之，即如实痢治宜攻下祛邪，用加味小承气汤。此外，产后吐衄、便秘、小便不通、尿血、淋证等，均有寒热虚实之分。虚者宜补，实者宜通，或虚实兼治，以顾及产后虚损。至于产后小便频数不禁、呃逆、浮肿等症，总因气血亏虚，或下焦不固，或胃气上逆，或气血流行失畅，气化不及所致，治疗以益气为主，辅以或升提，或降逆，或渗利而奏效。

# 产后恶露不止

## 【原文】

问：产后恶露不止者何？曰：产后冲损伤，气血虚惫，旧血未尽，新血不敛，相并而下，日久不止，渐成虚劳。当大补气血，使旧血得行，新血得生。不可轻用固涩之剂，致败血凝聚，变为癥瘕，反成终身之害。十全大补汤主之，如小腹刺痛者，四物汤加延胡索、蒲黄（炒）、干姜（炒）主之。血崩门亦可参看同治。

产后月余，淋沥不止，升陷固血汤；血热，保阴煎；因伤冲任之络，固阴煎；肝脾气虚，寿脾煎；气血虚，大补元煎（俱载列方）。

# 产后恶露不下
## （不可用大黄等药）

问：恶露不下者何？曰：此有二症，治各不同，或因子宫素冷，停滞不行者，黑神散主之。此必小腹胀满，刺痛无时也。或因脾胃素弱，中气本虚，败血亦少，气乏血阻，不能尽下，其症乍痛乍止，痛亦不甚，加减八珍汤主之。

人参一钱　白术二钱　白茯二钱　炙甘草一钱　归身三钱　川芎一钱五分
熟地三钱　延胡索一钱　香附一钱

姜、枣引，水煎，食前服。

用生化汤倍桃仁，调失笑散，生新行瘀，频以黑砂糖冲滚汤，少滴无灰酒服，每每获效。如素不用酒，不加亦可。

一妇服峻厉之剂，恶露随下，久而昏愦，以手护其腹，此脾气复伤作痛，故以手护。用人参理中汤加肉桂，二剂而愈。

# 产后眼见黑花昏眩

问：眼见黑花昏眩者何？曰：恶露未尽，败血流入肝经，肝开窍于目，故眼见黑花。诸风振掉，皆属肝木，故为昏眩。用前清魂散加牡丹皮一钱，煎服。

# 产后胁痛

问：胁痛者何？曰：此亦败血流入肝经，厥阴之脉循行胁肋，故为胁痛。证有虚实，宜分治之，不可误也。如胁下胀，手不可按，是瘀血也，宜去其血，芎归泻肝汤主之。

归尾、川芎、青皮、枳壳、香附（童便制）、桃仁（去皮、尖）、红花各二钱用水煎熟，去渣，入酒与童便各一盏服。

有如胁下痛，喜人按，其气闪动肋骨，状若奔豚者，此去血太多，肝脏虚也。当归地黄汤主之。

归身、白芍（酒炒）、熟地（酒洗）、人参、甘草、陈皮、桂心各一钱五分
姜、枣为引，水煎服。

产后左胁痛，小柴胡汤去黄芩加丹皮、制香附、薄桂、当归、童便；右胁补中益气汤去升麻加葛根、制半夏、茯苓、枳壳（麸炒），生姜引。

## 产后不语

问：不语者何？曰：人心有七孔三毛，产后虚弱，败血停积，闭于心窍，神智不能明了，故多昏愦。又心气通于舌，心气闭则舌强不语，七珍散主之。

人参、生地、石菖蒲、川芎各二钱　细辛三分　防风五分

水煎，调辰砂（细研）五分，食后服。

又有语言不清，含糊謇涩者，盖心主血，血去太多，心血虚弱，舌乃心之苗，血不能上荣于舌，萎缩卷短，语不能出也，加味生脉散主之。

人参、麦冬、当归身、生地、炙甘草、石菖蒲各一钱　五味子十二粒　獭猪心（劈开）一个

水二盏，煮至一盏半，去心入药，煎七分，食后服。兼治怔忡，甚效。

## 产后暴崩

问：暴崩者何？曰：产后冲任已伤，气血未复，或恣欲劳动胞脉，或食辛热鼓动相火，或因恶露未尽，固涩太速，以致停留，一旦复行，须要详审，先用四物汤倍加芎、归，再加人参，作大剂服之，扶其正气，然后随其所伤，加减调治。

　　　　　　　　何氏妇科专著校评

因房劳者，本方加黄芪、甘草（炙）、阿胶（炒）、艾叶；因辛热者，本方加白术、白茯、甘草、黄连（炒）；因劫涩者，本方加香附、桃仁。崩久不止，只用本方调十灰散服之。盖崩本非轻病，产妇得之，是谓重虚，尤不可忽也。

## 产后瘕块

问：瘕块者何？曰：此恶露不尽之害。盖由新产，恶露不来，或来不尽；或产妇畏药，虽有痛苦，强忍不言；或主人与医坚执产后虚补之说，不可轻用去血之药，以致败血停留，久而不散，结聚成块，依附子宫，妨碍月水，阻绝嗣息，夭其天年。欲治此者，必用丸药，以渐摩之，非汤散旬日之力。

香附（醋煮）四两　山萸肉（去核）、熟地、归身、川芎各一两　牡丹皮（去木）、延胡索、五灵脂、补骨脂（炒）各一两五钱　荆三棱、莪术（俱醋煮，煨）、九肋鳖甲（去肋，醋炙枯）、桃仁（另研）、木香、桂各一两

蜜丸，每空心用白术陈皮汤下五十丸。

## 产后玉户不敛

问：前症者何？曰：女子初产，身体纤柔，胞户窄小，子出不快，乃至折裂，浸淫溃烂，日久不敛，宜内服十全大补汤，外用敷药。

白及、白龙骨、诃子、烂蜂壳、黄柏（炒）各等分

为细末，先用野紫苏煎洗拭干，以此药搽之即效。

又方：用龟壳入干夜合草于内，塞满烧烟，熏之自合。（原注系补方）

产后阴户脱下，乃元气不足，及阴挺突出肿痛，清水淋沥，用八珍汤加炙黄芪、防风、升麻各五分。或用补中益气汤加醋炒白芍一钱，五味十粒，或肉桂五分，补而举之。如无肿痛，或肿既消而不闭者，以十全大补汤或补中益气汤加五味，或加半夏、茯苓以健脾。

# 产后乳汁不通

问：乳汁不通者何？曰：或初产之妇，则乳方长，乳脉未行，或产多之妇，则气血虚弱，乳汁短少，并用加味四物汤：

当归身、人参、川芎、赤芍、生地、桔梗、甘草、麦冬、白芷各一钱

水煎，食后服。如因乳汁不行，身体壮热，胸膈胀闷，头目昏眩者，前方加木通、滑石末，更煮猪蹄汤食之，则乳汁自行。猪蹄净洗煮烂，入葱调和，并汁食之。

又方：入香油炒过穿山甲同煮，去甲食蹄，饮汁良。

水亏火胜而溢，加减一阴煎；阳明血热而溢，保阴煎或四君子加栀子；肝经怒火上冲而溢，加减一阴煎。

# 乳岩

妇人乳岩，原非产后之病，但乳岩、乳痈皆痰生乳房。治此症者，混同施治，误世不浅，不得不分别论明也。其乳痈起于吹乳[1]之一时，非同乳岩由气血亏损于数载，始因妇女或不得意于翁姑夫胥，或诸事忧虑郁遏，致肝脾二脏久郁而成。初起小核，结于乳内，肉色如故，圆棋子大，不痛不痒，十余年后方成疮患，烂见肺腑，不可治矣。初起之时，其人内热夜热，五心烦热，肢体倦瘦，月经不调，宜早为治疗，益气养荣汤、加味逍遥散（列方），多服渐散。气虚，必大剂人参，专心久服，其核渐消。若服攻坚解毒，伤其正气，必致溃败，多有数年不溃者，最危，溃则不治。周季芸云：乳癖、乳岩，结硬未溃，以活鲫鱼同生山药捣烂，入麝香少许，涂块上，觉痒极，勿搔动，隔衣轻轻揉之。七日一涂，旋涂渐消。若荏苒岁月，以致溃腐，渐大类岩，色赤出水，深洞臭秽，用归脾汤（列方）等药，可延岁月。若误用攻伐，危殆迫矣。曾见一妇，乳房结核如杯，数年诸治不效，因血崩后日服人参两许，月余参尽二斤，乳结霍然。此症有月经者尚轻，如五六十岁无经者，不可轻易看也。

何氏妇科专著校评

# 乳悬

（附方）

产后瘀血上攻，忽尔两乳伸长，细小如肠，直过小腹，痛不可忍者，名曰乳悬，乃危证也。速用当归、川芎各一斤，水煎浓汤，不时温服。再用二斤逐渐烧烟，安在病人面前桌子下，令病人屈身低头，将口鼻及病乳常吸烟气。如未甚缩，再用一料，则瘀血消而乳头自复矣。若仍不复旧，用蓖麻子捣烂，贴顶上片时，收即洗去。

● 【校注】

［1］吹乳：即乳痈之早期。

● 【评析】

产后恶露不止，败血不去，可变生他症，如腹痛、胁痛、头昏目眩，甚则昏愦语謇，治宜益气血、逐败血，即祛瘀生新，方如八珍汤、加味生脉散合生化汤、失笑散等。如妄用固涩，则瘀血停留，一旦复行，可致暴崩，重虚其体，当慎调治，可用胶艾四物汤加参、芪；或致癥块，当以丸药缓图。乳汁不通，或短少，治当早用通调，以免致乳痈。乳岩起病缓慢，预后不佳，宜早为治疗，以扶正祛邪为法。

卷
二

# 经产圆机

● 【原文】

妇人诸病与男子同，而所异者唯经水、胎产之属。乃其最切之病，不得不将奇异各证简其要者为主方，随证加减。一证一方，以见其常；加减附论，以通其变。列为调经、胎前、临产、产后、乳病五条。

## 调经

一、月经来如胆水，五心作热，腰痛并小腹疼，面色痿黄，不思饮食，乃血气虚弱，先用黄芩散退其热，后用调经丸补血以顺气。

**黄芩散**

黄芩六分　川芎八分　归身一钱　甘草三分　知母七分　花粉七分

水一盅，煎七分，温服，渣再煎。

一方：加白芍、苍术各一钱。

**调经丸**

三棱　莪术　当归　白芍　生地　熟地　元胡　茯苓各一两　川芎　大茴小茴　乌药各八钱　砂仁五钱　香附（醋制）一两

共为细末，米糊为丸梧子大，不拘时酒服三钱。

二、经水来如屋漏水，头昏目暗，小腹作痛，更兼白带，喉中臭如鱼腥，恶心吐逆，先用理经四物汤，后用内补当归丸，次月即愈。

**理经四物汤**

当归、川芎、元胡、生地、柴胡、香附（七制）各一钱　三棱、黄芩、白芍各八分　水煎，临卧时服。

**当归丸**

当归、续断、阿胶（蛤粉炒）、白芷、厚朴（姜汁炒）、附子（制）、白茯

苓、苁蓉（酒洗、去鳞）、蒲黄（炒黑）、萸肉各一两　熟地一两五钱　川芎、白芍各八钱　干姜、甘草各五钱

蜜炼丸梧子大，空心酒服八十丸。

三、月经或前或后。其症因脾土不胜，不思饮食，由此血衰，宜调脾土，则血旺气和，自然应期而至，宜服：

**紫金丸**

陈皮五钱　良姜、莪术、枳壳、乌药各八钱　三棱一两　槟榔、砂仁各三钱　红豆五钱

米糊为丸，桐子大，食后米汤送百丸。

四、血虚发热。其症因妇人性急，或行经时房事所触，腹中结成一块，如鸡子大，左右两肋痛，月水不行，致成五心发热，头昏目暗，咳嗽生痰。先用逍遥散止其热，次用紫菀汤止其嗽。若半年一年失治，肉瘦泄泻，百死无生。

**逍遥散**

当归、白术（土炒）、白芍、花粉各八分　胆草五分　地骨皮（酒洗）、石莲肉各一钱　薄荷四分

水二碗，煎七分，空心服。一方加黄芩六分。

**紫菀汤**

杏仁（去皮、尖）一钱五分　阿胶（蛤粉炒、研细，药好，冲服）八分　桑白皮（蜜炙）、知母（炒）、枳实各一钱　川贝母（去心，另研，冲入药内）、紫菀、桔梗、苏子各八分　款冬花（蜜炙）六分　北五味（蜜炙）五分　水煎，临卧服。

五、经闭发热。其症因行经时好食生冷，或产后并吃水果冷物。盖血见水即滞故也。初病起一二月，生寒作热，五心烦躁，治法以调脾土为先，脾胜自然经血流通，万无一失。若半年一年不治，变作骨蒸，子午面潮，肌肉消瘦，泄泻不休，百无一生，急宜治之。倘病势沉重，急用。

鸦片三厘，调甘草送下，有起死回生之妙，宜服逍遥散、紫菀汤（详第四症血虚发热条）。

六、行经气虚作痛。此症经来一半，血未曾尽，腹中作痛，变发潮热，或

不热，须用红花散破其余血，自然血行热止痛安。

**红花散**

枳壳六分　红花（炒）、牛膝、当归、苏木各一钱　赤芍、三棱、莪术、芫花各八分　川芎五分　水煎，空心服。

七、经来十日半月不止，乃血妄行。当审其妇曾吃椒、姜过度否，是为实症，须用：

**金狗散**

续断一钱　阿胶（蛤粉炒）、地榆、川芎、当归、白芷、黄芩各一钱　白芍八分　熟地一钱　水煎，空心服。

八、经来如黄水。此血虚也，用药不可太凉。宜服加味四物汤，以缓其经，和其血，次月血胜而愈。

**加味四物汤**

当归、川芎、乌药、元胡各一钱　熟地二钱　白芍、小茴（炒）各八分　姜三片

水煎，空心服。

九、经来如绿水，全无血色。此症大虚大寒，忌用凉药。宜服乌鸡丸一料，不但病愈，兼能怀孕。

**乌鸡丸**

大附子（制）三钱　鹿茸（去毛，酥制，勿焦）一两　肉苁蓉（酒洗、去鳞，竹刀切片）、肉桂（去皮）、蒲黄（炒黑）、当归、山萸肉、白芍各一两　川芎五钱　熟地一两五钱　乌骨雄鸡（不用皮、油，酒蒸烘干，为末，和入群药净末）三两

共为细末，米糊丸桐子大，每日空心酒服百丸。

十、经来全白无血色，五心烦热，小便作痛，面色青黄。此血气虚也，宜用乌鸡丸服半月，次月必孕（方见前）。

十一、经来成块，如葱白色，或如死猪血黑色，头昏目暗，唇麻。此虚症也，急服当归丸，内补为妙方（见第二症经来如屋漏水条）。

十二、经来臭如夏月之腐。此血弱更兼多食热物，譬如沟渠水涸，天旱不

雨，久则臭气熏蒸，宜去旧血而生新血，方用：

**龙骨丸**

龙骨（煅）、螵蛸、生地各一两　川芎、牡蛎各八钱　茯苓、黄芩各八钱

蜜丸桐子大，空心酒下百丸。一方加白芍、归身各八钱。

**煎方**

当归、三棱、莪术、赤芍、丹皮、白术、香附（制）、条芩、陈皮、木通各八分　姜一片

水煎，空心服。

十三、经来不止如鱼脑，双脚疼痛不能动。乃下元虚冷，兼受风邪所致。宜行气和血，疏风止痛散治之。

**疏风止痛散**

当归、天麻、僵蚕、乌药、牛膝、独活、石楠藤、乳香（去油）、紫金花、骨碎补各一钱　川芎五分　姜三片　葱白二根

酒煎，空心服。

十四、经来如牛膜片。此症经来不止，兼下膜色，一般昏迷倒地，乃血气变结而成，虽惊无事，用朱砂丸立效。

**朱砂丸**

朱砂（研极细末）二钱　白茯苓一两

水丸桐子大，姜汤下五十丸。

十五、经来下血胞。谓经来不止，或下血胞三四个，如鸡子大，软如絮刀，切开内如石榴子，其妇昏迷不知人事。虽惊亦不妨，宜服十全大补汤三五剂，立效。

**十全大补汤**

归身、白术各一钱　川芎、白芍（酒炒）、人参片（另煎）、白茯苓各八分炙黄芪、生地各二钱　姜、枣引，空心服。

十六、经来小便疼痛如刀割。此乃血门不开。庸医用八珍散无效，宜服牛膝汤一剂而愈。

**牛膝汤**

牛膝三钱　乳香（去油）、麝香各一钱

水盅半，煎牛膝至一盅，磨乳香、麝香入内，空心服之。

如系火症，可用朱砂六一散。

十七、经来吊阴痛不可忍。此症有筋二条，从阴吊起至乳上，疼痛，身上发热。宜用川楝汤二剂，发汗即愈。

**川楝汤**

川楝子（去核）、猪苓、泽泻、白术（土炒）、小茴各一钱　木香五分　麻黄六分　大茴、乌药（酒炒）、元胡、乳香（去油）各一钱　槟榔一钱　姜三片　葱一根

水煎服，对火发汗。

十八、经来未尽，潮热气痛。此症经来一半，又觉口渴，小腹痛。此因过食生冷，血滞不行。有余血在内，不可用补剂，只宜凉药。若痛，用莪术散，即经尽痛止血退。

**莪术散**

三棱、莪术、红花、牛膝、苏子各一钱

水煎，空心服。

十九、经来已尽作痛，此症手足麻痹，腹中虚冷，气血衰甚，用人参四物汤治之。

**人参四物汤**

人参、归身、白芍各一钱　川芎八分

姜、枣引，煎服。

二十、经来小腹结成一块，如皂角一条横过，疼痛不可忍，不思饮食，面色青黄。急取元胡散服之，半月痛块自消。

**元胡散**

元胡四钱　发灰三钱

共为末，米汤调服。发灰用男人头发洗净烧之。

二一、经来胁气痛。此经来时胁肉一块如杯，其血淡黄色，宜治块为先，

方用：

**四物元胡**

当归、川芎、白芍（酒炒）各八分　熟地一钱五分　元胡一钱　沉香三分　姜三片　酒煎，食后服。

或用归、芎、地、芍各四两，元胡四两，沉香五钱，分作四剂，酒煎服，或为末，酒送亦妙。

二二、经来遍身疼痛。此经来两三日内，遍身疼痛，乃寒邪入骨，或热或不热。用乌药顺气散解表发汗而愈。

**乌药顺气散**

乌药、僵蚕（炒）、白芷、陈皮、枳壳各八分　干姜、甘草各五分　麻黄（去节）四分　姜三片　葱白一根　煎服。

二三、经来忽然误食生冷，谓之触经伤寒。遍身潮热，痰气紧满，恶寒，四肢厥冷，急服：

**五积散**

厚朴（姜汁炒）、陈皮、桔梗、白芷、茯苓各八分　枳壳八分　苍术、柴胡各四分　川芎、干姜各五分　青皮六分　当归、香附各一钱　半夏（制）一钱　葱、姜引，水煎热服。

二四、逆经上行，经从口鼻出。此因过服椒、姜热毒之物，其血妄行。治宜犀角黄连汤：

犀角、白芍、丹皮、枳壳各一钱　生地二钱　黄芩、橘红、桔梗、百草霜[1]各八分　甘草三分　水煎，空心服，数剂即愈。

二五、经水从口鼻出，咳嗽气急，不往下而往上行，五心发热，气急。宜推血下行，用红花散七剂；次用冬花散止嗽下气，不须五六帖，热退全愈。

**红花散**

红花、黄芩、苏木各八分　花粉六分　水煎，空心服。

**冬花散**

粟壳（蜜炙）、桔梗、苏子、紫菀（蜜炙）、知母、冬花蕊（蜜炙）各八分　石膏（煅）、杏仁（去皮、尖）各一钱　水煎服。

二六、逐月经来，日有几点则止，过五六日或十日，又来几点，一月三四次，面色青黄。先用艾胶汤三剂，后用紫金丸，次月即安。（紫金丸见第三症月经或前或后）

**艾胶汤**

川芎八分　熟地、阿胶（炒）各一钱　蕲艾二钱　枣三枚　煎服。

二七、经来发狂言，如见鬼神。此因经来时或家事怒气触阻，逆血攻心，不知人事，狂言鬼语。用麝香散宁定神志，后用茯神丸治之。

**麝香散**

辰砂（水飞）、麝香、甘草各三分　人参、桔梗、柴胡、茯神各八分　远志肉（甘草水炒）一钱　木香五分　水煎，空心服。

**茯神丸**

茯神、茯苓、志肉（制）各八钱　朱砂（水飞）三钱　猪心（清水煮烂，捣如泥）一个

共制就早，米糊丸桐子大，金银汤下五十丸。

二八、经来常呕吐，不思饮食。宜丁香散。（此言每逢经来时，常呕吐不食，非偶尔一次也。）

**丁香散**

干姜、丁香各五分　白术（土炒）一钱

为末，每早米饮服三匙。

二九、经来饮食后即呕吐，乃痰在胸膈，留注米谷，不能下胃，投乌梅汤化去痰涎，后用九仙散。

**乌梅汤**

木香、雄黄各五钱　草果一个　乳香（去油）、没药（去油）各一钱

乌梅为丸，桐子大，每早含化十丸。

**九仙夺命丹**

肉豆蔻（面包裹煨热，去油）、草果各一个　厚朴（姜汁炒）、茯苓各二钱　枳壳　木香　山楂肉　广皮　苍术（炒）　为末，姜茶下。

三十、经来半身浮肿。此因脾土虚弱，不能克化而为肿，宜用木香调

胃散：

木香、莪术、木通、山楂、大腹皮各八分　陈皮、红花各五分　制香附、车前子各一钱　西砂仁、苍术、萆薢各六分　甘草、姜片各三分　水煎，空心服。

三一、行经之时，五更泄泻，如乳儿屎。此乃肾虚，不必治脾，宜用调中汤三五剂即安。

**调中汤**

人参、白术（土炒）各八分　干姜五分　五味、甘草各三分　姜引，空心服。

三二、经来大小便俱出，此名蹉缠[2]。因吃热物过多，积久而成。宜用分利五苓散化其热毒，调其阴阳即愈。

**分利五苓散**

猪苓、泽泻、白术（土炒）、赤茯苓各一钱　阿胶（蛤粉炒）、川芎、当归各八分　水煎，空心服。

三三、经来常咳嗽，咽中出血。乃肺金枯燥。急用茯苓汤退其嗽，再用鸡苏丸除其根。

**茯苓汤**

茯苓、川芎、苏叶、前胡、半夏（制）、桔梗、枳实、广皮、干姜各八分当归、白芍、生地各一钱　人参五分　桑白皮六分　甘草三分　姜三片　水煎，空心服。

**鸡苏丸**

萝卜子九钱　川贝母（去心）四两

为末，蜜丸桐子大，空心白滚汤下五十丸。

三四、经来腹大如鼓。此症月水或三四月一至，七八月不来，渐积如鼓，人以为孕，一日崩淋不止，其血胞有物如虾蟆子，昏迷不知人事，体壮者只投十全大补汤，体瘦者死。

三五、经来小便如白虫。此症月水来，血内有白虫如鸡肠，满腹疼痛，治宜推虫自大便出，先用追虫丸，后服建中汤。

### 追虫丸

续随子（去壳，纸数层包围，搥去油）、槟榔、牵牛、大戟各五钱　大黄一两　甘遂、芫花各一钱　麝香五分

米糊丸桐子大，每日酒送下十丸。

### 建中汤

炙黄芪、肉桂各五钱　白芍一两　甘草五分　为末，滚汤送三钱。

三六、经来潮热，十余日不思饮食。此因胃气不开。不必别药，唯鸭血酒立效。

### 鸭血酒

雄鸭顶上血，调黄酒饮之。

三七、室女经闭，女子月水初行，误用冷水洗手足，以致血海凝滞，面目青黄，遍身浮肿。人作水肿治之不效，宜服通经丸。

### 通经丸

三棱、莪术、赤芍、川芎、当归、紫菀、寄奴各八分　穿山甲（煅）一片

为末，米糊丸，酒送下。

三八、血崩初起宜用十灰丸；若崩久血虚，宜服鸡子汤；若小腹痛，用加味四物汤（详第八症往来如黄水条）。

### 十灰丸

阿胶五钱　侧柏叶、棕榈、艾各一钱　绵一团　绢一团　苎根、百草霜各一钱　白茅根一根

上各烧灰存性为末，白汤下。加少年女人头发，用热水洗净一大团，烧灰和入。

### 鸡子汤

鸡脊内腰子，加葱三根，姜一两，共捣为泥，入麻油锅内同炒，用酒冲服。

三九、经来吐细虫，作寒热，四肢厥冷，大汗如注，痰气紧盛。此症有死无生，不治。

## 【校注】

［1］百草霜：为杂草经燃烧后附于烟囱内的烟灰，有止血、止泻功能。

［2］蹉缠：亦名错经、磋经、磋理症。症见月经来时从大小便俱出。亦有认为是产后交肠病，与直肠膀胱瘘相似。

## 【评析】

月经异常有诸多表现，大凡可归为月经先期或落后，甚则闭经；经量多或少，甚则崩漏不止；经血颜色淡或深，或有块如牛膜，或有异味等。辨治总不离寒热、虚实之纲纪，证属热实者，可用黄芩散、逍遥散清热理气和血；金狗散、犀角黄连汤清热凉血止血；红花散、通经丸、莪术散活血祛瘀止痛。证属虚者，气血虚者可用调经丸、十全大补汤、加味四物汤；阳虚血虚者可用内补当归丸、乌鸡丸等。此外，亦有兼夹他证者，如症见潮热、咳嗽、呕吐、泄泻、发狂、浮肿等，当随证治之。

# 胎前

## 【原文】

四十、胎前恶阻。此症胎前吐逆，不思饮食，腹中作痛。乃胎气不和，因而妄逆。宜和气散去丁香、木香，服数剂而安。

**和气散**

陈皮、桔梗、厚朴（姜汁炒）、小茴、益智仁、藿香叶各八分　西砂仁、广木香各五分　丁香、甘草各三分　苍术四分　水煎，饱服。

四一、胎前潮热气痛。此乃受热毒，宜用五苓散去官桂，二三剂即安。

**五苓散**

猪苓、赤苓、泽泻、白术（土炒）各八分　水煎服。

妊妇误服毒药、毒物及用毒药攻胎，药毒冲心，外证牙关紧急，口不能言，两手强直，握拳头低，自汗，身微热，与中风相似，脉数而软，十死一生。医多不识，若作中风治，必死。用白扁豆生用去皮，为细末，称准二两，新汲水调下即效。或米饮调服。

四二、胎前寒热如疟，小腹作痛，口燥咽干。乃受热既多，又伤生冷，阴阳不和。宜服草果饮，即安。

**草果饮**

草果一个　青皮、柴胡、黄芩各八分　甘草三分　水煎，空心服。

**三物解毒汤：** 治误服毒药动胎。

甘草、淡竹叶、黑豆各等分　水煎浓服。

四三、孩子顶心不知人事。此乃过食椒、姜、鸡肉，热毒积在胎中，如六月间盖絮被，受热难过，双足乱动，胎、母俱不安也。先用调中和气散，后用胜红丸。

**调中和气散**

生大黄、熟石膏各一钱　槟榔、枳壳、知母各八分　川黄连六分（切碎，入磁杯，倾入开水一酒盅，盖好，重汤炖至六分钟，投入药内）柴胡三分黄柏五分　水煎，空心服。

**胜红丸**

江子即大巴豆（去油）十粒　百草霜一钱

共为末，米糊丸桐子大，白汤送下七丸。

妊妇六七个月，饮食不进，胸膈胀，水与药皆不能进，脉平和，又非病脉，此乃膈气也。药不能治，唯针内关穴，在手掌大纹后二寸两筋间。此穴可针可灸，男左女右，重则双手同灸，轻者七壮，重数十壮，艾如黍如麦。寸取本人同身寸，以男左女右中指屈回，用草较所屈中指节内纹两头尽处，截断为准一寸也。

四四、胎前气紧不得卧。此症过食生冷，兼有风寒中胃，以致肺经生痰，宜服紫苏汤，兼用安胎散。

**紫苏汤**

苏叶、桔梗、枳实、大腹皮（酒洗）、川贝母、知母、当归、桑白皮各八分　北五味、甘草、石膏各三分　水煎服。

**安胎散**

阿胶（用蛤粉炒成珠）、茯苓、当归、人参、生地各一钱　川芎、甘草各五分　小茴、大茴各八分　水煎，空心服。

心惊胆怯，烦闷不安，宜竹叶汤：

人参一钱　白术、当归各二钱　川芎七分　甘草四分　陈皮三分　黄芩、远志各八分　枣仁、麦冬各一钱　生地五分　竹叶（去尖、去蒂）十个　水煎服。渴加竹茹七分。

四五、胎前咳嗽。此因常食生冷，又吃椒、姜，中伤胎热，胃气大胜，方作此疾。宜服五虎汤。须诊问明白，果系热伤胎气方可用。

**五虎汤**

杏仁（去皮、尖）、石膏、枳壳各一钱　苏子、广皮、桔梗各八分　麻黄四分　五味子、甘草各三分　知母八分　水煎，温服。

咳嗽属风寒者，宜服苏桔汤：

天冬六分　桔梗一钱五分　紫苏八分　知母、甘草、陈皮各四分　杏仁（去皮）十粒　黄芩八分　川贝母八分　共研末，冲服。

四六、胎前衄血，常从鼻中出，或口中来。此是伤热。血热妄行，冲伤胞络。只用凉胎之法，不可用四物汤。切记切记！宜用衄血产效散：

丹皮、黄芩、白芍、侧柏叶各八分　蒲黄（炒）一钱

共为末，米糊丸，白汤送下。

咳血，宜地黄汤：

生地三钱　紫菀、知母、白术各二钱　陈皮、甘草各四分　麦冬、当归各二钱　天冬一钱　黄芩一钱五分　水煎服。喘加瓜蒌仁一钱。

四七、胎前泄痢。此乃椒、姜、鸡肉一切热物入于脾胃大肠，火燥变成痢也。初起三日，用甘连汤立安。如泻久孕妇形瘦，精神短少者，子母两亡，不能治也。

**甘连汤**

甘草五分　川连（炒）二钱　干姜一钱　水煎服。

四八、胎前漏血，经行应期而至。此是漏胎，宜服小乌金丸：

海金沙（煅）三钱　僵蚕（炒）、侧柏叶、小茴香、百草霜、川芎各五钱
当归身（切勿连尾）八钱　北防风一钱　川厚朴六钱　苍术四钱

早米糊为丸桐子大，白滚汤送百丸。

四九、胎前白带乃胎气虚弱，先用扁豆花略炒，以黄酒煮，服后用闭目丸：

龙骨（煅）、海螵蛸（煅）、牡蛎（煅）、赤石脂各五钱

米糊丸桐子大，黄酒下百粒。

五十、胎前赤带漏下，水如猪血，日夜不止，精神短少，用侧柏方：

侧柏叶、黄芩各四两

蜜为丸桐子大，白滚汤送下百粒。

五一、胎前气紧咳嗽。凡气紧动红，久嗽不止，其红每月应期而来，日午心热气紧，人误作痨症，医治之不效，宜先用逍遥散退热，后用紫菀汤止嗽。（二方俱详第四症血虚发热条）

五二、胎前动血。此因饮食所伤，恶血暴下，如水不止，或因怒气伤肝所致。急用艾胶汤止血（其汤详第二十六症逐月经来条），次用安胎散固胎（其方详第四十四症胎前气紧条）。体壮者三五帖，瘦弱者不治。

予曾治一妇人，三月见红，服保产无忧散而愈。四月复见不多，七月动血大如桃，小如栗。以熟地（炒炭）五钱，当归头（土炒）三钱，川芎（去汗）一钱，炙芪二钱，阿胶、蒲黄（炒）各二钱，丝棉灰一钱，白术（土炒）二钱，服四剂而愈。

五三、胎前小便淋闭，不痛或微痛，与淋有别。此症名为转脬，由气虚胎压尿胞所致。宜用车前八珍散：

车前、熟地各一钱　白术（土炒）、白茯苓、当归身、川芎各二钱　人参、白芍各一钱五分　甘草八分　水煎服。

如不效，用二陈升提饮：

当归身二钱　白术、生地各一钱五分　川芎八分　人参一钱　陈皮、甘草、柴胡、升麻（蜜炙）各四分　半夏（用麻油炒）六分

水煎服。或空心饮淡盐汤探吐，以升其气，则下自行。

或用八味丸：

制附子、甘草各三分　山萸肉、丹皮、泽泻各八分　白茯苓、山药、熟地各一钱　肉桂五分　丸、汤俱可服。

若遗尿，用六味汤去茯苓、泽泻，加白薇、白芍、益智，各等分，煎服。

五四、小产或三四五月及七八月。若不调治恐再孕，亦然宜用益母草丸：

益母草、当归各四两

炼蜜为丸，空心白汤送下，每服三钱。

曾治三个月堕胎者，用当归、白芍、熟地、生地、砂仁、阿胶各一钱，川芎、陈皮、苏梗各五分，白术、杜仲各二钱，续断八分，条芩一钱五分。见血，加地榆（去梢，炒）、炒蒲黄各一钱；预防，五月、七月，以枣肉为丸。

五五、胎前怔忡，心常恍惚，遍身发热。乃血气衰弱，不能荫胎之故。宜朱砂汤：

猪心（不可落水）一个　飞净朱砂（研细末）一钱

用水煎猪心，以汁调朱砂服，其心仍可食。

五六、胎前浮胀。此因气血衰弱，切忌通利之药，恐伤胎也。宜大腹皮汤：

大腹皮（撕碎，酒洗）、五加皮、青皮（面炒）、陈皮、姜皮各一钱　水煎服。

面目虚肿，是水气或久泻所致。宜健脾利水汤：

人参、茯苓皮各一钱　白术、当归各二钱　川芎八分　甘草三分　紫苏、陈皮、大腹皮各四分　水煎服。

五七、胎前遍体酸疼，面色黄瘦，不能饮食，精神困倦，形容憔悴。因血少不胜，难养胎元。宜服四物汤：

当归身、川芎各一钱　熟地二钱　白芍（酒炒）八分　水煎服。

五八、胎前阴门肿。此乃胎不运动所致。宜用顺气散：

诃子一个　水一盅。煎六分，温服。

五九、胎前下血动胎。若妇人血盛者，三五日内急以安胎散救之；若形瘦有冷汗，面色如灰，四肢无力，乃积久之病，神色已去，不必医治。（安胎散

详第四十四症胎前气紧条）

六十、胎前脚痛。乃气血虚弱，下元又虚，兼风邪所致，宜用止血行气之剂，须乌药顺气汤。（详第二十四症经来遍身疼痛条）

六一、胎前中风，牙关紧闭，痰气壅满，不知人事，其症因食生冷，兼坐风中所致。宜先用黄蜡膏以擦牙，次服排风汤。

**黄蜡膏**

枯矾、黄蜡、麻黄各等分为末，共熔化擦牙。再用排风汤：

麻黄四分　白术　防风　甘草　川芎八分　当归、白鲜皮、茯苓、独活各八分

姜、枣引，煎服。

六二、胎前瘫痪，手足不能动，乃胃脘有痰，凝住血气所致，用乌药顺气散。（详第二十二症）

六三、胎前腰痛。乃血气荫胎，不能养肾，肾水不足所致。宜服猪肾丸：

猪腰二个　青盐四钱入腰内，蒸熟焙干，为末蜜丸，酒下。

六四、胎前头痛。乃寒邪入脑，阳气衰也。宜服芎芷汤：

川芎、甘菊、白芷、石膏、白芍、藁本、茯苓各八分　甘草五分

姜引，水煎服。如不效，加细辛八分，立愈。

六五、胎前泄泻，此症随四时治之，又宜临症斟酌。

**春宜平胃散：**

茯苓、炙草、山药、广皮各等分　水煎服。

**夏宜六和汤：**

藿香叶　厚朴（姜汁炒）　杏仁（去皮、尖）　西砂仁　木瓜　赤茯苓　白术（土炒）　人参　扁豆（炒）　甘草酌量加减轻重　姜、枣引，水煎服。

**秋宜藿香正气散：**

藿香叶、大腹皮（酒洗净）、紫苏、茯苓、白芷各六分　陈皮、白术（土炒）、厚朴（姜汁炒）、桔梗、甘草各四分　姜、枣引，煎服。

**冬用理中汤：**

白术（土炒）一两　人参、炮姜、甘草各五钱　枣引，水煎服。

六六、胎前心痛不可忍，亦是胎气不顺，宜服顺气散：

草果一个　延胡索八分　五灵脂一钱　滑石八分　酒煎半，饥时服。

六七、胎前忽然倒地，此乃血气荫儿，母欠精神，承胎不住，目花眼昏，一时倒地，不须服药，饮食滋补可也。胎前不语，不必用药，产后自愈。

六八、胎前大便虚急，此乃脾土燥，大便涩，只宜理脾通大肠，不可用硝、黄下之，宜用枳实汤：

枳实一两　水二盅，煎七分，不拘时频频炖服。

若大便燥结，用阿胶一钱五分、条芩一钱、当归二钱、防风一钱、苏梗一钱、麻仁二钱煎服。

六九、胎前遍身瘙痒，出风痹。此症有风，不可服药。用樟脑和酒洗之。

七十、胎前阴门甚痒。此有孕后，房事不节，阳精留蓄，故尔作痒。宜川椒白芷汤：

川椒一两　白芷一两五钱　水煎服，渣煎洗之。

七一、胎前两乳肿痛，作寒作热，名曰内吹，宜用：

皂角一条，烧灰存性　酒送服，立消。

七二、胎前咽痛，胃有痰涎，宜去寒化痰。用升麻桔梗汤：

升麻、桔梗、生甘草各八分　防风、玄参各一钱　水煎服，二剂即安。

七三、胎前渴消。此乃血少，三焦火炽而然。治宜加味四物汤：

熟地　生地　当归　川芎　白芍　黄柏轻重酌用　水煎服。或服六味丸，亦妙。

七四、胎前耳鸣，此是肾虚，治宜猪肾丸。（详第六十三症胎前腰痛条）

● 【评析】

本节论述胎前病，内容较卷一"胎前章"为详，有些可互参，如子淋、转胞。胎前常见病证，本节还列举有：恶阻，治以和胎气、降逆气，用和气散。胎动胎漏，治宜清热止血、顺气安胎，方如侧柏汤、艾胶汤、乌金丸、安胎散等。浮肿，治当健脾利水，可用大腹皮汤、健脾利水汤。怔忡烦躁，治宜清心养心安神，可用竹叶汤。孕妇外感邪气，如症见寒热如疟，治宜清解退热，可用草果饮；咳嗽、头痛可用紫苏散、苏桔汤、芎芷汤等理肺疏风散邪；衄血咳血，治当清热凉血止血，方如衄血产效汤、地黄汤。泻痢，治宜和中祛邪，方如甘连汤辛开苦降、寒温并用，并可据发病季节而因时治之。

# 临产

● 【原文】

七五、临产水干，孩子不下。可用益母散生其水，水至胎下。若闭而不生者死。

**益母散**

益母草三钱　白芷、滑石各一钱　肉桂八分　麝香一分　煎服。

七六、难产秘传方：用高墙上蛇蜕一条，要头向下者，新瓦上焙干为末，加麝香三分，乳调为膏，贴脐上即产。产下宜速去，切勿久贴。

七七、胞衣[1]不下。此症多因身弱血少水干所致。宜用川归汤。衣在胸膈者，难治。若在小腹，用破灵丹。妇人面色青黄，口舌黑，指甲青，此子死也，当用香桂散打下死胎，急救其母。若面色青黄，指甲红色，不可轻用，因其子犹生，用：

**川归汤**

川芎二钱　当归一钱　益母草三钱　和老酒煎服，即下。

**破灵丹**

红花一两　苏木五钱　生酒煎服。

**香桂散**

麝香五分　官桂末三钱　葱汤调下，即出。

七八、月足宜八珍汤服十数剂，再无难产之患。

**八珍汤**（详论列总方）

七九、将破胎涩难产，用蜜、香油、酒各半盏，煎滚温服。

八十、分娩交骨不开，或五七日不下，垂死者用加味芎归汤：

**生男女妇人头发**（一握洗净烧灰存性）  **自死龟板**（或占[2]过者亦可，酒炙脆，打碎）一片  川芎、全当归各一两

水酒各半，煎服。产妇不能饮酒者，用水煎药，投入黄酒一小杯服下，不问生死胎自下。不下，急宜再服其他催生药。皆受伤，不可轻用。或用龟壳火烧，用老酒、醋泼四五次，研末四钱，用老酒、香油、蜜各半盏，鸡子清调敷，阴户即开。

八一、方产之时，未进饮食，用生化汤加减，屡用屡验。

**生化汤**

川芎三钱  全归身八钱  炙草五分  炮姜四分  桃仁十五个

水两盅，煎七分，加酒半盏温服，连进三服，则血块速化，新血骤长，自无晕厥，且产妇精神倍增，不可厌频。若常一日一服，速能挽回将绝之气血也。素弱见诸危症，前汤不拘帖数，服至病退止。劳甚血崩，形色脱，前汤加人参一钱，频服无虞。

汗多气促，前汤加人参二钱。二汤敢用参者，以加在生化汤内，不能滞瘀血也。血块痛只频服前汤，块消痛止。凡一应破血之药不可用，多致崩晕，戒之。贫者参不可得，如遇素弱见诸危症或汗多气促，以棉黄芪（蜜炙）八钱，加制附子一钱代之。服数剂后，渐加熟地二钱。予屡治产后，以此方投之，无不神效。乙未秋，内人怀孕，九月因崩而堕，气血大亏，即以前汤加黄芪、熟地，每日一服，至十日便觉身体健旺。若素弱者，服至十剂后，宜将桃仁减半。

● **【校注】**

［1］胞衣：即胎盘。

［2］占：占卜。

● **【评析】**

临产，胎儿或胞衣不下，服用益母散、川归汤，或用蛇蜕、麝香调膏脐贴外治，均有活血通经催产作用。何应豫认为可预服八珍汤，以防难产。有关临

产、难产、催生等内容可与卷一"八月章""论难产""催生四法"等节互参。

# 产后

● 【原文】

八二、产后血气痛。此乃余血不尽，腹中作痛，遍身发热，恶血在腹，当去其血，热自退也。宜用红花当归散。（详第六症行经气虚条）

八三、产后血尽作痛。此乃腹中虚痛。若有潮热，亦是虚潮。宜：

**加味四物汤**

当归　川芎　熟地　白芍　乌药　小茴　乳香（制，去油）　没药（制，去油）　五灵脂　酌量轻重服之。

八四、产后血晕，劳倦气竭，血脱气绝，痰火乘虚泛上。用：

**从权急救汤**

当归六钱　川芎三钱　炮姜四分　桃仁十粒　炙甘草、荆芥各五分

如劳甚或血崩，或汗多，形气脱而晕，加人参三钱，肉桂四分，急服一二帖，其效如神，不可疑参为补而不服。其产室时以铁器烧红放醋盆内，房中转游数次，使产母常闻醋气。

痰泛上加橘红四分；虚甚亦可加人参八分；肥人加竹沥。如瘀血不下，再用四味散：

血竭、没药、当归、延胡索等分

童便一杯，同酒煎服，两剂自下。

八五、产后咳嗽。因伤风所致。宜：

**小青龙丹**

甘草、干姜各五分　杏仁（去皮、尖）一钱五分　制半夏一钱　五味三分　姜三片　水煎服。

八六、产后子宫突出。用鲤鱼烧灰存性，清油调搽数次即愈。

八七、产后阴户痒。用川芎、当归、白芷、胆草、甘草煎水洗，即愈。

八八、产后一月恶露重来，如流水不止，昏迷倒地，不知人事，此乃生产一月，夫妇交媾，摇动骨节，以致血崩。急用金狗散。（详第七症经来十日半月条）

八九、产后泄泻，气急不止，烦热口渴。此内虚外热，必死之症。

九十、产后舌黑如尘，口干绝无津液。此乃肾败，必死之症。

九一、产后谵语，又水泻。此乃恶血攻心，下虚上盛，必死之症。

九二、产后厥症，乃劳倦、脾虚所致，宜：

**大补回阳汤**

人参、川芎各二钱　当归身四钱　炙草四分　桃仁十粒　炮姜四分

枣引煎，连进二服，即效。

若渴即佐以麦冬（去心）、人参各二钱，五味子一钱，煎水代茶，助津，此确理也，不可游移。若血块痛止而厥，宜用：

**养血益气汤**

川芎、白术、黄芪（炙）各一钱　当归身、人参各三钱　熟地二钱　炙草四分　麦冬（去心）一钱　五味子十粒　制附子一钱

汗多，加麻黄根、枣仁（炒）各一钱；大便难，加肉苁蓉（酒洗，去鳞甲）二钱。晕、厥二症，皆气血并竭，非大剂急服不能挽回，切记。

九三、产后血崩。若血多紫赤，乃败血也，非崩。如鲜红血，乃是内脏有伤，宜急治之：

川芎（去汗）一钱　当归（连头带身，去尾要净，恐其性滑，用土拌炒略干去土，凡用止血当切记之。）四钱　黑姜二分　荆芥穗（炒黑）六分　炙草四分　白芷五分　枣煎服。

若血块痛，形脱汗多，气促，加人参二钱，否则不加参。如血块痛止，用：

**升举大补汤**

川芎、麦冬（去心）、炙芪各一钱　人参二钱　归身、白术各二钱　熟地三钱　陈皮、炙草、白芷、荆芥穗、升麻、血余炭各四分

汗多，加麻黄根四分、浮麦一钱；便难，加肉苁蓉（酒洗，去鳞甲）一

钱；痰，加川贝母六分；咳嗽，加桔梗、杏仁（去皮、尖）各一钱。余病大忌峻利之药，少加川黄连三分，以坠火为妙。若诸药无效，经久不止，察其症无恶露阻滞者，用：

**椿生两地饮**

椿根白皮（向东引者，掘起，去粗皮，用白皮，陈醋炒干）五钱　地榆（去梢，炒黑）三钱　熟地八钱　水两碗，煎八分，服之立止。

此方与下两方皆豫录自定方也，屡用屡验，但崩症初起不可骤用。万一欲求速效，无论有瘀无瘀，若早投之，为害不浅，慎之。再，血崩止后，用：

白芍（酒炒）二钱　当归身（照前制）三钱　川芎（去汗）一钱　北沙参二钱　熟地五钱　生地二钱　龟胶（用蒲黄三钱拌炒，有阿胶更妙）四钱　牡蛎（煅）一钱

水煎服。四剂后，将沙参换人参，不拘多少。若无参，以把党参代之。

或崩止而淋浊更甚，脚软无力，日间仍服前方，五更时用金钗石斛三钱，剪碎，先将水三饭碗煎至两碗，再加白果肉二十个，红枣十五个，百合一两，同石斛煮熟，去石斛，连汤可食。若无百合以黑豆一撮代之。烦躁不眠，虚火上升，前方加天冬（去心）一钱半，麦冬（去心）一钱，竹叶（去头尾）十片。

九四、产后血亡气脱。言语不接续，似乎喘症，实非喘也。有血块，宜：

**加参生化汤**

川芎二钱　归身四钱　炙草五分　炮姜四分　桃仁十个　人参二钱

连进二三服，枣肉引，水煎。

无血块，前方加炙芪、白术（土炒）各一钱，陈皮四分；手足冷，加熟附五分；渴加麦冬（去心）一钱，五味子十粒；伤食加神曲（炒）、麦芽（炒）各一钱；伤肉，加山楂、砂仁各五分。

九五、产后面黑发喘。此乃瘀血为患。宜：

人参二钱，另煎　苏木四钱　煎好，投人参汤服之。

九六、产后气血两虚，神魂无依，妄言妄见。连进大补剂十数帖方效，不可求速。痛未止者，宜：

**宁神汤**

川芎一钱　当归三钱　炮姜四分　炙甘草四分　茯神一钱　桃仁十二个　人参二钱　柏子仁（去油）一钱　陈皮三分　益智八分　枣煎服。

真知瘀血不行，合失笑散：

生蒲黄、生灵脂各三钱

痛止者，宜：

**滋荣益气复神汤**

川芎一钱　当归、熟地、人参各二钱　炙草四分　炙芪、白术（土炒）各一钱　枣仁（炒）、柏子仁（去油）、茯神、益智各一钱　陈皮三分　麦冬（去心）一钱　五味（蜜炙）十粒　圆眼肉二钱　莲肉三钱为引，水煎服。

九七、产后伤食。不可专用消导。痛未止者，宜：

川芎二钱　当归五钱　神曲（炒）、麦芽（炒）各六分　炮姜、炙草各四分　桃仁十个　山楂、砂仁各五分

伤寒物，加吴萸一钱，肉桂五分；虚人，加人参。

痛止，用：

**健脾消食汤**

川芎一钱　当归三钱　炙草五分　人参二钱　白术（土炒）一钱五分　山楂、砂仁各五钱　神曲一钱　麦芽五分

余照前，或用揉按，或用曲熨法，亦妙。

如误服峻药，不思谷，用：

**活命丹**

锅焦饭（研粉）　人参三钱

水煎先用一盅，送饭焦二三匙，后渐渐加多，以引胃气。参须另煎，不可用药锅，恐闻药发呕。

九八、产后忿怒气逆。痛未止者：

川芎二钱　当归六钱　炮姜四分　木香二分　陈皮三分

若怒后伤食，照前伤食治，酌量增减。

九九、产后类疟疾，寒热往来，应时发作，或日晡夜间更甚，或有汗或头

汗不及身足。乃元气虚弱，孤阳绝阴。宜滋荣益气汤，不可用疟疾方。

**滋荣益气汤**

川芎、麦冬（去心）各一钱　当归三钱　炙草五分　人参、熟地各二钱
炙黄芪一钱　白术（土炒）一钱五分　陈皮四分

或加柴胡八分，青皮三分，乌梅两个。有汗加麻黄根一钱；如明知感寒，头痛无汗，用生化汤加羌活、防风各一钱、葱头须五根以散之。

如头痛无汗，用：

**养胃汤**

川芎一钱　当归三钱　藿香四分　炙甘草四分　茯苓、苍术、人参各一钱
陈皮四分

有痰加竹沥、半夏。

一百、产后七日内外，发热头痛，胁痛。此乃气血两虚，阴阳不和。不可发汗，勿作伤寒二阳症治。用：

**辛散汤**

川芎一钱五分　当归三钱　干姜（略炒）四分　桃仁十个　炙草四分　白芷八分　羌活、细辛各四分　葱头须五个　煎服。如虚，加人参。

百一、产后潮热有汗，大便不通，口燥舌干而渴，或汗出，谵语，便秘。用：

川芎一钱五分　当归二钱　炙草五分　桃仁十个

便秘，加肉苁蓉（酒洗）一钱，陈皮（炒）四分，麻仁二钱；汗多，加炙黄芪、麻黄根各一钱，人参二钱；燥渴，加麦冬（去心）、人参各一钱；腹满便实，加麦冬一钱，枳壳六分；汗出谵语，用茯神、志肉（用甘草炒）、枣仁（炒）、柏仁、炙嫩芪、人参、白术（土炒）各一钱。若明知感寒，照上类疟治法。大抵此症属虚者居多，不可轻易。大便日久不通，非大料芎、归至斤数不能取效。或用芝麻一升和米二合，煮粥食亦可。

百二、产后口噤，筋搐，类中风。此因气血不能荣卫，勿作风痰药，方产止用生化汤，连三服后即加人参，少佐橘红、炒芩。如痛止，用：

**滋荣活络汤**

川芎一钱五分　当归三钱　熟地二钱　炙嫩芪、茯神、天麻、麦冬（去心）各一钱　陈皮、荆芥、防风、羌活各四分　川连（姜炒）三分　人参三钱

痰，加半夏（制）。余症悉照前加减。

百三、产后中风，恍惚语涩，四肢不利，用：

**天麻汤**

天麻、防风各五分　茯神一钱　川芎七分　枣仁（炒）一钱　羌活七分人参、志肉（甘草水制）、山药、柏子仁各一钱　麦冬（去心）一钱　细辛四分　南星曲、半夏曲各八分　当归一钱　石菖蒲八分

炼蜜为丸，朱砂为衣，开水送下三钱。

百四、产后亡阳脱汗。方产形色脱，溅溅汗出，为脱汗。速灌加参生化汤，倍参以救危急。

百五、产后虚汗不止，用：

**麻黄根汤**

当归身二钱　炙嫩芪一钱五分　麻黄根一钱　桂枝五分　人参、牡蛎（煅）、浮麦、麦冬（去心）各一钱

渴，加麦冬（去心）一钱，五味子十粒；痛止，加白术（土炒）一钱，熟地三钱；手足冷，加熟附一钱，炮姜四分；恶风寒，加防风五分；肥人，加竹沥一小盏，并间服六味丸加黄芪，五味子煎汤下。

百六、产后盗汗，非六黄汤能治，宜：

**止汗汤**

人参二钱　当归三钱　麻黄根一钱五分　熟地三钱　炒黄连五分　浮麦一钱

百七、产后口渴，小便不利，用：

**生津饮**

炙黄芪一钱五分　人参、生地、麦冬（去心）各二钱　五味子十粒　当归三钱　茯苓八分　炙甘草、升麻各四分　葛根一钱

渴甚，以生脉散代茶。不可疑而不用。余病参前方加减。一切降火利便药

必不可用。单渴，用人参、麦冬、小麦、花粉、炙芪、当归、竹叶。

百八、产后口噤。背反气微类痉症。汗多，用川芎、当归二钱，麻黄根一钱，桂枝、防风、羌活、羚羊角、天麻各六分，制附子、炙草各四分。如无汗、筋挛，防风、川芎各一钱，当归二钱，枣仁（炒）五分。

百九、产后泄泻。此因气虚，兼食兼湿，痛未止，用川芎、茯苓各二钱，当归一钱，炮姜五分，炙草五分，莲肉八粒。痛止，加川芎一钱，当归一钱，炮姜四分，炙草五分，人参一钱，肉蔻（面包裹煨熟，去油打碎）一个，白术二钱，陈皮五分，泽泻四分。

下清水为寒，加炮姜八分，砂仁五分；酸臭气为食积，加神曲（炒）、砂仁、山楂、麦芽；色黄赤肛门痛为热，加炒黄连五分；米食不化加砂仁、山楂、麦芽；少食不安，泻即觉安快者，亦以食积论；稍久加升麻五分；水多加苍术一钱。

百十、产后完谷不化。乃脾伤也。非胃苓能治。痛未止，用川芎一钱，当归四钱，炮姜四分，炙草五分，桃仁十个，益智一钱，茯苓一钱五分，砂仁一钱；痛止，用川芎、当归、茯苓、白芍、益智各一钱，人参、白术各二钱，炮姜、炙草各五分，莲肉八粒，肉蔻（制）一个；如水多，加泽泻、木通各八分；泻痛，加砂仁八分；渴，加麦冬、五味子；寒，倍炮姜，加木香四分。余治同上。若泻久，用六君子汤加肉蔻、木香。久泻痢虚者，用：

**参香散**

人参、木香各二钱　肉蔻、茯苓、扁豆（炒）各四钱　陈皮、粟壳各一两

为末，米饮下。

百十一、产后痢疾。最难补泻。七日内用：

川芎二钱　当归五钱　甘草五分　桃仁十个　茯苓一钱　陈皮四分　木香一分　砂仁三分

七日外加白芍、黄连（炒）、莲肉、厚朴（姜汁炒）各五分；胃气虚，泻利黄色，补中益气汤加木香；伤食，照前伤食门加减；四肢浮肿，用六君子汤合五皮饮，在后备用方。

百十二、产后霍乱。皆因气血虚损，伤食感寒。痛未止，用：

**六合汤**

川芎　当归　干姜（生用）　甘草　砂仁　陈皮　藿香　茯苓　生姜

痛止，手足冷者：

**附子散**

白术（土炒）、当归各二钱　陈皮、干姜、丁香、人参各一钱　附子（制）五分

手足不冷者，用白术（土炒）、当归、厚朴、茯苓、人参、草豆蔻、生姜。

百十三、产后呕逆。用生化汤加藿香、姜半夏、砂仁、生姜、陈皮。痛止，加白术、前胡，去桃仁。

百十四、产后水肿。脾胃虚者多。人参、白术各二钱，白芍一钱，陈皮五分，木瓜八分，紫苏、木通、茯苓各一钱，大腹皮、苍术、厚朴（姜汁炒）各四分。因寒湿伤，加姜、半夏、生姜、苏叶。用五皮饮亦可。

百十五、产后怔忡惊悸，唯调脾胃，补心血。方产但服生化汤即愈。痛止，用：

**归脾汤**

茯神、枣仁（炒）、炙芪、人参、麦冬各一钱　志肉八分　当归二钱　白术（土炒）一钱　龙眼肉八个　木香二分　炙草四分

虚烦，加竹茹；痰，加竹沥、姜汁，或更加柏仁。素壮火盛者，用：

**安神丸**

川黄连（炒）、生地、归身各三钱　炙草五分

蒸饼。丸桐子大，朱砂为衣，每服四十丸。

百十六、产后骨蒸，先服：

**清骨散**

柴胡、前胡、黄连、乌梅各八分　猪骨髓一段　韭白十根

煎成入猪胆汁少许。服后，用：

**保真汤**

炙黄芪、川芎、地骨皮各八分　人参、茯苓、白术、麦冬、白芍、枸杞、生地、熟地各一钱　甘草四分　当归、天冬（去心）各二钱　五味子　黄柏

（炒）六分　知母（炒）一钱　枣煎服。

百十七、产后胃脘痛。因伤寒冷，用生化汤加肉桂、吴萸。伤饮食照前加。便秘，加肉苁蓉。如不止，用蒲黄二钱五分，五灵脂一钱四分，木通一钱，赤芍、没药各一钱，延胡索、姜黄各一钱五分，盐卤一滴，水打成丸梧子大，每服三钱。如喜按少止，是虚，当补。

百十八、产后腹痛。系血块痛者，但服生化汤；利久，调失笑散（详第九十六症产后气血条）加元胡一钱。如虚寒痛，用生化汤加白芍（炒）、桂枝各五分，痛止减去。伤食，照前加。

百十九、产后小腹痛。系血块痛者，用生化汤加元胡一钱。如无块喜按，属虚，加熟地三钱，肉桂一钱。

百二十、产后骨节痛、头痛，用：

当归　人参　炙黄芪　生姜　淡豆豉　韭白　取猪肾熬汁，煎服。

百二一、产后遍身痛。非伤寒，由气血虚弱兼有滞。宜：

**起痛汤**

当归二钱　甘草三分　白术、牛膝、独活、肉桂各八分　韭白八根　姜三片　煎服。

百二二、产后腰痛。属劳伤或风寒所乘。用：

**养荣壮肾汤**

当归二钱　独活、桂心、川芎、杜仲各八分　续断八分　防风四分　桑寄生八分

姜煎。二服后不止，虚也，加熟地三钱；失血过多者，加当归二钱，炙芪、白芍各一钱五分。

百二三、产后虚肿因败血者，用当归、赤芍、桂心各一钱，没药、琥珀各一分，麝香、细辛各五厘，炙草二分，共为末，每服五分，姜汁酒调下。因脾虚水不利者，照前服。

百二四、产后不语。用：

**七珍散**

人参、石菖蒲、生地、川芎各一钱　细辛二分　防风五分　辰砂五分　薄

荷一分

合生化汤服。

百二五、产后小便数，用肾气丸加益智。（肾气丸详第百三十五症脚肿条）

百二六、产后鼻血不止。犀角、生地、赤芍合二味参苏饮。

百二七、产后足膝肿或痛。用：

**独活寄生汤**

川独活九分　桑寄生、杜仲、牛膝、官桂、茯苓、防风、川芎、当归、人参、熟地、白芍、秦艽各六分　甘草一分　姜煎服。续断亦可代寄生。

百二八、产后恶露不行。只服生化汤，倍桃仁，调失笑散，不可用大黄等峻药。

百二九、产后恶露不止。用当归、川芎、熟地、白芷、升麻、血余炭各一钱。

百三十、产后筋痛气滞。用当归一钱五分，白芍、桔梗各六分，槟榔、枳实各三分，桂心、青木香、柴胡各二分半。

百三一、产后头痛血虚，当归、川芎各二钱五分；有汗是气虚，加人参、桂心；感寒加天麻、白芷、羌活各四分。

百三二、产后拘挛。用：

**舒筋汤**

羌活、姜黄、炙甘草各二钱　海桐皮、当归、赤芍各一钱　白术（土炒）一钱　沉香少许　姜煎。参前治。

百三三、产后烦躁有瘀血。生化汤调失笑散。痛止是虚，或有热。用：

**人参当归汤**

人参、当归各二钱　熟地、麦冬（去心）各二钱　肉桂四钱　白芍一钱　生地八分　竹叶（去头、尾）十片　水煎服。

百三四、产后发热。用当归、川芎、黄芪、人参、白术、茯苓、炙草、炮姜。有兼症，照前加。大热、面赤、大渴、脉洪大而虚者：

炙嫩芪、当归各等分　煎服。

百三五、产后脚肿或肚肿，或成鼓肿。用：

**金匮肾气丸**

熟地四两　茯苓三个　山药、山萸肉、泽泻、丹皮、牛膝、车前、官桂各一两　制附子五钱　蜜丸服，立效。

百三六、产后吃忒，气不顺也，以可异事或费思索事出其不意叩之，令其思维立止。或用羌活、制附子、小茴香各五分，木香、生姜各二分半，盐一捻，煎热服，立效。

百三七、产后咳嗽。用：

前胡、紫菀、川贝母（去心）、桑白皮（蜜炙）、茯苓、当归、川芎、干姜、紫苏各一钱　煎服。

百三八、产后小便不通。用金匮肾气丸，可加减用。兼口渴，方见前。

百三九、产后大便不知。用补中益气汤加肉蔻（制）、故纸（盐水炒）。

百四十、产后小便下血。用金匮肾气丸去桂、附，加生地、发灰。

百四一、产后大便下血。宜用四君子汤加生地、升麻、归身、白芍、发灰。

百四二、产后阴户脱下。用八珍汤加炙芪、防风、升麻（蜜炙）各五分。

百四三、产后产门不闭。用十全大补汤服数帖，再用补中益气汤加五味子，煎服。

● 【评析】

本节所论产后诸病，在卷一"产后章"多有详论，治法选方既有类同，亦有补充，如治疗产后血崩经久不止，且无恶露阻滞者，何应豫有自制椿生两地饮以养血止血，以及血崩止后的调理等方；有治疗产后余血未尽，或瘀血不下的红花当归散、四味散；产后足肿，或小便不利，用金匮肾气丸补肾温通以利水，等等。还有一些虽无方名，然亦是诊治的经验方药，均可与前互参。

**产后生化汤论**（增单南山[1]著）

产后气血暴虚，理当大补，但恶露未尽，骤补恐滞瘀血。能化又能生，攻块无损元气，行中又带补方，谓万全无失。世以四物汤芎、归、芍、地理产，误人多矣，因地黄性寒，芍药酸敛，滞血故也。产后恶露作块疼痛，名曰儿枕，世多专用消散，然后议补，又有消补浑施，终无成效。不但旧血虽当消化，新血亦当生养，若专攻旧血则新血亦不宁矣。世以济坤丹，又名回生丹治，以攻血块，下胞胎，虽见速效，其元气未免亏损，幸获平安，究非良剂也，不得已而用之，下胞胎只可一丸，不宜多服。夫生化汤因药性功用而立名也，盖产后血块当消，新血宜生，若专消则新血不宁，专生则旧血反滞，故药性芎、归、桃仁三品，善破恶血，骤生新血，佐以黑姜、甘草，引三品入肺、肝，生血理气。五味共方，则行中有补，化中有生，实产后之要药也，故名生化汤。凡病起于血气之衰，脾胃之虚，而产后尤甚，是以丹溪先生论产，必当大补气血为先，虽兼他症，以末治之，此尽医产之大旨。若能扩充，用药立方，则治产可无大过矣。夫产后忧、惊、劳、倦，血气暴虚，诸症乘虚易入。如有气，毋专耗散；有食，毋专消导；热，不可用芩、连；寒，不可用桂、附。寒则血块停滞，热则新血崩流。至若虚中外感，见三阳表症之多，似可汗也，在产后而用麻黄，则重竭其阳；见三阴里症之多，似宜下也；在产后而用承气，则重亡阴血。耳聋胁痛，乃肾肝恶血之停，休用柴胡；谵语汗多，乃元弱似邪之症，毋同胃实。厥由阳气之衰，无分寒热，非大补不能回阳而起弱；痉因阴血之亏，不论刚柔，非滋荣不能养筋而活络。又有乍寒乍热，发作有期，类于疟也，若以疟治，迁延难愈；神不守舍，言论无伦，病似邪也，若以邪论，危矣可待。去血过多而大便结燥，苁蓉加于生化，非润肠和气之能通；患汗过多而小便短涩，六君倍用参、芪，必生津助液之可利。加参生化频服，救产后之危；长生活络屡用，苏绝谷之人。颓疝脱肛，多是气虚下陷，补中益气之汤堪用；口噤拳挛，乃因血燥类风，加参、生地之汤最宜。产后入风而痛甚，服宜羌活养荣方；玉门寒冷而不闭，洗宜床、菟、萸、硫辈。怔忡惊悸，生化汤加定志；似邪恍惚，安神丸助归脾。因气而满闷虚烦，生化汤加木香为佐；因食而酸暖恶食，六君子加曲、麦为良。苏木、棱、蓬大能破血；青皮、壳、实，最消胀满。一应耗血散气之剂，汗、吐、下三法之用，可施于少壮，岂宜于胎产。大抵新产之后，先问恶露如何。块痛未除，不可遽加芪、术；腹中痛止，补中益气无疑。至若亡阳脱汗，气虚喘促，频服生化汤加参，是从权也；又如阴亡大热，血崩厥晕，速煎生化原方，是救急也。王太仆云：治下补下，判以缓急，缓则道路远而力微，急则气味厚而力重。故治产当遵丹溪而固本，复法宜效太仆而频加。凡任死生之奇术，须着意以拯危；欲求俯仰之无愧，务存心于爱物。此虽未尽产症之详，然所阅之症，皆援近乡治验为据，未必无小补尔。

产后血块是孕成余血之所积也。妇人血耗气衰，有孕则经不行，其余血注于胞中，以护胎元。一月始名胚，二月始名膏，三月成形而名曰胎，方受母之荫庇。胎形尚小，食母血尚有余汁，前两月并积于胎中，月久成块，至产随儿当下，多有产妇劳倦无力，或失调护，腹欠温暖，至血块日久不散，幸勿轻服攻血峻剂。姜、椒、艾、酒过于太热，新血未免亏损。治法：频服生化汤几帖，使气血兼行，外用热衣暖腹，自然块消痛减。

时俗治血块用生地、红花以行之，苏木、牛膝以攻之。治气胀用乌药、香附以顺之，枳壳、厚朴以舒之，甚有青皮、枳实以下气定喘，芩、连、栀、柏以退热除烦。至若血枯便实，反用承气下之而愈。结汗多、小便短涩，反用五苓通之而愈闷。其有偏头，罔知固本。有谓山楂能消血块，无害弱人，每见用之而危者多矣。生化汤，凡有孕至七八月者，须预制两帖备之。至胞衣一破，速煎一帖，候儿下地即服，不论正产、小产、难产，虽少壮产妇，平安无恙。亦宜服两帖，以消血块，生长新血。


**生化汤歌诀**

生化当归用八钱，芎三姜草五分煎。

桃仁十粒加黄酒（桃仁去皮、尖），产后生新百病全。

水二盅，煎至七分，和酒六七茶匙热服。其渣并后帖再煎，两帖共三煎。要在一二个时辰内未进饮食之先，相继煎服。因下焦恶露，服多而频，则速化而骤长新血，自免晕症。其胎前素弱，产后劳倦，又当再制两帖，以防怠倦，产妇多服一帖便长几分精神，不厌药之频也。若虚人见危症，又热症堕胎，或劳甚身热头痛，服四五帖，虽获少安而血痛未除，又当再制服之。产后七日内未曾服生化汤，血块痛未除，仍用生化以消块止痛。新产后及三日服生化汤二三帖，痛块未除，再照前方服几帖，自然块消痛止，新血长旺，精神自复矣。

产后七日内血块未除，不可加参、芪、白术，如用之，痛不止。

分娩或一二日内，血块痛未止，其产妇气血虚脱，或晕或汗多而厥，或形色脱去，口气渐冷，或烦渴不止，或气喘气促，毋用论块痛，从权多用参芪生化汤以扶危急。

暑月产妇服生化汤以除块痛，外用热衣以暖腹为主。若失于盖护，虽然服药，痛块亦不能止。

产后大便八九日不通，由血少肠燥故也。宜多服生化汤加麻仁以通润之，归、芎竟以斤计，自然通矣。虚加人参一二钱，慎勿以大黄通之。

产后一二日内，服生化汤三四帖，块觉减少，其痛可揉按而定者，虚也，宜生化汤加人参。

产后七日内，外感风寒，内伤冷物，血块凝结而痛，生化汤内加肉桂五六分。至半月或一月以上凝结，生化汤加红花、丹皮、肉桂各三四分，延胡索六分。产后晕厥、脉脱、形脱、口冷诸危症，唯参可救。肥人有痰，或暴怒卒中，生化汤加竹沥、姜汁。

产后危急十症，开后以便乡村僻壤。不须求医，稳妥之至。

产儿下地，产母血晕，速速服生化汤三四帖，连服神效，且服一帖产妇自觉精神倍增，不厌进药之频也。

产妇禀弱，及胎前症患虚劳，产毕倦晕，连服生化汤一帖，第二帖加人参一二钱在生化汤，连服二三帖，以救危急。

产妇血崩、血晕，宜速服生化汤。

分娩后汗浸浸然，出气短，神昏，乃危症也。连服生化汤二帖，第二帖宜加人参以救急。胎前泻产后不止，昏倦同治。

产后身热，汗出气促，咽塞不舒，乃危症也。宜服生化汤一帖，又连服加参生化汤，庶可回生。

产后血崩晕倦，其身心温暖，挖开口，连灌加参生化汤救之。如不咽，用鹅毛插入喉中灌之。

产后手足冷而厥，或口燥渴，乃大虚危症，须大补始可回生。服加参生化汤。渴用人参麦冬散，煎以代茶。

产后血崩气脱烦躁不宁，目眩似邪，言语不止，速服生化汤，头煎后服定志养神汤，毋信邪以惊之。

产后日久不食，服药即吐，必须独参二三钱，着姜三片，白米一大撮，水煎服，以安胃气。夫胃所喜者唯谷，日久不食，胃气已虚，岂胜药气。即煎参，亦须另用新瓷。

产后手足冷发厥，由阴阳并虚。经曰：阳气衰于下，则为寒厥。厥气上行，满脉去形。盖逆气上满于经络，则神气浮越，去身而散也。宜用加味生化理中汤：

川芎一钱　当归三钱　干姜五分　甘草（炙）五分　人参三钱　黄芪一钱

服参而厥回，痛块未除，暂停参、芪，加桃仁十五粒，水煎服。

渴加参麦散；痛块除仍加参、芪。

人参二钱　门冬一钱　五味子十粒

手足冷，口气渐冷，加熟附子五分，人参二三钱；痰，加橘红五分，竹沥半盏，姜汁二匙；汗，加黄芪一钱；血块痛，加肉桂五分；虚弱甚，加人参三四钱；大便不通，加麻仁一钱五分，毋用承气汤，虽热亦不用。寒厥，不可用四逆汤；热厥，不可用白虎汤。大抵产后厥症，气血两虚，多脉脱之症，用药必大补，少佐附、桂可也。

胎衣不下，由产母无力送衣。又有经时已久，外乘冷气，则血道凝涩。又产母胎前素弱，气血枯涸，而衣停不能运送，速煎生化汤，大料连进二三盅，使血旺腹和而衣自下，兼送益母丸，次用鹿角灰。

益母草端午后小白日收，当风处挂阴干，石臼捣为末，蜜丸弹子大，临卧捣散盛汤，锅炖热，生化汤送下。

**调护法**

胎衣不下，产妇坐守，不可睡倒，必先断脐带，用草鞋滞之。如寒月，扶产妇至床，倚人坐定，被盖火笼于被中，烘热腹暖，其胞自下。下后防虚，速服生化汤二盏。不可厌药之频，多服自有妙处。济坤丹下胎衣极妙，不可多服，至二三丸为度。《丹溪纂要》[2]下胎衣用朴硝神效。殊不知，虚弱人反有大害，宜禁用。

**如圣膏：**治胎衣不下。

蓖麻子二两　雄黄二钱　共研成膏，涂母足心，下即速去。

**加参生化汤：**治产后诸危证通用，一日一夜须连服三四帖，若照常一日一帖，岂能接将绝之气，救危急之病哉！

川芎四钱　当归八钱　干姜（炙黑）四分　炙甘草五分　桃仁（去皮、尖）十粒　人参二钱　虚脱去汗多，加参三四钱，枣汤煎服。

**加减法：**

脉与形俱脱，似有将绝之症，必服此方，频频灌救，加矾四五钱于生化汤内。分娩后手足厥冷，发汗，加参三四钱；产后左右脉脱，亦宜加参；产后汗多，加参三四钱；汗多而渴，加参、麦冬三钱；汗多痰喘，加竹沥、姜汁、杏仁十粒；汗多咳嗽声重，加桔梗、杏仁五分；无汗喘嗽气短，加制半夏一钱，杏仁（去皮、尖）十粒，桔梗五分；汗多身热气短，加参；汗不止，三四剂后加炙黄芪一钱。凡产三日内血块痛未除，人参当缓用。若遇危急，加参可救。如病势有生意，又当减参，只服生化汤原方。

**加味生化汤：**治产后气短，似喘非喘，气不相接续也。有兼热，有兼痰，有兼他症一二者，但气短促，此危急之症也，当大补气血为主。虽兼风寒头痛、发热恶寒之症，唯当重产，且生化汤有芎、姜，再佐以表剂，极稳当。专门伤寒者，慎勿发散，丹溪云：产后切勿发表为要。

川芎一钱　当归二钱五分　炙草五分　干姜四分　桃仁十粒　人参二钱枣仁（炒）一钱

又：**加参生化汤：**治产后汗出气短。

人参二钱　桃仁（去皮、尖）十粒　麻黄根一钱　枣仁（炒）一钱　浮麦一撮

渴加麦冬一钱，五味子十粒；嗽加杏仁（去皮、尖）十粒，桔梗五分；痰，加竹沥一酒杯，姜汁半茶匙；汗，加炙黄芪一钱。

**加味生化汤：** 治产后气短，痰嗽声重，出汗。

川芎一钱　当归三钱　炙草四分　杏仁（去皮、尖）十粒　枣仁（炒）一钱　桔梗四分　人参二钱　制半夏八分

汗多，加黄芪一钱，前症汗多，加黄芪、人参；如块痛不除，暂停参、芪。产后汗多，微喘气短，出言懒倦之甚，是气虚血脱。速服前药，外须时用醋、炭以防晕。

**加味生化汤：** 治产后头痛发热，气急喘汗。

川芎二钱　当归三钱　人参三四钱　枣仁（炒）一钱　麦冬（去心）一钱　炙草五分　陈皮三分　杏仁（去皮、尖）七粒

产后喘汗，危症也。人多疑参助喘而不敢用，致不救者多矣。今加参于芎归汤内，万全无失。有等不曾用参，医者阻误病家，即有"少用参，多用陈皮、枳壳盐制"之说，反从耗散，切不可信。宁用独参汤，万无一失。

**调卫止汗汤：**

炙芪一钱　当归二钱　麻黄根一钱　炙草五分　防风五分　人参一钱五分

虚甚多，加桂枝四分，七日外减去桂枝，枣一枚；汗多而渴，无津液，加麦冬一钱，五味子十粒；汗多小便不利，津液不足，勿用利水药；有痰不可用半夏、生姜，只可用橘红四分。

产后气血暴竭，虚汗澉澉然，形色俱脱，乃危急症也。难拘常法，先定痛块，从权用调卫止汗汤二三帖以救危急。俟产妇稍有精神，又减参芪以除痛块。

**调卫从权参芪方：**

炙芪一钱五分　人参三四钱　麻黄根一钱五分　当归一钱　炙甘草五分　防风三分　桂枝五分（汗少者，去之）

加桂加参，块亦不痛，枣三枚，煎服。禁用半夏、生姜。

渴加麦冬、五味。寒热往来，毋用柴胡等类；头痛发热，毋用麻黄、芩、连、知、柏。产后汗多，当作亡阴论，阴亡则阳亦随之而亡，岂不危哉？急服前方，自然安矣。

产后气短自喘，血气犹未竭，补剂可少缓，必先用生化汤一二帖以行块定痛，然后加参。其产劳甚，及血大崩，形色又脱而喘急，此症甚危，难论痛块。急于生化汤内即加参三四钱以救危急。当于一时内连进两帖，迟则难以接续。如一日一帖，死亡立至矣。

**加味生化补中益气汤：**

川芎一钱　当归三钱　干姜四分　炙草五分　人参三钱　桃仁十二粒　茯苓一钱，汗[3]多去之，加黄芪一钱

渴加麦冬、五味。若日久食少，闻药气即呕，及误用寒凉等药，不能纳谷，并用独参三四钱，生姜二片和米一撮，水煎服，锅焦粉煎亦可。汗出气短，气喘虚甚，无疑不受补者难治。

产后汗出，多项强口噤，牙紧筋搐，类似伤寒，慎勿作伤寒治。《难经》云：汗多亡阴，阴亡则阳随亡[4]。故曰汗多亡阳，产后血脱多汗，阴阳两亡，危症也，用加味生化汤治产后汗多。

**筋搐方：**

川芎六分　当归三钱　人参二钱　炙芪一钱　麻黄根一钱　天麻一钱　炙草四分　防风三分　枣仁（炒）一钱　荆芥四分　枣三枚　水煎服。

痰，加竹沥大半酒杯，姜汁半茶匙；虚，加人参三四钱；渴，加麦冬一钱，五味子十粒；脉脱神脱，加人参三四钱，附子四分；大便不通，加麻仁（炒）二钱。忌姜葱、煎炒、生冷。身热，毋多用风药并芩、连、知、柏；小便不通，因寒多亡津所致，毋多用利水药，不可用小续命汤、愈风汤；半夏、南星不可多用；利水药即茯苓、泽泻、木通俱不可用。

产后血崩气脱，昏迷将绝或晕厥，牙关紧，速煎返魂汤灌之。如气欲绝，灌之不下，即将鹅毛插喉，用盏盛三四分灌之。如灌下药，腹渐温暖，不拘帖数可活。又用热手从单衣上由心揉至腹，又常烘热衣更换以暖腹。

**清神返魂汤：**治产后晕厥危症。

川芎二钱　当归四钱　炙草五分　人参二钱　荆芥四分　干姜四分　桃仁（去皮、尖）十粒　肉桂五分　枣二枚，水煎服。

汗多，加人参二钱，炙芪一钱；两手脉伏，右手脉绝，加麦冬一钱，五味子十粒；如灌药得苏，其血块痛仍未除，减去参、芪，仍服生化汤以除块定痛，块痛止后，仍加参、芪；渴，加麦冬一钱；久不食，胃气虚，闻药欲呕，用独参一二钱，水一盅，煎四分，以锅焦末渐引开胃；有痰，加竹沥七分，姜汁一茶匙；泄泻，加茯苓；血块痛止，去桃仁、肉桂。此危症一日须服两三帖，可保终吉。

产后日久，血崩不止，或崩如鸡蛋大，或血片，宜大补脾胃，升举气血，少加心火之药。宜：

**升举大补汤：**专治产后血崩，并老壮妇人崩淋。

白术三钱　人参二钱　当归二钱五分　顶熟地二钱　炙黄芪一钱　炙草五分　升麻四分　荆芥四分　白芷四分　陈皮四分　炒黄连四分　防风三分　黄柏（炒褐色）四分　羌活四分

口燥，加麦冬一钱，五味子十粒；泄泻，去黄柏，加泽泻五分，莲子十粒；有痰，加半夏一钱；白带，加苍术（炒）一钱。

**参苓莲子饮：**治产后脾泄不止，并年久脾泄症。

人参二钱　白术（土炒）二钱　白芍八分　当归（土炒）一钱五分　白茯苓一钱　炙草四分　升麻三分　陈皮三分　山药（炒）一钱　莲子（去心）十二粒　姜二片

水二盅，煎服，并取药内莲子嚼以送药。大忌房劳、肝火。年久脾泄，须服百余帖。

腹痛，加干姜（炙黑）五分；虚甚，加人参三四钱。此方血崩脾泄活人多矣。此症切忌栀、柏、芩、连。产后脾胃虚弱，有产毕即泻，必胎前预制。

生化汤服一煎后，即加茯苓一钱五分，桃仁十粒，肉果（面裹煨，去面去油）一个，诃子皮一钱，莲子十粒，生姜煎，服两帖。不止，加人参一二钱；小便不通，因泄亡津液，慎毋利水；如渴，加麦冬一钱，五味子十粒。

**参苓生化汤：**治胎前久泻，产后不止，产妇虚脱，从权服此方以扶其虚。

而痛块不止，即减参、果，以除其痛。

　　川芎一钱　当归二钱　干姜五分　炙草五分　茯苓一钱五分　山药（炒）一钱　肉果（面裹煨，去面、去油）一个　诃子皮一钱　莲子七粒　人参二钱糯米一大撮

　　虚甚加人参；产后七日外，血块尚痛，亦服此方；血块不痛，加白术二钱，陈皮三分；若泻兼热，毋用芩、连、栀、柏；有痰，勿用半夏、生姜；泻而渴，用参麦散以回津液。


### 痢疾方

　　产后七日内外，患赤白痢，里急后重，次数频并，最为难治，此时调气行血而推荡利邪，虑伤产后之元气；若滋荣益气而大补产虚，又虑反助痢初之邪盛。欲其行不损元，补不助邪，唯生化汤去干姜，加木香以运气，则并治而不悖。再服加味香连丸调理一二日，病势稍减，可保无虞。若患褐色，后重而频，《丹溪纂要》中自有方论，须参考之。如果产妇质素厚，或半月之外热积未除，可用推荡之方及芩、连寒性之药。若产女素弱，虽产后一月，未可用峻剂以行积。再噤口痢毋用厚朴、枳壳以破气，用香、连代之。

　　**加减生化治痢汤**：治产妇七日内外患赤痢，后重而频。

　　川芎二钱　甘草四分　当归四钱　桃仁十粒　茯苓一钱　陈皮五分　木香三分

　　水二盅，煎六分，去渣，送香连丸三十粒。如产后曾服生化汤，产妇增精神，可服芩、连、芍药之类。总之，大黄切不可用。

　　产后血痢久不愈，属阴虚，宜四物汤加人参。

　　产后半月外，患赤痢后重，用加味生化汤：

　　川芎一钱五分　当归三钱　白芍（酒炒）一钱　川连六分　姜汁（炒）枳壳五分　甘草四分　茯苓一钱　木香三分　水煎服。

　　产后泻痢，已立方论，可以酌用。大率因初产气血暴竭，故必用生化汤加减。近日产后泻痢，多由饮食伤脾而得，故重出余意及治症十方。

　　凡产后必服生化汤以行块痛。痛稍止，可服后方：

一、产痢黄色，乃脾土真气虚弱，宜服加味补中益气汤加木香、肉果。

二、久泻元气下陷，大便不禁，肛门如脱，宜服六君子加木香、肉果、干姜。

三、伤面食，宜服六君子汤加麦芽（炒）；停谷，六君子汤加神曲（炒）。

四、停肉食，宜服六君子加山楂四个，砂仁四分，神曲（炒）一钱。

五、胃气虚弱泻痢完谷不化，宜温以助胃气，六君子汤加肉果一个，木香四分。

六、胃气弱，脾气虚，四肢浮肿，宜补中益气汤加五皮散，陈、桑、姜、苓、腹皮各一钱。

七、诸症兼呕吐，皆宜加藿香五分；痰加半夏八分。

八、诸症兼小便短涩，皆加茯苓一钱，泽泻五分，灯心三十根。

九、泻久不止，皆加莲子十枚。

十、赤痢去血过多，凡姜与木香之类，不可多用，热则血行。血痢久不愈，用人参二钱，香连丸一钱，同为末，送下。

产后胃气不和，呕吐不止，全不纳谷，分两症，立两方。

**安胃行血汤：**治七日内外血块痛未除，当重块，佐以温胃药。

川芎一钱　当归四钱　人参一钱　干姜五分　炙草五分　砂仁四分　藿香四分　生姜一片　水煎服。

有汗，不可用姜；七日内当服生化汤三四帖；血块不痛，呕吐不纳谷，当服加减六和汤。

又：和中汤。此二方选用。

川芎一钱　当归二钱　干姜四分　白豆蔻四分　炙甘草四分　人参一钱　茯苓一钱　陈皮三分　藿香三分　山药一钱五分　水煎服。

呕止减豆蔻。

**又方名和中汤：**

丁香三分　甘草四分　白术一钱五分　扁豆二钱　人参一钱　当归一钱　茯苓一钱　陈皮三分　藿香三分　姜一片，水煎服。

呕止，减丁香；受寒，加吴茱萸。

**补中和胃汤：**治产后呕吐，服前三方，如胃和呕止，血块痛愈，但血气不足，食少，宜服此方。

人参二钱　白术二钱　当归二钱　扁豆（炒）二钱　茯苓一钱　炙草四分　陈皮四分　干姜四分　山药（炒）一钱四分

### 产后膨胀

产妇素弱，临产又劳，气多不足，心膈不舒，胃虽纳谷，脾难转输。若产毕随服生化汤助脾健胃，自无中虚之患。其产后成中满膨胀者，大率因伤食而误用消导，因气郁而误用攻伐；又因多食冷物而停滞恶露；又因血虚，大便燥结，误下而愈胀。不知产后气血大虚，血块消后，便当大补气血。治者但知伤食用消，气郁当顺，恶露当攻，便结当下，投药一帖不效，复投二帖；病者一医不效，又更一医。其产妇服消耗药过多，胃气反损，满闷益增，气不升降，积郁久之，兼成膨胀，医家以为尽技，病家咎及药饵，岂知消导佐于补剂内，则脾强而所伤之食消气散，逐瘀佐于养血剂中，则大便自通而恶露自行矣。屡见误用消食、耗气、下药，以致绝谷日久者，用长生活命丹而更耗者，又误而致膨胀者，仍用大补益气之剂而不致夭折，十救八九。须先用人参一二钱，送锅焦粉以救绝谷。

**误用益气汤：**治产后中气不足，中满或嗳气虚饱，及误服耗气顺气药，致成膨胀危症。

人参二钱　白术（炒）三钱　当归三钱　茯苓一钱五分　炙甘草三分　川芎七分　陈皮　大腹皮（酒洗）各四分

腹胁痛或块痛，加砂仁五分；如伤面食，加麦芽五分；如伤冷粉、梨、橘，腹大痛，加吴茱萸一钱。

**养生化满汤：**治产后大便不通，误服大黄等药，致成膨胀，或腹中血块痛不止。

川芎一钱　白芍一钱　人参一钱　白茯苓一钱　当归四钱　陈皮四分　炙甘草二分　桃仁十粒　香附三分　大腹皮五分　肉苁蓉（去鳞甲，酒洗）五分

如胀甚，再加人参，如血块痛，将药送三消丸（方见后）。

以上三方大率相同，可通用。遵丹溪方加减，屡用屡验，常治误用大黄者。服参、归至半斤以上，大便方通，肿胀渐退。

### 产后咳嗽

产后七日内。外感风寒咳嗽，鼻塞声重，恶寒，宜服生化汤加杏仁、桔梗。有痰，加天花粉，勿用麻黄以动汗；如咳嗽而胁不痛，勿用柴胡汤；若患火嗽而有声，痰少面赤，勿用凉药；凡产有火、有痰，必调理产妇半月后方可用寒凉之剂，半月前还当重产。丹溪云：产后不可发表，盖因其内虚也。

**加味生化汤：** 治产妇外感风寒，咳嗽，鼻塞声重。

川芎一钱　当归二钱五分　杏仁十粒　甘草四分　干姜四分　桔梗四分　知母八分　姜水煎服。

有痰，加天花粉；虚弱有汗而嗽，加人参。

**加参宁肺生化汤：** 治产妇虚弱，旬日内患风寒，声重有痰，或身热头痛，或汗多。

川芎　白芍　知母　诃子皮　瓜蒌仁各一钱　当归三钱　生地二钱　兜铃四分　桔梗四分　款冬花（蜜炙）六分

### 产后类疟

产后半月内，寒热往来，或午后，或日晡，或夜间发热，其发有期，此类疟也，由气血两虚，阳虚寒作，阴虚发热。毋以疟治，柴胡切不可用，唯调补气血而寒热自除矣。毋用芩、连、柏、栀以退之，毋用草果、槟榔以截疟。如有汗、气短，加参、芪；热，加归、芩。若产已及一月，亦用人参养胃汤加减调治，外再服产术膏，切不可发汗、下、吐。

**加味生化汤：** 治产后半月内外类疟。

川芎　人参　白术各一钱　当归二钱　甘草三分　白茯苓　藿香各八分　青皮二钱　乌梅一个

渴加麦冬一钱，五味子十粒；痰，加半夏七分，生姜三片；汗多，加黄芪、枣仁各一钱。

**加味人参养胃汤：**治产后及一月疟疾，并用参术膏。

人参一钱五分　白术二钱　当归二钱　半夏八分　茯苓八分　草果三分甘草四分　青皮四分　藿香五分　乌梅三个

再用白术（洗净、锉、烘干）四两，参四两，用水六碗，各煎取半碗，如法再煎三次，去渣，共汁六碗，再熬一碗，每日服半酒盏，白汤调服。

产后恶露日久不散，凝结成块。凡小儿产下，恶露随之而下，则腹无块痛而自舒畅。若腹失于盖护，或外被风寒，内伤冷物，则恶凝结成块，虚症百出，腹痛身热，骨蒸潮热，五心躁烦，食少羸瘦，或似疟非疟，或月水不行，其块在两胁作痛，动作雷鸣，嘈杂眩晕，或身热时作时止等症。治法欲泄其邪，当补其虚，用补中益气汤送丹溪三消丸，使块消而人不弱。若块久非补，非唯块不可消，且饮食日减，甚至绝谷，成痨而夭。

**加味补中益气汤：**

人参一钱　芍药一钱　炙芪一钱　白术二钱　当归二钱　陈皮四分　甘草（炙）四分

姜引，水煎。

**丹溪三消丸：**治妇人死血、食积、痰三等块。

川连一两五钱（一两用吴茱萸四钱煎汁去渣，浸黄连，炒燥；五钱用益智仁二钱浸炒）　萝卜子（炒）一两五钱　川芎、桃仁、山栀（炒）、青皮、三棱、莪术（并醋炙）各五钱　香附（童便浸炒）一两　山楂肉一两

各为末，蒸饼为丸，食远用补中益气汤送五六十丸，或用白术三钱，陈皮五分，水一盅，煎五分送亦可。

产后大便不通，因血少肠燥。其虚弱产妇多服生化汤，则血旺气顺，自无便涩之症。切不可用硝黄等下药，重亡其阴，则便闭愈甚，致成胀满，或致泻不能止，又当服生化汤加减治之。

**助血润肠丸方：**治产后大便不通，或误用下药成胀之症。

川芎一钱　当归四钱　桃仁十粒　甘草五分　麻仁（炒）一钱五分　陈皮四分

血块痛，加肉桂、延胡索各五分，水煎食远服；气虚，加人参一二钱，炙

芪一钱；汗多而渴，加人参一二钱，麦冬一钱五分，五味子八粒。如大便燥结十日以上，肛门必有燥粪，用蜜煎褐色成膏，捏成枣核样，外套以葱皮，入肛门内，其燥粪自化而出。或用蜡烛插入亦能化。又用麻油口含，竹管入肛门，吹油四五口，腹中屎和即通。

又：用当归五钱，水碗半煎半碗，入白蜜一酒杯和服，三四次即通。

产后妄言妄见，由气血大虚，精夺神昏，妄有所见而妄言也。予见轻则梦中呢喃，重则不睡多言，又有痰乘虚于中焦，以致五官各失其职，视听言动皆有虚妄，病家不治，谓为鬼祟，误以符水，惊惶莫措，每致莫救。丹溪云：虚症犹似邪祟也。予屡治此症以后方，屡多见效，故再及之。

**加味生化安神汤方**：治产后三日内血块未除，患妄言妄见，服此三四帖再加减。

川芎二钱　当归四钱　茯苓一钱　甘草四分　干姜四分　枣仁（炒）一钱　桃仁（去头、皮、尖）十粒　大枣二枚　水二盅，煎六分，食远服。

**益气安神汤**：治三日内外，血块不痛，妄见妄言，须服此方。虽平稳未见速效，俟药力充足，诸症顿除。须服二十帖，多见全效。

川芎一钱五分　当归三钱　茯神一钱　人参一钱　柏子仁（去油）一钱　枣仁一钱　甘草五分　圆眼肉八个　广皮（去白要净）三分　竹肉二团

汗多，加炙芪一钱，麻黄根一钱，加白术一钱五分；痰，加竹沥一小盏，姜汁一茶匙；大便不通，加麻仁一钱五分，切不可用大黄。

产后育子乳少，无钱雇觅乳母，予见勉强乳子，以致母子俱成疲瘁，母则日食减少，仅存一息；儿则五疳毕具，毛发痿黄，伤哉。须急急断乳，速服后方，此豫行之于己施之于人，母子保全者多矣。万勿以予言为谬。

川芎（去汗）一钱　当归（土炒，去土用）二钱　炙黄芪一钱五分　麦冬（去心）一钱　茯苓一钱　炙草五分　五味子十五粒　人参二钱　大熟地二钱　白术（土炒）二钱　广皮四分　枣三枚　水煎服。

若发热骨蒸，兼服紫河车丸；惊怖有汗，加枣仁（炒）一钱。贫者不能服参，用正潞党参饭锅内蒸熟，以黑润为度，加重分量以代人参。不可骤加，初用或二钱，渐至二钱五分、三钱之类。

## ● 【校注】

[1] 单南山：清初医家。浙江绍兴人。精于妇产科。著有《胎产指南》8卷，1857年刻行，后经丁兰谷辑订。

[2]《丹溪纂要》：又名《丹溪先生医书纂要》《医书纂要》。明·卢和辑。四卷。乃汇集丹溪诸书及门人之作，删补裁取汇编成书。

[3] 汗：原为"汁"。疑误。

[4]《难经》云：汗多亡阴，阴亡则阳随亡：《难经·二十四难》说："六阳气俱绝者，则阴与阳相离，阴阳相离，则腠理泄，绝汗乃出，大如贯珠，转出不流，即气先死。"

## ● 【评析】

产后，尤其是初产妇多气血亏虚，然恶露未尽，瘀血尚留，此时治宜祛瘀生新，生化汤为常用佳方，其出自《景岳全书》，方中当归、川芎、桃仁活血祛瘀；炮姜温经止痛；当归、甘草补养气血，合而成为行中有补，化中有生的方剂，何应豫十分欣赏并喜用之。本节罗列了诸多产后伴有症或病证，均可取此方加减变化以随证治之。常用的化裁方如：加参生化汤治产后气虚，证情危重者，可一日一夜频服三四剂；加味生化补中益气汤治汗出多；参苓生化汤治产后脾虚泄泻，痛块不除；养生化满汤治产后腹胀、便秘。还有各种不同加味生化汤分别用以治疗咳嗽、疟疾、痢疾等证，并有何应豫自创生化汤加减方治产后乳少症。

## ● 【原文】

**产后乡曲十弊宜忌：**

一、初产，勿食牛羊猪肉、火腿、鸡、鹅、鸭肉，并鸡蛋与猪肾、面食、绿豆、凉粉、荞麦生冷腻滑之物。方产大虚，难以克化，近见食火腿而患伤食泄泻者多矣，故特表明之。

二、未满百日即行交合，则虚羸百疾从此而生，必患脐下虚冷，手足腰腿酸痛等症，名曰蓐劳，最难治疗。

三、毋用胡椒、艾酒。血块虽得热而行，然于新血有碍。即砂仁汤亦能动血，戒之。

四、俗用生姜数斤以消血块，不知发热，新血妄行。江以南新产后即食鸡子，广东产毕即食醋蛋，南北风土不同，各以利害，相沿成习，毫无畏惧，竟有安然无事者，但虚弱之人宜忌之。

五、勿食梨、藕、橙、柑、冷果及冷茶、酸物并醋，以致血块凝结。

六、毋食枳壳、木香、丁香、砂仁一切破气之药。

七、产后七日内毋枕头，毋刮舌以劳神。勉强起早，切勿上楼跨槛以冒风寒。

八、产后月内毋多言生气，盖怒则气逆，变生癥瘕。不可独宿，恐致虚惊。勿劳女工。犯时微若秋毫，成病重如山岳。

九、七日内切不可洗下部，七日外方可下床，热水坐洗，满月后方可洗浴。虽盛暑，毋用凉水以洗手足，月内勿开窗以贪凉坐卧。

十、大暑或七日内外不可盖单被，必用小衣以护之，勿使进风。大小便更宜谨慎，盖冷气入则血块凝结作痛，久之虽药不行。

**产后十误：**

一、产后误用乌药、香附、木香耗气及顺气等药，反增饱闷。虽陈皮不可多用，以五分为率，慎之！

二、误用青皮、山楂、枳壳、陈皮、厚朴消食等药，多损胃减食。即枳壳、砂仁等丸亦损气血。若枳实、苏子以下气定喘，元气必脱。浮麦伤胃耗气，五味阻恶露，枣仁油滑致泻，均宜禁忌酌用。

三、身热误用黄芩、黄连、栀子、黄柏，损胃增热，不进饮食，且黄芩苦寒，无论恶露净与不净，皆非所宜。

四、三日内未服生化汤以消血块，万勿先用人参、芪、术，致块为患。慎之！

五、毋即用生熟地黄以滞血路。毋独用枳壳、枳实、牛膝、苏木、红花以消块。不可用五苓散以通小便，用之愈闭。

六、毋用大黄、芒硝以通大便，恐气泻以成膨胀。

七、毋用三棱、莪术、牛膝等药以行血块，恐新血亦损。

八、俗用山楂一味煎汁以攻血块，致成危症，每每不知。

九、毋用济坤丹二三丸以下胞胎、难产与胎衣不下，用生化汤送下一丸或二丸足矣。

十、毋信《产宝百问》及《妇人良方》，盖书内成方端用当归、川芎、白芍、生地以医产妇，误人多矣。

**加味济坤大造丸**：妇人服之，益气血，温子宫。

**紫河车**（须壮盛妇人头胎，洗尽其血，用银针挑去血、筋，砂罐隔篾凹五根，用蒲包将底剪下承胞，下用白酒蒸极熟，其胞不可着酒）一个　人参一两五钱　当归二两　生地（酒洗，蒸熟）二两　山药一两　黄柏（酒炒褐色）八钱　麦冬（去心）一两五钱　北五味五钱　天冬（去心）一两　杜仲（姜酒炒去丝）八钱　牛膝（酒浸）一两

虚弱多汗，潮热，加黄芪一两，地骨皮一两，知母一两；脾胃弱久泻，加白术（土炒）一两，莲肉二两；血少惊怖少睡，加枣仁（炒）一两，圆眼肉二两。

以上其为末，捣紫河车为丸，送六七十丸。

**女金丹**（一名胜金丹，又名保坤丸，又名济阴丹）：

金华香附（采童便浸十日，足清水淘净晒干，砂锅炒黄）一斤　桂心五钱归身、白芍、茯苓、白芷、丹皮、人参、甘草、延胡索、川芎、藁本、白术（土炒）、没药、白薇、赤石脂（火，醋淬七次），后二味不用酒浸

以上各一两，用老酒拌，闷一刻，晒干，同前香附为细末，蜜丸重二钱，朱砂为衣，照引服。

临产，清水汤调服一丸，助精神，壮力气，分娩自然顺利。难产，用二丸。既产，童便、好酒调服一丸，神清体健，无血崩之患。每日服一丸，过五日或十余日气血完固，自无他病。血崩者，童便和滚水调服一丸，用至二三丸即醒；血晕者，川芎、当归煎汤下一丸，用至二三丸即止；惊风者，防风煎汤调服一丸，用至二三丸即解。

儿枕痛者，山楂煎汤，和砂糖少许，调服一丸，用至二三丸即定；呕吐者，淡姜汤调服一丸；胞衣不下，干姜（炒黑）煎汤，调服一二丸；产下四五日后调理者，滚水调服；产怯者，每用滚汤服一丸，服一月痊愈；胎动不安者，滚汤调服一丸，睡半日，其胎自安；受孕后连服不辍，保全足月分娩无忧；不受孕者，滚汤调服一丸，服至一月，必然受孕。

**家传胎产金丹：**

当归（酒洗）、丹皮（水洗晒干，勿见火）、蕲艾（醋煮）、延胡索（酒拌炒干）、川芎、益母草（取上头半截，童便浸，晒干）、青蒿（多内热者更宜，不用亦可）、白薇（洗净，人乳拌）、人参、赤石脂（火煅，水飞亦可）、白茯苓、川藁本（洗净）、白术（土炒）各二两　生地（酒洗煮，不犯铁器）、鳖甲（醋炙）各四两　香附（醋、酒、盐、童便制）四两　桂心、没药（去油）、粉草（酒炒）各一两二钱　北五味（去梗焙）一两　沉香六钱

以上共为细末，再用新鲜头次男胎紫河车一具，长流水浸半日洗净，黑铅打成大铅罐一个，将河车放在铅罐内，再将黄柏四两放在河车下，加白酒酿二斤，清水二碗，灌满铅罐，仍以铅化封口，再以铁锅盛水，将铅罐悬在锅内，煮两日夜为度，取出捣烂，和入药内，拌匀晒干，再研为末，炼蜜为丸弹子大，每丸重三钱五分，水飞朱砂为衣，再以黄蜡为皮，如蜡丸式收贮，治症开后。

妇人临产，米汤化服一丸，助精神气力，分娩顺利。产下，童便、好酒服一丸，神清体健，再无崩晕之患。产后每日服一丸，服过五日，气血完固，自无他病。行经后，川芎当归汤服一丸。服之三日，必然有孕。苦于小产者胎动欲产，白滚汤服一丸，睡半日，其胎自安。每月常服二三丸，保全足月分娩无忧。

产后血崩，童便、好酒服一丸即止。产后血晕，当归川芎汤服一丸即醒。产后惊风，防风汤服一丸即解。儿枕痛者，山楂黑砂糖汤服一丸即止。胞衣不下，干姜（炒黑）煎汤服一丸即下。产后虚怯者，川芎当归汤每日服一丸，十丸痊愈。凡产后诸症，俱加好酒、童便服，皆保命护身，回生起死，其功不可尽述。家有孕妇，宜早备之。

此丹治妇人经水不调，诸虚百损，种子安胎，及胎前产后，应效如神。豫屡试屡验，较女金丹稳妥而奏捷。

● 【评析】

本节所述产后饮食、起居生活、情绪劳逸等注意点，以及误治误用药物的告诫等，可作参考。所列 3 张产后调补方，分别出自《女科秘要》《景岳全书》《胎产心法》，亦可据证选用。

# 乳病

● 【原文】

虚弱血少无乳，十全大补汤加红花五分。

又方：四物汤加茯苓、花粉、甘草、王不留行、麦冬（去心）、漏芦、穿山甲、通草，猪蹄汁煎服。

乳下发热，或身痛，用玉露散：

人参　白茯苓　当归各五分　白芍七分　川芎　桔梗　白芷各二钱　甘草五分

壮实乳滞不行，生化汤加青皮、木香、白芷、花粉、穿山甲（炒）。

乳自出（满溢者不在此例）大率属虚，十全大补汤可服。无子食乳欲其消，四物汤调麦芽二两（炒），煎服立消。

吹乳用：

**神效瓜蒌散**

当归、贝母、白芷梢各一钱　花粉八分　香附六分　瓜蒌仁、甘草各六分青皮五分　乳香、没药各五分

另入穿山甲一钱，川芎四分，水、酒煎，二服。

身热，用：

羌活、独活、前胡、柴胡、枳壳、桔梗、贝母、白芷、青皮、当归、穿山

甲等分

已结肿，用：

陈皮、牛蒡（炒）、山栀（炒）、忍冬、甘草、瓜蒌、黄芩、花粉、连翘、皂角刺各一钱　柴胡、青皮各五分

内热加石膏。

又方：黄瓜蒌、当归、生甘草各五钱　乳香、没药各二钱五分

酒煎，分三服。如不愈，再一服产效。

此方治乳痈及一切痈疽初起，肿毒即消，脓成即溃，脓出即愈。治痈之方甚多，独此神效，瘰疬疮毒尤效。凡一切痈疽余毒，皆宜用之。肝经血虚，结核不消，四物加柴胡、升麻、苓、术；肝脾气血虚，四君加芎、归、升、柴；忧郁伤脾，气血亏，佐以归脾汤。

产后乳痈，未成脓，服瓜蒌乳没散；已服，有脓，服排脓回毒散（虚人不可轻用）；脓出，服十全大补汤、金银花散。

**瓜蒌乳没散**：胎前生痈，照方煎服亦效。

瓜蒌（连皮捣碎）一个　当归三钱　银花三钱　白芷一钱　青皮五分　乳香五分　没药五分　甘草五分

**十全大补汤**：治产后脓出后，虚弱者服之。

人参二钱　白芍二钱　熟地二钱　炙芪二钱　茯苓八分　川芎八分　当归三钱　银花三钱　甘草五分

水煎服。

泄泻，加莲子十粒，肉果一个；渴，加麦冬一钱，五味子十粒。

凡产后生乳痈，发寒热似疟，当作虚治：

黄芪一钱　银花一钱　茯苓一钱　人参二钱　白术二钱　生地二钱　甘草四钱　连翘四钱　当归二钱　青皮三分　白芷五分　乌梅一个　枣二枚

水煎服。


**调经种玉汤：**

当归八钱　川芎四钱　熟地一两　香附（醋制）四钱　白芍（酒炒）六

钱　茯苓三钱　陈皮二钱五分　吴茱萸（用滚水泡两次用）、延胡索各一钱五分　丹皮二钱

若过期而经水色淡者，血虚有寒也，加官桂、炮姜、熟艾各一钱；若先期三五日，色紫者，血虚有热也，加条芩三钱，锉四帖，生姜三片，水碗半，煎至一碗，空心温服，渣再煎，临卧服。经至之日服起，一日一服，药完经止，即当入房，必成孕矣。纵未成孕，经当对期，俟经来再服。

歌曰：归芎熟地香附芍，茱萸芩陈丹皮索。

### 产前治法

子悬之症，乃胎热而子不安，身欲起立与胞中，故若悬起之象，其实非子能悬挂也。若作气盛下之，立死矣。

人参二钱　白术（土炒）五钱　茯苓二钱　白芍（酒炒）五钱　黄芩三钱　杜仲（盐水炒）二钱　熟地一两　生地三钱　归身二钱

此方利腰脐之圣药，少加黄芩清之，则胎得寒，其子自定，况滋补有余而寒凉不足，自然根深蒂固。

漏胎乃气血不足之故，急宜峻补。胎动即漏胎之兆，均以此方主之：

人参二钱　白术（炒）五钱　麦冬（去心）二钱　北五味五分　萸肉一钱五分　杜仲（盐水炒）二钱　枸杞一钱　山药二钱　归身一钱　茯苓一钱　熟地五钱　炙草一钱　水煎服。

难产如横生倒养，此死亡顷刻也，若无急救之法，何以成医之圣？然而胎之不顺，由于气血之亏，气血既亏，子亦无力，往往不能转顺，遂至先以手出或先脚下矣。倘手足先出，切勿针刺，恐其奔心，用惯熟稳婆轻轻推入，急用：

人参一钱　归身二两　川芎一两　红花一钱五分

浓煎速灌之，倘久之不顺，再将前药服之。若儿头既已到门，久而不下，此交骨不开之故，先以加味芎归汤（见前八十症分娩交骨不开），**极效**。如再不开，用：

柞木枝（锉碎，洗净，生用，其枝长叶盛，丛生有刺，即栎也）**一两**　归

身二两　川芎一两　人参三钱

煎汤服。

少顷必然一声响亮，儿即生也。倘头不下，万万不可用柞木枝，盖此味专开交骨，儿未回头而阴户先开，亦死之道，故必须儿头到门方可用此。

娠妇腹中钟鸣儿啼，用：

鼠穴中土（为细末）一钱，麝香五厘，用酒调服则不鸣矣。

令妇人曲腰在地，抬物片时，儿口嚼着血管，则不啼矣。

**产难方：**

雄老鼠肾（大者，以红丝寿字全者为佳）一对　麝香三分

捣烂作三丸，好朱砂为衣，白汤送下一丸，男左女右，手捻出。若死胎头上顶出，屡试屡验。此丹清水洗净，尚可再用。

**催生灵方：**治生理不顺，产育艰难，或横或逆，神效。

兔脑（腊月取者佳，去衣膜，研如泥）、母丁香（研末）一钱　乳香（明者，另研）一钱　麝香（另研）五分

三味研匀，以兔脑为丸，如芡实大，阴干，油纸裹。每服一丸，温汤下，即产儿。手掘出，水洗净，存再用。

妇人怀胎后，阴户出水不止：

人参五钱　茯苓　广皮各一两　白术（土炒）二两

水二大碗，煎八分，去渣。另用鲤鱼一尾，白水煮，用汁半盏，并前药调和服之，立效。

**败血流经方：**

升麻　白芍　生地　甘草　川芎　乌药　当归　肉桂

共为细末，和葱白捣烂，隔纸敷痛处，以热麸熨其上，自散。

**治血崩方：**

荆芥穗、小茴香等分

新瓦上焙干黄色，为细末，黄酒送下三钱，不论远近，三服即愈。

**鲤鱼汤：**治娠妇腹胀，胎中有水气，遍身浮肿，小便不利，或胎死腹中，皆效。

当归、芍药各一钱　白术（土炒）一钱　茯苓一钱五分　橘红五分　鲤鱼一尾（不拘大小）

将鲤鱼去鳞脏，白水煮熟，去鱼用汁，盅半入药，加生姜三片，煎一盅，空心服。常见胎水下，如水未尽，胎死腹中。胀闷未除，再制一副，水尽胀消。

难产，妇人之常，非儿之横逆，实母之气衰，以致儿身不能回转，于是手先出而足先堕矣。但见此等生法：口中念"无上至圣化生佛"百遍，儿之手足即便缩入。急用人参一钱，附子一钱，归身二两，川芎五钱，黄芪（炙）一两，煎汤服，立刻产下。

如胞浆已破，血来许久而不生者，皆因气血干枯所致。急用归身四两，川芎一两，益母草二两，人参随宜，浓煎汤频频与之，自无不下。如贫，不能得参，用炙棉黄芪三四两代之，再加附子（制）一钱，横生逆产皆可服。

**产后圣方：**
人参三钱　当归身一两　川芎五钱　荆芥穗（炒黑）一钱　益母草二钱
水煎服。

有风，加柴胡五分；有寒，加肉桂一钱；血不净，加山楂十粒；血晕，加炮姜五分；鼻中衄血，加麦冬一钱五分；夜热，加地骨皮一钱；有食，加山楂五粒，谷芽一钱；有痰，加白芥子五分。此方纯补气血而不治表，所以为妙。屡治产后，无不神效。

产后最宜食参，但贫者不易得，今酌定一方代之：
蜜炙嫩棉芪八钱　白术（土炒）三钱　全当归三钱　茯苓一钱　熟地四钱
炙草一钱　益母草二钱　淮牛膝一钱　炮姜一钱
煎服。

如自汗，眼花，视大为小，是将脱也，宜服
**参附汤：**
人参一两　制附子一钱（或二三钱）
参不可得，则前方黄芪可加至二两，更加附子一钱。

临产宜服独参汤。参不可得，则前方去牛膝、炮姜，加滑石二钱，产自易。

**小儿开口良方：**

穿山甲一片　北防风二钱　生甘草五分

煎极浓，灌二三匙，余搽乳头上，二日后小儿大便出黑屎为验，可免终身一切惊风。屡试屡验。

● 【评析】

产后乳少，多为体虚血亏，可用十全大补汤以调补气血。如乳滞不行，可用生化汤加青皮、山甲等药以理气、活血、通滞。乳痈者，治当清热散结、理气活血，方如神效瓜蒌散、瓜蒌乳没散等。本节所论产前、产难、产后等诸病诊治，可与前相关章节互参。

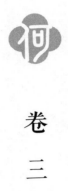

卷

三

# 妇科说约

## 序

● 【原文】

　　古来胎产方书、种子秘诀，虽各臻其妙，然论方多杂，未易遵循。予斟酌尽善，宗古人书，采专科法，并独得秘，自经脉以至胎产杂症，删繁去泛，勾精摘要。其中，病状合病脉，病原合病方，变何症而为寒，兼何症而为热，病有轻重，法有变更，先看病因，再核方药，虚实加减，粲然于目，亦可对症投药矣。但用方之意，贵乎圆通，不可执滞。若但圆无主，则乱杂丛生，而无不可矣。不知疑似间，自有一定不易之道，此圆通中不可无执持也。若执一不反，则偏拗生而动相左矣，不知倏忽[1]间，每多三因难测之变，此执持中不可无圆活也。予故曰：圆活宜从三思，执持须有定见。既能执持，又能圆活，非临症多者不能。凡诊而治者，其慎之欤。并附《宜麟要策》，以待求嗣者采而用之焉。

## 论难易

　　谚云：宁治十男子，莫医一妇人。盖以妇人幽居多郁，阴性偏拗，每不可解，加以慈恋爱憎，嫉妒忧恚[2]，罔知义命[3]，每多怨尤。或有怀不能畅遂，或有病不可告人，或信师巫，或畏药饵，而治之有不易耳，此其情之使然也。尚有人事之难，如寇宗奭[4]引黄帝之论曰：凡治病，察其形气色泽。形气相得，谓之可治；色泽以浮，谓之易已；形气相失，色夭不泽，谓之难已[5]。又曰：诊病之道，观人勇怯、骨肉、皮肤，能知其虚实，以为诊法[6]。故曰：治之要极，无失色脉，此治之大则也[7]。今富贵之家，居奥室之中，处帷幔之内，复以绵帕蒙其手者，既不能行望色之神，又不能尽切脉之巧。使脉有弗合，未免多问，病家每以多问觉繁，必谓医学不精，往往并药不信。不知问亦非易，其有善问者，正非医之善者不能也。望闻问切，欲于四者去其三，吾恐神医不神矣。况本不神，于切而可蒙其手，以碍切脉之道，世之通患，若此最多，此妇人之所以不易治也。故凡医家、病家，皆当以此留意。

# 经脉

《褚氏遗书·精血篇》曰：男子精未通而御女以通其精，则五体有不满之处，异日有难状之疾。阴已痿而思色以降其精，则精不出而内败，小便涩而为淋。精已耗而复竭之，则大小便牵痛，愈痛则愈便，愈便则愈痛。女人天癸既至，逾十年无男子合则不调；未逾十年，思男子合，亦不调。不调则旧血不出，新血误行，或渍而入骨，或变而为肿，后虽合而难子，合多则沥枯虚人，产众则血枯杀人。观其精血，思过半矣。

丹溪曰：先期而至为血热，后期而至为血虚。王子亨曰：阳太过则先期而至，阴不及则后时而来。其有乍多乍少，断绝不行，崩漏不止，皆由阴阳盛衰所致，是固不调之大略也。然先期虽曰有火，若虚而夹火则所重在虚，当以养营安血为主，但亦有无火而先期者，则应补中气或固命门，皆不宜过用寒凉。后期本属血虚，然亦有血热而燥瘀者，不得不为清补，有血逆而留滞者，不得不为疏利。总之，调经之法，但欲得其和平，在详察其脉证耳。若形气、脉气俱有余，方可用清用利。然虚者极多，实者甚少，贵在补脾胃以资血之源，养肾气以安血之室，知斯二者，则尽善矣。若营气本虚而不知培养，则未有不日枯而竭者，不可不察也。凡经行之际，大忌寒凉等药，饮食亦然。

所谓经早者，当以每月大概论。所谓血热者，当以通身藏而象论。勿以素多不调，而偶见先期为早；勿以脉证无火，而单以经早为热。若一月二三至，或半月，或旬日，此气血败乱之症，当因其寒热而调治之，不得以经早者并论。

　　　　　　　　　　　　何氏妇科专著校评

凡血热者，经期常早，此营血流利及未甚亏者多有之。其有阴火内烁，血本热而亦每有过期者，此水亏血少，燥涩而然，治宜清火滋阴。

凡血寒者，经必后期。然血何以寒？亦唯阳气不足，则寒从中生，而生化失期，即所谓寒也。若阴寒由外而入，生冷由内而伤，或至血逆，或为疼痛，是又寒滞之证，并非血寒经迟也，当详辨之。

凡阳气不足，血寒经迟者，色多不鲜，或色见沉黑，或涩滞而少。其脉或微或细，或沉迟弦涩；其脏气形气，必恶寒喜暖。凡此皆无火之证，治宜温养血气。大约寒则多滞，宜加姜、桂、茱萸、荜菝之类，甚者宜加附子。

凡女人血虚，或迟或早，其色淡，或涩少，或过期不至，或行后反痛，痛则喜暖喜按。或经后则困惫难支，腰膝如折，或脉息微弱、弦涩，或饮食素少，或形色薄弱，凡此不足之症，不可妄行克削及寒凉等剂，致伤脾胃。

凡血热经早，其形色多赤，或紫而浓，或去多，其脉洪滑，其脏气、饮食，喜冷畏热，皆火之类。

凡妇人肾虚经乱，因情欲房室所致，此症最多，宜辨而治之。

凡欲念不遂，沉思积郁，心脾气结，致伤冲任之源，轻则或早或迟，重则渐成枯闭，宜兼治心脾肾，用逍遥散、秘元煎。欲火炽盛，以致真阴日溃，宜保阴煎、八味丸。房术纵肆不慎，必伤冲任之流，肾气不守，须扃[8]固命门，宜固阴煎、秘元煎。左肾真阴不足，经脉不调，宜左归饮、左归丸、六味地黄丸。右肾真阴不足，经有不调，宜右归饮、右归丸、八味地黄丸。思郁不解致病者，非得情舒愿遂，多难取效。房室不慎致病者，使非勇于节欲，亦难全恃药饵也。

经行腹痛有虚实。实者寒滞、血滞、气滞、热滞是也。虚者，气虚、血虚是也。凡实痛者，多痛于未行之前，经通而痛自减。虚痛者，多痛于既行之后，血去而痛未止，或血去而痛益甚。大都可按可揉者为虚，拒按拒揉者为实。有滞无滞，于此可察。但实中有虚，虚中有实，此当于形气、禀质兼而辨之，须以意察，不可以言喻也。

崩漏不止，经乱之甚者也。盖乱则或前或后，漏则不时妄行。由漏而淋，由淋而崩，总因血病，而但以微甚分别耳。治此之法，宜审脏气，宜察阴阳。

无火者，求其脏而培之、补之；有火者，察其经而清之、养之，此不易之良法也。然有火者不得不清，但元气既虚，极多假热，设或不明真假而误用寒凉，必伤脾胃。故凡见血脱等证，必当用甘药先补脾胃，以益发生之气，盖甘能生血养营，使脾胃气强，则阳生阴长，血自归经矣。若果虚火上炎，势不可遏，亦当暂用纯阴滋水之药，以抑其火，火退急补其元。

崩淋有久、暴之殊。暴崩其来骤，治亦易；久崩其患深，治甚难。盖血因崩去，势必渐少，少而不止，病则为淋。此等皆由忧思郁怒，先损脾胃，次及冲任。崩淋既久，真阴日亏，多致寒热咳嗽，脉见弦数或豁大等证，此乃元气亏损，阴虚假热之脉。尤当用参、地、归、术甘温之属，以峻培本源，庶可望生。但凡患此症，胃气未败，受补可救，否则日事寒凉，以苟延目前，终非吉兆也。

王叔和曰：白崩者，形如涕；赤崩者，形如绛津；黄崩者，形如烂瓜；青崩者，形如蓝色；黑崩者，形如衃血。

妇人于四旬外，经期将断之年，多有渐见阻隔，经期不至者。当此之际，最宜防察。若果气血和平，素无他疾，此因渐止而然，无足虑也。若素多忧郁不调之患，见此过期阻隔，便有崩决之兆。若隔之浅者，其崩轻；久者，其崩甚。此因隔而然也，当预服四物、八珍之类。既崩，当辨有火无火。有火者，因火逼血，宜保阴煎；无火者，因隔而决，或有滞，当去故而养新，宜调经饮；可养则养，用小营煎；可固则固，用固阴煎之类主之。

妇人血崩而心痛者甚，名曰杀血。心痛，由心脾血虚也。小产去血过多而心痛者，亦然。用乌贼骨炒为末，醋汤调下失笑散，甚效。

妇人伤寒，或劳役，或怒气。发热适遇经行，以致热入血室，或血不行，或血不止，令人昼则明明安静，夜则谵语，如见鬼状者是也。

凡血色可以按虚实辨寒热。若浓而多者，血之盛也；淡而少者，血之衰也。至于紫黑之辨，其症如冰炭，而人多不解。盖紫与黑相近，今人但见紫色之血，不分虚实，便谓内热之症，不知紫赤鲜红，浓而成片成条者，是皆新血妄行，多由内热。紫而兼黑，或散或薄，沉黑色败者，多以真气内损，必属虚寒。由此而甚，则或如屋漏水，或如腐败之宿血，是皆紫黑之变象也。此肝脾大损，阳气大陷之证。当速用甘温，如理阴煎、理中汤、归脾汤、四味回阳饮、补中益气汤之类。单救脾土，则陷者举，脱者固，元气渐复，病无不愈。若尽以紫色作热证，则无不随药而毙。凡肠澼便血之属，无不皆然。临证者于此最不可忽。妇人血枯之与血隔，本自不同。盖隔者，阻隔也；枯者，枯竭也。阻隔者，因邪气之隔滞，血有所逆也；枯竭者，因冲任之亏败，源断其流也。凡妇女病损，至旬月半载之后，未有不闭经者。正因阴竭，所以血枯。枯之为义，无血而然，或羸弱、困倦、咳嗽、夜热、饮食减少、亡血失血，及一切无胀无痛、无阻无隔而经有久不至者，即无非血枯经闭之候。欲其不枯，无如养营。欲以通之，无如充之。但使雪消则春水自来，血盈则经脉自至，源泉混混，生气日盛。若妄以桃仁、红花之类通利为事，其与榨干汁者何异？为害不小，无或蹈此弊也。治此之法，当与血虚、肾虚二条，参而用之。

室女月水久不行，切不可用青蒿等凉药。医家多以为室女血热，故以凉药解之，殊不知血得热则行，冷则凝。若经候微少，渐渐不通，手足骨肉烦疼，日渐羸瘦，渐生潮热，其脉微数，此由阴虚血热，阳往乘之，少水不能遏灭盛火，火逼水涸，耗亡津液。治当养血益阴，宜柏子仁丸、泽兰汤。


● 【校注】

[1] 倏（shū）忽：指很快地，忽而间。

[2] 恚（huì）：恼恨；发怒。

[3] 义命：正道；天命。泛指本分。

[4] 寇宗奭：宋代药物学家。于 1116 年撰成《本草衍义》20 卷，收载常用药物 460 种。

[5] 已：原为"治"。据《素问·玉机真脏论》改。

[6] 诊病之道……以为诊法：语出《素问·经脉别论》："诊病之道，观人勇怯骨肉皮肤，能知其情，以为诊法也。"

[7] 治之要极……此治之大则也：语出《素问·移精变气论》："治之要极，无失色脉，用之不惑，治之大则。"

[8] 扃（jiōng）：上闩，关门，从里把门关上。

## ● 【评析】

诊治妇科病当四诊合参,辨证论治。月经不调皆由阴阳盛衰所致,大凡先期是有火,但亦有属虚者,治宜养营安血,或补益脾肾;后期是血虚,然亦有血热燥涩者,治当清火滋阴。经行腹痛当辨虚实,以经前抑或经后疼痛、喜按抑或拒按等症为辨证要点。崩漏不止总因血病,可据血色辨有火无火。有火者治宜清热养阴,可用保阴煎;无火者治以补益,方如调经饮、固阴煎等。大凡行经之际,或月经久闭,慎用寒凉,以免凝滞气血,伤伐脾胃。

# 胎孕

## ● 【原文】

巫方氏《颅囟经》[1]云:一月为胞胎,精血凝也。二月为胎形,始成胚也。三月阳神为三魄。四月阴灵为七魂。五月五形分五脏也。六月六律定六腑也。七月睛开窍,通光明也。八月元神具,降真灵也。九月宫室罗布,以定生人也。十月受气足,万象成也。

孙真人曰:凡儿在胎,一月胚,二月胎,三月有血脉,四月形体成,五月能动,六月诸骨具,七月毛发生,八月脏腑具,九月谷入胃,十月百神备,则生矣。生后六十日,瞳子成,能咳笑,应和人。百五十日,任脉成,能自反覆。百八十日,髋骨成,能独坐。二百一十日,掌骨成,能扶伏。三百日,髌骨成,能行也。若不依期者,必有不平之处。

凡胎气有寒而不安者,其证或吞酸吐酸,呕恶胀满,或喜热畏凉,下寒泄泻,脉多沉细,或绝无火证而胎有不安者,皆属阳虚寒证,但温其中而胎自安,宜温胃饮、理阴煎之类,加减主之。

凡胎气有热而不安者,其证多烦热,或渴或躁,上下不清,漏血尿赤,或六脉滑数等证,宜凉胎饮、保阴煎之类主之。若但热无虚者,如枳壳汤、益母丸、黄芩散之类,皆可择用。

凡胎每有虚而不安者,最费调停。先天虚者,由于禀赋,当随其阴阳之偏，渐加培补。后天虚者，由于人事，凡色欲劳倦、饮食七情之类，皆能伤及胎气。治此者当以胎元饮为主，戒房事，为第一要紧。若心脾气虚于上，宜逍遥散、归脾汤、寿脾煎。肝肾不足于下，宜左归饮、右归饮、固阴煎。气血俱虚，宜五福饮、八珍汤、十全大补汤。脾肾气虚而兼带浊者，宜秘元煎、菟丝煎。多呕恶者，当随前证前方，各加二陈汤之类以和之。

凡胎气有实滞、气滞，为恶阻胀满不安者，若呕吐不止，二陈汤加枳壳、砂仁，或人参橘皮汤。

食滞胀满不安，小中和饮加减。肝气滞逆，胀满不安，解肝煎。怒气伤肝而兼火者，化肝煎。脾肺气滞，上攻作痛者，紫苏饮。气滞兼痰者，四七汤、二陈汤加当归。气滞兼火，为胀为烦者，枳壳汤、束胎丸。

调理妊妇，白术、黄芩虽为安胎圣药，但近今之人，虚寒者多，气虚则阳虚，再用黄芩，有即受其损而病者，有用时虽或未觉，而阴损胎元，暗残母气，以致羸困，故治热宜用，治寒不宜也。至若白术，虽善安胎，或用不得法，其性燥而气闭。故凡阴虚者，非可独用，气滞者亦当权宜。

妊娠之妇每多恶阻，皆由胃虚气滞。然亦有素本不虚，而忽受胎妊，则冲任上壅，气不下行，故为呕逆等证。及三月余而呕吐渐止者，何也？盖胎元渐大，脏气仅供胎气，无暇上逆矣，宜半夏茯苓汤、人参橘皮汤，随宜调理，使之渐安，必俟及期，方能帖然。

胎气上逼，因调理失宜，或七情郁怒，以致气逆，多有上逼之证。若气逆、气实而胀逼者，解肝煎；胃寒气实而逼，和胃饮；胃火兼滞者，枳壳汤；脾虚兼滞者，紫苏饮；脾虚而气不行，四君子汤，甚者八珍汤。脾气虚而兼寒者，五君子煎。脾肾虚寒不行者，理阴煎。脾肾气虚兼火者，逍遥散，或加黄芩、枳壳、砂仁。胎死腹[2]中，冷气上逼，呕恶而青者，照后胎动欲堕条治之。

一方治胎气上逼，热痛下血，或烦闷困笃，卒然无药，用葱二十茎浓煮饮之，胎未死即安，已死即下，未效再服。若胎动烦躁，唇口青黑，手足厥冷，须用当归汤。

妊妇经血不固，谓之胎漏。有因胎气者，有因病气者。常有妇人怀孕，经脉如常不断，但较前略少。亦有胎小，血盛有余而然。后于三月之外，经脉方止。常见七八个月而生子者，人但以血止为度，谓之不足月。然其受胎于未止之前，至此而足，人所不知也。知母气壮盛，荫胎有余，虽漏不弱；若受气薄弱，胎有不能全受，加以血漏，精血俱亏，子必萎小，亦人所不知也。

若血热而漏，保阴煎、清化饮；怒动肝火漏血，保阴煎，甚者化肝煎。脾虚不能摄血，寿脾煎、四君子汤；脾虚血热气滞，四圣散；脾肾兼虚，五阴煎；三焦气血俱虚，五福饮、七福饮；劳倦伤而动血，寿脾煎、归脾汤。偶因伤触动血，五福饮、安胎散。冲任气虚不能约制，血滑易动者，固阴煎、秘阴煎。

妊娠忽然下血，其症或因火热，迫血妄行；或因郁怒，气逆动血；或损触胎气，胞宫受伤；或脾肾气陷，命门不固。不速为调理，必至堕胎。治此之症，应先察其血去之多少。及血去之后，尤当察其邪之微甚。如火犹未清，仍当清火；气犹未顺，仍当顺气。若因邪而动血，血去而营虚，速当专顾元气，以防脱陷。或当治标，或当救本，或兼标本而兼理之，最宜详察。

若火盛迫血妄行，火之微者，凉胎饮；稍甚者，徙薪饮；再甚者，保阴煎、子芩散。肝经有风热，宜防风黄芩丸；怒气伤肝，气逆而动血以及暴至者，宜保阴煎；若气未顺而胀满，四七汤、二陈汤加芎、归之类；若兼肝火，宜化肝煎；触损胎气，胞宫受伤，宜安胎散、胶艾汤；去血多者，倍人参；若从高坠下，伤动胎气而下血者，益母地黄汤、安胎散；若因惊气虚而陷，仍加人参；脾胃素弱，偶因伤脾下血者，寿脾煎、归脾汤。或中气下陷者，补中益气汤。血虚微热，漏血尿血者，续断汤。以上诸症，若去血未多，血无所积，胎未至伤而不止者，宜凉则凉，宜补则补，唯以安之固之为主。若血已离位，蓄积胞宫，为胀为痛，而余血未出者，留之不可，欲去其血而不伤营气，唯四物大加当归；若胎已动，势有难留，则五物煎、决津煎，皆为切要。

夫堕胎之故，譬之种植，津液一有不到，则枝枯果落，藤萎花坠。妊娠之数见堕胎者，必以气脉亏损，禀质素弱，亦有年力之衰残，有忧怒劳苦而困其精力，有色欲不慎而盗损其生气。此外，如跌仆、饮食之类，皆能伤其胎气，多在三五七月之间。下次如期而坠。正以前次伤此一经。若再值此经，遇阙而

何氏妇科专著校评

不能过，当察其前次所伤之由，预培其损，如胎元饮加减、芍药芎归汤、泰山磐石散、千金保孕丸，皆有夺造化之功，所当酌用，而泰、千两方更捷，故表出，以为好生者共知也。

鬼胎之说，岂虚无之鬼气能袭人胞宫而成形者乎？此不过由本妇之气质，或以邪思蓄注，血随气结而不散，或以冲任滞逆，脉道壅瘀而不行，是皆内因之病，而非外来之邪，即血癥气瘕类耳，当以癥瘕之法治之，详见本条。此外，如狐魅异类之遇者，则实有所受，而又非鬼胎之谓，一当于癥瘕类求之。

此症宜调元气为主，如补中兼行者，决津煎。去滞而不至猛峻者，通瘀煎。既调补而欲直收其病者，以当归、红花煎浓汤，送赤金豆，甚妙。

## 妊娠药禁

蚖斑水蛭地蟾虫，乌头附子及天雄。蹢躅野葛蝼蛄类，乌喙侧子与虻虫。
牛黄水银同巴豆，大戟蛇退及蜈蚣。牛膝藜芦和薏苡，金银锡粉黄雌雄。
牙硝芒硝牡丹桂，蜥蜴飞生与䗪虫。代赭蚱蝉胡粉麝，芫花薇蘅草三棱。
槐子牵牛并皂角，蛴螬桃核共茅根。干姜硇砂与干漆，茵草伤胎一样同。
瞿麦芦茹蟹甲爪，蝟皮赤箭赤豆红。马刀石蟹衣鱼辈，半夏南星通草同。
凡遇胎前除各味，又能活泼号良工。

## 产育

● 【原文】

凡妊娠胎元完足，弥月而产，熟落有期，非可催也。未产之前，但培气血。如四物汤、滑胎煎、五福饮、小营煎、八珍汤之类，皆滑胎之要药，若不知而过用滑利，或产期未近，无火无滞，而妄用清火、行气、沉降、苦寒等药，必致暗残营气，走泄真阴，多致血亏气弱，反为临期大害。若果肥盛气实，则紫苏饮、保生无忧散、枳壳散之类，皆可酌用。直待临期，乃可用脱花煎或滑胎煎，随症加减治之。或经日久，产母困倦难生，宜服滑胎煎以助其气血。若气血无力，艰于传送者，必用独参汤，随多随少，接济其力。若期未至而催生，是犹摘方苞之萼、揠宋人之苗耳。

孕妇临月，忽然腹痛，或作或止，或一二日，或三五日，胎水少来，腹痛不紧，名曰弄胎，非当产也。又有一月前，或半月前，忽然腹痛，如欲产状而竟不产者，名曰试月，亦非产也。凡此腹痛，无论胎水来与不来，但当宽心静候，切不可先去坐草。若果欲生，则痛极连腰，目中有火，手足俱冷，试捏产母手中指，本节跳动，即当产也。此时儿逼产门，谷道挺进，水血俱下，方可坐草试汤，未有紧阵，不可动手。切记，切记！

产妇腹痛未甚，且须宽心行动，以便儿身舒转。切不可令众人知觉，一则恐人多喧嚷惊慌，二则多知一人，未免于分娩时多延一刻。如果腰腹痛甚，有产之兆，密令老成稳婆在房扶持，从容镇静以待，不许勉强试汤分之、掏之、逼之使下，以致头身未顺，手足先出，或横或倒，为害不小。预宜密嘱稳婆，或有生息不顺，及双胎、胞衣未下之类，总宜好言安慰，不可使产母闻知惊恐，盖恐则气散，愈难生息。慎之，慎之！产妇当正身仰卧，或起坐伸舒，或人扶行走，安静从容，待儿转身临门，用力一逼自下，其产顺而且易。若时候未到，用力太早，多致横逆。

催生之药如脱花煎，少用肉桂五七分为最稳。若气虚无力，加人参。若水血下多，子道干涩难生者，宜用猪脂油、蜜[3]、酥油、葱白、葵子、牛乳、滑石、榆白皮之类以润之，亦急救之法。

产时胞浆未下，但只稳守。若破后一二时辰不生，急服催生之药，如脱花煎、滑石煎、救生汤（即《圆机》八十症之加味芎归汤也）。盖浆乃养儿之源，浆干不产，必其胎元无力，愈迟则愈干，力必愈乏，所以速宜催之，而更当早为预备，勿待临渴掘井。

横生、逆生、侧生、碍产、盘肠、坐产等证，《万氏妇人科》已经备载，临症查考，兹不再列。盖此等证候须用手法，总在稳婆之良，次及催生之妙，更宜安其神志，勿使惊慌。

产妇胎未顺而胞先破，久而水涸，内以滑胎之药助其气血，外用浓煎葱汤熏洗产户，使其暖而气达，自当顺下。或椒、橙叶、茱萸共煎一盆，令产妇以小凳坐盆内熏洗，或以紫苏汤皆可；或以黄芪、芎、归数斤，以大釜煎，药气氤氲满室，使产母口鼻俱受其气；内以八珍汤料一斤，益母草四两，水数碗，煎浓汁，不时饮之。

如急促无药，以产妇发梢含于口，令其恶心作呕，即下。

胞衣不出，但见无力，而别无痛胀，宜决津煎或滑脱煎、保生无忧散、局方黑神散。有以恶漏流入胞中，胀滞不出者，盖儿既脱，胞带必下坠，故胞在腹中，形如仰叶，仰则盛聚血水而胀碍难出。唯老成稳婆多有识者，但以手指顶其胞底，以使血散，或以指摸上口，攀开一角，使恶露倾泻，则腹空自落。又以本妇发搅喉中，作呕即下，屡验。若血渗胞中，停蓄既久，为胀为痛，或喘或急，则非逐血破血不可，速用夺命丹或失笑散，以热酒调服，或牛膝散，以治腹胀。

产后忽尔眼黑头眩，神昏口噤，不知人事，古人多云：恶露乘虚上攻，故致血晕，不知此证有二：曰血晕，曰气脱也。若以气脱作血晕，而用辛香逐血化痰等剂，则毙矣，不可不慎。气脱之证，但察其面白、眼闭，口开、手冷，六脉细微，即气脱也，速用人参一二两急煎浓汤，徐徐灌之，勿以新产后不可用参，恐补住恶血之说，直待毙而后悔。血晕之证，一时昏晕，或血壅痰盛者，亦有之。如果形气、脉气有余，胸腹胀痛上冲，此血逆证也，宜失笑散。若痰盛气粗，宜二陈汤。如无胀痛气粗之类，悉属气虚，宜用大剂芎归汤。

小儿初生，天气微凉，大忌洗沐。

子死腹中，若非产期，而觉腹中阴冷重坠，或为呕恶，或秽气上冲，而舌见青黑，皆子死之证，宜速下之。交骨不开，产门不闭，无非阴气大虚，宜加味芎归汤以开之；产门不闭或为阴挺突出，或为肿胀，或为淋涩不禁，宜十全大补汤加五味子；痛而觉热者，宜加味逍遥散；忧思伤脾者，宜加味归脾汤；暴怒伤肝动火者，宜龙胆泻肝汤。

子宫不收而外坠者，宜补中益气汤加醋炒白芍，或外以黄芪汤熏洗。

一方：治产后子宫不敛，用荆芥、藿香、椿根白皮煎水洗。

一方：治产后阴脱，用绢袋盛炒热蛇床子熨之。

# 小产

小产之证，有轻重，有远近，有禀赋，有人事。凡正产，出于熟落之自然；小产，由于损折之勉强。凡此者，但保其母气，不致再坠，始为善矣。

妇人年及中衰，胎元无力，多致小产。常有胎既落而复又下坠，如更有一胎欲产者，非胎也，乃因气虚，而胞宫随胎下陷也。产母不知，必至惊慌，此无足虑，但以寿脾煎或八珍汤主之。

小产人所共知，暗产人未及觉。予为艰于子嗣者，简切指示，或有寓目惊心，待其长养，亦一种子方也。盖胎元始肇，一月如珠；二月如桃花；三月、四月而后，血脉形体具；五月、六月而后，筋骨毛发生。方其初受，不过一滴之玄津耳，此时极宜节欲，以防出脱，而少年纵情，不知禁忌。虽女人壮盛，胎元含结，保全者固多，其有兼人之勇者，恃强不泄，或泄而复战，主欲静而客不休，如醉汉狂徒，敲门撞户，顾彼水性热肠，有不启扉而随波逐浪，斯时也，落花与粉蝶齐飞，火枣共交梨并逸，合污同流，莫知其昨日孕而今日产矣。盖明产者，胎已成形；暗产者，胎仍似水。故恃强过勇者，多无子，以强弱之自相残也。纵肆不节者多不育，以盗损胎元之气也，唯有分床独宿为第一妙法。

# 产后

丹溪云：产后当大补气血，即有杂证，以末治之。一切病多是血虚，皆不可发表。此言近似，然有虚者，有不虚者，宜有人之实者，但当随证随人，辨其虚实，以常法治疗，不得执有成心，概行大补，以致助邪滋患。

　　　　　　　　　　　　　何氏妇科专著校评

产后全实证，如外感风寒，头痛身热，便实中满，脉紧数洪大有力者，此表邪之实证也。又火之盛者，必热渴烦躁，或便结腹胀，口鼻舌焦黑，酷喜冷饮，眼眵，尿管痛赤，脉洪滑，此内热之实证也。又郁怒动肝，胸胁胀痛，大便不利，脉弦而滑，此气逆之实证也。又恶露未尽，瘀血上冲，心腹胀满，疼痛拒按，大便难而小便利，此血逆之实证也。又富贵之家，或过用人参、芪、术，以致气壅；或过用糖、酒、炭火，以致内热，此调摄之实证也。又产后过饱，恐其劳困，固令安逸，以致停滞，此内伤之实证也。以上姑举要者以见其概，既有表邪不得不解，火邪不得不清，内伤停滞不得不开通消导。人有强弱，产有虚实，病有真假，治有逆从，不可因丹溪一言谬执也。

《病机机要》云：治胎产之病，当从厥阴证论之。宜无犯胃气及上二焦，是为三禁：谓不可汗，不可下，不可利小便。发其汗则同伤寒下早之证，利大便则脉数而伤脾，利小便则内亡津液，胃中枯燥。但使不犯三禁，则营卫自和。

产后腹痛，最当辨察。血有留瘀而痛者，实痛也。无血而痛，虚痛也。大都痛而且胀，或上冲胸胁，或拒按而手不可近，此实痛也，宜行之散之。若无胀满，或喜揉按，或喜热熨，或得食稍缓，皆属虚痛，不可妄用推逐等剂。

凡新产之后，多有儿枕腹痛，摸之亦有块，按之亦微拒。古方谓之儿枕，皆指为胞中之宿血。此大不然，夫胞胎俱去，血海陡虚，所以作痛；胞门受伤，必致壅肿，所以亦若有块，而实非真块也；肿既未消，所以亦颇拒按。治此者，但宜安养其脏，不久即愈，唯殿胞煎为最妙，其次则四神散、五物煎皆极宜。若误认为瘀而妄用桃仁、红花、元胡、青皮之属，反损脏气。

产后外感发热，盖因临盆之际，多有露体，此时或遇风寒，乘虚易入。凡感邪气不甚虚者，宜三柴胡饮。气虚脾弱，宜四柴胡饮、五柴胡饮。肝、脾、肾三阴不足，宜补阴益气煎。若虚寒之甚者，宜理阴煎。产妇强壮气实，宜正柴胡饮。若兼内火盛而外邪不解，宜一柴胡饮。若风寒俱感，表里俱滞，宜五积散。

产后有火证发热者，宜清化饮、保阴煎。若本元不虚，或火之甚而势之急者，即徙薪饮、抽薪饮亦所常用，不必疑也。

产后阴虚发热者，治当专补真阴，宜小营煎、三阴煎、五阴煎。阴虚兼火而微热者，一阴煎。阴虚兼火之甚而大热者，宜加减一阴煎。阴虚火盛，热而多汗，当归六黄汤。阴中之阳，虚火不归源而热者，大营煎、理阴煎、右归煎。血虚阳不附阴，烦热作渴，人参当归汤。气血俱虚，发热烦躁，面赤作渴，八珍汤、十全大补汤。假若热甚而脉微者，急加桂、附。

产后有去血过多发热，宜人参当归汤。

产后若肺无寒邪而见喘促，此以血去阴虚，孤阳无主，故气穷短促而浮脱于上，此实肝肾不接，无根将脱之兆，最为危候，唯贞元饮治之，颇有效验。气虚兼寒者，理阴煎。外感风寒，邪气入肺而喘急者，此必气粗胸胀，或多咳嗽，与气短似喘、上下不接者不同，治当疏散兼补，宜金水六君煎、六君子汤。寒邪入肺，气实气壅而本无虚者，六安煎，或二陈汤加苏叶。

产后发痉，乃阴血大亏证也。其证腰背反张，戴眼直视，或四肢强动，身体抽搐。虽有刚痉、柔痉之分。总之无非血燥、血枯之病。产后去血过多，元气虚极，宜理阴煎、大补元煎、十全大补汤之类，庶保其生。若认为风痰，发散消导，必死无疑。

一产妇素虚弱，生理艰难。时当盛夏，分娩后，以背当窗而卧，不及觉，风邪乘虚而入，角弓反张，腰背如石，戴眼直视，众皆束手。一医令设大扁缸一口，着五六童男小便缸内，以裱心纸（即粗草纸）亦可，摺四五层，如背心宽，似头节骨至尾节骨长，乘热将纸湿透盖于背心，冷则易之，以痉定为度，定后酌方治之。此急救之法也（童便用火炖热亦可），用时避风为要。

● 【校注】

[1]《颅囟经》：儿科著作。又名《师巫颅囟经》，托名周穆王时师巫所传（一作东汉卫汛撰）。已佚，今存本为《四库全书》本，已非全帙。内容有论脉法、病源病证，以及惊痫癫、疳痢、火丹等证治。

[2]腹：原为"服"。疑误。

[3]蜜：原为"密"。疑误。

## 【评析】

本节所述胎前病，如恶阻、胎动不安、胎漏、腹胀气逆；临产、催生、难产；产后病，如腹痛、发热、喘、痉等病证的诊治，可与前相关章节互参。所论妊娠药禁，小产或暗产的防治，以及产后病非全用补法，亦当辨其虚实而治之等内容，可作参考和借鉴。

# 带浊遗淋

## 【原文】

凡妇人淋带，虽分微甚，其实同类，盖带其微而淋其甚也。总因命门不固，其因有六。一以心旌之摇，摇则命门应，则失其受，此由于不遂也。一以多欲之滑，情欲无度，纵肆无节，精道滑而命门不禁，此由于太遂也。一以房事之逆，凡男女相接，迟速有异，此际妇人情兴正浓，而男子精不能固，一泄了事，妇人多致中道而止，止则逆，而精无泄，则为浊为淋。此由于遂而不遂，乃女子之最多而最不肯言者。以上三证，凡带浊之由乎此者，十居八九。欲断其流，欲塞其源，但恐源未及塞，而且旋触旋发，况草木之功，必不能与情窦争胜，此带浊之不易也。尚有湿热下流者，有虚寒不固者，有脾肾亏陷而不能收摄者，当因其证而治之。心旌摇动，宜清心莲子饮、直指固精丸。若无邪火，但见心虚带下，宜秘元煎。欲事过度，滑泄不固，宜秘元煎、寿脾煎、固阴煎、锁精丸、金锁思仙丹。人事不畅，宜威喜丸以利之；久不止，宜固阴煎。湿热下流，宜加味逍遥散。若热甚兼淋而赤者，龙胆泻肝汤。元气虚弱者，寿脾煎、固阴煎。阳气虚寒，脉见微涩，色白清冷，腹痛多寒，宜加姜、附或家韭子丸。脾肾气虚下陷而多带者，宜寿脾饮、固阴煎、归脾汤、补中益气汤。

妇人梦与鬼交，其证有二。一由欲念邪思，牵扰意志而为梦。此鬼生于心，而无所外干也。一由禀赋非纯，邪得以入，故妖魅敢于相犯，此邪之自外至者。内生者，不过于梦寐间常有所遇，以致遗失，及为恍惚、带浊等证，如男子梦遗一般，但女子多不肯言耳。若外有邪犯，或言笑不常，或喜幽寂，或无故悲泣而面色不变，或面带桃花，其脉乍疏乍数，左右不调，是皆妖邪之候。凡此二者，失于调理，则精血日败，真阴日亏，乃致潮热疲倦，饮食日减，经水枯，肌肉消削，脉见紧数，多致不救。治此，宜服归神汤。

外宜速灸鬼哭穴。其穴以两手大指相并缚定，用艾炷于爪甲角骑缝灸之。务于两甲连肉，四处着火方效。或七壮，或二七壮。两足大指，亦名足鬼眼。


# 癥瘕

癥瘕，即积聚之别名。《内经》只有积聚、疝瘕，并无"癥"字之名，此世所增设者。盖癥者，徵也，成型者，由血结谓血癥，食结者谓食癥；无形者唯在气分，气滞则聚而见形，气行则散而无迹，此癥瘕之辨也。然有痛、不痛之分。痛者，联于气血，气血行动，其症则愈，故易治；不痛者，不通气血，另结巢囊，药食难及，故不易治，此治之有辨也。他如肺之积曰息贲[1]，心之积曰伏梁，脾之积曰痞气，肝之积曰肥气，肾之积曰奔豚，以致后世有曰痃癖、曰痞块之属，亦不过以形见之处有不同，故名亦因之而异。总之，非气即血，知斯二者，则癥瘕二字已尽之矣。


## 血癥

血癥总由血动之时，余血未净，一有所逆，则留滞日积，渐以成瘕。如在脐腹之下，暂见停蓄，而根盘未固，宜五物煎或决津煎加减主之。

妇人形气、病气俱实，或腹胀痛甚，新有所逆，但行滞止痛，宜通瘀煎、失笑散。若久而且坚，宜三积煎主之。

形气强壮而瘀血不行，或大便结闭，腹胀痛甚，有非下不可者，宜桃仁承气汤，下之最捷，或夺命丹皆可。然须详慎，非有大实不得已之症，不宜妄用。

停瘀虽甚而元气困弱，切不可攻。病久而弱，虽积难摇动，亦不可攻，宜专固根本，以渐磨之。如郁结伤脾，宜归脾汤、逍遥散、寿脾煎；脾胃虚寒，宜温胃饮、六君子汤；脾肾虚寒，大便泄泻，宜胃关煎、理阴煎；肝肾虚寒，宜大营煎、理阴煎；病久脾肾气滞而小腹痛胀，宜八味地黄丸；肝火不清，血热而滞，宜加味逍遥散。以上凡虚中兼滞者，不妨于煎药中加行气导滞之品。

久癥宿痞，气联子脏则不孕，气联冲任则月水不通，内治如前，外以阿魏膏或琥珀膏贴之。

### 食癥

凡饮食留聚而为癥痞者，总由脾肾气弱，治此宜酌虚实而为攻补。若形气虚弱，须先补脾胃而佐以消导。若形气充实，当先疏导为主，而佐以补脾。若气壅血滞而不行，宜乌药散；脾气虚而血不行，宜四君子汤；脾气郁而血不行，宜归脾汤；肝肾血燥而不行，宜加味逍遥散。大抵食积、痞块之证，皆以邪气盛则实，真气夺则虚，但当养正辟邪，而积自除矣。虽曰坚者削之，实者除之，若胃气未虚，或可少用。倘病久虚乏，切宜慎之。

### 气瘕

瘕者，假也。病在气分，气逆则甚，气散则缓，聚散无根者也。唯其无根，故能大能小，或左或右。或远胁肋而如臂如指，谓之痃癖；或下脐腹而为胀为急，谓之疝瘕。

凡气实气壅之甚而为胀为痛者，宜排气饮；若血中之气滞而为瘀为痛者，宜失笑散、通瘀煎，甚者夺命丹；疝瘕气聚者，荔香散，甚者天台乌药散；气结膀胱，小水不利，宜小分清饮、五苓散；气结大肠，干秘不行者，搜风顺气丸；水亏血虚而秘滞者，济川煎；肝气逆而为聚者，解肝煎；兼火者，化肝煎；气聚兼热，火郁不行者，抽薪饮；塞滞不行，气结胀聚者，和胃饮；三焦壅滞，气道不清而中满肿胀者，廓清饮；痰饮水气停蓄胸胁而为吞酸呕逆者，六安煎、和胃饮。以上诸法，唯气实瘕聚者宜之，凡元气不足者皆不可用。

补气以行气之剂，如圣愈汤、七福饮，皆能调心气之虚滞。参术汤能理心脾之气虚不行，独参汤能助肺以行五脏之治节。若脾胃气虚而滞者，宜六君子汤、归脾汤；脾胃虚寒而滞者，宜温胃饮、理中汤；若虚在脾胃阴分，气有不行而或为痰饮，或为胀满、呕吐、腹痛等证，宜理阴煎；若虚在血中气分而为滞为痛证，则四物汤，甚则五物煎、决津煎、大营煎；肝肾寒滞，小腹气逆而痛，宜暖肝煎；脾肾气虚，门户不固，而为滞为痛者，宜关胃饮；元气下陷，滞而不升，宜补中益气汤；元气大虚，气化不行而滞，宜五福饮、十全大补汤、大补元煎。

立按：癥瘕之病，较他症为难治，必须细细根问病缘，斟酌用方，庶不致误。若病者不守禁忌，纵嗜欲，多恼怒，其有不丧身者鲜矣。凡属此症，须知事之人提省之。

# 前阴类

妇人阴中突出，如菌如芝，或挺出数寸，谓之阴挺[2]。此或因胞络伤损，或因分娩过劳，或因郁热下坠，或因气虚下脱，大都此症以升补元气、固涩真阴为主。如阴虚滑脱，宜固阴煎、秘元煎；气虚下陷，宜补中益气汤、十全大补汤；因分娩过劳气陷者，宜寿脾煎、归脾煎；郁热下坠者，宜龙胆泻肝汤、加味逍遥散。

**水杨汤：**治妇人阴中生物，痒痛牵引腰腹，多由房事太过，或因淫欲不遂，或因非理所为，以致阴户有伤，名曰阴挺。

金毛狗脊、五倍子、枯矾、鱼腥草、水杨根、黄连各一两

上为末，分四剂，用有嘴瓦罐煎汤，外预以竹筒去节，接罐嘴引热气熏入阴中，或透阴挺之上，俟汤温洗之，内服诸药。

阴肿大都即阴挺之类，然挺者多虚，肿者多热。如气陷而热，宜清化饮；气闭而热，宜徙薪饮、大分清饮；肝肾阴虚而热，宜加味逍遥散；气虚、气陷而肿，宜补中益气汤。因产伤户而肿，但调气血。或由损伤气滞，无关元气而肿，以百草汤熏洗。

治阴中肿痛，用枳壳（切炒）半斤，乘热以帛裹熨之，以消其外，仍用少

许，乘热裹纳阴中，冷即易之。

治阴户肿，用甘菊苗叶，不拘多少，捣烂，以沸汤淋汁，熏浸洗之。

阴疮[3]由湿热下注，或七情郁火，或纵情宫药，以致中于热痛。其外症或为阴中挺出，如蛇头者，谓之阴挺，如菌者谓之阴菌，或如鸡冠，或生虫湿痒，或内溃肿烂疼痛，常流毒水。其内证则为体倦内热，经候不调，或为饮食不甘，晡热发热，或小腹痞胀，腰胁不利，或小水淋沥，赤白带下。若肿痛内外俱溃者，芍药蒺藜煎为最佳，或四物汤加栀子、丹皮、胆草、荆芥，或加味逍遥散。湿痒者，芍药蒺藜煎，或归脾汤加柴胡、栀炭、丹皮；淋涩者，宜龙胆泻肝加白术、丹皮；淋涩而火盛痛胀者，大分清饮或柏薪饮；肿而坠痛者，补中益气汤加山栀、丹皮；可洗者，百草煎；可敷者，螵蛸散、完疮散。阴痒必有阴虫，微则痒，甚则痛，或浓水淋沥，多由湿热所化，名曰蜃。内服龙胆泻肝汤及加味逍遥散，外用银朱烟（将银朱用纸卷烧之，以碗盖覆取烟）搽鸡肝以纳之，屡易，以制其虫。

**椒茱汤：** 治妇人阴痒不可忍，虽以热汤泡洗，有不能住手者。

花椒、吴茱萸、蛇床子各一两　藜芦五钱　陈茶一撮　炒盐二两

水五升，煎汤洗。

**杏仁膏：** 治妇人阴痒不可忍。

杏仁（炒，存性）　麝香（为末）少许

用旧帛裹之，缚定，火上烘热，纳阴中。

**椿根皮汤：** 治妇人阴痒突出。

臭椿树皮、荆芥穗、藿香等分

用水煎汤，熏洗。

**炙肝散：** 治妇人阴痒虫蚀。

用牛肝或猪肝切三寸长，大如钱，用香葱汁和匀，将肝炙热，纳阴中，良久再易，引虫出尽为度。

阴冷有寒热之分，寒由阳虚，热由湿热。假寒者，必有热证，如小便涩数黄赤、大便燥结、烦渴之类；真寒者，小便清利，阳虚畏寒。真寒者宜补其阳，用理阴煎、加减续嗣降生丹；假寒者当清其火，龙胆泻肝汤、加味逍遥散。肝

肾虚寒者，宜暖肝煎、大营煎。脾胃虚寒者，宜理中汤、理阴煎、寿脾煎。

凡妇人交接即出血者，多由阴气薄弱，肾元不固，或阴分有火而然。若脾虚气陷，不能摄血，补中益气汤；脾肾虚弱，阴气不固，宜寿脾煎、归脾汤；肝肾阴虚不守者，宜固阴煎；阴火动血，宜保阴煎。

● 【校注】

［1］贲：原为"奔"。据《难经·五十六难》"论五脏积病"改。

［2］阴挺：指子宫脱垂。

［3］阴疮：指女性外生殖器生疮。

● 【评析】

妇人带下或带浊，有虚实之分。实者多因湿热下流，可用加味逍遥散、龙胆泻肝汤以清热祛湿；虚者乃因脾肾亏虚，不固不摄所致，宜用寿脾煎、固阴煎等补益脾肾。妇科癥瘕多与正气亏虚、气滞血瘀有关。实证为主者，治宜行滞为主；虚实夹杂者，治当扶正祛邪。子宫脱垂者，治宜升补元气，可用补中益气汤，肿胀者可合以外洗以清热收涩。阴疮者，治当清热解毒祛湿，方如芍药蒺藜煎、龙胆泻肝汤等，并可合以外治法。


## 宜麟要策

● 【原文】

种子之方，本无定轨，因人而药，各有所宜。故凡寒者宜温，热者宜凉，滑者宜涩，虚者宜补，去其所偏，则阴阳和而生化著矣。今人不知此理，而但知传方，岂宜于彼者亦宜于此耶？且或见一人偶中，遂不论药之宜否而共传其神，兢相制服，又岂知张三之帽非李四所可以戴也。

种子之法，古人言之不少，予谓未必尽善。如《广嗣诀》云：三十时辰两日半，二十八九君须算。落红满地是佳期，金水过时徒霍乱。霍乱之时枉用功，树头树底见残红。但解花开能结子，何愁丹桂不成丛。此言经期方止，子宫正开，便当布种，过此而闭，不受胎矣，然有十日半月及二十日之后受胎者，此言殊不可信者。昔有一夜夫妻百八丁，又何为其然也？若依次说，则不端之妇但于后半月为之，自无他虑矣。

《道藏经》曰：妇人月信止后，一日三日五日合者，乾道成男；二日四日六日合者，坤道成女。此以单数属阳，故成男；偶数属阴，故成女，谁不知之？而得子何难？竟有以一三五日得女者，又未必然。《褚氏遗书》曰：男女之合，二情交畅，若阴血先至，阳精后动，血开裹精，精入为骨，而男形成矣。阳精先至，阴血后参，精开裹血，血入为本，而女形成矣。此说似若有理，细按之，则大有不然，盖相合之顷，岂堪动血，唯既结之后，则精以肇基，血以滋育，而胎渐成。或以"血"字改为"精"字，如"阴精"先至，似无不可。又常见初笄女子，有一合而即孕者，彼于此时，畏避不暇，何云精泄，褚氏之说，似乎穿凿。

东垣曰：经水断后一二日，血海始净，精胜其血，感者成男；四五日后，血脉已旺，精不胜血，感者成女。今见求嗣者，每加功于月经初净之时，而究不免于女者，此何以故？

丹溪曰：子宫一系在下，上有两歧，中分为二，形如合钵，一达于左，一达于右。精胜其血，则阳为之主，受气于左子宫而男形成。精不胜血，则阴为之主，受气于右子宫而女形成。此乃《圣济经》"左动成男，右动成女"之说。第恐有左射右射之法，而阴中阖闭，自有其机，欲左未必即左，欲右未必即右。常见私构之顷，其锐其受，无论左右，而所产者男，安知阴阳相胜之理？则在天时人事之间，似仍别有一道。虽知此说，终无益也。


# 男病

凡男子之不足，如精滑、精清、精冷及临事不坚、不热，或流而不射，或梦遗频数，或便浊淋涩；或好色以致阴虚，阴虚则腰肾痛惫；或好男风以致阳格，阳格则亢而亡阴；或过于强固，强固则胜败不洽；或素患阴疝，阴疝则肝肾乖离。此外，或以阳衰，阳衰则多寒；或以阴虚，阴虚则多热。若此，是皆男子之病，不可尽诿之妇人也。倘知其由，如宜治则调治之，应改则速改之，先其在我，后及妇人，思过半矣。

# 女病

妇人所重在血，血能构精，胎孕乃成。月候应期，此其常也，其有或先或后，有一月两至，有两月一至，有枯绝不通，有频来不止；有先痛而后行，有先行而后痛；有淡色、黑色、紫色，有瘀血而为条为片；有精不充而化作白带、白浊；有子宫虚冷而阳气不能生化；有血中伏热，而阴气不能凝结；有血癥气痞，子脏不收，月水不通。凡此皆真阴之病，阴血不足，不能摄育其胎。欲调经种子之法，唯以填补命门。而精血之源又在二阳心、脾之间，盖心主血，养心则血生；脾胃主饮食，健脾胃则气布。二者胥和，则气畅血行。此情志、饮食又当先经脉而为之计者，亦无非补阴之源，因其病而药之也。若不知本末先后，而但以种子成方，调经丸散，不论妇人寒热虚滑，不辨药性温凉攻补，妄为制服，乌足以言宜麟之法？即如香附一物，自王好古"妇人之仙药"之说，由是妇人不论虚实，无弗用之，殊不知，气香味辛性燥，唯开郁散气，行血导滞，乃其所长。若气虚之人用之，大能泄气，血虚之人用之，大能耗血。即如古方之女金丹及四制香附丸之类，唯气实血滞者宜之。今妇人十有九虚，岂可以要药而一概用之乎？设或用之不当，非特不能种子，吾恐气血渐耗渐弱，而胎元之气必反将杳然矣。

# 种子秘诀

或有问于豫曰：子以《广嗣诀》《道藏经》《褚氏遗书》、丹溪诸说为不足凭，又以种子之方，宜于彼者，不宜于此。夫天地氤氲，万物化醇，男女构精，万物化生，此造化自然之理。然天有不生之时，地有不毛之域，则人不能无乏嗣之流矣。苟思造命而赞化育者，果有说乎？果有法乎？予曰：其中亦自有说，亦自有法。所谓说者，非为不生不毛而说，亦非为少壮强盛而说，唯能子弗子者，无后难堪，不得不有说有法，以挽回人力矣。谨将祚胤<sup>[1]</sup>良方录于后。

程伊川<sup>[2]</sup>先生曰：吾受气甚薄，三十而浸盛，四十五十而后完，今生七十二年矣，较其筋骨，于盛年无损也。又曰：人待老而求保生，是犹贫而后蓄积，虽勤亦无补矣。邢和叔言：吾曹须爱养精力，精力稍不足则倦，临事皆勉强而无诚意。故求嗣者，必须清心寡欲，保养元气，使不有静养之精神，恐终无刚劲之锐气，又安能直透重围而使鸠居鹊巢也？

包宏斋八十八，精神老健，多子。贾似道意其必有方术，问之。包曰：予有一服丸子药，乃不传秘方。似道欣然叩之。包徐曰：亏吃五十年独睡方。满座大笑。

真宫禅师曰：凡溺爱冶容，而作色荒，谓之外感之欲。夜深枕上，思得冶容，或成宵寐之交，谓之内生之欲。二欲绸缪染著，皆能消耗元精。道书曰：人生欲念，不与则精气散于三焦，荣华百脉。及欲想一起，欲火炽然，翕撮三焦精气流溢，并从命门输泻而出，可惧哉！孙真人<sup>[3]</sup>《卫生歌》曰：莫教引动虚阳发，精竭容枯百病生。历观诸语，当知淫念之不敢不屏绝矣。故胃有盈虚，饱则盈而饥则虚。肾有盈虚，蓄则盈而泄则虚。盛衰由之，成败亦由之。不知所用，则得其幸而失其常耳。

宜兴吴颐山为督学归，门前建坊，题曰：四省文宗。一族子与有隙，潜写"一代人物"四字贴上，盖笑其老而无后也。公怒诉郡守，欲罪之。守曰：此事无据，且公无子，故彼相笑，须急为种子计，使螽斯麟趾，济济一堂，彼当愧死，又何较焉？公曰：弟留心房术，不惜重资购奇药，奈百无一效。多选姬妾，皆不孕，或孕而不育。守曰：误矣，房术不如心术，若欲种子，莫先种德。乃开列十余条，曰种子方：一、佃民钱粮两数以下，查无力者，代纳。二、在官小罪，追赃罚赎者，代缴。三、遇岁荒，设粥厂或捐赈。四、宗族姻党贫者，不时馈遗。五、村落饥寒，亲自济给粟帛。六、置药疗病。七、掩骼施棺。八、修砌桥路庙宇。九、置义庄、学田。十、出役田赋税。十一、多刊善书，广传圣教。十二、谨言节欲，葆精养神。公欣然拜谢，次第举行。随即遣嫁少艾婢妾，只留朴实者一人，保元惜神，广行善事，所费未及万金，养神不满半载，妾即怀孕，以后连生三子，皆登科第，寿至八十二，无疾而逝，至今子孙犹盛。世人欲光前裕后，延年种子，宜服此良方，以求必效。

贾仁五十无子，夜梦至一府第，曰生育祠，仁叩求，主者去簿视之，曰：汝曾奸一良人妻，欲求子嗣，何可得也？仁哀恳曰：愚民无知，乞容赎罪，再能劝多人有感而化者。后举二子。天道祸淫，不加悔罪之人，于此可益信矣。

锡山顾松岩，一夕梦旌旗鼓吹，拥两童骑鹤从天降，分送王守一、吴古愚两家，且往贺以梦告之。已而，两家各生子，王子名政，吴子名学。年十八，同入泮，省试王子下第，悒悒成疾，闻有高行黄冠善请仙，守一虔叩之。乩书曰：我泰山神也，尔子政果仙吏，以尔祖父五世修德故降生，他日当为宪臣，奈尔生子后，孜孜为利，母兄死，薄殡之，欺凌嫂侄，多分其产，上帝怒夺尔子官阶。尔又不悛，短价而计并怜产，以小忿置人于法。又诱娶寡妇某氏，上帝益怒，夺尔子科。思并余阶，其寿亦不永矣，尔负天，非天负尔也。守一惶惧，已无及，后政遂陨。吴学壮年联捷，任御史，封父如其官。《易》曰：积善之家，必有余庆；积不善之家，必有余殃。孟子曰：祸福无不自已，求之者苟为善，后世子孙必有王者矣。然则种瓜生瓜，种豆生豆，未有种此而反得彼者。此豫之所谓，其中亦自有说者。唯此，凡苦于是者，唯察之信之，则祚裔之猷，或非渺小。


# 种子法


种子先从地利，有阴宅之宜子孙者，常见螽斯之多；有阳宅之宜子嗣者，唯生气太乙方为最吉。然吉地、吉人每多不期而会，所谓有德斯有人，有人斯有土。然必先有心地而后有阴地，宗枝攸系，诚有不可不讲究者。此外，如寝室交会之所，当知所宜忌。凡神前庙社之侧，井灶冢枢之旁，及日月火光照临、沉阴危险之地，皆不可犯，否则夭枉残疾，及不忠不孝之辈纵而出矣，可不慎软？

既获其地，当求其址。盖种植必先择地，砂砾之场，安望稻黍？求子必先择母，薄福之妇，安望熊罴？姑举其显而易见者数条，以见其概。大都妇人之质，贵静而贱动，贵重而贱轻，贵厚而贱薄，贵苍而贱嫩。故凡唇短嘴小者不堪，此子处之部位也。耳小轮薄者不堪，此肾气之外候也。声细而不震者不堪，此丹田之气本也。形气薄弱者不堪，此藏蓄之宫城也。饮食纤细者不堪，此仓廪血海之源也。发焦齿龋者不堪，肝亏血而肾亏精也。晴露臀削者不堪，藏不藏而后无后也。颜色娇艳者不堪，与其华者去其实也。肉肥胜骨者不堪，子宫隘而肾气诎也。袅娜柔脆，筋不束骨者不堪，肝肾亏而根干不坚也。山根唇口多青色者不堪，阳不胜阴，必多肝脾之滞逆也。此外，如虎头熊颈、黄面竖眉及声如豺狼，必多刑克，远之为宜。又若刚狠阴恶，奸险刻薄之气，恐为种类源流，子孙命脉所系，乌可忽之？不然，麟趾之诗，果亦何为而作者耶？

既择其址，须顺天时交会之际，宜择吉日良时，天德、月德及干支旺相，当避丙丁之说，顾以仓猝之顷亦安，得择而后行，似属迂远，然宗枝攸系，不可不慎。若天气晴明，光风霁月，时和气爽，自己情思清宁，精神暇裕，则随行随止，于斯得子，非唯少疾而且聪慧贤明，胎元禀赋实基于此。倘犯天地之晦冥，日月星辰之薄蚀，雷霆风雨之惨暴，以及不阴不阳、倏热倏寒之变幻，凡此不正之气，犯之多夭，而知愚肾不肖，孰非禀质于天地，故下种之时，务宜择吉，而阴阳之道，亦所当知。如乾道成男，坤道成女，千变万化，阴阳而已。凡冬至、夏至，一岁之阴阳也；子东、午西，一日之阴阳也；有节、有中，月令之阴阳也；或明或晦，时气之阴阳也；节前节后，消长之阴阳也；月光潮汛，盈虚之阴阳也。知之而从阳避阴，则乾道成男；不知而背阳向阴，则坤道成女矣。再以老夫女妻言之，阴若胜矣，有颠之倒之之妙，彼强此弱，阳亦在也。有操之纵之之权，顾无往而非阴阳之用也，须明眼人鉴而悟之，笔有难以尽意者。或曰颠之倒之，恐于生理不顺，予曰：阳施阴受，其理则一，彼横逆之来，非关颠倒之故。

《素女》论男有三至，女有五至。盖妇人之性静则阖，动则辟。动缘气至，乘其勃然意浓，以我蓄锐之贝投之，如长鲸之吸百川，巨舼之无滴漏，未有辟而不受者，亦未有受而不孕者。但此机在瞬息之间，未辟而投，失之太早，辟已而投，失之太迟，迟者嫌速，则犹饥待食及咽不能速者，畏迟则犹醉添杯，欲吐不得。迟速不侔，何以处之？予曰：以迟遇速，宜出奇，由径勿逞，先声或带雨行云，乘其不备以疾。遇迟宜静以自持，挑其情，动其兴，而后合。其调度处置之法，光景情状，可以默会而不可以言传也。或曰：迟速之道，固有法以御之矣，而强弱相形，未有不惧敌者。如阳强阴弱，则畏如蜂虿，避如戈矛。阳弱阴强，则闻风而靡，望尘而北。强弱相凌，期道同意，合者鲜矣。予曰：阳强阴弱，养其气血，调其经候，悦其心志，舒其肝脾，此抚弱之道也。阳弱阴强，断非清心寡欲、聚精会神不可，并须滋补左肾之阴，俾柔能克刚，安夺其魄，强何足畏，故敛迹在形，致远在气，敛迹在一时，养气非顷刻，亦在乎为之者何如耳。

# 蓄妾

无故蓄妾，大非美事，反目败乱，实基于此，可已则已，是齐家之一要务也。其若年迈妻衰，无后为大，则势有不得不置者，然置之易而蓄之难，使蓄不如法，则有蓄之名而无蓄之实，亦与不蓄等耳。而蓄之之法，有情况焉，有寝室焉。以情况言之，则主母见妾，大都没好脸腔，非嗔怒詈骂，即因事责其起居，或假借加以声色，是皆常情所必至。而不知产育由于气血，气血由于情怀，情怀不畅则冲任不充，冲任不充则胎孕不受，虽云置妾，果何益欤？凡蓄妾之不可过严者以此。再以寝室言之，宜静，宜远，宜少。近耳目者为妙，盖私构之顷，锐宜男子，受宜妇人。其锐其受，皆由乎气，专则气聚而直前，怯则气馁而不摄，此受与不受之机也。然勇怯之由，其权在心。盖心之所至，气必至焉；心有疑惧，心不至矣；气亦随之，倘临期，惊有所闻，疑有所见，则气在耳在目，而不专及器矣。或忿或畏，则气结在心而不至器矣。气有不

何氏妇科专著校评

至，如石投水，而水则无知也，且如两阵交锋，最嫌奸细之侦伺，一心无二，何堪谗间，以相离闺思？兵机本无二致，虽然此不过为锦囊无奈者，设倘有高明贤淑，唯宗社是虑，不唯不妒，而且相怜，则愈近愈慰而远之之说，岂近人情？又若有恭谨良人小心奉治，则求容已幸，又安有远而避之之念？总之，蓄妾之事，变态万千，一言难尽，唯视其人之际遇何如耳。故景岳老人亦云：其然，其然，吾未如之和也已。

世之蓄妾，每择童稚，以谓得少阴滋补。但方苞方葶，生气未舒，甫童甫笄，天癸未裕，曾见有未实之谷可为种否？未足之蚕，可为茧否？强费心力而已。《易》曰：枯杨生梯，老夫得其女妻，言能成生育之功。大凡女子，二十左右，生机洋溢，交构其时。若三十以外，阴衰火炽，动能损人，亦不可以为妾。

近见艰于子嗣者，佳丽满前，以广种薄收为得计。殊不知，精气壮旺，男胜于女，则结胎成男。故寒儒经岁游学，岁暮归家，一举而得男，其精力浓厚故也。膏粱之室，争妍取怜，列屋皆是，则僧多粥薄，所育多女，切杯水车薪，勿克济事。若老年得壮盛之妇，德性温厚和平者一人，计落红始尽，妇人双岁单月、单岁双月合，阳气日时而施受，则一举成男。若壮阳弱阴以成孕，则母无余血以荫胎，必借药力滋补，生血培养，方能生子，精神体壮。如弱男衰翁得壮盛妇女，必须异床寡欲，加以药味填补精血，自然阳施阴受，生子神健易长。若不远帷幕，相火易动，则阳一举即未交，合而灵精数点，随痿而出，虽候经期，又何益哉？倘遇强阴氤氲之候，即或感而成胎，亦必易堕。苟全，足月所生之子，骨少肉多，五迟五软，多疾病，艰痘疹，非疳即惊，又安望其长年耶？豫于晚年得子，率鉴乎此。凡苦于此者，唯三复斯言。

受胎之后，更宜节欲，盖胎元始肇，根荄无依，巩之则固，决之则流。近见小产多于大产，盖薄弱之妇与娼妓之辈，多少子息，以其子宫已滑而惯于小产。即壮盛妇女，倘遇兼人之勇，恃强不败，或败而复战，则露珠之微，有不合污同流者乎？昔者所进，今日不知其亡，世人犯此者十居六七。尝见艰嗣求方者，问其阳事，则曰能战。问其功夫，则曰耐久。问其意况，则曰人皆有子，我独无。殊不知，人皆明产，而尔独暗产也。方其初受，不过一滴之玄津，一月如珠露，二月如桃花，三四月而后血脉形体具，极宜节欲，以防泛滥，奈敲门撞户，持戈相向，有不启扉而随流以逝乎？试思驴、马有孕，牡者追则踢之，名曰护胎，故无小产之患，人可不慎欤？兹谨以笔代灯，用指迷者，倘济后人，实所深愿。凡欲求嗣，勿谓我强，何虞无子？勿谓年壮，纵亦不妨。不知过者失佳期，强者无酸味，而且随得随失，习焉不察，纵肆不节，生多不育，岂悉由妇人之罪哉？欲求种子方者，当以此篇与《说约》中之小产论读而细察，则传方之思已过半矣。

## 经验种子方开后

男子与狂事动，阳弱精少、精滑精冷、精清，不能壮射，不克相济，故不生长。女子到老不生，或一产数年不孕，或常生女而不生男，或生而多夭，总因七情所伤，欲事过度，劳伤身体，损动脏腑，以致经脉不调，天癸不通，子宫寒冷，不能容纳收摄其精，故不生育。此药男女同服，能暖阳精而使其壮射。相济能暖子宫而使其调和容结，常服顺气，养血调经脉，疗腹痛，除带下。此豫屡试屡验。男则清心寡欲，以养其精，女则平心定气，以养其血，俱皆保守一月，早晚服后丸方，自能受孕。

当归（酒洗）一两五钱　熟地（姜汁炒）二两　益母草二两　吴茱萸（水泡，去汁炒干）五钱　香附米（醋、酒、米泔水、童便各浸三日，焙干为末）四两　白术（土炒）一两五钱　陈皮（去白）一两五钱　白芍（盐酒炒）一两三钱　生地二两　条芩（酒炒）一两　麦冬（去心）一两　小面（盐酒炒）五钱　丹皮（酒浸）一两　没药（去油）五钱　阿胶（蛤粉炒成珠）二两　艾叶（蕲州者佳，醋煮）一两　延胡索四钱　白茯苓（去皮）一两　川芎一两　半夏（姜汁浸，香油炒）一两　炙草三钱

如法炮制，其为细末，酒糊为丸，梧桐子大，每早晚其服百丸，空心米汤送下。

种子丹：治男子阳事不举，不能坚久，精薄无子，并治妇人下元虚弱，不能受孕。服此丹，自能受孕安胎。

生地（酒洗，择顶大枝头）、熟地（大枝，用无灰酒九蒸九晒）、天冬（去心）、麦冬（去心）各三两　鹿茸一对（重五六两者）　黄柏十二两（匀作四分，酒、人乳、童便、盐水各浸一宿，俱炒褐色）

以上药味俱忌铁器。为末，炼蜜为丸，梧桐子大，空心盐汤或酒送下八十丸。

鹿茸须择形如茄子、色如玛瑙、紫润圆短者为上，破之如朽木者良。毛瘦枯皱，尖长生歧者为下。太嫩者，血气未足，无力。酥涂，灼去毛，微炙用，不涂酥则伤茸。但不可炙焦，有伤气血之性。亦有用酒炙者，炙后去顶骨用茸。鹿茸不可嗅，嗅之有虫，恐入鼻嗓。鹿茸与麋茸，罕能辨别。大抵其质粗壮、脑骨坚厚、毛苍鬖而杂白毛者，为麋茸。其形差瘦、脑骨差薄、毛黄泽而无白者，为鹿茸。鹿茸补督脉之正阳，麋茸补督脉阴中之阳，不可不辨。


## 种子奇方

此药艰与子者，服至百日后，择妇人单岁双月，双岁单月，及经后阳日时，与妇人交，即能受孕，兼能固胎。久服须发不白，颜色如童。

当归（童便、乳汁、酒、醋各浸一宿，晒干备用）一斤　鱼胶一斤　生地（如当归制法）、枸杞、沙苑蒺藜、茯苓各八两　人参四两

为末，炼蜜为丸，梧桐子大，每服八九十丸，空心煮酒吞之。


## 延嗣酒

大有补益，早晚男、妇各随量饮三五杯，妇人经不对者自正，经正即受胎矣。

生地（酒洗）、熟地（九蒸九晒）、天冬（去心）、麦冬（去心）各四两　仙灵脾（饭上蒸）八两　当归（酒洗）二两　枸杞（酒浸）一两

俱切碎，绢袋盛入大坛酒内，重汤煮，自卯至酉为度，埋土内七日，取起用。

### 补益大豆方

此方秘传，固精补肾，健脾降火，乌须黑发，延年。服之既久，与妇人交感有孕，其胎自固而子多寿。

大黑豆三升　何首乌（大而黑者）四两　茯苓三两　青盐八钱　甘草一两

锉为片，先晚以磁钵一个，盛豆入水八碗，用绢包药置内，次日煮之，水干为度，去药不用，取豆略晒，用磁瓶收贮，每早晚白滚汤不时服。

### 山精寿子丸

凡壮年之男，种玉无成，妇人从不受孕，或受胎而中怀堕落，或得正产而又生女，或生而不育，或育而夭殇，即苟延性命，难免疾病之多，此皆由正阳不足之故，均宜服此丸。

山怀（用心结实者，蛀者勿用，脾虚易泄者多用）二两五钱　黄精（取正者，另杵膏待用，九蒸九晒干，杵末用更好）五两二钱　黑枣（择肥大者，去皮核及腐烂者，另杵膏待用）七两五钱　淮牛膝（去芦净，酒拌蒸，或衬何首乌晒干用，或竟以牛膝易石斛亦可，然需加倍用石斛。生六安州山中，形如蚱蜢髀，味甘体黏方正。如孕妇忌用牛膝，竟以石斛代之，用三两方可）一两五钱　大何首乌（用黑豆汤浸软，木棒打碎置瓦器中，底注黑豆汤，务以豆汤拌湿，蒸一炷香时，俱冷日晒，水干又拌蒸，如是九次。夏月一日三四回蒸晒可也。晒极干称准）二两五钱或三两亦可　川杜仲（炒，研，取净末称准）二两　川续断（酒润剥净肉，晒干）二两　辽五味子二两（肝气郁抑、肺有热者少用）　甘枸杞（去梗、蒂净）五两　大熟地（煮熟者气味皆失，不堪用，必须九蒸九晒为妙，阴虚之人可用六两）四两　草覆盆子（俗名拍盘果，又名麦泡果，蔓藤有刺，叶面青，背白有齿尖，开紫花，结子聚成覆盆样子，端有芒，先绿后黄，老熟时红紫，味甘酸，可生食，四五月熟。取七八分熟者，去蒂，以酒拌，焙干，研末用，阳痿者多用。有一种木覆盆乃树上结者，只解酒毒，不补阳，勿用。一种蓬蔂名稻黄莓，其茎粗高，结子大，八九月熟，色紫黑，感秋阴所成，亦补阴虚，如阳虚不可用也。一种蛇莓系蔓生草藤，叶无刺，有白毛，结子红，三四月熟，味淡，除解胃热外，余不堪用）**三两五钱　沙苑蒺藜**（其形如猪腰子，半截米大，嗅味似绿豆，炒用。肝虚精滑者多用）**二两五钱　川巴戟天**（酒浸去骨，蒸熟晒干用，相火不足者多用）**二两　肉苁蓉**（酒洗去泥甲，但不可过。洗尽腻滑，恐伤肉。隔帘烘干，再称准分两）**二两　远志**（甘草汤浸，去骨，仍以甘草汤拌，炒干用，去净肉称准）**二两　菟丝子**（择色异而大者，去净，以布袋盛之，洗至水清，以瓦器蒸开外皮，吐丝为度，杵烂做饼，晒干称用）**四两　白茯苓**（选洁白者，出六英山中或云南者佳。各处市买，咀片多有连膜者，非为末水漂其膜不能去，然过水力已减矣。或用云南整块茯苓，自去膜用，不令见水，盖不切片则膜易去）**二两　山茱萸**（去核称准，酒蒸杵烂晒干。精滑者多用，经行多或淋漓不断者多用，肝气郁结者少用）**二两**

上药共十八味，除精、枣二膏，余皆为细末，徐徐上干精、枣膏，杵和极匀，加炼蜜为丸，小豆大，每早空心，百沸汤、盐汤下三四钱，久服愈佳。

立按：种子方多矣。人但知参、附、芪、硫助阳补火，不知阳长阴消，阴不敌阳，水涸火炽，而能子能育更难。此方不寒不热，药性平和，补阳不至阴消，久服长年无疾，效过多人，笔难罄述。

● 【校注】

［1］祚胤（zuò yìn）：祚，赐福；胤，同胤，后代。祚胤，指种子，生育。

［2］程伊川：即程颐。字正叔，北宋洛阳伊川人，北宋理学家和教育家，为程颢之胞弟。

［3］孙真人：即孙思邈。唐代著名医学家，京兆华原（今陕西耀县）人。著有《备急千金要方》《千金翼方》。他在治学上不墨守成规，出色地发展了仲景学说。

● 【评析】

本节所述有关生育要策，当去芜存菁，以供参考。所列求嗣之方亦当因人而异，需辨证论治，以达到使患者阴阳和而造化乃成。

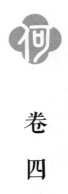

卷
四

# 《说约》论列诸方

**柏子仁丸：**治血虚有火，月经耗损，渐至不通，日渐羸瘦而生潮热，宜此方。

柏子仁（炒研）、牛膝（酒拌）、卷柏各半两　泽兰叶、川续断各二两　熟地黄（酒拌蒸烂杵膏）三两

上为末，入地黄膏，加炼蜜丸桐子大，每服百余丸，空心米饮下。

**泽兰汤：**治劳怯经闭。

泽兰叶二钱　当归、芍药（炒）各一钱　甘草（炙）五分

用水煎服。

**枳壳汤：**治胎漏下血，或因事下血，亦进食和中，并治恶阻。

枳壳（炒）、黄芩（炙）各半两　白术（炒）一两

上为末，每服一钱，白汤送下。

**一母丸，一名知母丸：**治妊娠血热顿仆，胎动不安，或欲堕胎。

知母（炒）为末

捣枣肉为丸弹子大，每服一丸，人参汤嚼送，或丸梧桐子大，每服三四十丸，白术汤下。

**子芩散，一名黄芩散：**治壮热崩中下血，是阳乘阴分，故经血泛滥。

条黄芩不拘多少，为细末，烧秤锤焠酒，食前调下三四钱。

一方有干姜、白芷，一方以木耳、条芩等分为丸，俱效。

**人参橘皮汤：**治妊娠脾胃虚弱，气滞恶阻，呕吐痰水，饮食少进，益胃和中。一名参橘散。

人参、陈皮、麦冬（去心）、白术（炒）各一钱　厚朴（制）、白茯苓各五分　炙甘草三分

上加淡竹茹一块，姜一片，水煎温服。

**紫苏饮：**治妊娠失调，胎气不安，上疠作痛，名曰子悬，或临产气结不下等证。

大腹皮、川芎、白芍药、陈皮、苏叶、当归各一两　人参、甘草各半两

上每服一两，姜、葱水煎服。一方有香附，无人参。

**参苏饮：**

人参、紫苏、干葛、前胡、制半夏、茯苓、陈皮各等分　枳壳（麸炒）、桔梗、木香、甘草各减半

姜、葱水煎服。

**束胎丸：**怀胎七八个月，恐胎气壮大难产，用此扶母气、束儿胎，易产，然必胎气强盛者乃可服。

条黄芩（酒炒，勿太热）冬月一两，夏月半两　白术（土炒）三两　陈皮二两　白茯苓七钱五分

为末，粥糊丸梧桐子大，每服五十丸，白汤下。

**半夏茯苓汤：**治妊娠脾胃虚弱，饮食不化，呕吐不止。

半夏（泡，炒黄）、陈皮、砂仁（炒）各一钱　茯苓二钱　甘草（炒）五分

用姜、枣、乌梅水煎服。

**四圣散：**治胎漏下血。

条黄芩、白术（土炒）、砂仁、阿胶（用蒲黄炒）各等分

为细末，每服二钱，艾汤调下。此方若改为汤，砂仁用当减半。

**安胎散：**治妊娠卒然腰痛下血。

熟地、艾叶、白芍（炒）、川芎、黄芪（炒）、阿胶（蛤粉炒）、归身、甘草（炙）、地榆（去梢）各一钱

加姜、枣，水煎服。

**泰山磐石散：**治妇人气血两虚，或肥而不实，或瘦而血热，或肝脾素虚，倦怠少食，屡有堕胎之患，此方平和兼养脾胃气血。如觉有热者，倍黄芩，少用砂仁。觉胃弱者，多用砂仁，少加黄芩。更宜戒欲事、恼怒，远酒、醋、辛热之物，可保无堕。较之艾、附、砂仁热补耗损气血者相去天壤也。好生君子，当以此方广布。

人参、炙嫩芪、全当归、川续断、黄芩各一钱　川芎、白芍（酒炒）、熟

地各八分　白术（土炒）二钱　炙草、砂仁各五分　糯米一撮

水一盅半，煎七分，食远服。

但觉有孕，三五日常用一服，四月之后方无虑也。

**当归汤：**治经水妄行不止及产后气血虚弱，恶露内停，憎寒发热。

归身（酒洗）、川芎、白芍（炒）、白术（炒）、黄芩（炒）各半两　山萸肉一两五钱

为末，每服二钱，酒调，日三服。

一方无山萸肉。气虚者，去黄芩，加桂心一两。

**防风黄芩丸：**治肝经风热以致血崩、便血、尿血等证。

条黄芩（炒黑）、防风等分

为末，酒糊丸梧桐子大，每服三五十丸，食远米饮下。

**胶艾汤：**治妊娠顿仆，胎动不安，腰腹疼痛，或胎上抢，或去血腹痛。

阿胶（炒）一两　艾叶数茎

水三碗，煎碗半，分三服。

**益母地黄汤：**治妊娠跌坠，腹痛下血。

生地黄、益母草各二钱　当归、炙芪（炒）各一钱

姜一片，水煎服。

**续断汤：**治妊娠下血、尿血。

当归、生地黄各一钱　续断、赤芍各半两

为末，每服二钱，空心用葱白煎汤调下。

**芍药芎归汤，即芎归补中汤：**治气血虚半产。

川芎、当归、炙芪、白术（炒）、人参、白芍（炒）、杜仲（炒）、艾叶、阿胶（炒）、五味子（杵，炒）各一钱　甘草（炙）五分

水煎服。

**千金保孕丸：**治妊娠腰背痛，善于小产，服此可免堕胎之患。此即《良方》杜仲丸，但彼各等分，此续断减半。

杜仲（同糯米炒，去丝）四两　川续断（酒洗）二两

为末，山药糊丸桐子大，每服八九十丸，空心米饮下，忌酒、醋、恼怒。

**保生无忧散：** 临产服之，补其血，顺其气，或胞胎肥厚，根蒂坚牢者，皆可使之易产。又可治小产瘀血腹痛。

当归、川芎、白芍、乳香、枳壳、南木香、血余各等分

水煎服。

**枳壳散：** 能令胎瘦易产。湖阳公主每产，累日不下，南山道人进此方。

粉草（炒）一钱　商州枳壳（麸炒）一两

为末，每服二钱，空心沸汤调，日三服。凡孕至六七月宜服之。

温隐居加当归、广木香各等分。此方唯胎实者宜之，若气血虚者慎用。

**局方黑神散，一名乌金散：** 治产后恶露不尽，胎衣不下，血气攻心，腹痛不止，及治脾肾阴虚、血不守舍、吐衄等证。

黑豆（炒）二两　当归（去芦，酒炒）、熟地、蒲黄、白芍、炙甘草、干姜（炮）、肉桂各一两

为末，每服二钱，童便、酒各半调服。

**夺命丹：** 治瘀血入胞，胀满难下，急服此药，血即消，衣自下。

按：此方颇有回生丹之功用，下死胎神效。须用当归汤送下。

附子（炮）半两　干漆（碎之，炒尽烟）、牡丹皮各一两

共为细末，另用大黄末一两，以子醋一升，同熬成膏，和前药为丸，梧桐子大，温酒吞五七丸。一方有当归一两。

**失笑散：** 治妇人心痛气刺不可忍，及产后儿枕蓄血，恶血上攻疼痛，并治小肠气痛，更治胞衣被瘀血胀满不能出者。

五灵脂（净者）、蒲黄等分，俱炒为末，每服二三钱，用酒煎热服。

按：此方若用以止痛，蒲黄宜减半。若用以止血，则宜等分，或灵脂减半亦可。

**牛膝散：** 治胎衣不下，腹中胀痛，急服此药腐化而下，缓则不救。

牛膝、川芎、朴硝、蒲黄各三两　当归（带尾）一两半　桂心半两

共为细末，姜三片，生地黄一钱煎水，冲服五钱。

**四神散：** 治产后血虚，或瘀血腹痛。

当归二钱　川芎、芍药（炒）各一钱　炮姜五分

水煎服。

**人参当归汤：**治去血过多，内热短气，头痛闷乱，骨筋作痛，或虚烦咽燥。

人参、当归、生地、桂心、麦冬（去心）、白芍（炒）各等分

用粳米一合，竹叶十片，水二盅，煎一盅，去米，入药五钱，枣二枚，煎服。或总煎之亦可。虚甚者加熟地黄。

**归神汤：**治妇人梦交盗汗，心神恍惚，四肢乏力，饮食少进。

人参、白术、茯苓、归身各一钱　枣仁（炒）、陈皮各八分　圆眼肉七枚　炙草、羚羊角（为末）、琥珀（为末）各五分

水煎去粗，投入二末，和匀，食前煎。

**加味续嗣降生丹：**治妇人五脏虚损，子宫冷惫，不能成孕。并治男子精寒不固，阳事衰弱，白浊梦泄。妇人带下寒热，诸虚百损，盗汗短气，无不神效。此温隐居《求嗣保生篇》所载，云：东京焦员外三世无嫡嗣，遇一神僧，授以此方，名续嗣降生丹。依方服之，不及二十年，子孙数人皆贵显。此方温力有余，补力不足，倘益以人参、白术、熟地、川芎、炙草各一两，则八珍全而温补赞育之功当非浅也，因命加味续嗣降生丹。

全当归（酒洗）、杜仲（酒炒）、茯神、益智仁、龙骨（煅）、桂心、吴茱萸、干姜（半生半熟）、川椒（去目）、台乌药各一两　白芍（酒炒）、川牛膝（酒浸）、半夏（姜制）、北防风、秦艽、石菖蒲（去毛）、北细辛、桔梗各五钱　附子（重一两者，脐下作一窍，入朱砂一钱，面裹煨熟，取出朱砂，留为衣）一枚　牡蛎（大片者，以童便浸四十九日，每五日一换。取出用硫黄一两为末，酒和涂遍，用皮纸糊实，米醋浸湿，外以盐泥厚固之。候干，用炭五斤，煅过为末。每料只用二两余，可收贮再用）

为末，以酒煮糯米糊为丸梧子大，以前朱砂为衣。每服三五十丸，渐至七八十丸，空心滚白汤或盐汤、温酒下。

**大补元煎：**治男、妇气血大坏，精神失守，危剧等证。此救本培元之方也。

人参（补气助阳以此为主）少则一二钱，多则一二两　山药（炒）二钱

杜仲二钱　熟地（补精滋阴，以此为主）少则二三钱，多则二三两　枸杞二三钱　炙草一二钱　当归二三钱（若泄泻者去之）　山茱萸一钱（如畏酸、吞酸者去之）

水二盅，煎七分，食远温服。

如元气不足、多寒者，加附子、肉桂、炮姜；气分偏虚者，加黄芪、白术；如胃口多滞者，不必用；血滞者，加川芎，去山茱萸；如滑泄者，加五味、故纸。

**左归饮**：此壮水之剂也，凡命门之阴衰阳胜者，宜此加减主之。此一阴煎、四阴煎之主方也。

熟地二三钱（或加至一二两）　山药二钱　枸杞二钱　炙甘草一钱　茯苓一钱五分　山茱萸一二钱（畏酸者少用之）

水二盅，煎七分，食远服。

如肺热而烦，加麦冬（去心）二钱；血滞者，加丹皮二钱；心热而燥，加玄参二钱；脾热易饥，加芍药二钱；肾热骨蒸多汗者，加地骨皮二钱；血热妄动，加生地二三钱；阴虚不守，加女贞子二钱；上实下虚者，加牛膝二钱；血虚而燥滞者，加当归二钱。

**右归饮**：此益火之剂也，凡命门之阳衰阴胜者，宜此加减主之。此方与大补元煎出入互用。如治阴盛格阳、真寒假热等证，宜加泽泻二钱，煎成，用凉水浸冷，服之尤妙。

熟地用如前　山药（炒）二钱　山茱萸一钱　枸杞二钱　甘草（炙）一二钱　杜仲（姜制）二钱　肉桂一二钱　制附子一二三钱

水二盅，煎七分，食远温服。

如气虚血脱，或厥，或昏，或汗，或晕，或虚狂，或短气者，大加人参、白术；火衰不能生土，为呕哕吞酸者，加炮姜二三钱；阳衰中寒，泄泻腹痛，加人参、肉蔻；小腹多痛，加吴茱萸五七分；淋浊带下不止，加破故纸一钱；血少血滞，腰膝软痛，加当归二三钱。

**左归丸**：治真阴肾水不足，不能滋养营卫，渐至衰弱或虚热往来，自汗盗汗，或神不守舍，血不归源，或虚损伤阴，或遗淋不禁，或气虚昏运，或眼花耳聋，或口燥舌干，或腰酸体软，或精髓内亏、津液枯涸等证，俱速宜壮水之主，以培左肾之元阴而精血自充矣。

大怀熟八两　山药（炒）四两　枸杞四两　萸肉四两　川牛膝（酒洗，蒸熟）三两（精滑者不用）　菟丝子（制）四两　鹿胶（敲碎，炒成珠）四两　龟胶（切碎，炒成珠）四两（无火者不必用）

先将熟地蒸烂杵膏，加炼蜜丸桐子大，每食前用滚汤或淡盐汤送下百余丸。

如真阴失守，虚火炎上，去枸杞、鹿胶，加女贞子三两，麦冬三两；火烁肺金，干枯多嗽，加百合三两；夜热骨蒸，加地骨皮三两；小水不利、不清，加茯苓三两；大便燥结，去菟丝子，加肉苁蓉三两；气虚者，加人参；血虚微滞，加当归四两；腰膝酸痛，加杜仲（盐水炒）三两；脏平无火而肾气不充，加破故纸三两，去心莲肉、胡桃肉各四两，龟胶不必用。

**右归丸**：气不足，或先天禀衰，或劳伤过度，以致命门火衰，不能生土，而为脾胃虚寒，饮食少进，或呕恶膨胀，或翻胃噎膈，或怯寒畏冷，或脐腹多痛，或大便不实，泻痢频作，或小水自遗，虚淋寒疝，或寒侵溪谷而肢节痹痛，或寒在下焦而水邪浮肿。总之，真阳不足者，必神疲气怯，或心跳不宁，或四体不收，或眼见邪祟，或阳衰无子等证，俱速宜益火之源，以培右肾之元阳，而神气自强矣。

大怀熟地八两　山药（炒）四两　山茱萸（微炒）三两　枸杞（微炒）四两　鹿角胶（炒珠）四两　菟丝子（制）四两　杜仲（姜汤炒）四两　当归三两（便溏勿用）　肉桂二两（渐可加至四两）　制附子二两（渐可加至五六两）

上丸法如前，白汤送下。

阳衰气虚加人参，人参之功随阴阳之剂而行，欲补命门之阳，非参不能捷效；如阳虚精滑，带浊便溏，加补骨脂（酒炒）三两；飧泄肾泄不止，加北五味三两，肉豆蔻（面炒去油用）三两；饮食减少，或不易化，或呕恶吞酸，皆脾胃虚寒之证，加干姜（炒黄用）三两；腹痛不止，加吴茱萸（汤泡半日，炒用）二两；腰膝酸痛，加胡桃肉（连皮）四两；阴虚阳痿，加巴戟肉四两，肉苁蓉三两。

**五福饮：** 凡五脏气血亏损者，此方能兼治之。

人参随宜，心药　熟地随宜，肾经　当归二三钱，肝经　白术（炒）一钱，肺经　炙草一钱，脾经

水二盅，煎七分，食后温服。或生姜三五片。或宜温者加姜、附，宜散者加升麻、柴、葛，左右逢源，无不可也。

**七福饮：** 治气血俱虚而心脾为甚者，即前方加枣仁（炒）二钱，志肉（甘草水制用）三五分。

**一阴煎：** 此治水亏火胜之剂，故曰一阴。凡肾水真阴虚损，虚火发热及阴虚动血等证，或疟疾伤寒屡散之后，取汗既多，脉虚气弱而燥渴不止，潮热不退，此以汗多伤阴，水亏而然，宜用此加减主之。

生地二钱　熟地三五钱　芍药（酒炒）二钱　麦冬（去心）二钱　甘草（炙）一钱　牛膝一钱五分　丹参二钱

水二盅，煎七分，食远温服。

火盛烦躁，入龟胶二三钱化服；气虚，用人参；心虚不眠，多汗，加枣仁、当归各一二钱；汗多烦躁，加五味子十粒，或山药、山茱萸；如见微火，加女贞子一二钱；虚火上浮，或吐血、衄血不止，加泽泻一二钱，茜根二钱，或加川续断一二钱以涩之。

**二阴煎：** 此治心经有热，水不制火。凡惊狂失志，多言多笑，或疮疹烦热、失血等证。

生地二三两　麦冬二三两　枣仁（炒）二钱　生甘草一钱　玄参一钱五分　黄连一二钱　茯苓一钱五分　木通一钱五分

水二盅，加灯草二十根，或竹叶亦可，煎七分，食远服。

如痰胜热甚者，加九制胆星一钱，或天花粉一钱五分。

**三阴煎：** 治肝脾虚损、精血不足及营虚失血等证。凡中风血不养筋，及疟痰汗多，邪散而寒热犹不能止，是皆少阳厥阴阴虚少血之病。微有火者，宜一阴煎；无火者此方主之。

当归二三钱　熟地三五钱　炙草一钱　白芍（酒炒）二钱　枣仁（炒）二钱　人参随宜

水二盅，煎七分，食远服。

呕恶，加生姜三五片；汗多烦躁，加五味子十四粒；汗多气虚，加炙芪一二钱；小腹隐痛，加枸杞二三钱；胀闷，加陈皮一钱；腰膝筋骨无力，加杜仲、牛膝。

**四阴煎：**此保肺清金之剂，治阴虚劳损，相火炽盛，津枯烦渴，咳嗽吐衄，多热等症。

生地二三钱　麦冬（去心）二钱　白芍二钱　百合二钱　沙参二钱　生甘草一钱　茯苓一钱五分

水二盅，煎七分，食远服。

夜热盗汗，加地骨皮一二钱；痰多气盛，加川贝母二钱，阿胶一二钱，花粉亦可；如干燥喘咳，加熟地三五钱；汗多不眠，神魂不宁，加枣仁二钱；多汗兼渴，加北五味十四粒；热甚，加黄柏（盐水炒）一二钱，或玄参亦可，但分上下用之；如血燥经迟，加牛膝二钱；血热吐衄，加茜根一二钱；火旺便燥或肺干咳咯者，加天门冬二钱；火载血上行，去甘草，加炒栀一二钱。

**五阴煎：**凡阴亏、脾虚、失血等证，或见溏泄未甚者，所重在脾，忌用润滑。

熟地五七钱　山药（炒）二钱　扁豆（炒）二三钱　炙草一钱　茯苓一钱五分　芍药（炒黄）二钱　北五味二十粒　人参随用　白术（炒）一二钱

水二盅，加莲肉（去心）二十粒，煎服。

**大营煎：**治真阴精血亏虚损，及妇人经迟血少，腰膝筋骨疼痛，或气血虚寒、心腹疼痛等症。

当归二三钱或五钱　熟地三五七钱　枸杞二钱　炙草一钱　杜仲二钱　牛膝一钱五分　肉桂一二钱

水二盅，煎七分，食远温服。

如寒滞在经，气血不能流通，筋骨疼痛之甚，加制附子一二钱；如带浊腹痛者，加故纸（炒用）一钱；气虚，加入人参、白术；中气虚寒呕恶，加炒焦干姜。

**小营煎：**治血少阴虚。

当归二钱　熟地二三钱　芍药（酒炒）二钱　山药（炒）二钱　枸杞二钱　炙甘草一钱

水二盅，煎七分，食远温服。

惊恐怔忡，不眠多汗，加炒枣仁、茯神各二钱；虚寒，加生姜；气滞有痛，加香附一二钱。

**补阴益气煎：** 此补阴益气之变方也，治劳倦伤阴，精不化气，或阴虚内乏，以致外感不解，寒热疟疟，阴虚便结不通等证。凡属阴气不足而虚邪外侵者，用此升散，无不神效。

人参一二钱　当归二三钱　山药（酒炒）二三钱　熟地三五钱或七八钱　陈皮一钱　炙草一钱　升麻（蜜炙）三五分（火浮于上者勿用）　柴胡一钱（无外邪者勿用）

水二盅，加生姜五片，煎八分，食远温服。

**理阴煎：** 此理中汤之变方也，凡脾肾中虚等证宜用。此方通治真阴虚弱，胀满呕哕，痰饮恶心，吐泻腹痛，妇人经迟血滞。又凡真阴不足或素多劳倦之辈，因而忽感寒邪，不能解散，或发热，或头身疼痛，或面赤舌焦，或虽渴而不喜冷饮，或背心肢体畏寒，但脉见无力者，悉是假热之证。若用寒凉攻之必死，宜速用此汤，照后加减，以温补阴分，托散表邪，连进数服，使阴气渐充，则汗从阴达而寒邪不攻自散，此最切于时用者也，神效不可尽述。

熟地三五钱或七钱　当归二三钱　炙甘草一二钱　干姜一二钱

水二盅，煎七八分，热服。或加肉桂一二钱。

此方加附子，即名附子理阴煎，再加入人参，即名六味回阳饮，治命门火衰，阴中无阳等证。若风寒外感，邪未深入，但见发热身痛，脉数不洪，凡内无火证，素禀不足者，但用此方加柴胡一钱五分或二钱，连进一二服，其效如神。若寒凝阴盛而邪难解者，加麻黄一钱，或不用柴胡亦可，恐其清利也，此寒邪初感，温散第一。若阴胜之时，外感寒邪，背心畏寒加细辛一钱；甚者，再加附子一二钱，或并加柴胡以助之。阴虚火盛，其有内热，不宜用温。而气血俱虚，邪不能解者，宜去姜、桂，单以三味加减与之，或只加人参亦可。脾肾两虚，水泛为痰，或呕或胀，前方加茯苓一钱五分，或加白芥子五分以行之。泄泻不止及肾泻者，少用当归，或并去之，加山药、扁豆、吴茱萸、破故纸、肉豆蔻之属。腰腹痛，加杜仲、枸杞。腹中胀滞疼痛，加陈皮、木香、砂仁之属。

**四味回阳饮：**治元阳虚脱，危在顷刻者。

人参一二两　制附子二三钱　炙甘草一二钱　炮姜二三钱

水二盅，武火煎七八分，温服，徐徐饮之。

**逍遥饮：**治妇人思郁过度，致伤心脾、冲任之源，血气日枯，渐至经脉不调。

当归二三钱　白芍一钱五分　熟地三五钱　枣仁（炒）二钱　茯神一钱五分　志肉（甘草水炒）三五分　陈皮八分　炙甘草一钱

水二盅，煎七分，食远温服。

气虚，加人参；经水过期兼痛滞者，加酒炒香附一二钱。

**决津煎：**治妇人血虚经滞，不能流畅而痛极者，当以水济水，若江河一决而积垢皆去，此用补为泻之神剂也。如气虚者，宜少用香陈之类；甚者，不用亦可。

当归三五钱或一两　泽泻一钱五分　牛膝二钱　肉桂一二钱　熟地二三钱或五七钱　乌药一钱，气虚者不用亦可

水二盅，煎七八分，食前服。

呕恶，加焦姜一二钱；阴滞不行，非附子不可；气滞痛胀，加香附一二钱或木香五六分；血滞血涩，加酒炒红花一二钱；小腹不暖而痛极者，加吴茱萸七八分；大便结涩，加肉苁一二钱；微者，以山楂代之。

**五物煎：**治妇人血虚凝滞，蓄积不行，小腹痛极，产难经滞及痘疮、血虚、寒滞等症。此即四物汤加肉桂也。

当归三五钱　熟地三四钱　白芍（炒）一钱　川芎一钱　肉桂一二钱

水一盅半，煎服。

胃寒呕恶，加干姜（炮用）；水道不利，加泽泻或猪苓；气滞，加香附或丁香、木香、砂仁、乌药；阴虚疝痛，加小茴香；血瘀不行，脐下若覆怀，渐成积块者，加桃仁或酒炒红花；痘疮、血疟、寒胜寒邪在表者，加细辛、麻

黄、柴胡、紫苏之类。

**调经饮：**治妇人经脉阻滞，气逆不调，多痛而实者。

当归三五钱　牛膝二钱　山楂二钱　香附二钱　青皮、茯苓各一钱五分

水二盅，煎七八分，食远服。

因不避生冷而寒滞其血者，加肉桂、吴茱萸之类；兼胀闷者，加厚朴（姜汁炒）一钱，或砂仁亦可；气滞者，加乌药二钱；痛在小腹，加小茴香一钱五分。

**通瘀煎：**治妇人气滞血积，经脉不利，痛极拒按，及产后瘀血实痛，并男、妇血逆血厥等症。

归尾三钱　山楂、香附、红花（新者、炒黄）各二钱　乌药一钱　青皮一钱五分　木香七分　泽泻一钱五分

水二盅，煎七分，加酒一二小杯，食前服。

兼寒滞者，加肉桂一钱，或吴茱萸五分；火盛内热，血燥不行，加炒栀一二钱；微热血虚，加芍药二钱；血虚涩滞，加牛膝；血瘀不行，加桃仁（去皮、尖）十粒，或苏木、延胡索之属；瘀极而大便结燥，加大黄一二钱，不效，再加芒硝。

**胎元散：**治妇人冲任失守，胎元不安不固者，随症加减用之。或间日，或二三日常服一二剂。人参随宜，无亦可。

当归、杜仲、芍药各二钱　熟地二三钱　白术（土炒）一钱五分　炙甘草一钱　陈皮七分（无滞者不必用）

水二盅，煎七分，食远服。

下元不固而多遗浊者，加山药、补骨脂、五味子之类；气分虚甚，倍白术加炙芪，但芪、术气浮，能滞胃口，倘胸膈有饱闷不快者，须慎用之；如虚而多寒兼呕者，加炮姜七八分或一二钱；虚而兼热，加黄芩一钱五分，或加生地二钱，去杜仲；阴虚小腹作痛，加枸杞二钱；多怒气逆者，加香附或砂仁；有所触而动血者，加川续断、阿胶各一二钱；呕吐不止，加半夏（法制）一二钱，生姜三五片。孕妇虽忌半夏，但有病以病受之，不必拘泥，或因其性燥，炒黄色用之。

**滑胎煎：** 胎前临月，宜常服数剂，以便易生。

当归三五钱　川芎七分　杜仲二钱　熟地三钱　枳壳七分　山药二钱

水二盅，煎八九分，食前温服。

体虚气弱者加人参、白术；便实多滞者加牛膝。

**殿胞煎：** 治产后儿枕疼痛等证如神。

当归五七钱或一两亦可　川芎、炙甘草各一钱　茯苓一钱　肉桂一二钱或五七分

水一盅，煎八分，热服。

寒而呕，加干姜（炒黄色）一二钱；血热多火，去肉桂，加酒炒芍药一二钱；阴虚者，加熟地三五钱；气滞者，加香附一二钱，或乌药亦可；腰痛，加杜仲一二钱。

**脱花煎：** 凡临盆将产者，宜先服此药，催生最宜，并治产难经日，或死胎不下，俱妙。

当归七八钱或一两　肉桂一二钱或三钱　川芎、牛膝各二钱　车前子一钱五分　红花一钱（催生不用此味）

水二盅，煎八分，热服，或服后饮酒数杯亦妙。

胎死腹中或坚滞不下者，加朴硝三五钱即下；气虚困剧，加人参；阴虚者，加熟地三五钱。

**清化饮：** 治妇人产后因火发热，及血热妄行、阴亏、诸火不清等证。

芍药、麦冬（去心）各二钱　丹皮、茯苓、黄芩、生地各二三钱　金钗石斛（剪碎，先煎，后入群药，以石斛质淡故也）三钱

石斛水盅半，煎七分，食远温服。

骨热多汗者，加地骨皮（酒洗）一钱五分；热甚而渴，或头痛，加熟石膏一二三钱；下热便涩，加木通一二钱，或黄柏、栀子（炒）皆可用之；兼外邪发热，加柴胡一二钱。

**立按：** 丹溪云：芍药酸寒，大伐发生之气，产后忌用。时医每多宗之，予治阴气散失之证，加倍用之，屡见奇效。夫芍药之寒，不过于生血药中稍觉其清，非若芩、连之大苦大寒也。阴亏于下，血热妄行，虚火愈炎，必用芍药之

性，清酸而收，予谓实产后之要药也。若产妇年力方壮，而饮食药饵太补过度，以致产后动火者，切宜戒之，不可不辨也。

**凉胎饮：** 治胎气内热不安等证。

生地、芍药各二钱　黄芩、当归各一二钱　甘草七分　枳壳、石斛各一钱　茯苓一钱五分

水一盅，煎七分，食远服。如热甚，加黄柏一二钱。

**荔香散：** 治疝气痛极，凡在气分者，最宜用之，并治小腹气痛。（又心腹久痛方附后）

荔枝核（炮微焦）、大茴香（炒）各等分

为末，用好酒调服二三钱。

寒甚者，加制过吴茱萸，减半用之。凡心腹胃脘久痛，屡触屡发者，唯妇人多有之，用：

荔枝核一钱　木香八分

为末，清汤调服一钱。

**芍药蒺藜煎：** 治遍身湿热疮疹，及下部红肿热痛、诸疮，神效，外以螺蛳粉敷之。

龙胆草、栀子、黄芩、木通、泽泻各一钱五分　芍药、生地各二钱　白蒺藜（连刺捣碎）五钱（甚者一两）

水二盅，煎八分，食远服。

火不甚者，去龙胆、栀子，加当归、茯苓、薏苡仁之属；湿毒甚者，加土茯苓。

**百草煎：** 治百般痈毒，诸疮，损伤疼痛，腐肉肿胀，或风寒湿气留聚、走注疼痛等证。

百草，凡田野山间者，无拘品数，皆可用。以山草辛香者为胜，冬月可用干者，须预为收采之。上不论多寡，浓煎，乘热熏洗患处，仍用布帛蘸熨良久，令药气蒸透，然后敷贴他药，每日二三次。若洗水鼓肿胀，每次须用草二三十斤，煎浓汤二三锅，用大盆乘贮，以席簟遮风熏洗良久，每日一次或二次，内服廓清饮，妙甚。

**螺蛸散：**治湿热破烂、毒水淋漓等疮，或下部肾囊，足股肿痛，下疳诸疮，无不神效。

海螺蛸（不必浸淡）、人中白或人中黄（硇砂亦可）等分

上为细末，先以百草多煎浓汤，乘热熏洗后，以此药掺之。如干，或以麻油，或熬熟猪油，或蜜水调敷。若肿而痛甚者，加冰片少许；湿疮脓水甚者，加密陀僧等分，或煅过官粉，或煅制炉甘石更佳。

**完疮散：**治湿烂诸疮，肉平不敛，及诸疮毒内肉既平而口有不收者，皆宜此最妙。

滑石（飞净）一两　赤石脂（飞净）五钱　粉甘草三钱

上为末，或干掺，或麻油调敷。

痒，加矾一钱。痒甚，必有虫，用水银三钱，松香二钱，研匀后拌前药和匀敷之。

**金水六君煎：**治肺肾虚寒，水泛为痰，或年遇阴虚，气血不足，外受风寒，咳嗽呕恶，多痰喘急等证。

当归二钱　熟地三五钱　陈皮一钱五分　制半夏二钱　茯苓二钱　炙甘草一钱

水二盅，生姜三片，煎七八分，食远温服。

如大便不实兼湿者，去当归，加山药；痰盛气滞，胸胁不快，加白芥子七八分；阴寒而嗽，加细辛五七分；兼表邪寒热者，加柴胡一钱。

**六安煎：**治风寒咳嗽，及非风初感，痰滞气逆。

陈皮一钱五分　制半夏二钱　茯苓二钱　甘草一钱　杏仁（去皮、尖）一钱　白芥子五七分（老年气弱勿用）

水一盅半，加生姜三片，煎七分，食远服。

外感风邪，咳嗽而寒气盛者，加北细辛七八分；冬月严寒邪盛，加麻黄、桂枝亦可；风胜而邪不甚，加防风或苏叶一钱；头痛鼻塞，加川芎、白芷、蔓荆；兼寒热者，加柴胡、苏叶；风邪咳嗽不止，兼肺胃之火者，加黄芩一二钱；甚者，再加知母、石膏，所用生姜只宜一片；寒邪咳嗽痰不利者，加当归二三钱，老年者尤宜。

**和胃饮：** 治寒湿伤脾，霍乱吐泻，及痰饮水气、胃脘不清、呕恶、胀满腹痛等证。此即平胃散之变方也。呕吐等证多有胃虚者，一闻苍术之气即动呕恶，故以干姜代之。

陈皮、厚朴（姜汁炒）各一钱五分　干姜（炮）一二钱　炙甘草一钱

水一盅半，煎七分，温服。

藿香、木香、茯苓、半夏、扁豆、砂仁、泽泻之类，皆可随症加之。若胸腹有滞而兼时气寒热者，加柴胡。

**平胃散：**

白术（土炒）一钱　苍术（米泔浸制）、厚朴（姜制）各七分　陈皮、炙甘草各四分　姜一片

水煎服。

**排气饮：** 治气逆、食滞、胀痛等症。

陈皮一钱五分　木香七分　藿香一钱五分　香附二钱　枳壳一钱五分　泽泻二钱　乌药二钱　厚朴二钱

水一盅半，煎七分，热服。

如食滞，加山楂、麦芽；寒滞，加焦干姜、吴茱萸、肉桂；气滞，加白芥子、沉香、青皮、槟榔；呕而兼痛，加半夏、丁香；痛在小腹，加小茴香；兼疝者，加荔枝核（煨热捣碎）。

**解肝煎：** 治暴怒伤肝、气逆胀满、阴滞等症。如兼肝火者，宜化肝煎。

陈皮、半夏、厚朴、茯苓各一钱五分　苏叶、芍药各一钱　砂仁七分

水一盅半，加生姜三片，煎服。

胁筋胀痛，加白芥子一钱；胸膈气滞，加枳壳、香附、藿香。

**小分清饮：** 治小水不利，湿滞肿胀，不能受补。

茯苓二三钱　泽泻二三钱　薏苡仁二钱　猪苓二三钱　枳壳一钱　厚朴一钱

水一盅半，煎七分，食前服。

阴虚水不能达者，加生地、牛膝各二钱；内热而寒滞不行者，加肉桂一钱。

**廓清饮：**治三焦壅滞，胸膈胀满，气道不清，小水不利，年力未衰，通身肿胀，或肚腹单胀，气实非水等证。

枳壳二钱　厚朴（姜汁炒）一钱五分　大腹皮（酒洗）一二钱　白芥子五七分　萝卜子（生捣）一钱（如中不甚胀能食者不必用）　茯苓（连皮用）二三钱　泽泻二钱　陈皮一钱

水一盅半，煎七分，食远温服。

如内热多火，小水数热，加栀子、木通各一二钱；身黄小水不利，加茵陈一钱；小腹胀满，大便坚实不通，加生大黄三钱；肝滞胁痛，加青皮；气滞胸腹疼痛，加乌药、香附；食滞，加山楂、麦芽。

**小和中饮：**治胸膈胀闷，或妇人胎气滞满。

陈皮一钱五分　山楂二钱　茯苓、厚朴各一钱五分　甘草五分　扁豆（炒）二钱

水一盅半，加生姜三片，煎服。

如呕，加制半夏一钱；胀满气不顺，加砂仁七八分；火郁于上，加炒栀子；妇人气逆血滞，加紫苏梗、香附；寒滞不行，加干姜、肉桂。

**赤金豆：**亦名八仙丹，治诸积不行，凡血凝气滞、疼痛肿胀、虫积结聚、癥瘕等证。此丸去病甚捷，较之硝、黄、棱、莪之类过伤脏气者，大为胜之。

巴豆霜（去皮、膜理，略去油）一钱五分　生附子（切片，略炒燥）二钱　皂角（炒微焦）二钱　轻粉一钱　丁香、木香、天竺黄各三钱　朱砂二钱（为衣）

为末，醋浸蒸饼为丸，萝卜子大，朱砂为衣。欲渐去者，每服五七丸；骤行者，每服一二十丸。用滚水或姜、醋、茶、蜜、茴香、使君子肉，煎汤送下。若利多不止，饮冷水一二口，即止。盖此药得热则行，见冷即止。气湿、实滞、鼓胀，先用红枣煮熟，取肉一钱许，随用七八丸；甚者，一二十丸，同枣肉研烂，以热烧酒加白糖少许送下。如治虫痛，亦用枣肉加服，只用汤送。

**济川煎：**凡病涉虚损而大便闭结不通，则硝、黄攻击等剂必不可用。若势有不得不通者，宜此主之。此用通寓补之剂也。

当归三五钱　牛膝二钱　肉苁蓉（酒洗去鳞）二三钱　泽泻一钱五分　升

麻五七分　枳壳一钱（虚甚者不必用）

水一盅半，煎七八分，食前服。

气虚，加人参；有火，加黄芩；肾虚，加熟地。

**贞元饮：**治气短似喘，呼吸促急，提不能升，咽不能降，气道噎塞，势剧垂危。常人但知气急其病在上，而不知元海无根，亏损肝肾，此子午不交气脱症也。尤为妇人血海常亏最多，此证宜急用此饮以济之。倘庸医不知，妄云痰逆气滞，用牛黄、苏合等丸，及青、陈、枳壳破气等剂，则速其危矣。

熟地七八钱（甚者一二两）　炙甘草一二钱　当归二三钱

水二盅，煎八分，温服。

气虚加人参；肝肾阴虚，手足厥冷，加肉桂；兼呕恶或恶寒，加煨姜三片。遇泻痢已久，脾家于地黄有碍，偏袒此症，有不得不用者，将熟地黄用铜锅或新瓦上炒略焦用之，佐以肉桂，无不神效。予在西江年久，多遇此症，并治气短、喘促、将脱各危症，用之辄应。大凡此症，脉必微细无神，若微而兼紧，尤为可畏。

**一柴胡饮：**一为水数，从寒散也。凡感四时不正之气，或为发热，或为寒热，或因劳因怒，妇人热入血室，或产后经后感冒风寒，以致寒热如疟等证，但外有邪而内兼火者，须从凉散。

柴胡二钱　黄芩一钱五分　白芍二钱　生地一钱五分　陈皮一钱五分　甘草八分

水一盅半，煎七八分，温服。

内热甚者，加连翘（去心）一二钱；外邪甚者，加北防风一钱；邪结在胸而痞满，去生地，加枳实一二钱；热在阳明胃、大肠而兼渴者，加天花粉或葛根一二钱；热甚者，加知母、石膏。

**二柴胡饮：**二为火数，从温散也。凡遇四时外感，或其人元气充实，脏气平素无火，或时候适逢寒胜之令，本无内热等证者，皆不宜妄用凉药，以致寒滞不散，则为害非浅。

陈皮一钱五分　制半夏二钱　细辛一钱　厚朴一钱五分　生姜三五片　柴胡一钱五分　甘草八分

水一盅半，煎八分，温服。

如邪盛，加羌活、白芷、防风、紫苏之属；头痛不止，加川芎；多湿，加苍术；阴寒气胜，必加麻黄一钱，或兼桂枝，不必疑也。

**三柴胡饮：**三为木数，从肝经血分也。凡人素禀阴分不足，或肝经血少而偶感风寒者，或感邪不深可兼补而散者，或病后、产后有不得不从解散，而血气虚弱不能外达者，宜此方主之。

柴胡二三钱　白芍一钱五分　炙甘草一钱　陈皮一钱　生姜三片　当归二钱（溏泄者易以熟地）

水一盅，煎七八分，温服。

**四柴胡饮：**四为金数，从气分也。凡人元气不足，或忍饥劳倦而外感风寒，或六脉紧数微细，正不胜邪，必须培助元气，再兼解散，庶可保全，宜此主之。

柴胡一二钱　炙草一钱　生姜三片　当归二三钱（泻者少用）　人参酌用

水二盅，煎七八分，温服。

**五柴胡饮：**五为土数，从脾胃也。脾土为五脏之本，凡中气不足而外邪有不散者，非此不可，与四柴胡饮相表里，但四柴胡饮只调气分，此则兼培气血，以逐寒邪，尤切于时用者也。

柴胡一二钱　当归二三钱　熟地三五钱　白术（土炒）二三钱　芍药（炒）一钱五分　炙草一钱　陈皮酌用

水一盅半，煎七分，食远温服。

寒胜无火，减芍药，加生姜，或炮姜一二钱，或再加桂枝亦可；脾滞，减白术；气虚，加人参；腰痛，加杜仲；头痛，加川芎；劳倦伤脾阳虚，加升麻一钱。

**正柴胡饮：**凡外感风寒，发热恶寒、头疼身痛、痰疟初起等证，凡血气平和，宜从平散者，此方主之。

柴胡一二钱　防风一钱　陈皮一钱五分　芍药二钱　甘草一钱　生姜三片

水一盅半，煎七八分，热服。

头痛，加川芎；热而兼渴，加葛根；呕恶，加半夏；湿胜，加苍术；胸腹有微滞，加厚朴；寒气盛而邪不易解者，加麻黄一钱，去浮沫服之，或苏叶亦可。

**保阴煎：** 治男妇带浊，遗淋色赤带血，脉滑，多热，便血不止，及血崩血淋，或经期太早，凡一切阴虚内热动血等证。

生地、熟地、芍药各二钱　山药、川续断、黄芩、黄柏各一钱五分　甘草一钱

水二盅，煎七分，食远温服。

如小水多热，或兼怒火动血者，加炒栀子；骨蒸潮热，加地骨皮一钱五分；肺热多汗，加麦冬（去心）、枣仁（炒）；血热甚，加川黄连一钱；血虚血滞，筋骨肿痛，加当归二三钱；气滞而痛，去熟地，加陈皮、青皮、丹皮、香附之属；血脱血滑，及便血久不止者，加地榆（去梢，炒）一二钱，或乌梅一二个，或百药煎一二钱，文蛤亦可。少年血气正盛，不必用熟地、山药。肢节筋骨疼痛或肿者，加秦艽、丹皮各一二钱。

**抽薪饮：** 治凡诸火炽盛而不宜补者。

黄芩、石斛、木通、栀子（炒）、黄柏各一二钱　枳壳一钱五分　泽泻一钱　甘草三分

水一盅半，煎七分，食远温服。如内热者，冷服亦可，总视病人之所喜。

热在肌肤，加连翘、花粉；热在血分、大小肠，加槐花、黄连；热在头面，或烦躁便实者，加生石膏；热在下焦，小便痛涩，加龙胆草、车前；热在阴分，津液不足，加门冬、生地、芍药之类；热在脾胃，实结者，加大黄、芒硝。

**徙薪饮：** 治一切内热未甚者。

陈皮八分　黄芩二钱　麦冬（去心）、白芍、黄柏、茯苓、丹皮一钱五分
水一盅半，煎七分，食远温服。

如多郁，气逆伤肝，胁肋疼痛，或致动血者，加青皮、栀子（炒）。

**大分清饮：** 治积热闭结，小水不利，或致腰腹下部极痛，或湿热下利、黄疸溺血、邪热蓄血、腹痛淋闭等证。

茯苓、泽泻、木通各二钱　猪苓、栀子、枳壳、车前子各一钱

水一盅半，煎八分，食远温服。

内热甚者，加黄芩、黄柏、龙胆草之属；如大便坚实胀满者，加大黄二三钱；黄疸小水不利热甚者，加茵陈一二钱；邪热蓄血腹痛，加红花、青皮或一钱或五分。

**化肝煎：**治怒气伤肝，因而气逆动火，致为烦热胁痛、胀满动血等证。

青皮、陈皮各二钱　芍药二钱　丹皮、栀子（炒）、泽泻各一钱五分（如血见下部者以甘草代之）　土贝母二三钱

水一盅半，煎七八分，食远温服。

大便下血，加地榆（去梢）；小便下血，加木通各一钱五分；兼寒热者，加柴胡一钱；火盛，加黄芩一二钱；胁腹胀痛，加白芥子一钱；胀滞多者，勿用芍药。

**温胃饮：**治中寒呕吐，吞酸泄泻，不思饮食，及妇人脏寒呕恶、胎气不安等证。

人参一二钱　白术（炒）一二钱　扁豆（炒）二钱　陈皮一钱　干姜（炒焦）一二钱　炙草一钱　当归一二钱（滑泄者勿用）

水二盅，煎七分，食远温服。

下寒带浊，加破故纸一钱；气滞或兼胸腹痛，加藿香、木香、白豆蔻、砂仁、白芥子；兼外邪及肝肾之病，加桂枝、肉桂、柴胡；脾气陷而身热，加升麻五分；水泛为痰，胸腹痞满，加茯苓一二钱；脾胃虚极，大呕大吐不能止者，倍参、术，仍加胡椒二三分，煎熟，徐徐服之。

**五君子煎：**治脾胃虚寒，呕吐泄泻而兼湿者。

人参一钱　白术（炒）、茯苓各二钱　炙甘草　干姜（炒黄）一钱

水一盅半，煎服。

**寿脾煎：**一名摄营煎。治脾虚不能摄血等证。凡忧思郁怒、积劳，及误用攻伐等药致伤脾胃，以致中气亏陷，神魂不宁，大便脱血不止，或妇人无火崩淋等症，凡兼呕恶尤为危候，速用此方，单救脾气，则统摄故而血自归源，此归脾汤之变方也。

白术（炒）二三钱　当归二钱　山药二钱　炙甘草一钱　枣仁（炒）一钱

五分　志肉（制）三五分　干姜（炮）一二钱　莲肉（炒，去心）二十粒　人参随宜

水二盅，煎服。

血未止，加乌梅二个；凡胃酸者，或易地榆（去梢炒）一钱五分；滑脱不禁，加醋炒文蛤一钱；下焦虚滑不禁，加鹿角霜二钱为末，搅入药中服之；气虚甚者，加炙黄芪二三钱；气陷而坠，加炒升麻五七分，或白芷亦可；溏泄，加补骨脂；阳虚胃寒，加制附子一二钱；血去过多，阴虚气馁，心跳不宁，加熟地五六钱。

**胃关煎：** 治脾肾虚寒作泻、腹痛不止、冷痢等症。

熟地三五钱　山药（炒）二钱　白扁豆（炒）二钱　炙甘草一钱　焦干姜一二钱　吴茱萸（制）五分　白术（炒）二三钱

水一盅，煎七分，食远温服。

泻甚者，加制肉蔻一二钱，或破故纸亦可；气虚势甚者，加人参随宜；阳虚下脱不固者，加制附子一二钱；腹痛甚者，加木香七八分，或加厚朴（姜汁炒）八分；滞痛不通，加当归二三钱；滑脱不禁，加乌梅二个，或北五味子二十粒；肝邪侮脾，加肉桂一二钱。

**暖肝煎：** 治肝肾阴寒、小腹疼痛、疝气等证。

当归二三钱　枸杞三钱　茯苓二钱　小茴香二钱　肉桂一二钱　乌药二钱　沉香一钱（如无，用木香五分）

水一盅半，加生姜三五片，煎七分，食远温服。

寒甚，加吴茱萸、干姜；再甚，加附子。

**秘元煎：** 治遗精带浊等病。此方专主心脾。

志肉（炒）八分　山药（炒）二钱　芡实（炒）、枣仁（炒研）各二钱　白术（炒）、茯苓各一钱五分　炙甘草一钱　人参一二钱　北五味子十四粒（畏酸者去之）　金樱子（去毛要净）二钱

水二盅，煎七分，食远服。

此治久遗无火。不痛而滑者，乃可用之。如尚有火觉热者，加苦参一二钱；气虚者，加炙芪二三钱。

**固阴煎：** 治阴虚滑泄，带浊淋遗，及经水因虚不固等证。此方专主肝肾。

人参随宜　熟地三五钱　山药（炒）二钱　山茱萸一钱五分　志肉（炒）七分　炙草一二钱　五味子十四粒　菟丝子（炒香）二三钱

水二盅，煎七分，食远温服。

虚滑遗甚者，加金樱子（去毛）二三钱，或醋炒文蛤一钱，或乌梅二个；阴虚微热而经血不固者，加川续断二钱；下焦阳气不足而兼腹痛溏泄者，加补骨脂、吴茱萸之类；如肝肾血虚，小腹痛而血不归经者，加当归二三钱；脾虚多湿，或兼呕恶者，加白术一二钱；气陷不固者，加蜜炒升麻一钱；心虚不眠，或多汗，加炒枣仁二钱。

**四君子汤：** 治脾胃虚弱，饮食少思，或大便不实，体瘦而黄，或胸膈虚痞，吞酸痰嗽，或脾胃虚弱，兼患疟疾等证。

人参、白术（土炒）、茯苓各二钱　炙甘草一钱

加姜、枣，水煎服，或更加粳米百粒。

**六君子汤：** 治脾胃虚弱，饮食少思，或久患疟痢，或饮食难化，或呕吐吞酸，或咳嗽喘促等证。

即前四君子汤加陈皮、半夏（姜制）各一钱五分。

**补中益气汤：** 治劳倦伤脾，中气不足，清阳不升，外感不解，体倦食少，寒热疟痢，气虚不能摄血等证。

人参、制嫩芪、炒白术、炙甘草各一钱五分　当归一钱　陈皮五分　升麻（蜜炙）、柴胡各三分

加姜、枣，水煎，空心午前服。

**归脾汤：** 治思虑伤脾，不能摄血，致血妄行，或健忘怔忡，惊悸盗汗，嗜卧少食，或大便不调，心脾疼痛，疟痢郁结，或因病用药失宜，攻伐伤脾，以致变证。

人参、炙黄芪、茯苓、白术、枣仁（炒）各二钱　远志肉（甘草水炒）、当归各一钱　木香、炙甘草各五分

加圆眼肉七枚，水煎，食远服。

愚意此汤之用木香，盖因香能舒脾，故曰归脾，为郁结疼痛者设。如无痛

郁等证，必须除去。若气虚血动者尤忌，况近日所用归脾汤多有以党参代人参者，更宜去之。又远志味辛，气升而散，凡多汗而躁热者，亦宜酌用。前方加柴胡、山栀各一钱，治脾经血虚发热等证，即加味归脾汤。

**八珍汤：** 治气血两虚，调和阴阳。

即四物汤熟地、当归各三钱，川芎一钱，白芍（酒炒）二钱，合前四君子汤，名八珍。

**六味地黄丸：** 治肾水亏损，小便淋闭，头目眩晕，腰腿酸软，阴虚发热，自汗盗汗，憔悴瘦弱，精神疲困，失血失音，水泛为痰，病为肿胀，壮水制火之剂。

熟地（蒸捣）八两　萸肉、山药（炒）各四两　丹皮、泽泻、茯苓各三两

为末，和地黄膏，加炼蜜为丸梧子大，每服七八十丸，空心食前滚汤或淡盐汤下。

此方用水煎，即名六味地黄汤，下八味丸亦同。

**八味丸：** 治命门火衰，不能生土，以致脾胃虚寒，饮食少思，大便不实，或下元冷惫，脐腹疼痛等症，此益火之源以消阴翳之谓也。

前六味地黄丸加肉桂、制附子各一两。

**逍遥散：** 治肝脾血虚，及郁怒伤肝、少血目暗、发热胁痛等证。

当归、芍药、白术（炒）、茯神、甘草、柴胡各等分

姜、枣煎服。

加丹皮、炒栀子，名加味逍遥散，治肝脾血虚、发热、小水不利。

**菟丝煎：** 治心脾气弱，凡遇思虑劳倦，即苦遗精者，此方主之。

人参一二钱　山药（炒）二钱　当归一钱五分　菟丝子（用酒煮，以吐丝为度，将酒用微火收干，晒极燥）四五钱　枣仁（炒）、茯苓各一钱五分　炙甘草一钱　远志肉（制）四分　鹿角霜（为末，每服加入四五匙）

水一盅半，煎成，加鹿角霜调服，或加白术一二钱。

**玉关丸：** 治肠风血脱，崩漏，带浊不固，诸药难效，及泻痢滑泄不能止者，宜用此丸，加煎药治之。

白面（炒熟）四两　枯矾二两　文蛤（醋炒黑）二两　北五味子（炒）一

两　诃子（半生半炒）二两

为末，用熟汤和丸梧子大。以温补脾肾等药随症加减，煎汤送下，或人参汤亦可。如血热妄行，以凉药送下。此方极妥，予屡用屡验。

**十全大补汤：** 治气血俱虚、恶寒发热、自汗盗汗、肢体困倦、眩晕惊悸、晡热作渴、遗精白浊、二便见血、小便短少、便泄闭结、喘咳下坠等证，即前八珍汤加黄芪（蜜炙）、肉桂各一钱。

**参术汤：** 治气血颤掉、泄泻、呕吐等证。

人参、白术（炒）、炙芪各二钱　茯苓、陈皮、炙甘草各一钱

水煎服。

甚者，加制附子一钱。

**二陈汤：** 治痰饮呕恶，风寒咳嗽，或头眩心悸，或中脘不快，或因生冷，或饮酒过多，脾胃不和等证。

陈皮、制半夏各三钱　茯苓二钱　炙草一钱　姜三片　枣二枚

水二盅，煎八分，食远服。

**四七汤：** 治七情之气结成痰涎，壮如破絮，或如梅核在咽喉之间，咳不出咽不下，此七情所为也，或中脘痞满，气不舒快，痰饮呕恶，皆治之。

姜制半夏一钱五分　茯苓一钱二分　苏叶六分　厚朴（姜汁炒）九分

姜、枣水煎服

**乌药散：** 治血气壅滞，心腹作痛。

乌药、莪术（醋浸炒）、桂心、桃仁（去皮、尖）、当归、青皮、木香各等分

为末，每服二钱，热酒调下。

**圣愈汤：** 治血虚心烦，睡卧不宁，或五心烦热。

人参、川芎、当归、熟地、生地（酒拌）、炙黄芪各一钱

水煎服。

**五苓散：** 治暑热烦躁，霍乱泄泻，小便不利而渴，淋涩作痛，下部湿热。

白术（炒）、猪苓、茯苓各七钱五分　肉桂五钱　泽泻一两二钱五分

古法：为末，每服二钱，白汤送下，日三服。

今法：以水煎服，白术、猪苓、茯苓各二钱，肉桂一钱，泽泻二钱五分。

**天台乌药散：**治小肠疝气，卒引脐腹疼痛。

乌药、木香、茴香（炒）、良姜（炒）、青皮各半两　槟榔二个　川楝子十个　巴豆七十粒

将巴豆微打破，同川楝子加麸炒黑，去麸及巴豆不用，其余共为细末，每服一钱，温酒下，甚者姜酒下。

**抽风顺气丸：**治痔漏风湿闭结、老人燥秘等证。

车前子两半　大麻子（微炒）二钱　大黄（半生半熟）五钱　牛膝（酒浸）、郁李仁、菟丝子（酒煮成饼）、枳壳、山药各二钱

为末，蜜丸桐子大，每服三十丸，温服下。

**桃仁承气汤：**治伤寒蓄血，小腹急，大便黑而不通。

桃仁（去皮、尖）十二枚　官桂、甘草各一钱　芒硝三钱　大黄（生用）五钱

水一大碗，煎七分，作两次温服。

**三棱散：**治积聚癥瘕，痃癖不散，坚满痞闷，食不能下。

三棱、白术（炒）各二两　蓬术、当归各五钱　木香、槟榔各三钱

为末，每服三钱，沸汤调下。

**五积散：**治感冒寒邪，头疼身痛，项背拘急，恶寒，呕吐，肚腹疼痛，及寒湿客于经络，腰脚骨髓酸痛，并豆疮寒胜等证。

当归、麻黄、苍术、陈皮各一钱　厚朴（制）、炮姜、白芍、枳壳各八分半夏（制）、白芷各七分　桔梗、炙甘草、茯苓、肉桂、人参各五分　川芎四分

水二盅，姜三片，葱白三茎，煎八分，不拘时服。

又歌曰：痢后偏生脚痛风，局方五积自能攻。就中或却麻黄去，酒煮多多眼见功。

**清心莲子饮：**治热在气分，口干作渴，小便淋浊，或口舌生疮，咽痛烦躁。

黄芩、麦冬、地骨皮、车前子（炒）、甘草各一钱五分　人参、黄芪、石

莲子、柴胡、茯苓各一钱

水煎温服。

**龙胆泻肝汤：** 亦名龙胆汤，治肝经湿热，小便赤涩，或胁胀口苦，寒热，凡肝经有余之证，宜服之。

龙胆草（酒拌炒）、人参、天冬、麦冬、甘草、川连（炒）、山栀、知母各五分　黄芩七分　柴胡一钱　五味子三分

水一盅半，煎服。

**当归六黄汤：** 治盗汗之圣药。

当归、炙芪各二钱　生地、熟地、川连、黄芩、黄柏各一钱

水二盅，煎服。

**金锁思仙丹：** 治男子嗜欲太过，精血不固，此涩以止脱之剂。

莲子、芡实、石莲子各十两　金樱膏三斤

上以金樱煎膏如饴，入前三味药，和丸桐子大，空心盐汤或酒下三十丸。服久精神完固，大能延年。平时服食忌葵菜、车前子。

**《直指》固精丸：** 治肾虚有火，精滑，心神不安。

黄柏（酒炒）、知母（酒炒）各一两　牡蛎（煅）、龙骨（煅）、莲子、芡实、山萸肉、志肉（甘草水制）、茯苓各三钱

为末，山药糊丸桐子大，每服五十丸，空心温酒下。

**家韭子丸：** 治少长遗溺，及男子虚剧，阳气衰败，小便白浊，夜梦遗精。此药补养元气，进饮食。此方若无顶好石斛，倍用菟丝。

熟地、家韭子（炒）六两　鹿茸（酥、炙）各四两　肉苁蓉（酒浸）、当归各二两　菟丝子（酒煮）、巴戟肉各一两五钱　杜仲（炒）、石斛、桂心、干姜（炮）各一两　牛膝（酒浸）二两

共为末，酒糊丸桐子大，每服五七十丸，加至百余丸。食前温酒或盐汤任下。凡小儿遗尿者，多因胞寒，亦禀受阳气不足也，作小丸服之。

**威喜丸：** 治元气虚惫，精滑白浊，遗尿，及妇人血海久冷、淫带梦泄等证。

白茯苓（去皮）四两，切块，同猪苓二钱五分，于瓷器内煮二十余沸，去

猪苓，取茯苓晒干，为末，用黄蜡四两焙化，搜和为丸弹子大，每空心细嚼，满口生津，徐徐咽服，以小便清利为效。忌米醋，唯糠醋可用，忌气怒动性。

**理中汤：** 即人参理中汤。治太阴即病，自利不渴，阴寒腹痛，短气咳嗽，霍乱呕吐，饮食难化，胸膈噎寒，或疟疾瘟疫，中气虚损，久不能愈，或中虚生痰等证。

人参、白术（炒）、干姜（炒）各二钱　炙甘草一钱

水煎温服。

前方加附子一二钱，即附子理中汤，治证如前而中气虚寒腹痛者，又或入房腹痛，手足厥冷，或食冷犯寒等证。

**锁精丸：** 治白浊白带，小便频数。

破故纸、青盐、白茯苓、五味子（炒）各等分

为末，酒糊丸桐子大，每服三十丸，空心温酒下。一方用五倍子。

**生脉散：** 治热伤元气，肢体倦怠，气短口渴，汗出不止，或金为火制，水失所主，而致咳嗽喘促，肢体萎弱，脚软眼黑等证。

人参五钱　麦冬（去心）、北五味各三钱

水煎服。

**立按：** 此方唯肺金为心火所制、肾水枯竭者宜之。俗医以之治脉脱，误矣。殊不知脉脱由于阳虚，岂麦冬、五味子之所宜乎？用者当详察之。

**五皮饮：** 治病后身面四肢浮肿，小便不利，脉虚而大，此由诸气不能运行，散漫于皮肤肌腠之间，故令肿满。

大腹皮（酒洗）、陈皮、姜皮、桑白皮、赤茯苓皮各等分

水煎服。忌生冷、油腻、坚硬之物。

**阿魏膏：** 治一切痞块。

羌活、独活、玄参、官桂、赤芍、穿山甲、生地、两头尖、大黄、白芷、天麻、红花各五钱　木鳖（去壳）十枚　乱发一团　槐柳、桃枝各五钱

用麻油二斤四两，煎药黑去粗，入发再煎，发化仍去粗，入上好真正黄丹，煎收软硬得中，入后细药即成膏矣。

阿魏、芒硝、苏合油、乳香、没药各五钱　麝香三钱

为细末，徐徐搅入。凡贴膏药，须先用朴硝，随患处铺半指厚，以纸盖，用热熨斗熨良久，如消耗，再加熨之，二时许，方贴膏药。若是肝积，加芦荟末同熨之。

**琥珀膏：**治颈项瘰疬，及腋下初结小核，渐如连珠，不消补溃，或溃而脓水不绝，经久不瘥，或成漏症。

琥珀、白芷、防风、当归、木鳖子、木通各一两　丁香、桂心、朱砂、木香、松香各五钱　麻油二斤

先将琥珀、丁香、桂心、木香、朱砂、松香为末，其余药入油煎黑，滤去粗，徐入黄丹，再煎软硬得中，入前末，成膏贴之。

**和气安胎丸：**治孕妇多怒，胸中胀满，若用乌药、香附、砂仁顺气等药，反加满闷，宜服此饮。

人参、白术（土炒）、当归（酒洗）各二钱　川芎、条芩各八分　陈皮、紫苏、炙草各四分　木香二分（磨汁冲服）　姜引

一方无木香，有砂仁四分，名顺气安胎散，治孕妇胎气上攻，心腹胀满作痛，子悬之证。有因气恼，加木香二分，磨汁冲服。

**曾生和气饮：**治孕妇心胃胀满。

人参、苏梗、白芍（酒炒）、川芎各六分　当归（酒洗）一钱或六分　陈皮（制净）五分　木香二分（磨汁服）　炙草三分

**加味清胃散：**治胃中蕴热，斑疹，口舌生疮，齿龈腐烂出血。

生地四钱　丹皮五钱　当归、川连（酒蒸）、连翘（去心）各二钱　升麻、甘草各一钱五分

为散，分三服，水煎去渣，犀角磨汁三四分，入药服之。

**黄芩清肺饮：**治渴而小便不利。

栀子（炒黑）、黄芩各等分

煎服。

予谓此方乃治杂症发渴而小便不利，妙在热服，探吐以提，则肺气立清。若胎前血证，探吐之法，似非所宜，若服而不吐，不特绵延不已，纵或小差，其苦寒之性，恐伤氤氲之气，须审明肺经，实在有火，方可酌量减少用之。

**凉血地黄汤：**治妊娠咳嗽，吐血，咳血。

生地三钱　麦冬（去心）、当归（酒洗）各二钱　黄芩一钱五分　紫菀、知母（盐水炒）、白术（土炒）、天冬（去心）各一钱　犀角八分　陈皮、甘草各四分

水煎服。

有喘，加瓜蒌仁一钱。

**东垣凉膈散：**孕妇病热，如目赤、口舌疮之类，各随其症，加减用之。

黄芩（酒炒）　黄连（酒炒）　山栀仁（酒炒）　连翘（去心）　桔梗　生甘草　薄荷叶少许

目赤痛者，本方加当归、川芎、羌活、防风、菊花各一钱，竹叶引；咽喉痛者，本方加牛蒡子一钱（炒，杵碎）；口舌生疮，只依本方姜引。

**香苏散：**治霍乱平正之至。

香附（炒）、紫苏各二钱　陈皮一钱　藿香叶、缩砂、炙甘草各五分

水煎服。

如转筋，加木瓜一钱；胎动不安，加土炒白术一钱五分；夏月得之，加黄芩一钱五分，炒黄连一钱，香薷一钱；冬月得之，加人参（土炒）、白术各一钱，炮姜五分。

**六和汤：**治霍乱吐泄，心烦腹胀。

陈皮四分　制半夏七分　杏仁（去皮、尖）十粒　竹茹、木瓜各一钱　扁豆二钱　茯苓八分　藿香、砂仁（研）、甘草各五分　姜一片　枣二枚

水煎服。

**加味四味紫苏和胎饮：**治心腹绞痛，上吐下泻。

紫苏、黄芩、白术（土炒）各一钱五分　炙草五分

上四味，和胎饮本方。

藿香叶、陈皮各一钱　砂仁（炒）五分　姜、枣引

**回生散：**治中气不和、霍乱吐泻，但一点胃气存可救。

陈皮（去白）、藿香各五分

上锉，水煎温服。

**加减丹溪安胎饮：**治孕妇疟疾。

白术（土炒）、当归、熟地各二钱　川芎、条芩各八分　制半夏七分　人参一钱　藿香五分　草果、青皮各三分　紫苏、广皮、炙草各四分　乌梅二枚　姜一片

煎服。

**生津葛根汤：**治孕妇热病呕吐不食，胸中烦躁。

人参、葛根、芦根、麦冬（去心）、知母（炒）栀子（炒）各一钱　竹茹一团　葱白三寸

水煎服。

**栀子葱豉汤：**治孕妇热病，斑出赤色，小便如血，气急欲绝，胎落之证。

栀子（炒）、黄芩、升麻各一钱　生地二钱　青黛八分　豆豉四十九粒　杏仁（去皮、尖）十二粒　石膏（煅）一钱五分

葱白七寸为引，水煎服。

**千金石膏汤：**治孕妇伤寒头疼壮热，肢节烦痛。此方既可散邪，又能安胎，允为孕妇伤寒温热时行神方也。

石膏二钱　大青、黄芩、前胡、知母、栀仁各一钱　葱白一茎

水煎温服。

**石膏六合汤：**治妊娠伤寒身热，大渴而烦。

当归、川芎、生地各一钱　石膏（煅）、知母各五分

水煎温服。

**生地黄连汤：**治失血后燥热瘛疭，脉数甚者。

生地二钱　防风、川芎各八分　当归一钱五分　川黄连七分　黄芩（炒）、山栀（炒黑）各一钱　赤芍一钱

水煎服。

**血症黑神散：**治吐血、衄血屡发不止。

炮姜、肉桂各一两　熟地四分　当归、蒲黄（筛，炒黑）各二两　白芍（酒炒）、炙草各二两

上为末，每服四钱，用黑豆半合，微炒，香淋酒半盏，和水半盏，煎一

半，入童便半杯，和服。气虚，加人参三两、炙芪六两，以固卫气，庶无营胎之患。

一方：熟地、蒲黄、炮姜、归、芍、桂心各二两　炙草三钱　黑豆（炒，去皮）二合五勺

其为末，每服二钱，童便和酒下。

世以豆去壳，同药为散，不知豆之功全在壳也。

**黄芩汤：**治热痢。

黄芩、炙草、芍药各等分　大枣五六枚

水煎服。

**人参白术散：**治久泻大渴。

人参、白术（土炒）、茯苓、炙草各一钱　藿香、木香、干姜各五分

水煎，频频与之，以代汤水。

**白虎汤：**治温病感冒，客邪而渴，及温疟先热后寒。

石膏（生用）四钱　知母（生用）一钱五分　炙草五分　粳米一撮

水煎服。

如热病大渴，发热背寒，加人参一钱。

**升麻葛根汤：**

葛根、升麻、白芍、甘草各等分

水一盏，煎七分，温服。

**固胎饮：**止痛安胎。

地黄、川芎各五分　归身、人参、白芍、陈皮各一钱　白术（土炒）、黄芩各一钱五分　甘草三分　黄连、黄柏各一分　桑上羊儿藤（圆者）七叶　糯米二十粒

水煎温服。

**催生万全汤：**

人参三钱至五钱（大补元气以为君）　当归（去芦）三钱（大补营血以为臣）　川芎一钱（入肝以疏郁滞，少寓升提之性则降下之药得力）　桃仁（不去皮、尖，捣碎）十三粒（取苦可去旧，甘能生新，滑能润下）　干姜一钱（温

能通行血分，炒焦黄色，焦则令其下） 炙草六分（令其药性少缓，中宫得受补益，不使为下坠也） 牛膝梢二钱（既能下行，复能走十二经络，令其经络无壅，则气血效力，以为运行推出之势） 红花（酒炒）三分（多则破血，少则活血生新） 肉桂（临煎方去皮切碎）六分（冬天用八分，借此引经，率领诸药直入血分，且温可通行散瘀，则生产自易）

加胶枣一枚，水煎，食前温服。

如产妇壮实，及无力服人参者，去参用之，其催生之效倍于佛手多多矣。

论曰：妇人临产关系子母性命，实存亡顷刻之时。是以古人立方甚多，然产育大伤气血，其难产又多，由气血不足，产后诸疾固属气血大亏，然产后诸虚，皆因产前所致，奈佛手散虽属稳妥，但其力薄，不能速效，若兔脑丸及葵花、益母诸方，无非活血顺气，滑胎破瘀，温暖通窍，以图运行推出之势，全不顾运行推出之源。产妇精力壮者，藉此开导，得以易生。倘气血不足，则虽有催生开导之功，而无运行药势之力。至于手握石燕，足贴蓖麻，设遇实证、顺证假此，安心候时；如当气血精神亏极，用此敷衍之方，神气内竭，势如隔靴搔痒，不调气血而强用催生，何以为运行之具？唯达生散立方平下，奈只可调理于产前，生化汤用意甚深，又只可调理于产后，并非可济危急。催生之用者，今万全汤乃体二方之意，合成五方，屡用甚验，故以万全名之。先以调补气血，佐以散瘀，下降温中，使气血得力，自能健用催生。

**催生简易方：**催生时药不便，将本年时宪书前页黄纸壳面，刊有钦天监万事大吉准云云，并有印信在上者，扯来不要人见，用火烧为灰，将灰调酒一盏，产妇吞之，即时产下。又有请本地方官，或府州县差签一枝，在签上朱书某县知县某人要写名字在此立候催生，将签倒竖于产妇房门槛内，即刻产下，仍即将签缴回本县，奇验奇验。

**神柞饮：**催生甚速，并治横生倒产，死胎在腹。

生柞树刺枝（如小指大者，水洗净切碎，一叶一刺者，处处有之）一握 甘草五钱，一方五寸 新汲水一碗半

用新瓦罐入水与药于内，以纸密封，文武火煎八分，温服，不煎渣。凡觉腹痛腰重，欲坐草时，即将此药温服一盏，便觉心下开豁。如渴，又饮一盏，

觉下重便产。更无难生横逆之患。若遇横生倒逆，不过三服即正，子死腹中，不过三服即下，能保母子两全，最为神效。曾有一妇横生，儿手先出，至胂肿胀，欲截其手，不保其生，屡服催生药不效，以此药浓煎一碗与服，顷刻苏醒，再与一碗，困睡少时，忽云：我骨节都折开了，快扶我起来。血水涌下，拔出死胎，全不费力。此方救人，百发百中，然据《石室秘录》云，宜慎用。论见后加味神柞饮方中。

**秘授加味神柞饮**（附论）：治儿头已到门，久而不下，此交骨不开之故。

柞木枝一两或五钱　当归二两　川芎一两　人参一两

煎汤服之。

如儿头到门久而不下，服此，少顷必然一声响亮，儿即出矣。正至奇至神之方也。

论曰：倘儿头不下，万万不可用柞木枝。盖此味专开交骨，儿未回头而儿门先开，亦死之道，故必须儿头到门，而后可用此方也。予谓前方独用柞木枝治横逆及难产，且云欲坐草时，即温服一盏，须防太早有失，不若俟见头到门，久不下时服之为当。

**千金神造丸：** 如妊妇双躯，一死一生，服此生者安，死者出矣。

蟹爪一升　阿胶二两　甘草二钱

以流水先煮蟹爪、甘草，去滓，将阿胶烊化服之。

血凝不下，加桂心三钱。此方以蟹爪去其死，阿胶安其生，甘草和药性。

**下胎衣单方：**

黑牛粪不拘多少

上略焙带润，以布裹之，束于腹上即可。

**开骨膏：**

明乳香一两

五月五日研细猪血为丸，如鸡子大，朱砂为衣，凉酒化服一丸。

**三奈下胞丸：**

三奈一二片

含口内，有水咽下，其胞衣自落。

以上单方，恐乡僻骤难取药，录之以备急用。

交骨不开，唯大剂人参、童便入于川芎、归剂中，助其气血，开辟之功立致也。

**鸡熨下死胎法：**

乌鸡一只，去毛，细切

水煎二三升，候汤适手，用衣帛蘸摩腹中，胎自出。

**下胎单方：**

牛粪不拘多少

炒极热，入醋半盏，以青布包裹，于母脐上下熨之，立下。

**《金匮》当归生姜羊肉汤：**治产后腹中疗痛，及寒月生产，寒气入于子门，手不可犯，脐下胀满并泊寒疝，虚劳不足，及胁痛里急者。

当归一两　生姜一两五钱　羊肉（生）二斤

先煮羊肉，去滓及沫，取清，煮当归、生姜，温分三服。有加入葱、椒、盐以适口者。

寒多倍姜，痛多而呕，加橘皮、炒白术。后人治产后腹中疗痛，用大剂人参、阿胶、生姜煎服，效。此即当归生姜羊肉汤之变法。

**金铃子散：**治产后寒气入于小腹而为寒为疝，非若血滞之作胀而有形影者。

川楝子（去核）、小茴香（炒）、补骨脂、桂心各一钱

姜引，水煎，加木香一钱，水磨汁，和药，食前服。予谓木香磨汁二三分亦足矣。

**四神丸：**治肾气虚，肝气逆，不能消克，腹胀泄泻，并治五更肾泻神效。

补骨脂（酒浸一宿，炒）四两　肉豆蔻（面裹煨，去面用）二两　吴茱萸（盐汤泡）一两　五味子（炒）三两或二两

为末，蒸饼丸，或姜煮枣取枣肉，去姜，捣为丸，桐子大，每服二钱，或米汤温酒任下。

一方：补骨脂、肉豆蔻等分，吴茱萸、五味子减半。

又方：只用补骨脂、肉豆蔻二味，枣肉为丸，治五更早泻功同。

**蜡矾丸：** 治一切疮痈恶毒，先服此丸，护膜托里，使毒不攻心，或为毒虫蛇犬所伤，并宜服之。

黄蜡二两　白矾一两

先将蜡熔化，候少冷，入矾和匀为丸，如小绿豆大，每服十丸，或二十丸，渐加至百丸则有力。疮愈后服之亦佳。

**太乙膏：** 治内外一切痈疡。

黑参、白芷、归身、肉桂、大黄、赤芍、生地各二两　麻油二斤

春五、夏三、秋七、冬十，煎熬去滓滤净，再熬下黄丹，不住手搅。如内痈，可丸服之。

**辛散生化汤：** 产后感冒风寒，恶寒发热头痛。

川芎一钱五分　桃仁（去皮、尖）十粒

水煎服。

如头痛身热不除，加白芷八分、细辛三分；头痛如破，加连须葱头五根；虚，加人参。

**补阴益气煎：**

人参一二钱　当归、山药（酒炒）各二三钱　熟地三五钱　陈皮、甘草（炙）各一钱　升麻（若火浮于上去之）三五分　柴胡一二钱（无外邪不用）

姜三片，煎服。

此补中益气汤之变方，治劳倦伤阴，精不化气，阴虚外感疟疾，并便结不通。凡属阴气不足，而虚邪外侵者，用此升散，无不神效。

**滋荣活络汤：** 治产后口噤，项强筋搐类中风。

人参二钱或三钱　川芎、茯神各一钱　当归（酒浸）三钱　黄芪（蜜炙）一二钱　麦冬（去心）一钱　天麻八分或一钱　熟地二钱　陈皮、荆芥、防风、羌活、炙草各四分　黄连（姜汁炒）三分

水煎。

有痰，加半夏七分，竹沥七分，姜汁少许；有肉食，加山楂、砂仁；面食，加神曲、麦芽；大便秘，加肉苁蓉（酒洗，去泥）一钱五分；渴加麦冬、干葛各八分；汗加麻黄根八分；惊悸加枣仁（炒）一钱。

**天麻汤：**治产后中风，恍惚语涩，四肢不利。

人参、枣仁（炒）、茯神、志肉（甘草水炒）、山药、柏子仁、麦冬（去心）各一钱　当归一二钱　石菖蒲　半夏曲八分　南星曲八分　川芎、羌活各七分　天麻、防风各五分　细辛四分

或炼蜜为丸，朱砂为衣，淡姜汤送下。

**加味生脉散：**治产后去血太多，心血虚弱，不能上荣于舌，语言不清，含糊謇涩。

人参、麦冬（去心）、归身、生地、炙草、石菖蒲各一钱　五味子（槌碎）十三粒

獖猪心一个劈开，水二盏，煎盏半，去心入药煎七分，食后服。此方治怔忡甚效。

**止汗生血饮：**治产后多汗，而口噤不开，背强而直，气息欲绝，类痉证，宜速治。

当归（酒浸）二钱　川芎、麻黄根各一钱　桂枝、羌活、防风、羚羊角、天麻各六分　附子（制）、炙草各四分

水煎服。一方有人参。

**芎归枣仁汤：**治产后无汗，筋脉拘挛，类痉证。

当归（酒洗）二钱　川芎、防风各一钱　枣仁（炒研）五分

水煎服。一方有羌活七分。

**七珍散：**治产后败血停积，闭于心窍，神志不明。盖心气通于舌，心气闭则舌强不语。

人参、石菖蒲各一钱（为散，各一两）　川芎一钱（为散，七钱五分）　生地一钱（为散，易炙甘草三钱）　细辛二分（为散，二钱五分）　薄荷一分（为散，无此味）　防风五分（一方四分）　辰砂（研细水飞）五分（为散，三钱）

《导生》合生化汤服。一方为散，薄荷汤调服。

**舒筋汤：**治产后日久拘挛，不宜用补剂者。

羌活、姜黄、炙草各二钱　海桐皮、当归、赤芍各一钱　白术（土炒）一钱　沉香少许

姜煎。参证治。

**加减归脾汤：**治产后血块痛，止怔忡惊悸。

人参、茯苓、枣仁（炒）、麦冬（去心）、黄芪（蜜炙）、白术（土炒）各一钱　当归（酒炒）二钱　川芎八分　志肉（制）六分　陈皮四分　炙甘草四分　龙眼肉八个

姜一片，水煎服。

虚烦，加竹茹一团；有痰，加竹沥、姜汁，或更加柏子仁。一方茯苓易茯神，无川芎，有木香。

**养心汤：**治产后心血不宁，惊悸不安。

人参一钱五分　归身（酒浸）二钱　黄芪（蜜炙）、麦冬（去心）、枣仁（炒）、柏子仁各一钱　茯神、川芎、志肉（制）各八分　五味子十粒　炙甘草四分

水煎服。

**安神丸：**治产后怔忡，素壮火盛者。

归身（酒洗）、生地各三钱　黄连（炒）二钱　甘草（生炙俱可）五分

共为末，蒸饼丸绿豆大，以朱砂为衣，每服四十丸。

**地黄饮子：**治肾气上交于心，舌喑足痱。

熟地三钱　巴戟天（酒浸，去骨）、附子（炮）、山茱萸（去核）、肉苁蓉（酒浸，去腐，切焙）、石斛（要金钗，忌用木斛、斗斛）、白茯苓、石菖蒲、志肉（甘草汤泡去骨取肉）、甜肉桂、麦冬（去心）各一两　五味子五钱

共为细末，每服五钱，生姜五片，大枣一枚，薄荷七叶，水煎，日二服，服无时。

方中肉桂、巴戟原为驱逐浊阴痰涎而设，不可执己见而轻去之。

**生津止渴益水饮：**治产后口渴，小便不利。

人参、生地、麦冬（去心）各二钱　黄芪（蜜炙）一钱五分　五味子十粒　当归（酒浸）三钱　茯苓八分　升麻、炙草各四分　葛根一钱

水煎服。

汗多加麻黄根一钱，枣仁（炒）一钱，浮小麦一撮；大便日久不通，加酒洗肉苁蓉一钱五分；渴甚，用参麦饮代茶饮之，不可疑而不用。凡一切降火利

便药，断不可用。

**生津益液汤：**治产后口干少力。

人参随宜　麦冬（去心）一钱二分　竹叶十片

枣二枚，水煎。如大渴，加芦根。

**参麦五味饮：**（去五味子名参麦饮，又名生脉汤，又名生脉散。）

人参二钱（一方三钱）　麦冬（去心）二钱　五味子（搥碎）七粒

煎汤作茶，时时饮之。煎汤或银器或砂器为妙。

**加味肾气丸：**

八味加牛膝、车前各一两。

一方肉桂易桂枝，盖因阴气固结于中，势必分解于外，则肾气得以流布周身，但仅存其方，而世人少有用之者。

**予按：**医方中有济生肾气丸，治肾气不化，小便涩数，并治产后脚肿，或肚肿，或成鼓肿，乃八味丸。本方用茯苓三两，熟地四两，山药、山萸、丹皮、泽泻、肉桂各一两，附子五钱，加牛膝、车前各一两。此本《金匮》肾气方中诸药各减过半，唯桂、苓二味仍照原方，为宣布五阳、开发阴邪之专药，更加牛膝、车前为太阳、厥阴之向导。以肝为风木之脏，凡走是经之药，性皆上升，独牛膝通津利窍，下走至阴，车前虽行津液之腑而不伤犯正气。既用牛膝引入至阴，又须桂、附蒸动三焦，不特决渎有权，膀胱亦得以化，所以倍用肉桂，暗藏桂苓丸之妙用，愈于苓十倍矣。但方中牛膝滑精，精气不固者勿用，产后审之。故杂症小便不通，以济生肾气丸为善也。

今世人所用肾气丸，分两多从此。再考后人，不分八味、加味、济生，分两悬殊，统以《金匮》肾气丸名之，殊觉混人，今特拈出。

**莲子生化汤：**治产后血块未消，泄泻。

川芎、茯苓各二钱　当归（黄土炒）四钱（一方一钱）　炮姜四分　桃仁（去皮、尖）十粒　炙草五分　莲肉（去心）十枚

水煎服。一方无桃仁。

**健脾利水生化汤：**

川芎、当归（黄土炒）各一钱　白术（土炒）二钱　泽泻八分　干姜

（炮）四分　陈皮、炙草各五分　肉果（煨）一枚　人参三钱　茯苓一钱五分

　　　　一方无茯苓。

　　寒泻，加砂仁八分，炮干姜八分；热泻，加炒黄连五分；泻水腹痛，米饮不化，加砂仁六分，山楂、麦芽量加；泻有酸嗳臭气，系食积，加神曲八分，砂仁八分，山楂、麦芽；少食不安，泻即觉安快者，亦以食积论；脾气虚久泻，加升麻；泻水多而腹不痛者，有湿，加制苍术一钱以燥之。诸泄方中，须加莲子十枚。

　　**参苓术附汤：** 丹溪治产后虚泻，眼昏不识人危证，用此方救之。

　　人参七钱　白术（土炒）三钱　茯苓、附子（制）各一钱

　　**参苓生化汤：** 治胎前久泻，产后不止。

　　人参、当归各二钱　干姜（炮）、炙草各五分　诃子皮、川芎、山药（炒）各一钱　肉果（煨）一个　茯苓一钱五分　莲子七粒

　　糯米一大撮，水煎服。

　　虚甚加人参三四钱；如七日内外，块痛不止，减参、肉果、诃子以除痛；血块不痛，加土炒白术二钱，陈皮三分。

　　**加味生化汤：** 治产后脾虚，三日内血块未消，完谷不化，胎前素弱者，非胃苓能治，此方主之。

　　川芎、益智仁、砂仁各一钱　当归（土炒）四钱　炮姜四分　炙草五分　茯苓一钱五分　桃仁（去皮、尖）十粒

　　**参苓大补生化汤：** 治产后血块痛，只可服此以补之，完谷自化矣。

　　人参、白术（土炒）各二钱　川芎、当归、益智仁、白芍（炒）、茯苓各一钱　干姜（炮）四分　肉果（面煨）一个　炙草五分　莲子（去心）八枚

　　水煎服。

　　泻而腹痛，加砂仁八分；泻水多，加泽泻、木通各八分；渴，加去心麦冬、五味子；寒，倍炮姜，加木香四分；食积黄色，以神曲、麦芽、山楂、砂仁择一二味加入。

　　**参香散：** 治久泻痢虚者。

　　人参、木香各二钱　肉豆蔻、茯苓、扁豆各四钱　陈皮、粟壳各二钱

为末，米饮下。

**加味六君子汤**：凡产后泻久，胃气虚弱，完谷不化，宜温助胃气也。

人参、茯苓、半夏（制）各一钱　白术（土炒）二钱　陈皮、炙草各八分
肉果（面煨熟，去面）一枚　木香三四分

水煎服。

一方有炙干姜四分。

**生化六和汤**：治产后块痛未除，气血虚损，伤食感寒而霍乱吐泻。

川芎二钱　当归四钱　茯苓一钱　砂仁六分　干姜、陈皮、藿香、炙草各
四分

姜一片，水煎服。

**温中散**（附子散）：补后八十六。

人参随宜　白术（土炒）各一钱　当归二钱　厚朴（姜制）八分　干姜四
分　茯苓一钱　草豆蔻六分

姜一片，水煎服。

**桑贝芎归清肺汤**：治产后咳嗽。

前胡、紫菀、贝母（去心）、桑白皮、茯苓、当归、川芎、干葛、紫苏各
一钱

水煎服。

**加减茅根汤**：治产后淋，小便痛及血淋等证。

白茅根一两　瞿麦、车前、冬葵子、通草各一钱　鲤鱼齿一百个，为末

水煎，入鱼齿末，空心温服。

**济阴加减四物汤**：诸淋属热者用此累效。

当归、川芎、赤芍、生地、北牛膝、木通、甘草梢各一钱　桃仁（去皮、
尖）五个　滑石一钱五分　木香二分

水煎服。

**人参螵蛸散**：治产后阳气虚弱，小便频数及遗尿。

桑螵蛸（炒）二三十个　人参二两　黄芪（蜜炙）三两　鹿茸（酥炙）
牡蛎（煅）、赤石脂（煅）、厚朴（姜汁制）各二两

上为末，每服二钱，空心粥饮下。

**益心汤：**治产后小便数及遗尿。

益智仁二十七粒

为末，每服二钱，米饮下。

**还少丹：**治脾肾虚寒，血气羸弱，不思饮食，发热盗汗

熟地二两　山药、牛膝（酒浸）各一两五钱　山萸肉、茯苓（乳拌）、杜仲（姜汁炒，断丝）、志肉（制）、五味子（炒）、楮实子（酒蒸）、小茴香（炒）、巴戟天（酒浸，去骨）、肉苁蓉（制）各一两　石菖蒲五钱

枣肉加蜜为丸，每服三四钱，白汤或淡盐汤送下。

**鳖甲汤：**治产后虚证杂见成蓐劳。

黄芪（蜜炙）、鳖甲（炙）各一钱　牛膝（酒蒸）七分　人参、茯苓、当归、白芍（炒）、桑寄生、麦冬（去心）、熟地、桃仁（去皮、尖）、桂心、炙草各五分　续断（酒炒，取净肉）三钱

猪肾煮汁作水，加姜、枣，煎服。

**当归羊肉汤：**治产后无疾觉虚。

当归五两　炙黄芪四两　生姜六两　肥羊肉一斤

煮取汁煎药，分四服。

**清骨散：**治骨蒸劳热，男女皆可用。

柴胡、前胡、胡黄连、乌梅各八分　猪骨髓一段　薤白十根

水煎成，入猪胆汁少许服。

一方将药为末，猪髓一钱，猪胆汁一个，薤白同捣为丸绿豆大，每服三四十丸，开水食后送下。

**保正汤：**

人参、茯苓、白术（土炒，咳嗽用蜜蒸）、麦冬（去心）、白芍（炒）、枸杞、生地、熟地、知母（炒）各一钱　黄芪（蜜炙）、川芎、地骨皮各八分当归、天冬（去心）各二钱　五味子十粒　黄柏（炒）六分　炙草四分

枣二枚，水煎，亦可作丸。

一方天冬只用一钱，无麦冬。

**增损柴胡汤：**治少阳血虚，寒热不止。

人参、川芎、芍药、炙草各一钱　柴胡、制半夏各二钱　陈皮八分

姜、枣引，水煎。

**千金当归芍药汤：**治产后烦满不安。

人参、芍药（炒）、麦冬（去心）、干地黄各一钱　当归一钱五分　桂心四

分　粳米一撮

生姜三片，大枣（去核）三枚，水煎服。

**三味麦苏饮：**治产后瘀血入肺，咳嗽喘急。若口臭黑气起，急用此药，亦

有可望得生者。

人参一两　苏木二两　制附子五钱

作一剂，水煎服。

**二味参苏饮：**治恶露入胞，胀大不能出，及产后败血冲肺，喘满面赤几

死者。

人参二钱　苏木（碎）四钱

水煎服。又有入童便热服。

一方人参一两为末，苏木（捶碎）二两，水碗半，煎苏木水一碗，去渣，

调参末，随时加减服，大便溏泄者禁用。

**抵圣汤：**治产后败血，积于脾胃，腹胀呕逆。

人参、制半夏、泽兰、陈皮、赤芍各二钱　炙甘草一钱

火焙生姜三片，水煎服。

恶露过多者，去泽兰、赤芍，倍陈皮、生姜。予谓陈皮二钱未免过当，用

一钱足矣。

**花蕊石散：**治胎衣不下，胎死腹中，并治产后败血不尽、恶血奔心、血晕

等症。或至死而心头尚热。急以童便调服一二钱，取下恶物，如鸡肝片，终身

不患血虚、血晕；若膈上有血，化为黄水，即时吐出，或从小便而下。并治诸

血凝滞，气绝欲死，凡血症人弱不能攻者，服之凝血皆化为水。

花蕊石一两　硫黄四钱

为粗末，入瓦瓶内，盐泥固脐，晒干，以炭火丛堆煅炼一日，候冷取出，

再研细。每用一钱，童便调服。此石药也，不可轻用，姑录之以备参考耳。产后肠胃俱虚，何堪当此。

**千金托里散：**治气血虚寒，溃疡不收，并治孕痈。

人参　炙芪　川芎　当归　肉桂　白芷　防风　桔梗　白芍　天冬（去心）　连翘（去心）　忍冬　炙草

生姜引，水煎服。

**安胎万全神应散：**治孕妇三月前后，或经恼怒，或行走失足，跌损伤胎，腹痛腰胀，一服即安，虽然见血，一二日未离宫者，两帖即愈。倘先三四五月内已经半产过者，将及前月分，略觉腰骨酸胀，忙服一剂即安。万全密传，验过多人。

当归（酒洗）、白术（土炒）、条芩（酒炒）各一钱　熟地（姜汁再浸）八分　白芍（炒）、杜仲（盐水炒，断丝）、阿胶（蛤粉炒成珠）、茯苓、蜜炙嫩芪各七分　川芎六分　砂仁（连壳）五分　炙草三分

水、酒各一碗，煎八分，空心服。如急痛，将铜锅煎一盅，即服立止。

胸前作胀，加紫苏、陈皮各六分；白带或红，多加蒲黄（炒）、阿胶、炒地榆各一钱，艾叶七分；见红，加续断肉一钱，糯米一百粒。

**凤衣散：**治三五月小产。

用头生鸡子抱出小鸡之蛋壳，阴阳瓦焙黄，研末，如前次小产在何月至时，预以无灰酒冲服。

**益气养荣汤：**治瘰疬结核流注，一切郁热毒气。

人参、白术（土炒）、茯苓各一钱　当归二钱　川芎、白芍（酒炒）各八分　熟地二三钱　黄芪（蜜炙）一钱五分　桔梗一钱或八分　贝母（去心）一钱二分　香附七八分　橘皮　炙草各五分

生姜引，水煎服。

# 回生丹方论

回生丹，保产之仙方也。昔有修合施人者临产服之，无不坦然。予在西江，有友人制此，方以十丸见赠，随手与人，俱称奇效。丁亥秋，游幕山左，途遇一难产者，子死腹中，举室仓惶，医亦乏术，予闻之，急简笥之，仅余一丸，送服，死胎立下，母命保全，人咸惊叹。乙丑春，就豫省之河北，邱都督慕继为怀庆荪郡伯所召，两衙相距数武，随请捐俸修制，广为施舍。而绅士范在文亦集同人，修合以继，其间产中艰难诸证，无不立效。乙未秋，余乔居光州，内子已十五年不生育，嗣怀孕九月，因崩久气弱，胎死而坠，胞衣不下，血少干涩，气复虚弱，此危证也。急以开水送下一丸，少顷立下，屡试有验。但此方不知始自何人，编简方书，唯《万病回春》有之，记云长葛孙奎台经验。又《景岳全书》集中亦载是方，较予所传略有不同，制法、汤引亦未讲明，故详述之。素堂何应豫识。

**回生丹**：治妇人产后诸疾，污秽未净，及一切实邪疼痛、死胎瘀血、冲逆等证。

锦纹大黄一斤（为末） 苏木三两（打碎用，河水五碗，煎汁三碗听用）大黑豆三升（水浸取壳，用绢袋陈之，同豆煮熟，存汁三碗，去豆，将壳晒干为末，俱听用） 红花三两（炒黄色，入好酒四碗，煮十余滚，去渣听用） 米醋九斤（陈者佳）

将大黄为末一斤，入净锅，下米醋三斤，文火熬之。熬时人在旁，以长木筋不住手搅成膏。再加醋三斤熬之，又加醋三斤，次第加毕，然后下黑豆汁三碗。再熬，次下苏木汁，次下红花汁，熬成大黄膏，取瓦盆盛之。大黄锅焦，亦铲起。下入后药同磨。

人参二两 当归（酒洗）一两 川芎（酒洗）、香附（醋炒）、延胡索（醋炒）、苍术（米泔水浸一日，切片，炒）、蒲黄（隔纸炒）、茯苓、桃仁（去皮、尖、去油）以上各一两 川牛膝（酒炒）、甘草（蜜炙）、地榆（酒洗）、川羌活、广陈皮、白芍（酒炒）各五钱 木瓜、青皮（去瓤，炒）、白术（米泔水

浸一日，炒）、**秋葵子各三钱　乌药（去皮）二两五钱　良姜、木香各四钱
乳香、没药各二钱　益母草二两　马鞭草五钱　熟地一两　三棱**（醋浸透，纸里煨）　**五灵脂**（醋煮化，焙干，研细）　**山萸肉**（酒浸，蒸，捣烂入药）

　　上三十味，并前黑豆壳共晒干为末，入石臼内，下大黄膏，拌匀，再下炼熟蜜一斤，共捣千杵，取起为丸，每丸重二钱七八分，静室阴干，须二十余日，不可日晒，不可火烘，干后只重二钱有零，熔蜡护之，用时去蜡壳，随证择用，汤引送下一丸。制药时必先齐戒斋诚，如法炮制。如不会做蜡壳，即用金箔为衣，亦可。

　　临产用参汤服一丸，则分娩全不费力。如无参，用淡淡炒盐汤。论曰：凡胎已成，子食母血，足月，血成块，谓之儿枕。将产，儿枕先破，血裹其子，故难产，服此丹，逐去败血，须臾自生。横生、逆产同治。亦有因气血虚损难治者，宜多服人参。

　　子死腹中，因产母染热病所致。用车前子一钱，煎汤调服一丸，至二丸三丸，无不下者。若因血下太早，子死于内，水涸不能下，用人参、车前子各一钱，煎汤服。如无参，用陈酒少许，煎车前汤下。

　　胎衣不下，用炒盐少许，泡汤调服一丸或二三丸，即下。

　　产毕血晕，用薄荷汤调服一丸，即醒。

　　已上四条，乃临产紧要关头，一时即有名医，措手不及，此丹起死回生，必须预备。

　　产后三日，血气未定，还走五脏，奔充于肝，血晕，起止不得，眼见黑花，用滚水送下一丸。

　　产后七日，或因食物与血结聚胸中，口干，心闷，烦渴，胀满，用滚水送下一丸。

　　产后虚羸，血入心肺，热入脾胃，寒热似疟，滚水服一丸。

　　产后败血，热极，中心烦躁，言语癫狂，非风邪也，滚水服一丸。

　　产后败血，流入心孔，闭塞失音，用甘菊花三分，桔梗三分，煎汤调服。

　　产未满月，误食酸寒坚硬之物，与物相搏，流入大肠，不能克化，泄痢脓血，用山楂煎汤调服。

生产时，百节开张，血入经络，停留日久，虚胀酸疼，非湿症也，用苏梗三分，煎汤调服。

产后月中，饮食不能应时，兼致怒气，余血流入小肠，闭塞水道，小便涩结，或溺血似鸡肝，用木通四分，煎汤调服。又或流入大肠，闭却肚门，大便涩难，或有瘀血成块如鸡肝者，用广皮三分，煎汤调服。

产后，恶露未净，饮食寒热，不得调和，以致崩漏，形如肝色，潮热烦闷，背膊拘急，用白术（土炒）三分，广皮二分，煎汤调服。

产后败血入五脏六腑，并走肌肤四肢，面黄，口干，鼻中流血，遍身斑点，危证也，陈酒化服。

产后小便涩，大便闭，乍寒乍热，如醉如痴，滚水调服。

凡产后一切异证，医所不识，人所未经，但服此丹，无不立安，一丸未应，再服一丸，以三丸为定，必效无疑，但药性太峻，不可多服，以损元气，中病即止可也。近日参价甚昂，独力难支，倘能邀集同人，公捐普济活人，不沙功德无量。

# 方名索引

何氏妇科专著校评

何氏妇科专著校评

何氏妇科专著校评

女科一知集

何时希　著

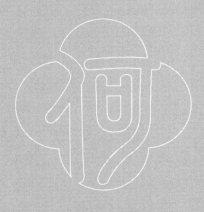

# 本书提要

　　本书作者何时希（1915—1997），名维杰，字时希，号雪斋，以字行，是何氏自南宋以来第二十八代世医。他自幼随祖父习医，后又于私立上海中医学院学习、毕业，从事中医教学、临床60余年，中医理论造诣深厚，临床经验丰富，本书即是其心得所集。

　　本书分三卷。卷一为有关妇科、产科病证的若干诊治心得、案例举隅、心仪方药的比较与应用等；卷二是对《济生方》妊娠门、徐之才逐月养胎方、《妇人大全良方》等著作相关内容的商榷与评议；卷三是从文献角度阐述奇经、十二经、脏腑、全身阴阳气血与月经的关系。书中论点鲜明，评说中肯，资料丰富，对女科常见病、多发病论述颇详，值得学习、参考和研究。本书按节分门，对内容作【校注】和【评析】，便于读者学习、领会。

　　本次整理以学林出版社1985年《女科一知集》为底本，为何时希手抄影印本，本次编写作了一些修正，包括书中引用文献查证，书中何时希对引用文献所做的按语均用括号标示，且字体不加粗。对于错别字、通假字、异体字，改正不出校注。

# 小诗代序 时希未是草

年当十七始临床，小印新镌署疗芳，转学多师专带下，程秦蔡沈与初唐。

（余十七岁始临诊于上海广益中医院，倩同学徐君刻疗芳斋小印，即有志于女科，后师事程门雪暨秦伯未、蔡香荪、沈芝九、虞初唐诸先生学带下医）

白头自畏失心传，家世能医八百年，最是灯昏明月夜，祖芬遗泽愧蝉嫣。

喜看桃李尽芳菲，盛极人文旷古希，歌舞休明难自弃，也将余荫竟清晖。

差欣老眼尚清明，细字丹铅手自成，愧甚一知供覆瓿，还求当世与题评。

岁甲子春王正月时在东吴客次书

# 目录

卷
一

# 治病当设三步法

● 【原文】

治病宜有定见，有预见，有计划，亦有步骤，或药变而法不变，或法变而理不变。何以言之？药变者，选药有轻重也；法变者，改汗为吐，其发越则同；改吐为下，其攻实亦同，而治理未尝变。理者基于认证，证不变则理亦不变也；证变则又当活泼泼地随证应变，不可刻舟求剑矣。

闻诊宜静，静则所得多；问诊宜详，详则所疑释。辨证既明，治法须定。定治法不少于三步：治其今日之病，第一步也；治病之余波，抚病之创痍，所谓调理法者，为第二步；休养生息，气血更损者补而复之，求其致病之因而杜绝之，使无复发之机，则第三步也。

以例虚寒之痛经：寒主收引，寒则气滞，血得寒则凝泣而不行，第一步须温寒以治今日之痛；第二步则乘其天癸初止，药力易受，既温且补其血；第三步则月经之事已毕，当进而心脾气血，或肝肾阴阳之补矣。

再例子痫：发则风火上煽，痰气上逆，上者下之，当平肝息风火，止痉化痰热，为第一步；肝渐平而痉挛解，当顺其升降之机，柔其偏亢之肝，调理之，为第二步；第三步则滋水以清金，金能平木，水能涵木，水以济火，风火不升，则根本之治矣。不有三步，莫善其后，若见病治病，胸无成竹，则临诊仓皇，捉襟而肘见矣。

● 【评析】

何时希集自己数十年的临床经验，提出诊病首先要辨证明确不误，然后因证定治法，治法当分三步。第一步，治今日之病，即刻下突出之症，此乃急者先治之意；第二步，治病之余波，即针对此次发病之成因治疗，有平息调理之意；第三步，治病之根，以杜绝复发之机。总之，治病要对所治证候有充分、全面的认识，只有这样，治疗才能胸有成竹，有方法、有步骤，才能取得良好的疗效。

# 妇女病有四期

● 【原文】

月经、妊娠、产乳，谓之三期，今增经绝而为四。

经期自二七至七七，亘[1]历三十五年，月一行为四百二十次，若周期准四周者，则为四百五十五行。苟起居之失慎，调护之乖方，治之不得法，亦不能谓为隐曲小患也。

女科诸病，国内外大都分为妇科、产科两大编。调经属妇科，其妊娠则为产科之前期，著论不多，分门不细，而中医则列为胎、产、经、带四大症，以为调治经、带，所以利胎、产，所谓天地之大德曰生，生生不息，不生则灭矣。此优生衍宗之说，实有可非之处，历来女科书著，多专论产育者，如《产宝》《产书》之类是，有仅论胎产而不重经带者，亦有百余种。罗列胎前病多至数十，然细析之，当有二类：如恶阻、子烦、子悬、子肿、子痫等，是因胎而致病，无胎即无是病，西医曾谓为妊娠中毒症。其子咳、子疟、子泻、子痢等，以及血症、伤食、伤寒、中暑之类，其病也自得之，不以有胎而始受，虽与胎同集于一身，实非一因，治亦各行，苟其调护失宜，用药或犯禁忌，亦足殒胎。治之中法，则病去而胎不碍，岂非病是病、胎是胎乎？是盖内科病而患于孕妇耳。是期也，亦历四十星期，而旧说则曰怀胎十月也。拙著《妊娠识要》一书，分此二类以论胎前病，并列举禁慎之药物、食物，及选辑用方，历考古今医著，专论妊娠一门者不多，故试为之，是否有当，尚期评骘[2]。

产乳之期，古称晬周[3]，经一年也。苟生活营养之自慎，可以无事乎医药。或得之劳悴过早，或得之贪凉受寒，则皆足以乘百脉空虚之际，深入而植根，痼里而难拔，早则弥月[4]内除之，迟则百日，逾岁不撤，则病深矣。

经绝一期，在七七左右，或有始经迟过二七，则以经行三十五年为数。其间或因多产，或缘大病，或崩漏之耗血，或激素之改变，或经手术之切除，或为节育所抑制，杂之以劳疲失度、忧患余生、焦虑异常、五志过极，凡在城市居民、知识分子，在在足使提早其至，延长其期，自年届四旬以上，直至周甲以外，人不相同也。或有乡村家庭妇女，生活简朴，慕欲恬淡，至期<sup>[5]</sup>有郁郁数日，或勃然大怒，或号啕一哭，便过关者，亦不乏人。总之，此内分泌学之奥秘，中医阴阳之不相济、不相制、失平衡、失密秘，或生长恋抱之相违忒，理虽多端，总在求其平秘之道耳。此一大学问，非片言可以尽也，吾愿学焉。

● 【校注】

［1］亘（gèn）：空间和时间上延续不断。

［2］评骘（zhì）：评论。

［3］晬（zuì）周：即周晬。指周岁。

［4］弥月：满月。指婴儿出生满一个月。

［5］至期：指到更年期。

● 【评析】

何时希从临床实际出发，将妇女病概括分为四期：即月经期、妊娠期、产乳期、绝经期。在这四期中囊括了诸多妇女常见病、多发病，在本书及其所著《妊娠识要》中有较详论述，可资参考。

# 经闭与浮肿

● 【原文】

此症经闭与浮肿，有先后相互关系，病名亦有血分、水分之别，叔和《脉经》言之较详，曰："妇人经水不通，经为血，血不利则为水，名曰血分。"又曰："血结胞门，其脏不泻，经络不通，名曰血分。"又曰："经水前[1]断，后病水，名曰血分，此病为难治。"合三条文字以观之，谓先因虚寒血结，经事不行，则血中之水渗溢为肿，症状以经事先断而后水溢，当先治其虚寒，故治较难。若水分之病，则《脉经》云："先病水，后经水断，名曰水分，此病易治，何以故？去水，其经自当下。"《脉经》之语如此，其所谓难治者，殆属于更年期紊乱，若中青年病此，又不尽然。余遇此症不少，试举数例。

一青年在农村，临经适遇治水利，涉水没腹，月事即断，日以浮肿，体力疲困。数月之后，治之以四物[2]、五苓[3]、五皮[4]同用，小便大增，其肿即消，而经亦旋行。后测基础体温，不见排卵期，遂以胶艾四物合益母胜金丹[5]投之而愈。

一青年以痛经，经不畅，而日浮肿，以四物合理气祛瘀法治之，痛止经畅行，而肿日退。此二例按叔和说，宜名为血分，固未见所谓难治也。

一中年经期紊乱，由一月两行，而至七八十日一临，乃至经闭，而肥胖随至，皮肤粗糙，脊干脂肪堆积如水牛背，全身毳[6]毛丛生，毛发粗黑，音声增宽，性情躁急善怒，男性之征显然，尿十七羟、酮明显增高，确诊为柯兴氏综合征。多实热症状，如便闭、溲少烙热、咽干渴饮、口苦目燥、夏日乃无汗。急则宜治其标，标症既多，当先治之。遂用宣肺气、开玄府以发汗，如麻黄、浮萍、桔梗、牛蒡、防风等；清二府之热，以利大小便，如制川军、瓜蒌皮、仁，猪苓、滑石、苡仁、木通等；生津液，如芦根、花粉、石斛等；清肝胃之火，如山栀、黄芩、连翘、知母等；疏肝胆之气，如逍遥、香附、

　　　　　　　　　　　　　　　　　　　　何氏妇科专著校评

金铃、郁金、橘叶等，皆随症变而施治，对症状而应用，清上导下，利气泄火，诸标症次第撤除。而肃肺清金之品如桑皮、枇杷叶、苏子、杏仁、旋覆、乃至葶苈等，则配用较久。盖从《金匮》之说：肾气微弱则水不行，水不行则心火气盛，则伤肺，肺被伤则金气不行。于是而肺不能通调水道，下输膀胱，故水潴留而为肿，水潴留则可窒碍某些生殖系统，而使之反常，经闭特其一征耳。又从《脉经》之治水分病，"水去则经当自下"之说，闭经反从浚治。读国外论文，涉及肺与内分泌腺及前列腺之关系，足以引证于中医金生水之理，故着力于治肺也。迨其汗出溲清，便通躁平，一切男性之征日以消退，性情亦渐转柔，经事应汛。乃以四物、五苓，合大补阴、知柏八味诸方，抑阳而助阴，经遂顺行，而体则仍较胖，不能复其故常矣。此妇得病前早育一男，第二胎时发现垂体肿瘤，故曾作人流及绝育手术。其阳亢之由，盖莫基于此。

一妇年四十已上，面色㿠白虚浮，目肿如线，每经时更甚，经期错乱，小溲少，啬啬恶风。治以四物、五苓合防己黄芪汤，经行渐多，而肿即退，小便畅行。次月发病已轻，加入二仙汤法，效乃稳固。此例虽未经闭，但已入紊乱将绝之期。

一妇经初绝，面正圆如瓜，小溲少，语言絮聒反复，刺刺不休，有如独语。以五苓散合甘麦大枣、百合地黄、知柏八味等法治之，肿退而语言渐少。

以上举数例言之，以为皆与内分泌失调有关，而致之之因不一，或系外因之干扰，或为水血之阻窒，而促成其紊乱。排除其干扰，而去其阻窒，即可以治浮肿、痛经二病。或则如《内经》所谓"任脉虚，太冲脉衰少，天癸绝，地道不通"，是乃生理代谢所必然，以中医阴阳之道言之，抗衰老之药多矣，可以俯拾即是。若用通地道而裕天癸，则无此理也。惟当顺生理而施以方治，使更年紊乱之期短，而疾苦减轻，则必有可能，亦医者之职也。

尝写一经闭与浮肿之机制图，以自省览，如下。

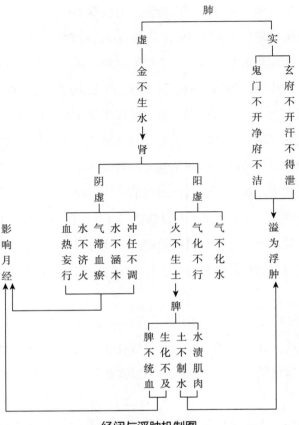

经闭与浮肿机制图

● 【校注】

[1] 前：原为"先"。疑误。

[2] 四物：指四物汤。下同。

[3] 五苓：指五苓散。下同

[4] 五皮：指五皮饮。下同。

[5] 益母胜金丹：出自《医学心悟》。方由益母草、茺蔚子、当归、熟地、白芍、川芎、丹参、白术、香附等药组成。有活血调经的功效。

[6] 毳（cuì）：鸟兽的细毛。意指汗毛。

● 【评析】

　　经闭与浮肿，在《金匮要略》中就有病在血分、水分之别。一般认为因浮肿引起经闭，即病在水分者，只要治以利水消肿，则月经自行。而病在血分，即因闭经而致浮肿者，治疗则以通调月经为主，月经正常了，浮肿自消。闭经的病理机制，何时希认为与肾关系密切，具体可分肝肾阴虚和脾肾阳虚，而两者均可影响到肺的宣发肃降、通调水道等功能，从而使经闭、浮肿缠绵不解。由于证情迁延，多为虚实夹杂，故治疗当以补肾、利肺为主，兼以柔肝、健脾，同时不忘祛邪，如清热、散寒、开腠理、利水气等法。

# 荆芩四物、奇效四物与芎归胶艾

● 【原文】

余尝学王海藏妊娠六合汤之例，搜罗四物汤加二药之方，名为六合汤类方，得二百八十余方，加以释义，勒成一书矣。以为四物汤治妇科诸病，已为千百年来临床家所公认（四物汤俱知出于《局方》，而《普济方》则谓出于《产经》，是为隋人所著，则兹方流传已千三百余季矣），今加二药，以治妇科经、产、胎、带及他虚实、寒热之兼症，不特为临床得一较易遵用之套方，尤可贵者，则为此所加之二药，必为制方者经验有得，已尝煅炼，可免却后人许多尝试摸索者。搜辑既成，觉此中大有天地，无异觅得二百八十余组特效之药对也，能不色然以喜哉？虽然加一药以至三四药亦岂不佳，则以我亦尝集独味方，得百余而细玩之，觉药少无配合佐使之可言，启发不多，故舍之。药多则头绪多，而少针对性，不如仿雷公及徐之才药对之法，以二味为宗旨，故取海藏六合为例云。然斯亦我个人读书临床之局限性，其有韩信将兵之大才者，幸勿笑我井蛙耳。

然有加三味药之三方，觉其配合之妙，有不忍戛然置之不言者，则荆芩四物、奇效四物与芎归胶艾是也。荆芩四物汤，《医鉴》谓：治崩漏初起，不问虚实，服之立止。方系此六药外，犹有一味香附，其制合：荆芥清血，以祛血中之风，芩以凉血，二者炒炭，均能止血。荆、芩可与四物中之归、芎作颉颃，亦可为温与凉、行血与止血之药对。四物中川芎，常为人所疑忌，实则芎可以其辛行，与熟地之滞、白芍之酸为药对。川芎醋炒，又是酸以制辛之相制相须，而芎、芍相合，亦常作为解郁舒肝之要药。今又佐以香附，本乃理气之上品，既可助芎以行其辛，而得芩炭、芍药之相制，可不虑其过散，于是此方可收补血而不滞、行血（瘀）理气而有制、凉血祛风、入血止血之诸效。血中之气，香附能理之，仍是以理气为主也。《本事方》：治下血不止或成五色崩漏，却主之以香附，略炒为末，每服二钱，云：大是妇人仙药，常服资血调

何氏妇科专著校评

气。韩飞霞推崇香附备至，其《医通》中黄鹤丹与青囊丸皆以香附为主药（一加黄连，一合乌药），云：炒黑则止血，得童便浸炒则入血分而补虚，盐水浸炒则入血分而润燥，得归、芍则补血，乃气病之总司，女科之主帅也。李时珍谓：治妇人崩漏带下，月候不调，胎前产后百病。读此诸家之说，香附治崩漏之功，宜可信服。

奇效四物汤主治，《素问》云："阴虚阳搏谓之崩[1]。"阴虚者尺脉虚浮（按：浮字无所据），阳搏者寸脉弦急，是阴血不足，阳邪有余，故为失血内崩，宜奇效四物汤（《女科辑要》引许叔微）。又治肝经客热，血沸腾而崩久不止（薛注《妇人良方》）。方药系四物加阿胶、艾炭及黄芩炭，盖以胶佐熟地则补而能止，得芎又不致腻滞。归、芍、芎、艾四药相合，治虚寒之腹痛，最为妙选，但再合胶、地以统观之，则六药之中，仅芍药一味稍有柔制之意，而一偏于温，经曰：始为寒中，终为热中。既为阴虚阳搏，即有内热，但看《千金》妇科用五石诸方，亦常以丹皮、白薇等为佐使，可知群队之中，亦慎毋全偏于温，或全偏于凉，间一二味相异之药，正可收反佐之功，拮抗之益。况黄芩先清上焦之浮火，治其阳搏之脉，继则入血，制芎、艾之动火，而取止血之效。《本事方》用黄芩一味，治崩中下血，许氏曰：崩中多是用止血药、补血药，此治阳乘阴，所治天暑地热，经水沸溢者。《瑞竹堂方》芩心丸，一味黄芩，以醋浸制，以治妇人天癸当住却行，或过多不止，亦其义也。此方盖从仲景芎归胶艾汤蜕化而来，方以四物加胶、艾、甘草，治妊娠下血腹中痛。《图书集成》谓治妇人陷经漏下，亦名胶艾四物汤（按：不加甘草，后人亦名胶艾四物），乃妇科偏温之名方也。此一味甘草，虽不若香附、黄芩之能颉颃[2]反佐，意义较长，然于中亦可有所启示：夫陷经漏下，亟须补气以帅血，则可广之以参、芪，或者举气以摄经，则当备之升、柴。又甘草炙黑成炭，则止血而归脾，脾气固则能统血，使血有所归矣。甘与芍合，调和肝脾而缓中止痛。夫经家之痛，必血管痉挛，故常腹痛一阵，则下血一阵，血下则痛减，痛止则血戢[3]，故缓痛亦可减其下血也。

于是在荆芩、胶艾之药对外，又悟得香附、黄芩、甘草之适应，此三道七味之方，意义亦殊深长。愧吾识之浅隘，遗沧海之多珠，七十裘葛，忽焉已过，朝夕之争，敢不勉旃。

荆芩四物汤治例：

尝治一妇久患漏下，绵历岁月，更医已多，而不得效。所现一派虚象，前医处方无一合，舌质淡红，经亦色淡，无甚血块，殆乏明显，症状可以诊为血热。况久漏能不虚乎？支吾无以为计，但于脉中仔细推寻，似为弦数之象。姑以荆芩四物去芎加大补阴、二至丸法试之，所谓出奇之计，稍异于前耳，自虽未必中鹄，病人亦未再至。此病系女生某曾治之亲戚，越数年而遇此生，则大誉我一方而起痼疾，伊遵用荆芩四物于他例，甚获其益云云。余尝疑，仅凭稍有弦数之脉，近于孤证，究属想象模棱之诊，而乃得此不虞之誉。

一痛经症，婚二年而不孕，漫以胶艾四物、失笑、金铃子散诸法治之，痛良已，而经常趱先，他亦无所苦。正欲以《千金》紫石英丸等暖其宫，忽觉其面常赤，细寻之，脉有数象，遂一转而用荆芩四物，思暂折其浮热。一日其母来言：女经已逾旬未至，原先期五日，计之今已过期半月矣。乃嘱检小便，虽呈阴性，而恶阻之象渐显，脉见弦滑，主法遂改为芩术四物，又加竹茹、桑叶之类。继以久立漏红而住院，小便乃呈阳性。夫血热之象不著，二家和睦，亦无肝气抑郁之因，而有痛经；得温经之药而痛止，于法无不合，乃服荆芩而受孕，则为一奇。至以久立而漏红，不在法中也。此人后患洪肿，治之瘳，乃如期而产，母子两安。曲折如此，故记之。

● 【校注】

[1] 阴虚阳搏谓之崩：语出《素问·阴阳别论》。

[2] 颉颃（xié háng）：鸟飞上下貌。引申为不相上下或抗衡的意思。

[3] 戢（jí）：止，停止。

● 【评析】

荆芩四物汤、奇效四物汤、芎归胶艾汤均以四物汤为基础。四物汤可谓女科常用方剂，荆芩四物汤是四物汤加荆芥、黄芩、香附而成；奇效四物汤是四物汤加阿胶、艾叶炭、黄芩炭组成；芎归胶艾汤乃四物汤加阿胶、艾叶、甘草而成，即《金匮要略·妇人妊娠病脉证并治》所载胶艾汤。三方均可养血止血，尤以后二方效著，然奇效四物汤清热凉血，芎归胶艾汤以性温见长，荆芩四物汤则有清热、祛风、理气等功用，临床可随证选用。何时希对荆芩四物汤独有所悟，附录验案可参。

# 《千金方》温宫祛瘀法之启示

● 【原文】

宫寒则血凝泣而不行，屻以留止，瘀积则宫闭不全，易致崩漏，月事不以信行，如是者殆难受孕，理之常也。归脾[1]以培其生化之源，益母胜金、胶艾四物以温煦胞宫，或佐祛寒，或佐理气，或化痰湿，是为常法。

尝考《千金》求子、补虚二门，总收方二十九首，其中用紫石英者十方，用泽兰者十三方，于是深有启悟，盖温宫之药，须入下焦而能守，如紫、白石英、赤石脂、龙骨、云母、禹粮、钟乳、乳香等，并阳起石亦所不弃。至于硫石、消石、石膏之类，则为荡宫涤胞之用，不在此法中。而泽兰一药，竟大为孙氏所喜，以泽兰为方名者凡九，可见温宫固是主要，而祛瘀一法如泽兰者亦为要图，不可或舍。由云母、泽兰得孙氏之激赏，而示人以用补血药时必佐活血行瘀之品，如地之与芎、芍之与归、胶之与艾，或如复脉汤之胶、地与姜、酒，或交加散之姜、地之例，更进而能知气弱则血馁，气滞则血凝，气脱则血亡，气乱则血不归经，补血法又必与补气相辅而行，如归脾、如八珍是矣。

从《千金》温宫与祛瘀之法而深思之：有小血块着于宫壁，可致崩漏时见，已如上文，然仍可怀孕，孕则宫闭不全，可致漏红时见，所谓激经、垢胎、鼠胎诸称是也。胎元根蒂不固，必随漏而陨，或不陨者，亦必营养减弱，而致不育或夭折。王叔和所谓：精汁凝胞，散者损堕[2]。又云："今阳不足，故令激经也。"《金匮》有文二条，曰："妇人宿有癥病，经断未及三月，而得漏下不止，胎动在脐上者，为癥痼害。"又曰："妊娠六月动者，前三月经水利时胎也（即宫闭不全，其故在癥）。下血者，后断三月，屻[3]也。所以血不止者，其癥不去故也。当下其癥，桂枝茯苓丸（方有芍药、桃仁、丹皮）主之。"此症确有其理，亦必为临床所曾遇，以我未经下此诊断，用此去癥之方，故不敢具论。但从可知《千金》温宫与祛瘀同用，益有至理，祛瘀用于温补之中，使宫中留屻早去，则孕成而无癥痼之害，岂不美哉？其荡胞汤、消石大黄丸、承泽丸等，治妇人绝产不孕，皆用攻瘀，尤为此法之英萃欤。

何氏妇科专著校评

［1］归脾：指归脾汤。下同。

［2］散者损堕：语出《脉经·卷第九·平妊娠胎动血分水分吐下腹痛证第二》："所以月见，阴见阳精，汁凝胞散，散者损堕。设复阳盛。双妊二胎。"

［3］衃（pēi）：瘀血。

● 【评析】

妇人不孕的病因，除阳虚宫寒外，血瘀积滞亦是不可忽视的因素，故何时希认为唐·孙思邈《千金方》温宫祛瘀法实为治不孕之要法。并由此引出补血亦当佐以活血行瘀，同时补气亦可增进行瘀之力。

# 通因通用法治崩漏

● 【原文】

　　尝遇漏下绵历之症，无休止者十余月，凡归脾、补中益气、杜仲丸、菟丝子丸、震灵、十灰、荆芩、胶艾之属，历更诸医，治之罔不如法，靡不对症，而无奏效者。其淋漓时见小血块为最平稳，若稍得休止，必有大冲随之，故病者不敢奢求遽止，但望能维体力足矣。余冥思久之，意必有瘀以留止，但体已大虚，苦无荡涤而不伤正之法，欲顺水推舟而无水可顺，比如黄河九曲，泥沙可以杂下，若河无水，又何以下泥沙而通淤滞？诘[1]病者以经期，则忘之久矣，遂嘱以细心自察，一月之中，必有数天昏昏倦懒，或如寒如热，或善怒，或悲喜无常，或抑郁不自得，若犯情志者，或腰肢痠软，困顿无力，或乳中腹中不适，一切有若往时行经之状，则速来就诊，他时仍以归脾、补中扶益气血诸法治之。一日，病者忽来云：似有经临之感，而淋漓固如常也。因遵《内经》通因通用之意，处方以胶艾四物汤、桂枝茯苓丸，加山楂、麦芽、炮姜等化瘀为汤剂，大黄䗪虫丸三钱包煎。服后频下血胚，七日而经自止。次月如期，复与前法，而淋漓崩冲之患遂躅。后所遇此类症，如病者能以经期告者，施此通因通用法罔不效。医者亦须细察其经调补后，体力恢复如何，能胜攻者攻之，若虚象仍甚者，俟一月亦无妨，勿操切也。

● 【校注】

　　[1] 诘（jié）：追问。

● 【评析】

　　从本节所述案例看，崩漏一证有虚实之分。虚者治当补脾以统血，或益肾调肝以摄藏，然补之、调之罔效，则当责之于瘀滞，即血瘀而血溢于脉外，更由于瘀血不去、新血不生而虚象日甚，病呈虚实夹杂。何时希的对策是遵循正

　　　　　　　　　　　　　　　　　　何氏妇科专著校评

常月经周期的规律，该下时要通下，该止时要固摄，平时补脾益气养血，以增强体力，到该行经时果断活血祛瘀，使其瘀滞尽下，即所谓通因通用法。病因祛除，崩漏自止。

# 苏合香丸治痛经

● 【原文】

在北京时，女科同道有以苏合香丸治痛经者，效不显。沪上闻亦有数老医用之，其不能取效同。取《和剂局方》细读之：白檀、安息、沉、丁、麝、脑、熏陆、苏合、青木香、荜茇、香附子，其为芳烈走窜、辛温香燥凡十一品，仅犀角、朱砂清心镇心，白术、诃子健脾燥湿为佐使，实乃气中、中恶、秽浊所蒙而开窍宣闭之猛剂也。究竟诸香合力，同气相从，窜走无常，何以能制？耗真气而血失统归，劫津液而拨动浮火，以痛经之小疾（以妇科专门言，此病治法多，辨症不难，病因亦非歧杂，似难认为大病）而兴师动众，似觉得不偿失。然此法既见用于南北，必有师承妙理于其间，特吾学力荒疏，未达于此耳。丹溪《局方发挥》云："苏合香丸用药一十五味，白术、朱砂、诃子共六两，其余一十二味共二十两，皆是性急轻窜之剂，往往用之于气病与暴仆昏昧之人，其冲突经络，漂荡气血，若摧枯拉朽然。"读之首肯，于是得三解：其一，此方主用于气乱与气闭及秽浊蒙蔽、暴仆昏昧之人，何事乎月经。二为此丸漂荡气血，其摧枯拉朽之猛，气耗则血散，气乱则血妄行，而香窜未必能止痛经也，以病余之气血供其拉摧，得乎失乎。三则和血顺气，温经止痛之药多矣，道在瓦砾，四物之侪，尚非瓦砾也，加减用之，左右逢源，屈指可数百法，何必弃常而逐异，舍此而取彼。

余学女科于程、蔡、虞[1]诸家，觉用药平熟，实无特异之处。尔时年少，颇以怪疾奇方为喜，似不厌所望也。及为医久，临床多，乃知名医一生，大都常用药不过三二百味，亦为常人习用之药，而能愈疾者，必于平凡中有至深之悟，观者不能领略耳。而好高骛远，耽奇觅怪，久则转入歧途，如学步于邯郸而忘其故步，则常病亦不能治矣。四物汤岂非女科至为平凡之方，吾师程氏尝以泻心、桂枝为例，嘱为此四药解其配合，余既悟师旨，遂得其配合十余解，师深然之。斯则所谓兵在精而不贵多也，多而不识其性能，讵可遣之以奏捷？

《图书集成·医部全录·妇人经脉门》收方一百四十一道，可谓多矣，乃

　　　　　　　　　　　　　　　　何氏妇科专著校评

无有用香窜者。《千金方》治妇人月水不通，言腹痛者十一方。《外台秘要》妇人二卷中无痛经。仲景《金匮要略》妇人杂病门中，有经水不利、腹中满痛之土瓜根散；"腹中痛，小建中汤主之[2]"，"少腹里急，……当以温经汤"，"腹中血气刺痛，红蓝花酒主之[2]"，然未尝明言痛在经时也。再从妊娠、产后二门中搜讨之，则桂枝茯苓丸之去癥，芎归胶艾汤乃治妊娠腹中痛之胞阻，当归芍药散之治怀妊腹中疠痛，当归生姜羊肉汤之治产后腹中疠痛，枳实芍药散之治产后腹痛，下瘀血汤治产后干血著[3]脐下之腹痛，共得十方，其常用药为当归、芍药、芎䓖、桂枝、丹皮、生姜、阿胶、甘草、茯苓、䗪虫等十味（此乃十方中用二次以上者），其余亦不过艾叶、地黄、枳壳、大黄、吴萸、土瓜根、红花等十五味，皆通常取用者。再举《千金》十一方中治血之药言之，有干姜、蜀椒、附子、桂心、吴茱萸、细辛、白芷、皂荚、干漆、乌头、狼毒、鹿茸、赤石脂、禹余粮等之温辛，消石、海藻、芒硝、牡蛎、鳖甲等之软坚，水蛭、虻虫、蛴螬、䗪虫等之灵动活血，以及桃仁、丹皮、射干、泽兰、大黄、芎䓖、丹参、蒲黄、土瓜根等之祛瘀常用药，亦竟无一味香窜之品，何欤？

清代徐灵胎少年时，悬壶吴门，叶天士正享盛名，见徐方，颇诋其庞杂不精，徐亦反唇讥其轻纤，不能中病，是二人均评方而不论疗效也。二人交恶，非意气之争者久之，后天士读《千金》《外台》，乃知灵胎之庞杂亦有所本，而自悔失言，此见于前人记载者。夫用药遵古，学有所源，终是不脱窠臼。以《千金》之法繁药多，治痛经亦缺此香窜一法，乃后人得而补之，岂非美事。我未敢学天士之讥灵胎也，惟苏合香丸药贵而物稀，病人求之不易耳。

《妇人良方》治月水行止腹痛，有地黄通经丸、万病丸、小温经汤、桂枝桃仁汤四方，药为四物之外，有虻虫、水蛭、桃仁、桂心、桂枝、丹皮、干漆、牛膝、人参、甘草、蓬术等十五味，亦无异常者。

● 【校注】

［1］程、蔡、虞：指程门雪、蔡香荪、虞佐唐。虞佐唐为宁波老宋家妇科名医宋森芳之婿。

［2］主之：原无此二字。据《金匮要略》原文补之。

［3］著：原为"着"。据《金匮要略》原文改。

## ● 【评析】

苏合香丸出自《太平惠民和剂局方》，有开窍辟秽、理气止痛的功效，多用于中风昏迷、痧气晕厥、心绞痛等症。用于治疗痛经，可谓扩大应用，虽不属妇科常用之方剂，但如确有疗效，则不妨多一选择。何时希在本节中记述了自己从不认可到接受的思路变化。

# 经行而合阴阳之痛经

● 【原文】

余治痛经，仅以四物为主方，寒则姜、艾、益母、吴萸、椒、桂，热则丹、栀、荆、芩、龙胆，气则逍遥、香附、茴香、金铃、延胡、郁金、橘叶，瘀则丹参、桃仁、泽兰、红花，痰多则苍术、半夏、白芥、莱菔，下寒则震灵、云母、黑姜，脾泄则四神、理中、丁、姜，风冷下受则白芷、细辛，水渍则五苓、五皮，虚则归脾、六君、补中益气，皆人人常用之方药也。然人不论南北，治之皆能已其痛而顺其经行，即所尝亲炙于程、秦[1]、蔡、虞诸师者，殆亦无甚出入，持此以治痛经，似已游刃，遂不暇旁求，其自封固步，殊可笑也。

忆一九四六年际，余代诊于女科虞老师许，偶诊一棘手痛经，每发则肢厥青紫，痛甚如不欲生，其夫在旁，亦悲不可抑。察其状似有隐曲不能言者，尔时妇女满堂，不宜直言究诘，乃隐约其词，问以曾有触犯否？妇俯首承，遂按寒症治，而加入两头尖、失笑散、血珀、茴香、土牛膝、地龙、将军干（蟋蟀干，以通下窍）。此症俗称撞红，乡前辈陆士谔先生颇有经验，曾于酒间言之甚多，以其悬壶于北里间，故时有遇之也。此所谓瘀精闭窍，法当逐其败精凝血，以导其窍者。嘱经前七日服之，次月痛即大减，愉怡而来告，旋复其原。后一二年，复诊一女工，如上例而更甚，据其同事言，每发则满地打滚，肢逆青紫如冰，大把止痛药片嚼之，早则尚可缓解，迟则僵冷如尸，良久乃苏，须一二日折腾，发更甚而体更弱矣，同事无不悯之。诘其由，则病者发誓不以告人，众坚为求治，余亦诘之如前例，但隐泣而不答，然其苍白之颜则略泛红赤，乃以前法加入一厘麝香吞之，其病遂失。此二例特异痛经之病因，乃年轻人常易犯之者，惜无以宣传劝喻之耳。

叔和《脉经》载有此病，而症状惝恍，颇令迷惑，记之如下："妇人病如癫疾、郁冒，一日二十余发。师脉之，反言带下，皆如师言。寸口脉濡而紧，濡则阳气微，紧则营中寒，阳微卫气虚，血竭凝寒，阴阳不和，邪气舍于营卫，疾起少年时，经水来以合房室，移时过度，精感命门开，经下血虚，百脉皆张，中极感动阳动，微风激成寒（此句始作韵语，即近世所谓歌诀体也，叔和常喜为之，或四言，或五言，穿插一段，读之便觉生动，而不枯燥，此仲景以上，溯于《素问》，莫不然也。《金匮》妇人杂病篇'两胁疼痛，与脏相连'以下，作四言韵语三十四句，甚有意致。余抄此书时，初欲以小真书为主，既淹迟时日，又觉沉闷，乃稍间以行草，渐感轻松愉快矣），因虚舍营卫，冷积于丹田，发动上冲，奔在胸膈（仍为韵语，而改二句为四言），津液掩口入，涎唾涌溢出，眩冒状如厥，气冲髀里热，粗医名为癫，灸之，因大[2]剧。"此文冗语不少，然撷其要，则有如癫、眩冒一日二十余发、冷积自丹田上冲胸膈、涎唾满口溢出等症状，又有阳微营寒、寒舍于营卫、冷积于丹田等病因，可资参考。

巢氏《诸病源候论》亦有数则，一曰："若经血未尽而合阴阳，即令妇人血脉挛急，小腹重急、支满，胸胁腰背相引，四肢酸痛，饮食不调，结牢恶血不除，月水不时，或月前月后，因生积聚，如怀胎状。邪气甚盛者，令人恍惚多梦，寒热四肢不欲动，阴中生气，肿内生风，甚者害小便涩涩而痛，淋沥，面黄黑成病则不复生子。"（八瘕候[3]）又曰："脂瘕者，妇人月水新来，若生未满三十日（新产未满月），以合阴阳，络脉分，胞门伤，子户失禁，关节散，五脏六腑津液流行阴道，瞤动百脉，关枢四解，外不见其形，子精与血气相遇犯禁，子精化，不足成子，则为脂瘕之聚。令人支满里急痛疾，痹引小腹重，腰背如刺状，四肢不举，饮食不甘，卧不安席，左右走，腹中切痛，时瘥时甚，作者少气头眩，身体解堕，苦寒恶风，膀胱胀，月水乍来乍去不如常，大小便血不止，如此者，令人无子。"三曰："黄瘕者，妇人月水始下，若新伤堕，血气未止，卧瘟未定，五脏六腑虚羸，精神不治。"又曰："妇人月水已下，新止适闭未复，胞门子户劳伤，阴阳未平复，营卫分行。"以上数则，皆仲景所谓妇人三十六病中七害之房害也。巢氏所言，较叔和为明畅，其症象亦遍于周身内外，涉及各系统矣。其痛引挛急之状，亦与临床所见相符，惟非亲诊，则不知其痛剧之至于是也。又叔和所谓"病如癫疾"，上述后一病例，他医亦有疑为痫发施治者，尝遇患痫者，临经辄发，惟此则先剧痛而后厥逆如尸，不抽搐，不吐沫，尚为可辨。

陈藏器曰：一犯月水行房，精血相射，入于任脉，留于胞中，以致小腹结痛，病如伏梁，水溺频涩，是名积精。《原病集》曰：有妇人月经来时交合阴阳，致伤血络，多成经漏淋漓，俗云血沙淋是也。《妇人良方》云：妇人月水不断，淋漓腹痛，或因劳损气血，而伤冲任，或因经行而合阴阳，以致外邪客于胞中，滞于血海故也，但调养元气，而病邪自愈；若攻其邪，则元气反伤矣。试思当剧痛之际，补气血可乎？况有积精留瘀，而可不去之乎？

● 【校注】

［1］秦：指秦伯未。

［2］大：原为"增"。据《脉经·卷第九·平郁冒五崩漏下经闭不利腹中诸病证第五》改。

［3］八瘕候：指《诸病源候论·卷三十八·妇人杂病诸候·八瘕候》。

● 【评析】

何时希治痛经常以四物汤为主方，并据证情的寒、热、痰、瘀、气滞、水渍、脾虚等不同而加减变化，疗效甚佳。本节所述案例乃因妇女月经期同房所致的痛经，证情较重，古代文献中亦有记载，其病机为积精留瘀，治当逐其败精凝血，仍以四物汤为主，加入失笑散、血珀、茴香、土牛膝、地龙、大黄、麝香等方药，其活血理气下瘀之力较大，故获显效。

# 化癥回生丹与大黄䗪虫丸、鳖甲煎丸

● 【原文】

　　见同事有以化癥回生丹治痛经者，初谓师承不同，各具经验，特西南医家能用《条辨》方于妇科，是善处时方者，为可佩耳；继取以与大黄䗪虫丸两两相较，乃颇受启示。化癥回生丹与鳖甲煎丸，虽同治疟母，而用药都不同，乃吴鞠通另辟蹊径者。其药凡三十五味，其中参、桂、归、芎、芍、桃仁、水蛭、干漆、吴萸、大黄等十味，为仲景妇科方所用；他则两头尖、五灵脂、虻虫、鳖甲、阿魏、麝香、丁香、茴香、降香、乳香、没药等十一味，气秽或芳香之品为一类，姜黄、川椒、良姜、艾炭、益母、三棱、苏木、红花、蒲黄、香附、延胡等理气、温血、行血之品为一类，此二类为鳖甲煎丸所无者。又地黄、杏仁、苏子等三味养血、降气、滑润之品为一类，此盖就大黄䗪虫丸之意，扩大其制，而益臻其美也。吾尤赏其两头尖（猳鼠矢，即牡鼠之矢）、五灵脂（寒号虫之矢）二味，皆是厥阴引经药，所谓以至秽之品，引入至阴之地者。五灵脂之用于女科，如经痛、产后血晕及儿枕痛[1]等，皆能独奏奇功（见《图经本草》及《产宝》等），与生蒲黄合用，局方名为失笑散，杨归厚[2]名以紫金丸，李仲南[3]称为灵脂散，实止痛祛瘀之妙药。猳鼠矢治伤寒劳复及阴易，著于《外台》及《活人书》，回生丹既以二屎引入子宫矣，复用芳香以流窜之，姜、椒、艾、桂以温而去之，其取效实非其他同类之方可比。药用一丸（蜡封，一钱五分，开水化服），余在京时，亦常用之，未发现副作用。

　　返观大黄䗪虫丸，为药十二味：桃仁、大黄、干漆、虻虫、水蛭、䗪虫、蛴螬等逐瘀去癥为一类，地黄、芍药、杏仁等养血润燥为一类，黄芩、甘草调和其中。夫虚劳虚热羸瘦，而内有干血，虚由干血所致，虚中究为夹实，干血不去，则新血不生，而峻攻亦足重损其虚。干血未去，而徒用补血，则助寇以粮，而益增其据固之势，亦且重实其实。仲景出此缓中补虚、先攻其实之方，解之者每谓攻实即所以补虚，干血去而新血自生，然既已虚极矣，能胜峻攻乎？我于此等症，常以补气血之偏行、性温而不腻滞者为汤，以大黄䗪虫丸三钱包煎，或化癥回生丹一粒（宜化服，煎则芳香之性失），不过期月，都能取效。此盖润血以濡其干，温血以助其行，灵动以通其着，补气以帅其血，使不崩冲。若更借二矢以引入至阴，直达于巢穴，则何愁于负隅哉。此时即芩、芍之酸寒，胶、地之腻滞，参用一二，亦无虑其掣肘，究竟温行灵动者多，于群队中杂一异己，亦反佐缓和之义耳。

再考鳖甲煎丸，《金匮》虽入疟病篇，实可治妇人癥瘕，方凡二十三味：柴、桂、芍、参、半、芩、姜、朴、大黄、桃仁十味，为柴桂、承气之制，合以鳖甲，可以作为治疟之方；其余乌扇、牡丹、紫葳、䗪虫、蜂窠、鼠妇、蜣螂、赤硝等八味，为攻积破瘕软坚消癥之主药；葶苈、石韦、瞿麦三味，乃逐水之品；而阿胶佐人参，为补气血，示人以疟母虽为有形癖积，踞成窠囊，而气血已虚也。此方，明清以前医家殆不甚赏识，由赵以德、陈梦雷、周扬俊论注之少而知之。近代谢观[4]称为：都用异类灵动之物，行气逐血之药，而不嫌其峻，其泄厥阴、破癥瘕之功，有非草木所能比者。《金匮要略今释》引日本诸家之说，亦无所发明。陆渊雷谓中医不知脾肿，谓之疟母，鳖甲煎丸药味，大要是行血消瘀之品，所以溶解血栓，涤除郁血，正适应脾肿，此亦中医学中之一大奇迹也。我谓是方既能除胁下痞块（脾肿），则其破坚之力，正可以去癥瘕，故近日用于肥气、痞气（肝脾肿大）者殊多，更有良好经验。而此丸硝、黄与葶、瞿、韦以为佐使，吾尤深喜之，盖坚积消软之后，使血化为水，从二便以去，则邪有出路耳。

凡使用虫介毒物之药，如上述三方者，以成药包煎为妥，既符合原方之配合，又浓煎可以去毒。若炮制违度，或储存失时，或辨药有误，皆易贻害，勿轻率也。吾有同学尝以大黄䗪虫丸处为汤剂，用量既高，奏效遂捷，初颇自喜，后有一例不胜药力，崩决不可收拾，告我谓：自此当缩手矣。

● 【校注】

[1] 儿枕痛：病名。指产后败血未尽，或恶露未尽者，症见小腹硬痛拒按，或可摸到硬块。

[2] 杨归厚：唐代官吏，知医。著《杨氏产乳集验方》，方911首，已佚。

［3］李仲南：元代医生。与孙永贤合著《永类钤方》。

［4］谢观：近代医家。字利恒（1878—1950），江苏武进人。曾任商务印书馆编辑，上海中医专门学校校长等职。编有《中国医学源流论》《中国医学大辞典》。

● 【评析】

化癥回生丹、大黄䗪虫丸、鳖甲煎丸均有较强的活血破瘀作用，故可用于治疗妇人痛经、癥瘕等病证。然化癥回生丹理气作用较强，鳖甲煎丸扶正祛邪、软坚散结功效较著。由于三方中均有虫介毒物，药性亦猛，故何时希认为当以成药包煎为妥，剂量亦不宜过大，以免产生弊端。

# 慢性盆腔炎

● 【原文】

治痛经既多且久，遂觉用药左右逢源，心手颇能相应，无意中使慢性盆腔炎患者得以怀孕，乃大受西医老友瞿君之赞赏，而进行合作研究。初由普通门诊中筛选为专题研究，时在一九五四年也，某线团厂工人以青年妇女为多，坚坐以工作，盆腔炎发病率多，缺勤多，假期长，医务室引为苦事。患者年尚轻，则多动而少静，病假中不免游乐，于是责难纷起，而工会亦难为解说。余适为该厂女工治愈数人，瞿君正是该厂厂医，乃偕工会商于余，余时与瞿君共事于联合诊所，乃为合作医疗之驻厂医焉。与瞿君对案会诊，大率先经西医检验，作出诊断，相约急性发作时由西医处理，亚急性与慢性期则由我治之。如是逾半载，怀孕渐多，而缺勤日减，效果良显，记录在该厂医务室。吾亦无甚奇法，但以四物为基方，痛减则多补气血，痛休则专补复。痛轻者（亚急性发作）援痛经例加清肝理气，稍重则泻肝祛瘀。急性发则由西药消炎，见缓即投补，渐渐不发不痛，则受孕矣。

● 【评析】

慢性盆腔炎患者病情多迁延反复，且可致不孕。何时希宗活血化瘀法治疗，以四物汤为基本方，如病情缓解时可增强补气血药力，如病静止不作则以补益为主，以增强患者抗病能力，杜绝复发。

# 异样月经

● 【原文】

余在中医研究院，初研究哮喘、慢支、矽肺，皆呼吸系统疾患也。继乃遂我旧习，兼研妇科，以痛经为题，病例大都选自某冰棍厂，病因以寒冷下袭为多。此一病因，《巢氏病源》中恣言之，南人颇引为怪，盖皆如厕于室内，不解冷袭为何事者。自吾来京，曲巷中小屋坑厕仍比比，无门无窗，寒风霜露，登其坑者，安能免夫侵袭。至于外省乡僻，圊尤简陋，巢氏之说，正为广大妇女言之也。若昧此因，治难全面。而冰棍厂女工之痛经，正符此理，而治之之法，自非温寒不可，即使子藏如扇，腰中冷如坐水中者，细辛、吴萸、姜、艾、椒、桂、益母胜金丹之类，用之无不效者，以病因单纯故也。然其中亦有特异者数例，略记于下。

一人经行无血，至期仅大便如白垩浆者（石灰浆）十数下，便了一次例假。余治以四神、赤石脂、禹余粮、附子理中、草果、苍术等，佐以五苓散，意欲止其泄而利其水道，易言之，即是窜其湿复归脾，而改道由膀胱以出耳。病常有因病理之惯性，习变为常，而不以为苦者，今我则欲纠其病理之惯性，而复其生理之常态也。上法治之一二月，便泄止，经时小便浑浊如带下，乃宗《千金》五石、泽兰诸法，合胶艾四物汤、益母胜金丹（《医学心悟》方）等，不数月，经行遂如常人。

一例经行尿水如泥沙，杳不见血，则治之较易，仅以归脾、益母胜金丹合附子理中、五苓等，温脾肾、补营血、泄水湿而愈。

一例痛经，依温经常法温之止，而苔舌垢腻灰黄不退，厚如二钱许，舌胖，上有茸毛如霉变、如苔藓，望之欲恶。此人自北来南，已十余年不知食味矣。虽用燥脾湿、降胃湿、利气机、益火生土、芳香开浊、开上焦、宣中焦、渗下焦诸法，化之甚缓，而滋长甚易，旋复如故。乃用扶土制木、木来泻土法于燥土方中，加入乌梅、木瓜、白芍，其苔始化，当其苔厚时，痛经必作，但减于未治时，自其苔化，经行乃不复痛。

● 【评析】

　　本节所举 3 个病例，似均与水湿内停，冲任脉络阻滞不通有关，因此用祛湿利水法为主，兼以益脾养血，或调和肝脾法，使水湿除，冲任脉通，则异样月经自愈，痛经不作。

# 泛恶与漏红

● 【原文】

一日访一前辈，正治妊娠漏红症，腰痠如折，小水频数，腹部下堕，而泛恶仍频。余意此胎可保，何以故，以恶阻[1]仍甚，知胎元未萎，而胎气仍盛也。又气上逆而未悉下陷，故可举中气而提之，则尿频可减。固奇脉而涩之，则漏红可止。及观其处方，则为芩、术、苓、连及杜仲、桑寄、苎麻之类，以为药轻不中，失此则不可保矣。余问前辈，何以不用补中益气，曰补则气升，助其恶矣；何以不胶艾四物，曰恐其腻膈妨食也。余别而自思，此时所贵者正在于恶以见胎有生气，恶又何害哉？即云补气可以助恶，恶则气上逆而不堕，古有用吐法举胎者，使胎元增一可保之机，恶又有益矣。若此时而用芩、连、茯苓苦泄下渗则气更下陷，胎亦难固矣。尝读一医案，湿温重症，咳嗽历数候而不止，案中屡言之，却不加一药以治之。读者引以为惑，余谓治咳岂不容易，然以咳比湿温重症，则是无足重轻之藓疥小患耳，不治亦复何害？有咳嗽症在，却大有机宜：一者咳则肺气通，上焦宣发气分之邪，可以借此振振之势而透为疹瘖。二则以觇其温邪尚还逗留于气分，而未内陷入血，若一旦咳自止，则鼻煽痰闭，而昏蒙随之矣。以医者才力，岂不能照顾咳嗽，特留此一症，既无伤于大局，而正可作为斥堠[2]谍报之用，意盖在此。我于泛恶之与漏红，亦持如是观。

复举他例以为旁证。同学某君学痔科于某名医甚勤，余谓此医仅以药胜人，恐无理论可得，子何契之不舍而弃内科？同学曰：此医于内痔流血有一妙论，谓纵有湿热，切忌苦寒，寒则湿热降泄，必致窜成痿管。然则奈何？曰升提之，使复归于脾胃耳。归脾胃后复如何？曰淡渗以从小便出。余抚掌而起曰：旨哉言乎，虽治痔，亦内科上乘之学也，子其勤事之。

● 【校注】

[1]恶阻：病名。又名子病、阻病、恶子、妊娠呕吐等，是指妊娠早期出

现的恶心、呕吐、择食，甚则呕吐苦水或血性物等症。

[2]斥堠（hòu）：堠，古代瞭望敌情的土堡。斥堠，古代的侦察兵。

● 【评析】

妊娠泛恶是恶阻之象，正常妊娠多可见到，而漏红是孕期出血，乃流产之先兆，两者同时出现，尤其是恶阻仍甚，知胎元未萎而胎气仍盛，则此胎可保。反之，恶阻渐消，漏红不止，则胎元萎而难保。故何时希认为此时恶阻不必治，反有斥堠谍报作用。

# 脉细数而右弱为滑胎之基因

● 【原文】

一妊妇脉两手细数，而右弱于左，毫无浮大之象，已流产三四次矣。余曰：此胎恐亦难全，必见漏红，盖以脉细数则血分必热，肝火必旺，致扰动血室，血得热而妄行。又素有腰瘫之疾（可能系工伤，或职业关系），则下无摄纳之权。脉右弱为气虚，气虚则上失统血之能，此所以屡次流产之故也。惟其血热则子宫不冷，而有复孕之可能也。往者已矣，暨当追其来者，已堕之后，即致力于补气健脾、凉血养营，一以改其血热之体质，一以增其统摄之力能，益肾补奇脉，以固其下元。诸法药之三月，而复孕矣。乃嘱其多卧少动，治之如前，待五月而胎已安稳，乃渐渐增加活动。如期竟得一男。此例气虚血热，体质上已具流产之基因，此基因不变，则虽得屡妊，而不能免于滑胎也，其每堕必在三四月，故嘱坚卧以避此期，乃得保全耳。

习惯性流产困人实甚，屡成虚话，精神上已失支持。流一次则虚一次，体力上亦自不足。每怀三月，则惴惴不安，先已造成心虚气怯之内馁。《素问·举痛论》曰："恐则气下……恐则精却，却则上焦闭，闭则气还，还则下焦胀。"上闭下胀，三月娇弱之胎，不堕何待？《灵枢·本神》篇曰："恐惧不解则伤精，精时自下[1]。"男子恐则精下，三月之胎，可不殒乎？

● 【校注】

[1] 恐惧不解则伤精，精时自下：语出《灵枢·本神》："恐惧而不解则伤精，精伤则骨酸痿厥，精时自下。"

● 【评析】

孕妇，尤其是早期妊娠者，见脉细数，提示血分有热，肝火较旺，以致扰动血室，血热而妄行；同时又见脉右弱，此为气虚，气虚则失于统血之能。两因叠加，所以易致流产，故何时希称其为滑胎之基因。又因患者血热，则子宫

何氏妇科专著校评

不冷，故有复孕之可能，然孕后又重蹈前之流产，如此反复，连续3次或3次以上自然流产者，称为习惯性流产。治疗当以改变此滑胎之基因为要，何时希采用补气健脾、凉血养营之法，一以改其血热之体质，一以增其统摄之力能；此外，益肾补奇脉，以固其下元，亦可兼之。采用此法治之三月，患者得以复孕成功。

# 复方温下治不孕

● **【原文】**

有携其女自铜陵来求诊，惶惑紧张，殆难言状，谓其女交友已成熟，忽检得子宫深度后倾，宫颈挛曲，决难受孕，医谓不如不婚。徽沪两地专科诊断悉同，如是则女之前途默矣，故举家不安。如此诊之，临经腹痛，腹角弦急，便泄十余行，小便失禁，此犹未足惊人。胃脘痛，苔白腻而红星，乃舌两旁有豆瓣大光剥两片，时时咽痛，脉则沉细而弦。中下一派虚寒之象，尚无杌陧[1]之处。独舌剥咽痛，则为用药之掣肘矣。遂处益母胜金丹、失笑散、延胡索散之属，加麦冬、石斛以复其阴，乌梅丸（寒热复合法）以顾其胃。七剂而舌剥见小，脘痛未发，痛经与便泄止（初诊正临经困顿时）。再诊方如前，次月经行，诸恙若失，予一膏方，遂不复来。以为症状能愈，岂可改其生理之异常，渐亦淡焉忘之。约一岁余，其母挈女及新生儿来谢云：去年诊后，经痛胃痛既不作，遂婚，婚即孕，新产方弥月，一切顺利出意外，回想前所检验，今犹心悸也。于是知凡有可见之症，可辨之理，可论之治，可用之方，即有可治之道与治愈之可能。若其阴阳上下有乖谬、有矛盾，难处理者，当不着定见，少少照顾之，缓缓后图之，或假象能即退，或病理可转化、生理能复原，常出人之意外，勿知难而缩手，庶乎可为人民之医。

● **【校注】**

［1］杌陧（wù niè）：亦作阢陧。倾危不安。

● **【评析】**

本案例原以为难以受孕，然何时希诊视后认为并无不可治之理。从中医辨证看，虽病证较复杂，即既有脘痛、便泄、痛经等中下焦虚寒之象，又有咽痛、舌剥等阴虚夹热之症，然经寒温并用、虚实兼顾之法治疗后，取得了良好效果。由此何时希感叹道"勿知难而缩手，庶乎可为人民之医"。

何氏妇科专著校评

# 胎水肿满

● 【原文】

我治此病，得能应手，系虞老先生一言之教。岁丙戌，虞老长子以瘰卒，昆季三人，长吾同学，仲、季则我曾教课，为接其青黄，谊不可却，乃为代诊。吾往所受四家妇科之学，得于此以核验，亦一乐也。虞老倾心相传，颇得其奥窔[1]，亦吾生平获益之秋焉。一日，有孕妇遍体洪肿，过膝上逆，胸闷气急，不得平卧，拟用鸡鸣、泻白、五苓，嫌其力弱，欲处葶苈大枣而未决，磨墨舔毫，迟未下笔。虞氏幼子时正随诊，疾趋上楼，问于虞老，告我白术、茯苓剂重一两。乃恍然顿悟，顷刻而方就，盖综合全生白术散、天仙藤散、五皮饮三方。明日复诊，肿尽退而胎亦遂安。后遇此症，方药如拾俯物，如探青囊，不忧匮乏矣。某妇初、二胎皆以水肿而陨，第三胎遇余，治之而安。次胎复然，我已去北京中医研究院，来信求援，遥为处方，亦得顺生。

前岁诊一人，即我以荆芩四物汤治之而孕者，却已漏红二次，至七八月，忽体重日增半斤，一月之间增重十余斤，胸高腰粗，蹒跚难行，坐则不能起，立则不能俯，气喘吁吁，已有水气凌心而伤母，水渍于胎而胎坏之势，是诚《产宝》所谓之洪肿也。即以前法，合苏杏二陈以肃肺气，肺为水之上源，治节行则能通调水道，下输膀胱矣。嘱以尺许鲤鱼、葱、姜浓煮，饮其汤汁，渴则以冬瓜连皮及子煮汤为饮。一昼夜间，小便极多，诸肿尽退，体重降至正常，其血压略高者亦平。至期顺产一男，其间肿亦未起。

吾尝谓治女科者，妊娠忌药不可不知，知之宜多不宜少，于是知其所忌，即能触类旁通，而得其所宜。拙著《妊娠识要》一书，辑采前代医药诸书中忌用慎用之药达四百余种之多，其数宜若骇人，殆至一遇妊娠，将下笔无可用之药欤？曰，非也。此四百余种，约占《本草纲目》总数十分之二有奇，宜谓多矣。孰知其间有生活日用之品，怪禽异兽，弃遗粪余之属，奇名僻物，今人所不见不知之物，不一而足。或如鲁迅所言药引之类，本不能称为药物，本非药肆所备者，先当剔除此一大批。又舍去大量珍贵稀有，及有毒、本不常用之品，所存一般处方常用药则不过一二百种矣。再当就学校所学，父师所授，自己习惯易犯，录存于手册，则所宜熟记而谨戒者，不过数十种耳。凡不畏难而肯读书者，必不惮此综集、分析、选剔而录记之功夫也。勉之勉之。既知某药之须忌，又悉某药之可用（《妊娠识要》中又辑入安胎宜用之药百余种），用之而心安，医者何乐而不为。然而，当孕象未显之前，又多为内科之事，则治内科者既要具此敏感警惕性，以能作出早期诊断，又当熟记妊娠忌药，以免触犯。故医者不当以《内经》"有故无殒"为藉口，甚至借计划生育作掩护，究竟婚后不孕，得一喜讯，如大旱之见云霓；超龄孕妇，尤不能使成画饼，而蹉跎其岁月。本非艰绝之病，而处理仓卒，掉以轻心，若误致殒胎，医者能无惭疚，亦岂能避夫咎责？

即有胎气肿满一症，凡降气、理气、利水、温运诸法，皆所必用，却又皆干禁忌。如生白术之运脾以化湿，茯苓之和脾以利水，本为安胎之要药，君此二味，水去而不伤正，乃全生白术散，亦即五苓散避桂枝、泽泻之禁忌，而独取其主药也。又若《千金》鲤鱼汤、天仙藤散、五皮饮、苏杏二陈、泻白散之类，大都安全有效而无忌者，知夫此，则子肿用药可以信步而徜徉矣。

● 【校注】

〔1〕窅（yǎo）：幽深，奥秘。

● 【评析】

对于妊娠水肿的治疗，何时希曾纠结过，既要能逐水消肿，又不能损胎犯忌，后从虞佐唐先生处得到启示，即重用白术、茯苓至一两，此法效佳且又益胎。此种选药方法值得倡导，即一药两顾，甚则一药三顾、四顾，可广而用之。

# 通因通用法治胎盘残留

● 【原文】

老友瞿、杨二西医，皆以创办助产士学校、妇产医院，有声名于沪上，造育人才不少。金有实践经验者，常于正产、逆产、人工流产（尔时无计划生育之事，中止妊娠乃作为治病之手段）后之胎盘残留，须进行手术刮宫，引为苦事。以电吸等各种技术皆未臻完善，逊于今日远甚也。暇日每邀余莅其院共饮，有时见其以残碎胎盘凝神拼凑，以征其残缺多少，颇若烦琐。然仅恃夫按诊，则儿枕痛、附件炎作痛等症象皆可混淆也。于以可佩科学态度之认真，中医若不解此理，但一意以固涩止血、凝血升提为治，养痈贻忧，必偾[1]事矣。瞿、杨二君之言：残碎胎盘，着于宫壁，必妨于宫壁之皱缩，既不得皱缩，必难复原，而形成宫口闭锁不全，初则涓滴不止，继则忽然大崩，此产后崩漏之主因也。余既喻此，乃作然而兴曰：此病不难，吾能治之，请缓议刮宫。于是施以生化汤[2]为主，参合《金匮》桂枝茯苓丸、下瘀血汤、温经汤诸方，并以大黄䗪虫丸包煎，此即通因通用法也。我法亦不专在攻下，参、芪、当归、益母之类亦量时添用，以为产后百脉已虚，不当视此为纯实症，虚虚之戒，亦所宜惕也。如是，于西医院各治数症，投药不数剂，其残留胎盘悉能下，下后宫自缩、口自翕而崩漏止。止之后，复以归脾、四物之属善其后，都得康复。

更从《金匮》下癥及我议不专攻下之法言之。《金匮》妊娠篇谓：妊娠漏下不止者，宿有癥病，其癥不去故也，桂枝茯苓丸主之[3]。以桂枝之温，丹皮之凉，桃仁之润，三者攻癥，白芍、茯苓所以和肝脾也（此条怀胎有癥，为特异病例，姑不论）。产后篇有云："产妇腹痛，法当以枳实芍药散。假令不愈，此为腹中有干血著脐下，宜下瘀血汤主之。"则以䗪虫除癥通积，逐血破瘀，得大黄之攻下，桃仁之润下，药仅三味，配合甚佳。又杂病篇曰："曾经半产，瘀血在少腹不去，何以知之？其证唇口干燥，故知之。当以温经汤主之。"是以归、芍、阿胶养血，参、甘、麦冬益气生津，吴萸、桂枝、生姜、川芎为温经行血之主药，而丹皮、半夏则血药、气药之调和也。此三条言癥、言干血，皆瘀血，为痃积，究竟与胎盘残留之有血肉为实物者尚差一间，亦非桃仁、丹皮辈所能治，故我有取乎大黄䗪虫丸，以其中有干漆、虻虫、水蛭、蛴螬辈，藉其灵动走窜，以取胜也。

治产后崩漏，纵有留痃，不当忽置其虚，盖生产流血多，人皆知之；脉先芤而后细软，可切而得之；容色虚㿠无华，可望而见之；音声低怯，可闻而得之，谓非不虚得乎。留痃则是虚中夹实，去实亦当顾虚，仅下其瘀，则重虚其虚；仅补其虚，则又实其实，故当于下瘀之中，兼顾其虚。而补虚亦有分等，补气可以帅血，气行血亦能行，可无掣肘，且血下多则气亦随耗，甚则亡脱，故补气当为第一义，补血当为第二义，以血无骤补之功，而气有急固之要也。补血之品每多凝滞，而以当归、益母为上；麻仁、柏仁润而能通，桃仁通而能润，次之。阿胶、地黄、首乌等为最下，虽下亦可用，则全恃川芎、丹参、砂仁、木香、陈皮辈为之佐使矣。

夫药必有偏性，偏者其长也。医者利用其偏长，斯能见功。虽然取其长，亦当知其短，能救其偏而补其短，而长乃能显，而其短乃能有所掩，此君、臣、佐、使之配，五味炮炙之法，则医者之能事也。

● 【校注】

［1］偾（fèn）：败坏，破坏。

［2］生化汤：出自《傅青主女科》。方由当归、川芎、桃仁、炮姜、炙甘草等药组成。有活血祛瘀、温经止痛的作用。

［3］宿有癥病……桂枝茯苓丸主之：语出《金匮要略·妇人妊娠病脉证并治》："妇人宿有癥病，经断未及三月，而得漏下不止，胎动在脐上者，为癥痼害。妊娠六月动者，前三月经水利时，胎也。下血者，后断三月，衃也。所以血不止者，其癥不去故也，当下其癥，桂枝茯苓丸主之。"

● 【评析】

产后胎盘残留，则阴道出血不止，有时易与气虚不摄之出血相混淆，故准确诊断尤为重要，如误诊而误用补法提升，则助纣为虐，后果不堪。此证的治疗当取通因通用法，何时希治用生化汤为主，加入大黄䗪虫丸（包煎），以增强活血通瘀之功而获佳效。

# 产后感冒发热

● 【原文】

余在虞家，常有新产不可以风，温覆抬榻而来诊者，类皆老医亲诊之，以其有声名于外也。某日，老医诊毕，却邀我同诊，而委为处方，盖蓐热壮盛之症，妇科家谓为伤寒，而不喜治之者。余以小柴、清魂[1]、古拜[2]合生化治之，老医一见方，即欣赏曰：这个病人候着了[3]（宁波人语）。治蓐热[4]，当先问恶露多少，次察虚实如何，新产必以生化汤、交加散（系归、荆二味，不是姜、地）、清魂散为主，易言之，即当归、川芎、炮姜、桃仁、泽兰与荆芥相配，既有炮姜以温血去瘀，则芥炭不足言凉，不虑产后忌寒之戒。若外寒重者，则桂枝汤合生化、姜、苏之类，尤为合拍。如半月以后，恶露渐净，则凡小柴、葛根、桑菊、银翘诸方，悉可采用如常，无所顾忌。而发汗之剂，务须制节，产家亡血，汗之必痉，血枯之后，复伤其液而燥其筋，不痉何待？故于虚实之辨，须重视也。陈自明《妇人良方》治产后汗多（此象产家见之最多），肉理不密，风邪所乘而变痉者，治以小续命汤，大量桂、附、麻黄，施之产后血虚筋燥之体，得之于汗多耗液者，吾未见其可也。

● 【校注】

[1] 清魂：指清魂散。出严用和《济生方》卷十。由泽兰、人参、川芎、甘草、荆芥组成。有益气祛风、养血活血的作用。

[2] 古拜：指古拜散。出《医学心悟》卷五。由一味荆芥组成，为细末，姜汤下。有祛风、理血、宣滞的作用。

[3] 这个病人候着了：意指这个病人碰到好医生了。

[4] 蓐热：指产后发热。

● 【评析】

产后发热可因外感，亦可因恶露未尽而继发感染等所致，故何时希认为对于蓐热当先问恶露多少，次察虚实如何。他主张新产恶露未尽，如感受外邪，治用当归、川芎、炮姜、桃仁、泽兰，与荆芥相配，既能温通去瘀，又可发散外邪，且不犯产后忌寒之戒。若外寒重者，则可合以桂枝汤以发散寒邪、调和营卫。如半月以后，恶露渐净，则凡小柴胡汤、葛根汤、桑菊饮、银翘散等悉可采用，无所顾忌。同时亦告诫新产后不宜过用发汗之剂，以免复伤阴血。

# 产后瘫痪

于虞家诊次，有担架而来者，系初产妇四肢瘫痪不举，予愕然不知所措。虞老之子请示于父，遂谓四物为主，上肢加羌，下肢加膝，一语如开茅塞。乃重用当归，轻用生地，合生化以祛恶露，羌、防以祛新风，鸡血藤、丝瓜络以通络道。午饭之间，老人相告：此症起病速，治愈亦易。盖筋骨之营暂亡，补血行血之品用之及时，筋骨得营而复振，可计日而起床也。果不一周，而此妇自能步来门诊，余病者皆惊诧于起废之速，真专家之宝贵经验也。后有数人，由家属来求悬拟方者（此亦宁波老宋家女科之惯例），但详加问诊，处方而与之，亦得克愈。吾于是悟昔贤"治风而不治血，非其治也"之论之确，又悟此时若感冒而发热，血枯筋燥，易能作痉，斯为产后三大症[1]之一，不必于太阳病刚、柔二痉中求治法，但当以活血泽筋之药为君，入血祛风佐之，如《本事》愈风汤（即一味荆芥炭），轻清其风，可为主治，何必小青龙。又交加散之能虚实并顾也（荆芥与当归同用）。宋·许叔微谓产后汗出表虚，易于中风，便致昏瞀[2]口噤，手足瘛疭，服愈风散，愈时之象，其睡中必以左手搔头而醒，盖血虚有风及气虚有湿者，服药后当如虫行皮中而皮肤作痒，得微汗而愈。搔头亦痒也，但岂必以左手，若谓营血属左，则黄芪防己汤服后，当右痒矣，想象之词耳。

● 【校注】

[1] 产后三大症：语出《金匮要略·妇人产后病脉证治》："问曰：新产妇人有三病：一者病痉（一作"痓"），二者病郁冒，三者大便难，何谓也？师曰：新产血虚，多汗出，喜中风，故令病痉；亡血复汗，寒多，故令郁冒；亡津液，胃燥，故大便难。"

[2] 瞀（mào）：目眩，眼花。

产后四肢瘫痪不举，此乃新产后营血亏虚，筋脉失养，又因多汗腠疏，易受风邪，故致筋骨关节不利而活动障碍。治当以活血泽筋之药为君，养血祛风佐之，方用四物汤为主，上肢不举加羌活，下肢不利加牛膝。此外，秦艽、防风、鸡血藤、丝瓜络等药均可随证加入以祛风通络。如恶露未尽，可合以生化汤温通祛瘀。

# 乳核[1]及马刀夹瘿[2]

● 【原文】

斯二症之病因，殆皆肝气肝火窜入络道，必阴虚之素体，夹痰瘀而为患也。一妇肝火旺盛，骂詈不避亲疏，其姑首当其冲。姑亦糖尿、胆结石及胃溃疡患者，家庭之间，纠葛多端，勃溪[3]反戾，无日无之，而二人之病日以剧，已成条件反射，恶性循环。苟不究其病源与连锁关系，治难中的，余以加味逍遥、龙胆泻肝，合芋苈丸、消瘰丸、海藻玉壶汤等治其媳，肝经气火渐平，则诟骂少而家务能理。再以滋水清肝饮、四物、二至、定风珠等善其后，则其媳实是一善良温驯之女子也。其姑大悦，肝胃之疾不发，糖尿、结石则用六味丸、三子五金汤等常服，相安无事，年逾古稀，桑榆可乐矣。

薛立斋治肝脾郁结之症，亦自有其丰富经验，足以取法：如先用加味逍遥、龙胆泻肝等方，即《校注妇人良方》中常论者，但其善后之法，仅以归脾补气血，六君补脾胃，千篇一律，既成陈套。夫病发于阴虚肝旺，气火有余。纵降其气火，不滋水以涵木，风不平，火不熄，便多复发之机；况继之以甘温，不虞其气火复燃乎？余则以滋水清肝，养血柔肝，清心润肺，佐用降肺金之痰气，使金足以平木，木得有所制，调理多方，不沾沾于气血心脾之甘温一法，以自满也。

● 【校注】

[1] 乳核：病证名。又名乳结核、乳中结核。为乳疬、乳癖、乳痨、乳岩等仅以乳房结块为早期特征的多种乳病的总称。

[2] 马刀夹瘿：病名。又名疬串。瘰疬成串，质坚，其形长如马刀者称马刀。夹颈所生者，因其状如缨络，故称夹瘿。

[3] 勃溪：吵架，争斗。

## ● 【评析】

乳核、马刀夹瘿等病证，其病机多责之于肝郁痰阻。大凡情志不畅、肝脾不和者易发，久则肝火痰气交结而成乳核、瘰疬之患。其治疗，何时希喜用加味逍遥散、龙胆泻肝汤以疏肝泄火，合以芋芳丸、消瘰丸、海藻玉壶汤等软坚化痰消结。由于肝郁化火耗伤阴液，故常用滋水清肝饮、四物汤、二至丸等养阴善其后，且滋水又可涵木；又兼用清心润肺法，使金足以平木，肝木得畅，可防其复发。

# 更年期汗多症

● 【原文】

静则多言，若为郑声，与人相对，则絮絮聒聒[1]，不惜重言以反复之，或啜啜[2]善悲，或暴戾善怒，性情偏狭，难以摸捉，躁烦汗出，烘热形寒，日发数十阵，入夜则两足火热，欲出被外，此皆更年期综合征之所常见者。惟此例之汗多，实有特异，抹擦频频，毛巾湿如水中出，时时绞之，面色虚㿠如肿，却不隐指，小便少，其脉虚弱无神，一如其面。投以黄芪桂枝五物合甘麦大枣及五苓散法，又加龙骨、牡蛎、碧桃干、糯稻根须之属，溲增多而汗渐少，而汗出如常人。此汗腺之失于控制，或归于肾上腺皮质激素之衰退，而中医以肺主皮毛、脾主肌肉论之，投以固卫气、通脾气之治，往往有效。其次则以水液不从下泄，而误走皮毛，使之复还于膀胱，从水道以出，亦常能收引水归于故道之理想。余尝治内科汗多症，其汗又甚于此女者数例，取效更捷，苟理论之可通，用药之入彀[3]，必有不可思议之效，语详拙著《雪斋读医小记》中。

肺合皮毛，肺气虚则玄府不固；脾主肌肉，脾气虚则腠理失密。此在中医为常套之论，亦无奥秘之理，然施之感冒多、虚汗多之症，则如重门之钥，一探即通，不可忽视也。

● 【校注】

[1] 聒（guō）：声音吵闹，使人厌烦。

[2] 啜（chuò）：指哭泣时抽噎的样子。

[3] 彀（gòu）：掌控，中的。

● 【评析】

本节案例是更年期综合征较典型者，尤以汗出多为著，虽此证与内分泌失调有关，然何时希从中医辨证论治，认为肺合皮毛，肺气虚则玄府不固；脾主肌肉，脾气虚则腠理失密，故汗漏不止，当投以固卫气、通脾气之治，方用黄芪桂枝五物汤合甘麦大枣汤、五苓散，又加龙骨、牡蛎、碧桃干、糯稻根须之属，取效甚捷。此用五苓散利小便，乃以水液不从下泄，而误走皮毛，使之复还于膀胱，从水道以出之意。此法何时希还常用治内科汗多症，疗效亦佳。

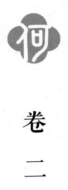

卷

二

# 《济生方·妊娠门》评按

● 【原文】

宋·严用和《济生方》中，于妊娠著论三，方十三，却法理赡备，能以少许胜人多许，亟读之，略记所感。

## 一、恶阻原因治法

原文：恶阻者，俗谚所谓恶食是也。此由妇人本虚，平时喜怒不节，当风取冷，中脘宿[1]有痰饮，受妊经血既闭，饮血相搏[2]，气不宣通。

按：所谓情志、风冷、痰饮者，虽皆致阻之一因，然究非致阻之主因。以今日言，怀孕之后，一家愉悦奉承之不暇，何来喜怒不节？痰饮之成，由于饮水多，苦茗酽茶，本非青年妇女之所习，惟往时尊荣处优者有之耳。即"饮血相搏"一语，水饮在上，肺胃脾为多，怀孕之后，血去养胎而不荣，即有所阻，亦在于下，何能与痰饮上下相搏耶？"妇人本虚""气不宣通"二语亦非普遍，怀孕岂必虚人，而恶阻则人皆有之者，其气不宣通之因，初不由于饮血，盖胎阻于下，浊气不泄，肝逆不平，胃气不降，肺气不肃之故耳。严氏之语，乃沿承巢氏《病源》之旧说也。以言治法，严氏以为"治[3]疗之法，顺气理血，豁痰导水，然后平安矣"。其中理血、导水二法，亦为怀子者所忌，不若巢氏"须服药去其疾病，益其气血，以扶养胎"之语为稳妥。

## 二、恶阻用人参半夏丸

原文：人参半夏丸治妊娠恶阻，病醋心、胸中冷，腹痛，吐逆，不喜饮食。半夏、人参、干生姜，以地黄汁浸蒸饼为丸，米饮汤下。

按：此即《金匮》干姜半夏人参丸也，彼以生姜汁糊丸，此则生姜入药，而以生地汁浸面饼为丸。生地取汁，即鲜生地，则清而不浊，滋而不腻，为呕家所易受。滋水以涵木，木平则不致升犯于上为眩晕，冲逆于胃而作吐。若此法者，通常皆用芍药，然地黄汁为尤佳，以其得清润之妙，初孕肝热，自当略佐清凉，如黄芩者，然芩味苦，不如地黄之甘润，此法唐人咎殷[4]已常用之，特严氏用于止吐方中，为尤有巧思耳。

### 三、恶阻用旋覆半夏汤

原文：旋覆半夏汤治妊娠阻病，心下愦闷，吐逆不食，恶闻食气，头晕，四肢百节烦疼，多卧少起。旋覆、细辛、芎䓖、当归、赤茯苓、陈皮、甘草、人参、半夏、干生姜。

按：此方旋覆、半夏、生姜、细辛以斡旋肺气，具有治节清肃之义，颇为可取。有归、芎而无地黄，则改润而为燥。又芩、甘以和胃，而呕家乃不喜甘者，照顾虽多，转不若上方之清纯。

● 【校注】

［1］宿：原无此字，据《严氏济生方·卷九·恶阻论治》加入。

［2］相搏：《严氏济生方·卷九·恶阻论治》无此二字。

［3］治：原为"理"。据《严氏济生方·卷九·恶阻论治》改。

［4］咎（zǎn）殷：唐代著名妇产科学家。蜀（今四川）人。于宣宗大中初（847）撰成《产宝》3卷。公元897年，周颋补益并序，现传本作《经效产宝》3卷，是我国现存最早的妇产科专书，有《医方类聚》等辑本。咎殷还撰有《食医心鉴》3卷。

● 【评析】

何时希对《严氏济生方》中治疗妊娠恶阻的人参半夏丸甚为赞赏，方中用鲜生地，则清而不浊，滋而不腻，为呕家所易受，且生地一方面可滋水以涵木，木平则不致升犯于上为眩晕、冲逆于胃而作吐；另一方面有清润除肝热的作用，其又甘润不苦，颇胜于黄芩。

何氏妇科专著校评

● 【原文】

四、子烦病因

原文：妊娠四月受少阴君火气以养精，六月受少阳相火气以养气。又有不定拘此两月而苦烦闷者，由母将理失宜，七情伤感，心惊胆怯而然也。

按：病子烦都在六七月以后，瓜已将熟，男女渐见分晓之时。往在北京妇产医院协作研究子痫[1]（子烦，西医定为子痫前驱症），农村妇女患此甚多，城市知识妇女亦有之。盖忧思善感，心惊多虑，实为此病之主因。以妊娠心理言，盼男忧女之心早切，丈夫絮聒在旁，翁姑父母期望尤殷，已是日夜心烦虑乱。半胎以后，听媪[2]姥之言，多方揣测，心旌悬悬，忧思怔怔，古已如此，于今为甚。气因忧郁而痞阻，火以郁阻而内动，此子烦之所以屡见不鲜也。肝胆不静则心居不宁，君相火动则肝风易生，亦为子痫之预因，不可不重视之也。


五、子烦用麦门冬汤

原文：麦门冬汤治子烦。麦门冬、防风、白茯苓、人参、生姜、淡竹叶。

按：此方配合甚妙，取人参之意，而以沙参代之，则合麦冬、竹叶以清肺肃气，清心除烦。生姜降逆，茯苓化痰，可以开其痞闷。一味防风，其意已有散肝风、防痉痫之预感。从此化裁，则石决、钩藤辈正须备用。

读古人书，但当会其原意，不必拘于药味之轻重。以古今用法不同，南北体质有异，会得其意，则就自己常用之药，随意增损可也。所谓有活法，无死法，法死而不知变，或不合病，则不如无法矣。


● 【校注】

[1] 子痫：病名。出《诸病源候论》卷四十二。指妊娠期间突然仆倒，昏不识人，四肢抽搐，少时自醒，醒后复发的病证。多因肝肾阴虚，阴虚阳亢，肝风内扰，虚火上炎，引动心火，风火相扇所致。

[2] 媪（ǎo）：老妇人的通称；母亲；或用以称已婚妇女。

子烦为子痫的前兆，因此，及时治疗，防病进展，十分必要。本证的产生与肝郁生火，君相火动，肝风内生有关，故治宜疏肝平肝、清心除烦，方用麦门冬汤，钩藤、石决明等平肝潜阳之品可随证加入。

● 【原文】

### 六、子淋[1] 用冬葵子散

原文：冬葵子散治妊娠小便不利，身重恶寒，起则眩晕及子肿。冬葵子、赤茯苓。利则住服，如不通，恐是转胎[2]，加发灰少许，神效。

按：此即仲景葵子、茯苓丸法，冬葵子滑胎，为胎家所忌，而仲景用之，因水渍于胎，能令胎坏，即产亦多不良，早去其水，正所以安胎，有病则病当之，《内经》"有故无殒"之例，正指此也。宗斯义，则古方并郁李仁、葶苈、泽泻（答殷）、商陆（《千金》）、天仙藤（《妇人良方》。此药流气活血，亦能堕胎）、木通、留行子、榆白皮（《圣济》）等均用之，漫不禁忌者何哉？盖辨症明，诊断确，权其轻重缓急，而又具此胆识也。若横议在旁，瞻前顾后，不如稳步，以免颠蹶，则全生白术散运脾去水，最为安全，吾尝用之屡效矣。

发灰为一切血症之引经止血药，但有去瘀生新之力，催产方中助龟板以开交骨而能治转胎，则严氏之经验也。又严氏另有"胎水而致胎死"一条，万全《广嗣纪要》中引之，今乃不见影印本《济生方》。

● 【校注】

［1］子淋：指妊娠期小便淋漓疼痛。

［2］转胎：纠正异常胎位，使之转为正常。

● 【评析】

妊娠小便不利治用冬葵子散，虽冬葵子有滑胎之弊，然只要对证，亦用无妨，不过当中病即止，以免伤胎。何时希推崇全生白术散，既能运脾祛水，又无滑胎之弊。此意可举一反三，引以为戒。

## ●【原文】

### 七、胎动用杜仲丸

原文：杜仲丸治妊娠三两月，胎动不安者，可预服养胎。杜仲姜汁浸，炒去丝，川续断酒浸。为细末，枣肉煮烂，杵和为丸，空心米汤下。

按：固奇脉以安胎最为上法，我尤欣赏其炮制之妙，姜酒浸炒，所以温暖奇脉，而行药力；枣肉与米饮，则所以扶胃气也。

### 八、胎动用如圣丸

原文：胎动腹痛，其理不一，或缘饮食冷热，动风，毒物，或因再交摇动骨节，伤犯胞胎，多呕，气不调和，或服热药太过，血气相搏。急服顺气安胎，不然，变成胎漏，则难安矣。如圣丸[1]：鲤鱼皮、当归、熟地黄、阿胶、白芍药、川芎[2]、川续断、甘草、苎根、生姜。

按：严氏胎动病因，其论大佳，发前人所未发，而后人亦罕见引用者。妊娠因侍男子而胎动，以至于流产，房室谨忌，可不慎哉？其云服热药太过一因，则入情近理，切中时弊，常见有医者诊断失误，用快药通经，温药活血，毒药破瘀，而胎不去，其热毒留于血分，亦终致于胎动，或漏胎，或儿生则热毒遍发，及有先天性疾患。或因烦躁喜凉，医者多用寒药以快之，寒在母腹，留为子疾，或变痴呆，或成駛[3]迟，即阻碍其发育，骨小肉脆，无复望其长成。以近日言：孕妇发热，多用抗菌消炎之药，其毒亦未尝不积于血分，或遗留为孩子之病，更因细菌之变化不已，病毒之贻患难知，留传为儿童先天诸疾，或心脏部分缺损，或肢骸缺憾，或过敏性若哮喘等，数数见之，层出不穷。常莫诘其始因，终束手而乏策。凡此者，盖人事所造成，而甚多乃为诊断用药之错失，医者不能讳言，而诿卸其责任也。

如圣丸诸药，补肾养血、止漏安胎皆合。鲤鱼本为安胎消肿之上品，其皮主治瘾疹（苏恭《本草》），烧灰水服，治鱼鲠（《录验方》），不知严氏何以用之。

［1］如圣丸：《严氏济生方·卷九·校正时贤胎前十八论治》为如圣汤。

［2］川芎：原无此药。据《严氏济生方·卷九·校正时贤胎前十八论治》如圣汤补入。

［3］騃（ái）：假借为"佁"。痴貌，引申为不动貌。

● 【评析】

杜仲丸、如圣汤均有补肾安胎功效，如圣汤还有养血止漏作用。对于妊娠胎动不安，何时希认为当辨证准确，避免误治产生诸多弊端，此说有理，切记。

● 【原文】

**九、子痫用羚羊角散**

原文：羚羊角散治妊娠中风，头项强直，筋脉挛急，言语謇涩，痰涎不消，或发搐搦，不省人事，名曰子痫。羚羊角、独活、防风、川芎、当归、酸枣仁、五加皮、茯神、苡仁、杏仁、木香、甘草。

按：此方平肝祛风为主，养血安神为次，又有化痰湿、理气机等法。缓急用方，药多则杂，如既已不省人事，何必安神，而反无开窍利隧，更何须夫养血缓中如归、甘者，徒多牵掣耳。急症重症，贵在药专，而后力捷也。然古人风气，如《千金》名方白薇丸、紫石门冬丸、泽兰丸等，动辄二三十味。又如徐之才逐月养胎，及侍胎预服之方十八首，亦以多胜人，一反仲景之简练。揣念当时选药之多，殆由于思路宽广，设想深远，欲包罗诸法，一举而疗诸疾，如近时所谓大包围战略也。如我愚昧，遇此类名方，当思之不解时，惟有割爱。

**十、消风散治烦闷**

原文：消风散治风热交加，咳嗽痰多，心胸烦闷[1]。石膏、甘菊、防风、荆芥穗、川羌活、川芎、白芷、羚羊角、大豆黄卷、当归、甘草。

按：此方宜从心胸烦闷着眼，恰是子烦，亦是子痫之先兆，以大量祛风、平肝、清胃之药治之，尚为对症。若以此治风热咳嗽之症，未免离题稍远。

● 【校注】

[1] 风热交加……心胸烦闷：据《严氏济生方·卷九·校正时贤胎前十八论治》消风散所治："妊娠头眩目晕，视物不见，腮项肿核者何？答曰：盖因胎气有伤肝脏，毒热上攻，太阳穴痛，呕逆，背项拘急，致令眼晕生花，若加涎壅，危在片时，急煎消风散主之。"

● 【评析】

从本节所述内容看，子烦可用消风散，有清热、祛风、平肝功效；子痫可用羚羊角散，有清热平肝、养血宁神作用。然何时希认为子痫病急重，此方不够力专快捷。

● 【原文】

**十一、驱邪散妊娠疟疾**

原文：盖营卫虚弱，脾胃不足，或感风寒，或伤生冷，传成疟疾，急服驱邪散。莫待呕逆，见物不思，卒难医疗。高良姜、白术、草果仁、橘红、藿香叶、缩砂仁、白茯苓、甘草。

按：此方一偏于温脾化痰，用药亦无忤于胎前，可称稳平。然凡疟之成，必有新邪引动伏邪，伏邪或为肺素有热，或生于风，或先伤于暑，后遇水寒，或先伤于风，后伤于寒，或冬中于风寒，至暑汗而发，或阴气先绝，阳气独发，《内经》所论原因非一。复感风寒，其邪伏之处，亦有腠理、皮肤、营气、卫气、风府、脊背、伏膂之脉、骨髓、五脏、分肉、募原[1]、六腑、骨髓、肾、心等等。不论其寒热先后与多少，所伏之气不一，所藏之处不同，既有寒热，必有正邪相争之理。治者以扶正气、透伏邪为主旨，透三阳之邪，都用柴、桂、葛，三阴则青蒿、鳖甲、柴胡。而治疟者又必取募原，募原者，气血营卫、三焦脏腑之枢机也，透募原之伏邪，以柴胡为首选，仲景鳖甲煎丸、济生清脾饮、吴又可三消饮等莫不用之，柴胡汤方类尤以为君，可知治疟之必赖此法此药也。严氏驱邪散仅重在温脾一法，而于和少阳、解枢机、透募原之法不稍顾及，则疟邪何以能透耶？

● 【校注】

[1] 募原：又名膜原。一指胸膜与膈肌之间的部位。一指温病辨证邪在半表半里的位置。

● 【评析】

何时希认为驱邪散治疟疾偏于温脾化痰，而疟疾一证正邪相争，治宜扶正气、透伏邪，柴胡汤方类不可或缺。见解甚为中肯。

● 【原文】

### 十二、瘦胎用安胎和气散

原文：怀胎十月，形体就成，八月合进瘦胎易产之药。今世多用枳壳散，非为不是，若胎气肥实，可以服之，况枳壳大能瘦胎。胎气本怯，岂宜又瘦之也，不若进救生散（按：方未见），安胎益气，令子紧小，无病易产。又且多稳当[1]。安胎和气散：诃子、白术、陈皮（去白）、高良姜、木香、白芍药、陈皮、甘草［《产科备要》救生散，安胎益气，易产：人参、诃子、白术、陈橘皮（去白）、大麦芽、神曲］。

按：瘦胎、束胎、缩胎，方虽三名，其议皆同。其始由于唐湖阳公主尊荣恶劳，致体肥难产，南山道士进枳壳散而安（枳壳、甘草或加香附。此方又有瘦胎枳甘散、滑胎枳壳散、枳壳六一散等名，《沈氏尊生书》名枳壳瘦胎散）。刘河间有束胎丸（白术、枳壳），又有枳壳汤（枳壳、黄芩、白术，或加砂仁）。丹溪理体肥而气虚者，则用大全方紫苏饮，加补气药，名大达生散，仍有缩胎丸（黄芩、白术、赤苓、陈皮），《世医得效方》有神寝丸，一名寐生丸（枳壳、乳香），其他或加养血，或加运脾，或加血余，或加滑石、车前者，虽亦以滑胎、瘦胎为名，药多则杂，不暇细考矣。《济生》此方，用诃子、芍药酸以收之，为出人意表之思，于举世皆用香附、枳壳、乳香、砂仁、陈皮理气之外，自开一个蹊径。

严氏主张以八月服此，《千金》丹参膏（丹参、芎䓖、当归、蜀椒、猪膏）以"临月服"。甘草散（甘草、大豆黄卷、黄芩、干姜、桂心、麻子仁、大麦芽、吴萸），以"未生一月日预服"。又滑胎令易产方（车前、阿胶、滑石）则以"至生月乃服，药利九窍，不可先服"。《千金》又于逐月养胎方，十月之后有语云："滑胎药入月即服。"《千金》取方五，虽与枳壳散等以瘦胎顺气为目的者不同，皆须知之，方可使用也（丹溪缩胎丸，八九月服之，见上。又一方为芩、术、枳壳、滑石，九个月服之，见于《女科准绳》）。

又早于严氏百余年之虞流《备产济用方》（公元1140年，《济生方》为1267年），散失已久，得朱端章辑入于《卫生家宝产科备要》中，朱氏凡三引枳壳汤，可见朱端章之重视，爰并录之。

枳壳汤：五个月后服，滑胎易生。商州枳壳二两（麸炒去穰），石州甘草一两（炙）。上为细末，每服二钱，百沸汤点，空心食前，一日三服或四服。唐湖阳公主每产，则经旬痛楚，万法不效，服此药遂验。自服药，忌登高厕。此方神妙，滑胎易产，他药所不及。但其胎紧小，微带黑色，百日后肉色方渐变白。唯产妇素虚怯者，更宜斟酌，缘枳壳性寒，恐难多服也。——《备产济用方》

滑胎枳壳散：商州枳壳二两（去穰，锉作小块，麸炒），甘草一两（炙，锉）。上为末，每服二钱，百沸汤点服，空心食前，日三服。凡怀孕六七月以上，即服，令儿易生。初生胎小微黑，百日以后肉渐变白。此系孙真人滑胎易产方，然抑阳降气，为众方之冠（查《千金方》卷二，妊娠滑胎五方中无此）。大率妇人妊娠，惟在抑阳助阴（中节）、抑阳助阴之方甚多，然胎前药惟恶群队，若阴阳交杂，别生他病。唯是枳壳散所以抑阳、四物汤所以助阴故尔。枳壳散差寒，若单服之，恐有胎寒腹痛之疾，以内补丸（熟地、当归）佐之，则阳不至强，阴不至弱，阴阳调匀，有益胎嗣，此前人未尝论及也。——《普济本事方》（《产科备要》卷六引，作许学士产科方）。

枳壳散：妊娠至五月以后，能顺气瘦胎易产。枳壳八两（去穰，麸炒，

秤），甘草四两（炙，秤，锉碎）。上为细末，汤点二钱，空心，晚食前，日两服，入月三服。——《产科备要》

按：于此数书以观，滑胎易产方必须临月始服之，束胎瘦胎在五月之后，日服六钱，空心分三服，药量为二与一之比，枳壳四钱已不少矣，甘草则二钱（如《产科备要》每服二钱，日二服，则枳壳约二钱六）。至八月以后，可增量日服六钱至八钱云。而枳壳性寒，多服有胎寒腹痛之疾，须慎之也。

许叔微于枳壳汤、内补丸、四物汤三方综合用之，以成抑阳助阴之法，说解甚精，其"胎前药惟恶群队，若阴阳交错，别生他病"一语，不仅为妇科瘦胎而言，即在内科用药，亦是至理名言，启悟后人不少。凡遣药，先识药性，次熟相互之畏怍，少则易听驱使，多则自生机阻。仲景方虽复而不杂，常以一药顾盼数面，兼治数症，此其以少许胜多许、以独行胜群队之妙，所以耐人寻思，使人学习不厌也。

《济生方》尚有百合散，治妊娠风热咳痰，用百合、白芍；芎苏散治妊娠外感风寒，用麦冬、白芍、白术，虚实混淆，皆未解其精义，姑不论也。

● 【校注】

[1] 怀胎十月……又且多稳当：《严氏济生方·卷九·校正时贤胎前十八论治》："胎冷腹胀虚痛，两胁虚鸣，脐下冷疼欲泄，小便频数，大便虚滑者何？答曰：胎气既全，子形成质，或食瓜果甘甜，饮冷不时之物，当风取凉，受不时之气，则令胎冷，子身不能安处，皮毛疼痛，筋骨拘急，手足挛拳，致使母有此危证，急服安胎和气散。"

● 【评析】

《严氏济生方》安胎和气散从组方看，有温中散寒、缓急止痛的作用，主治病证当为感受风寒，胎冷腹痛、泄泻等病况，何时希所述原文与此有出入。瘦胎之用当为枳壳散、束胎丸、枳壳汤之类，理气顺胎，以利生产，故多主张怀孕五个月以后，尤八个月、九个月服用较佳。

# 徐之才逐月养胎方议

● 【原文】

北齐徐之才，六世纪中叶时人，为世医徐熙之六世孙，著有《雷公药对》二卷，已佚，而遗此妇科名著《逐月养胎方》。之才原书不可见，得隋《巢氏病源论》、唐《千金方》、宋《产科备要》《妇人良方》、清《济阴纲目》等书之引载，遂为胎产家人所称习之专方。以其文字转辗引述，难免于传讹，或有变乱前后，擅自窜改，而失原意者。余在讲课时，虽援各家注释随文敷衍，然疑点甚多，常觉不能自圆其说者。今不欲为考证之学，仅就诸书不同或特异之处，摒弃其封建迷信之文而议之。聊分为八节，略经整理，不尽录原文也。

## 一、受成及五行生克

妊娠一月，名曰始形（他书均作始胚），血流涩，始不出。二月，名曰始膏，儿精成于胞里。三月，始胎，形象始化，未有定仪，见物而变。四月，始受水精，以成血脉。五月，始受火精，以成其气。六月，始受金精，以成其筋。七月，始受木精，以成骨。八月，始受土精，以成肤革。九月，始受石精，以成皮毛，六府百节莫不毕备，儿脉续缕皆成。十月，五脏皆成，六腑齐通，纳天地气于丹田。故使关节人神咸备。——《巢氏病源》《千金》

时希按：八月始成肤革，则三四月所成之气血、六七月所成之筋骨将何所依附。气虽无形，血与筋骨皆有形质，外无包裹之囊（说文语），绒毛何以保护，胎盘如何着床，此受成之先后有疑也。自四月至九月，始受水、火、金、木、土、石六精，以成形质。其表如次：一月始形，二月始膏，三月始胎，四月受水精（克火），五月受火精（克金），六月受金精（克木），七月受木精（克土），八月受土精（克水），九月受石精。是则可知每月以被克已虚之脏腑，接受养胎之任务，其能胜任乎？而胎儿在四月以后，胥在被克之脏腑，营养不足之情况中生长，可乎？况九月石精，在五行之外者，又是何物？《内经》似亦未尝言之也，《难经》："冬脉石者，肾北方水也，万物之所藏也。盛冬之时，水凝如石，故其脉之来，沉濡而滑，故曰石。"盖言脉形态如石，非谓石即水、石即肾也。五行循环是在动态中生存，有生有克，能变能化，石虽有形有质，而无生机，不变不化，乃无端配合于肾。其与肾之中有阴阳，变化万端者，何可比拟哉？而徐氏原为五行相生之序以养胎，其理既协，又合于妊娠之实况。又加六精，岂不自相矛盾。

相生如下：一月足厥阴肝，二月足少阳胆（木生火），三月手厥阴心主，四月手少阳三焦（火生土），五月足太阴脾，六月足阳明胃（土生金），七月手太阴肺，八月手阳明大肠（金生水），九月足少阴肾（水）。此明是相生之道，以相生之脏腑，嬗递而养胎，正合生生不息之理。而上文六精之说，却与此背道而驰，其不可从，明矣。


## 二、十月胎儿成长之状

妊娠一月，足厥阴脉养，内属于肝，肝主筋及血，一月之时，血行否涩。二月，足少阳脉养，内属于胆，主精，儿精成于胞里。三月，手心主脉养，内属于心。四月手少阳脉养，内输三焦，儿六腑顺成。五月，足太阴脉养，内输于脾，儿四肢皆成。六月，足阳明脉养，内属于胃，儿口目皆成。七月，手太阴脉养，内属于肺，儿皮毛已成。八月，手阳明脉养，儿九窍皆成。九月，足少阴脉养，内属于肾，儿脉续缕皆成。——《千金方》

一月如珠露，二月如桃花，三月男女分，四月形象具，五月筋骨成，六月毛发生，七月儿能动左手，八月儿能动右手，九月三动身，十月受气足。——《耆婆五脏论生育说》

时希按：《耆婆书》《崇文总目》著录，殆属之唐人，以托名于三藏佛者。《医方类聚》载之，知此书尚存于朝鲜也。此则见于《妇人良方》。

妊娠一月始胚，二月始膏，三月始胞，四月形体成，五月能动，六月筋骨立，七月毛发生，八月脏腑具，九月谷气入胃，十月诸神备，日满即产矣。——《产科备要》

从上三则以观，胎儿发育生长之过程，虽未必尽合于今日之生理学说，然略可觇古之医家，纵不能若王清任之躬亲解剖，或未必悉出虚构臆说欤。

### 三、五行配四季之无用

尝试推巢氏所论云：妊娠脉养之理，足厥阴肝脉也，足少阳胆脉也，为一脏腑之经，余皆如此。且四时之令，必始于春木，故十二经之养始于肝，所以养胎在一月二月。手心主心胞络脉也，手少阳三焦脉也，属火而夏旺，所以养胎在三月四月。手少阴乃心脉也，以君主之官，无为而尊也。足太阴脾脉也，足阳明胃脉也，属土而旺长夏，所以养胎在五月六月。手太阴肺脉也，手阳明大肠脉也，属金而旺秋，所以养胎在七月八月。足少阴肾脉也，属水而旺冬，所以养胎在九月。又况母之肾脏系于胎，是母之真气，子之所赖也。至十月，儿在母腹之中，受足诸脏气脉所养，然后待时而生。此论奥微，而有至理。——《妇人大全良方》

时希按：陈氏此说，以为颇多不合之处，试列于下：一月肝，二月胆，属木而始于春；

三月心胞络，四月三焦，属火而夏旺；五月脾，六月胃，属土而旺长夏；七月肺，八月大肠，属金而旺秋；九月肾，属水而旺冬。陈氏谓此奥微而有至理之论，出于巢氏，巢氏源于徐之才，皆无此也，此乃陈氏之创。今辨其不合者：凡任何一月，皆可怀孕，则初孕之一二月，非岁序之一二月明甚。假令岁序在三四月而怀孕（春暖及初凉，为最易怀孕之月），季节已是春归夏临，依陈氏说，将为火养乎？将犹认一二月而木养之乎？不当可知。而最可异者，无端以四季分五脏，以合于怀孕之九个月，而漫为支配。《内经》有言："脾主长夏[1]。长夏气在肌肉[2]。"此言四季合于五脏者，盖为诊疗之助，而非为妊娠之月数说法也。妊娠之一二月，不定在春，且一季当为三月，而此则以两月为季，又无故变九月而为冬，即使此四季配合五脏之月数，在妊娠为设想、为假定，究竟于辨症、护理、治疗有何意义耶？以病言：《内经》谓"春善病鼽衄，仲夏善病胸胁，长夏善病洞泄寒中，秋善病风疟，冬善病痹厥[3]。"试问妊娠一二月为春，其善病鼽衄乎？三四月为夏，其善病胸胁及洞泄寒中？以至于所谓九月之冬，凡稍诊胎前病者，皆知其无一是也，则陈氏创为此说，有何用哉？

## 四、胎前发病与养胎月数不符

徐之才十月分经养胎之说，对临床似觉少实用意义，何以言之？妊娠恶阻，一般于首数月症状最多，但其原因，有胃气逆而不降者；肺气逆而失肃者；有胆气逆者；有肝阳旺者；有胎阻于下，而浊气上冲者；有肾水虚而肝木失涵者；有肾中寒气，夹冲上逆者；有脾湿中困者；三焦有湿热者；有心火旺，引动胆火不平者；有胃气虚馁者；有中焦有寒饮者；有神志不安者；情绪不快者等等。种种不同，不仅属于肝胆或心包三焦也。如是，以一二月作为肝胆养胎之理，已非定律。即以妊娠多发之重症言之：子烦以知母饮、竹叶汤、清宫汤为主方，并不见于三四月心主、三焦养胎之时，而惟七八月后为多发，所谓子痫症之先驱也。子肿从三四月起，直至临盆，均可见之，五六月脾胃养胎之时，反非必见。妊娠高血压及子痫重症，其原因确属肝胆火盛，火动风生，风火上煽，而于七八月后所谓肾水养胎之时发之，却又实症为多，又非滋水之法所能治，然纯不见于一二月肝胆养胎之时（以上诸症之证治，拙著《妊娠识要》一书言之较详）。故我私谓徐之才逐月养胎方（陈良甫却谓是"未有过于巢氏之论"者，推侫备至）有未省其微奥者实多，不敢以其名论而阿谀也。然确有可取者数端，当撷而出之。

## 五、起居情绪饮食生活之慎宜

逐月养胎方中，于孕妇生活起居之所宜、所忌，及提示家人之处，确为有用之宝贵经验，妊家有不容忽视者。如：妊娠一月，宜食大麦，勿食腥辛。不为力事，寝必安静，勿令恐畏。二月，无食腥臊。居必静处，男子勿劳，当慎护，勿惊动也。三月，未有定仪，见物而化，无悲哀思虑惊动。食鲤鱼、啖牛心。四月，食宜稻粳，羹宜鱼雁。当静形体，和心志，节饮食。五月，卧必晏起，沐浴浣衣，深其居处，厚其衣裳。朝吸天光，以避寒殃。其食稻麦，其羹牛羊（以上六句，北齐徐之才忽作韵语，甚有意趣）。和以茱萸，调以五味，无大饥，无甚饱，无食干燥，无劳倦。六月，身欲微劳，无得静处，出游于野，数观走犬，及视走马。食宜鸷鸟猛兽之肉，是谓变腠纫筋，以养其力，以坚背膂。调五味、食甘美、无大饱（变腠句，巢氏谓"变腠脊筋，以养其爪，以牢其背脊")。七月，劳身摇肢，无使定止，动作屈伸，以运血气。居处必燥，饮食避寒。常食稻粳，以密腠理，是谓养骨而坚齿。无大言，无号哭，无薄衣，无寒饮。八月，和心静志，无使气热，无食燥物，无辄失食，无忍大起（食燥物则影响大便）。九月，饮醴食甘，缓带自持而待之，是谓养毛发，致寸力。无处湿冷，无着炙衣。一节《巢氏》《千金》

时希按：就上所节引者观之，既医学所可喻解，亦人事所宜遵循者。以饮食言：妊娠一二月，无食腥辛之物。辛能动血，腥臊害胃，易致作恶，忌之为宜。宜食大麦，苏恭《本草》谓能平胃止渴；《肘后方》谓治食饱烦胀；李时珍谓是宽胸下气，凉血进食，可知于恶阻甚合。三月，食鲤鱼、啖牛心（巢氏谓，欲令儿多智有力，则啖牛心）。四月，羹宜鱼雁。五月，羹宜牛羊，和茱萸、调五味。则恶阻之期已过，大都倍常思食，便须乘机调和五味，进以动物营养、水陆之品杂陈矣。六月以后，胎元已固，九月且可饮酒醴矣。又三月之时，巢氏谓：思欲瓜果，啖味酸菹，好芬芳，恶见秽恶，是谓外象而变者也。盖皆恶阻择食之见征。一月时所谓饮食精熟，酸美受御者，亦由此也。

以言生活起居之慎宜，自一至五月，有"不为力事，寝必安静，居必静处，当静形体，卧必晏起"等嘱，明其胎气犹在脆弱之期，易于损坏也。其"男子勿劳"一语，尤当为决定性之禁律。三月形象始化，未有定仪，正当注意胎教之时，巢氏文字甚多，曰："见物而变，欲令见贵盛、王公、好人，端正庄严；不欲令见伛偻、侏儒、丑恶形人，及猿猴之类。无食姜、兔（此《千金》所谓食姜则多指、食兔则缺唇。生姜，仲景不忌，以妊娠呕吐不止，正用干姜半夏人参丸治之者。然仲景又谓妊娠不可食兔肉，兔肉着干姜，食之成霍乱），无怀刀绳。欲令子美好端正者，数视白璧美玉，看孔雀，食鲤鱼。欲令子贤良盛德，则端心正坐，清虚和一，坐无邪席，立无偏倚，行无邪径，目无邪视，耳无邪听，口无邪言，心无邪念，无妄喜怒，无得思虑，食无刲胔（刲疑是割，割胔是碎切肉，古人割不正不食，况碎切乎），无邪卧，无横足。"（中有节文）

按：此段为巢氏所独有，可视为徐之才原文，系千四百年以前对胎教之要求，今日读之，不但封建朽腐而难遵，且可叹也。此段《千金》又简节为：

欲子美好，数视璧玉，欲子贤良，端坐清虚。《产科备要》从之，《妇人良方》曰：欲子美好，宜佩白玉；欲子贤能，宜看诗书。以《良方》较近人情云。四月、五月胎未稳固，故尚须静形体，晏起，厚衣裳，而无劳倦，仍在耐心保胎之时也。及至六月，则忽然变静为动，其文曰："身欲微劳，无得静处，出游于野，如观走马及犬，以坚养其筋力。七月，劳身摇肢，无使定止，勤作屈伸，以运血气。"此两月之突变，实为妊娠期中之一大转关，中医及世俗之习惯，皆视五月、六月之间为半肚，即怀孕之中期也。其未成长者，至此已得成长，未稳固者，至此已臻稳固。故当开始锻炼，参加劳动，使胎能经振动，耐行立，增其自动回旋之能力，运之及时，有益于生产大矣。此诚合于孕妇之生理要求者，不可忽也。

有关情志者，则曰"无令恐畏，勿惊动，无悲哀思虑惊动，和心志，无号哭，和心静志"等等。饮食之节制，则曰"节饮食，无大饥，无甚饱，无食干燥（燥食则使大便难而胎火重），饮食避寒（寒饮食则伤脾胃，若便泄则使胎气下坠），无辄失食（饥则气馁）"，盖当重视夫饥饱寒热之饮食也。以言居处生活之事，曰"深其居处，朝吸天光（吸受阳光，甚合于近说增加钙质之吸收，不想古人亦有此经验也），无处湿冷，居处必燥"。此警戒之语，尤为重要。盖久处湿冷，则易受风寒湿之侵袭，今人皆知孕妇而得关节炎，可以导致此子日后先天性心脏病之原因，虽古人未有此诊断，若此经验之流传，讵可轻忽之哉？逐月养胎方之可贵、可研究，殆在此而不在彼也。

● 【校注】

［1］脾主长夏：语出《素问·脏气法时论》。

［2］长夏气在肌肉：语出《素问·四时刺逆从论》。

［3］春善病鼽衄……冬善病痹厥：语出《素问·金匮真言论》。

● 【评析】

南北朝时期北齐医家徐之才逐月养胎方在历代医书中有所引载，何时希对其中有些传讹，如胎儿受成及五行生克、五行配四季养胎、胎前病与养胎月数的关系等内容作了评论，可资参考。对于逐月养胎方中所提之孕妇起居、情绪、饮食、生活之宜忌等内容，何时希认为尚切合实际，有些内容于今日仍可学、可行、可研究。此说尚中肯。

● 【原文】

## 六、妊娠针灸

关于妊娠禁忌针灸，诸家之说不一，然合而观之，亦可得其确论。《千金》之语谓：妊娠一月，足厥阴脉养，不可针灸其经。以下直至九月，其语悉同。巢氏则于每月之末，有经穴部位，如"足厥阴穴在足大指歧间，白肉际是"。以下每经有之，惜无《千金》"不可针灸其经"之语，读者不察，若误解为妊娠一月当针灸此穴位，岂不偾事？《脉经》有"怀妊者不可灸刺其经，必堕胎"，颇能予人以禁戒。惟清·武之望《济阴纲目》，却有"妊娠一月，足厥阴脉养，不可针灸其经，如大敦、行间、太冲、中封、五里、中郄等穴是也"之文，是可以补前三家之缺疑者。每月有之，大可参考。

## 七、妊娠脉法

妊娠脉法，他书未载，惟巢氏有之，虽一二月无文，亦足参考：三月，诊其妊娠脉滑疾，重以手按之散者，胎已三月也。诊其妊脉，四月，欲知男女，左脉疾为男，右脉疾为女，左右俱疾，为生二子。五月，诊其妊娠脉，重手按之不散，但疾不滑者，五月也。又其脉数者，必向坏；脉紧者，必胞阻；脉迟者，必腹满喘；脉浮者，必水坏为肿（六月脉法亦阙。按《脉经》，此段尚有"脉浮汗出者，必闭；其脉数者，必发痈脓"二条。又脉数以下，《脉经》作五六月。又脉紧者必胞阻，应作胞漏）。诊其妊娠，七月，脉实大牢强者生，沉细者死。诊其妊娠，八月，脉实大牢强弦紧者生，沉细者死。（九月亦无脉法）

时希按：以上脉法，盖出于叔和《脉经》，而略有讹夺。逐月脉法之前，叔和有平妊娠及分别男女脉各八条，而巢氏各少二条，总才十二。惟叔和尚有三月一条，五六月两条（已补于上文小注），六七月一条，今为补之如下：其六七月源出于《金匮》，《金匮》亦有二条也。

妇人怀妊三月而渴，其脉反迟者，欲为水分，复腹痛者，必堕胎。——《脉经》

妇人怀娠六七月，脉弦发热，其胎愈胀（叔和讹作逾腹），腹痛恶寒者，少腹如扇，所以然者，子脏开故也，当以附子汤温其脏。——《金匮要略》

妇人得平脉，阴脉小弱，其人渴，不能食，无寒热，名妊娠，桂枝汤主之。于法六十日当有此证。——同上

夫妊娠脉法，自《内经》以下，皆文字艰涩，不易理解，若望文生义，有何裨助？即如"阴搏阳别，谓之有子[1]"一语，阴搏当指脉之阴部（如尺如沉）有异常之搏动。平时阴部之脉非不搏，不搏则阴绝矣。然其搏亦有异于平常之阳脉（如浮如数等），故与阳脉应有区别，不可混同。其特点为何？即自有一股生动活泼之气，为通常平脉或病脉所无者。若徒以一般阴阳理解，必不免入于玄妙之域矣。以上逐月脉法之释，今不具，但《脉经》所云"五月，重手按之不散，但疾不滑""三月，脉滑疾，重以手按之散"，其五月不散，是也；滑脉流行之状见减，亦是也；则三月如何可见散脉？初成之胎，正当于沉部见生气勃勃之态，始符合阴搏之脉。若沉部松散无神，则下元不固之象矣。又七八月，脉见沉细，则下元虚寒，胎已萎死，然亦不能牢强弦紧，缺乏和缓安详之气，而有血气痞积、阴阳乖乱之象也。反之，此时以见缓大有神之脉为多，医者偶一疏忽，常易漏诊。吾尝访一内科前辈，诊一七月之妊，病者先已坐定，深衣缓带，腹隆之状未易见之，病为咽痛咳嗽，方中有射干、丹皮、赤芍、象贝、僵蚕、苡仁等。医忽问月事如何，病者怫然曰：脉我久，何不知胎已七月耶？医为大窘。正证此时多见缓大，而非《脉经》所谓实大牢强弦紧者也。故我诊适龄生育之妇女，首问明月几时有？无论其逾期、适临或未及期，一问而皆可得之矣。

## 八、十八方甚佳

徐之才逐月有预服安胎及伤胎补救之方，各一一至九月，共得一十八方。惟十月须服滑胎药，方凡五，不知是否出于徐之才，以逐月仅备二方，临产滑胎不能多至五方也，疑为《千金》所有，巢氏有论无方，故当以《千金》

为准。

　　方药大部分平稳安养，为妊娠所常用，今不暇每方论其配合，但综合观之，如茯苓、芍药、白术、麦冬、人参、阿胶、甘草、生姜、细辛、地黄、吴萸、大麦、乌梅、防风、艾叶、当归、大枣、黄连、黄芩、茯神、龙骨、菊花、半夏、柴胡、厚朴、生李根皮、五味子、苁蓉、葱白、黄芪、旋覆花、杏仁、钟乳、紫菀、粳米、薤白、桑寄生、干姜、大豆、续断、柏子仁，此四十余药，殆皆妊娠药笼中物，甚可喜者。略有可议者，如丹参、麻黄、芎䓖、赤小豆、栝蒌根、枳实、葵子、附子、大麻仁，一般作为胎前忌药，然其中芎、葵、附三味，正是《金匮》妊娠篇中芎归胶艾汤、葵子茯苓散、附子汤中所用者也。余于忌药，常持一主观，以为避此一药，未必不能愈病，则且避之，有仲景之识见则可，治病不徒恃胆量也。

　　我于逐月养胎十八方中尤为赏识者，厥为妊妇之食物营养。如妊娠一月为始，以后二月、四月、五月、六月、八月（二方均用之）、九月等，用乌雌鸡者凡九方，三月用雄鸡，七月用黄雌鸡及白鸡各一方，九月又用猪肾。可知徐之才于胎前营养之道，如是其重视也，医者用药之多加消伐，与夫怀妊之不注意营养者，可不鉴诸。

　　徐氏分经养胎之说，我往亦佞而信之，巧为辨说，以为有数月甚确，有数月或不合，及临证久，其惑愈滋，今写此，不知尚有中肯否？夫任何一名论之成立、流传、发展以至成为体系，必有其客观条件，医学之最主要者，则求适用于临床，为临床以服务，不取决于空论也。萧慎斋[2]曰："人自受胎于胞门，则手足十二经脉，其气血周流，俱以拥护胎元，岂有逐月分经、某经养某月之胎之理，马玄台[3]已驳之。"盖先得吾心者也。

　　读古人书，亦当体念其社会思想、环境影响、生活习俗、作者所受之教育。以医家言，其服务之对象，反映于学说中，尤关重要。如淳于意之病例，颇多宫廷贵官；而扁鹊历游各国，所见病种遂广；华佗行医草泽，多识劳动人民疾苦；若逐月养胎方作者徐之才，历事后梁、北魏、北齐诸朝，官至尚书令，封西阳王，北齐书称之为贵人，则其方中某些论点亦不足诧责矣，是在读之者择而用之耳。

● 【校注】

[1] 阴搏阳别，谓之有子：语出《素问·阴阳别论》。

[2] 萧慎斋：名萧埙（xūn）。清代医家。字赓六，号慎斋，槜李（在浙江嘉兴西南）人。辑有《医学经纶》，后又撰《女科经纶》。

[3] 马玄台：名马莳。明代医家。字玄台或元台，会稽（今浙江绍兴）人。对《素问》《灵枢》重新分卷，加以注解，编注成《黄帝内经素问注证发微》及《黄帝内经灵枢注证发微》（最早全注本）各九卷，尤其是后者的注释较好，为后世医家所参考。

● 【评析】

妊娠一般禁忌针灸，以恐动经堕胎。关于妊娠脉象，何时希的体会是孕三月，诊其脉滑疾，重以手按之而不散；孕五月，滑脉流行之状见减，重手按之不散；至七八月，以缓大有神之脉为多。对于《内经》所谓"阴搏阳别，谓之有子"一句，他解释为自有一股生动活泼之气，为通常平脉或病脉所无者。他还对逐月养胎十八方中妊妇之食物营养的重视和阐述尤为赏识，以为这是可用于临床、服务于民众的。

# 《妇人大全良方》五种辨惑

● 【原文】

考《四库全书提要》，略曰：《妇人大全良方》二十四卷，宋·陈自明撰。自明，字良甫，临川人，官建康府医学教授。是编凡分八门：调经、众疾、求嗣、胎教、妊娠、坐月、难产、产后。每门数十证，总为二百六十余论，论后附方。此书采摭宋前诸家，提纲挈领，于妇科证治，比前人为详备。有嘉熙元年（1237）陈氏自序，时为建康府明道书院医谕（医学教谕）。此序为薛己删去，不见于通行本［此序若为嘉祐元年(1056)，则早于陈言矣，见后］。《宋史·艺文志》著录无"大全"二字，但称《妇人良方》，故后人称引时或作全名《妇人大全良方》，或作《大全良方》。若称引薛己刊本，则当称《校注妇人良方》，以非陈氏之旧矣。

原有宋·青田人陈言，字无择（绍兴辛巳公元 1161 撰《三因极一病证方论》，则其年代当早于陈自明，《四库全书》及《医籍考》等何以均未指出），为之评论。明·熊鳌峰为之补遗者。熊名宗立，自号勿听子，著书有十余种，按其著作年代之可考者，约在明正统二年丁巳至成化十年甲午间（公元 1437 至 1474）。其外科、儿科、妇科诸书，皆熊氏著作在先，薛己就其书而校注，乃刻入《薛立斋医案》中。熊氏书名为《妇人良方补遗大全》，亦二十四卷，见于《医藏目录》著录，名虽曰存，而实已亡矣。何以故？薛己辄以己意删改陈自明原著、陈无择评论、熊鳌峰补遗三家文字，章次错乱，体例不清，饾饤割裂，面目全非，不复能读陈氏原著矣，实是憾事。薛己盖凭依前代名著，附入自己治验，而另写一书者，名《校注妇人良方》，仍二十四卷。

明·金坛王肯堂撰《女科准绳》（万历二十六年，公元 1537，约后于薛己五十年），序谓："陈氏所葺，多上古专科禁方，具有渊源本末，不可昧也，而薛氏一切以己意芟除变乱，使古方自此湮没，予重惜之。故于是编务存陈氏之旧，而删其偏驳者，然亦存十之六七耳。"王氏于此，截伪续真，开兹后学，厥功伟矣。

《女科经纶》作者萧慎斋（著作年代，清康熙廿三年甲子，公元1684），或见原著，故所引《大全良方》，或称陈良甫处，文字都与薛本不同，或为薛本所无，其简古可嘉者甚多，不似薛改本，千篇一律，文词冗杂，毫无医古文可诵之味，而动以"前症若"三字陈词熟套，罗列方治，究竟症生于病，症随病改，方随症异，不举脉因症治理法，而侈谈方药，与学者何补？

陈自明《妇人大全良方》经薛己之校注（实是改写），刻入其《薛立斋医案》中，原书反极少见。陈无择之评论、熊宗立之补遗，皆被泯灭痕迹，今所能见者，惟薛氏校注本耳。薏苡明珠，真伪莫辨，夫步前贤之后尘，而毁灭其足迹，思之亦当为薛氏颜汗耳。无可否认，薛己虽以外科为专门，于女科亦自有其经验，但方法不多，以温补为主，脾肝为重，特详于肝火脾郁而一主于补，是病后调理之治，而非以去病为先者。当系就其接触之阶层与病种而为言，不吸纳南北诸家（薛氏古吴人，官为南京太医院院判）之说者也。我初喜《良方》一书，后以不得陈自明原文，读薛氏通套之词，渐以为慊，及至泛览古今各家，始悟薛氏之学实隘而且偏，备一格则有余，言广博则远矣。

于是知《妇人良方》当有五种：一，宋·陈自明原著；二，宋·陈无择评论；三，明·熊鳌峰补遗；四，薛立斋校注；五，王肯堂茸存于《女科准绳》中，得陈自明原著之六七云。

● 【评析】

何时希经考证得知自宋·陈自明著《妇人良方》后，经诸多医家的编写，现有五种版本，他较崇尚陈自明原著，反对以己之见擅作改动，此种尊重原著的作风值得肯定。

# 胞字有子宫、胞衣、膀胱三解

● 【原文】

一、女子胞，名曰奇恒之府。——《素问》

二、月事不来，胞脉闭也。胞脉者，属心而络于胞中。——同上

三、胞移热于膀胱，则癃溺血。——同上（时希按：既曰胞，又曰膀胱，可见实指二物）

四、脉至如弦缕，是胞精予不足也。——同上

五、厥气客于胞脏，则梦泄便[1]。——《灵枢》

六、石瘕生于胞中，寒气客于子门，子门闭塞。——同上

七、冲脉、任脉，皆起于胞中。——同上

八、肥人脉细，胞有寒，故令少子。——《脉经》

九、历年血寒积结胞门[2]。——《金匮要略》

十、风冷客于胞内。又胞络，又子脏[3]。——《诸病源候论》

十一、胞门子户，主子精气神所出入。——同上

十二、冲为血海，任主胞胎，二脉相通，经血渐盈，应时而下。——王冰（时希按：任主胞胎一句，殆有二义，胞指子宫，而胎则系指妊娠，古书常以怀孕曰任子，谓妊娠乃任脉所担任也）

十三、胞室即子室。——《中国医学大辞典》

以上"胞"均释作"子宫"。

一、妊娠腹中痛，为胞阻。——《金匮要略》

二、母之胞胎。——《诗笺》

三、妊娠二月，儿精成于胞里。——《逐月养胎方》

四、伤寒热毒之气，侵损胞胎。——《经效产宝》

五、漏胎下血，与漏胞下血并称。——同上

六、胞，儿生囊也。——《说文》注（时希按："囊"字义为盛物之具，儿所寄生之外囊，乃包容儿胎之具，即胞衣也。日人水原义博解"儿生囊"为

"子宫"，恐非是）

七、胞衣之简称。——中国医学大辞典（时希按：此乃俗称人胞、猫胞之类）

八、儿在母腹中，外裹之膜曰胞，亦谓之胎衣。——辞源

以上均释作胞衣，即胎盘也。

一、胞痹者，少腹膀胱按之内痛。——《素问》

二、膀胱之胞薄以懦。——《灵枢》

三、风瘅客脬，难于大小溲，溺赤。——《史记·扁鹊仓公列传》

四、妇人病饮食如故，烦热不得卧，而反倚息者，此名转胞，不得溺也。以胞系了戾，故致此病，但利小便则愈。——《金匮要略》

五、脬，膀胱也。——《说文》注

六、每常小便而忍不起，令胞中略转乃起耳。——《嵇康与山巨源绝交书》

（时希按：嵇叔夜语，正与《金匮》相合）

七、脬音抛，膀胱也。——《辞源》

以上均释作膀胱。

中国文字，一字常有数解，有主义，有旁义，有通义，有转义，在彼则解彼，在此则解此，合上下文而解之，则文另一解。即此"胞"字，以上粗疏之考证，已有二十八种之多。其在男子，必作膀胱；在女子则为子宫，亦可作膀胱；若在孕妇，则膀胱、子宫之外，又当释为胞衣、胎盘，此三者殆可作为定义矣。吾尝序碛石故名医周子唐医案，有曰："习中医有数难：一要通文，由明清以上，至隋唐诸家学说，文字犹不难理解；秦汉以上之经典古籍，则颇多言简意赅，语晦而难明，一字而通解数义。苟非深于古文，略通六书训诂，假借指事会意之学者，殆难尽会其意也……四要苦读，自古来绝无俭腹名医，不究经典，不通理论，则江湖铃医，或名实不符之流耳；当从经典始，寻一主流而深研之，旁涉于各家学说，龟勉十余年，则左右可以逢源矣，是又非苦读不为功。"其中又以《内经》为经典之祖，文既艰涩，又读之不能朗朗上口，且通假之处比比而是，此食谏果，初不觉其甘也。然读一回必有一回之新悟，临床千百而重读之，可以即证，必然另有一番境地。越数年后读之，又觉临床中失

错多、遗漏多。如此重读一遍，对比一番，得失心知，甘苦渐记，是无异功课之考核也，读岂有止境哉？

行年七十，而识六十九年读书曾经之路，盖用数种学习方法。

一、在学校时，听课及考试为输入式与回报式之反复。

二则学于程师门雪之评按式，每读一书，眉间行里，密书殆满，或褒或贬，悉任己意，初未以为定评也。隋颜之推尝谓"读天下书未遍，不可妄下雌黄"，而我则反其意，以为年少时意气盛、思维敏，正当信口雌黄，无所顾忌，此吾自置之私书，评按之无害。迨他日读书多，必能自悟其得失，再加纠正，或得友好纠正之，一回汗颜，一回得意，亦未始作读书之乐也。

三则读过一书，必须留下汗血之迹，不可白白放过。撷其精粹处，或自己所需之点，为提要，为索引，即于此书之前后副页中明注其页数，以便异日检阅或引述，例如我读《神农本草经》数过，一次为检妇科药得 64 种，又为感冒咳逆集得 126 种，觅止汗利尿药得 54 种，得黄疸药 9 种，求诸般止痛药得 105 种，收得心脏病所需药 60 种，汇解毒药得 72 种，寻化石药 9 种。探青囊而取药，每读一番，必有所得也。古书无目录者为撰目，无页数者为编页于目下，古旧书则为之装订、号书根，鲁迅先生常视此为一乐也。

四为遇欣赏之论或方，则为撰歌诀，此亦程师法也。我则以为医药之事无情景、无意趣可写，又限于病症方药之名，纵费尽推敲，总不易熨贴，徒耗心力，无甚得益，故屡作之而终废然也。

又一法，则如过去沪西某大学之资料，每书中所涉之人、地、事、物，及有系统之理论，各摘要立专卡，如今电脑之输入讯息。我尝向之求洛神、柳如是二事，立得数十条。则学者当趁年力富强之时，得一书即如此精读，若藏书多而从头做起，则耗时多而费力甚矣。吾以资质鲁下，无博闻强记之能，故读法拙笨，乏趋捷取巧之术，非敢云供参考，盖自道其甘苦耳。

● 【校注】

[1]厥气客于胞膻，则梦泄便：语出《灵枢·淫邪发梦》："厥气……客于胞膻，则梦溲便。"

[2] 历年血寒积结胞门：语出《金匮要略·妇人杂病脉证并治》："妇人之病，因虚、积冷、结气，为诸经水断绝，至有历年，血寒积结，胞门寒伤，经络凝坚。"

[3] 风冷客于胞内。又胞络，又子脏：语出《诸病源候论·卷三十七·月水不调候》："风冷之气客于胞内，伤冲脉、任脉，损手太阳、少阴之经也。"《诸病源候论·卷三十九·月水不利无子候》："风寒邪气客于经血，则令月水否涩，血结子脏，阴阳之气不能施化，所以无子也。"

● 【评析】

何时希对"胞"之义考证，得出可作子宫、胞衣、膀胱三解，有理有据，可参。并由此认为读书当博闻、多思、深究，其自己数十年读书的方法亦可为后生之榜样。

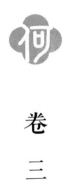

卷

二

# 奇经脏腑全身与月经之关系（资料）

● 【原文】

**前记：**

此我 1959 年在中医研究院为妇科研究生讲课时所集之资料，颇欲铺叙成一专文，以事未果，久渐忘之。二十五年忽焉已过，今茸理《何氏历代医学丛书》及程师遗著，笔札烦剧，无暇复事于此，且学殖荒疏，曾无加于往昔，而藏书经劫，亦校复以为难，惜此丛残，饱蠹可待，聊录存之。以戒事必底成，慎勿中辍，今日暂置于脑后，明日自有明日事，他日复欲为之，或有情绪之所牵，或为年力所不许，吾投老始悟此理，悔亦迟矣。

——1984 年春，时希于东吴客次

## 甲、冲任与月经之关系

### 一、冲脉

子　冲脉者，经脉之海也。——《素问·痿论》

丑　冲之为病，逆气而里急。——《难经·二十九难》（按：里急腹病，乃经期常见症状）

寅　脉来中央坚实，径至关者，冲脉也。动苦少腹痛，上抢心，有瘕疝，遗溺，女子绝孕[1]。——《脉经》

又：冲脉者，阴脉之海也。

卯　冲为血海，诸经朝会，男子则运而行之，女子则停而止之，皆谓之血室。——《素问》王冰注

辰　血室者血之所居也[2]，营血停止之所，经脉留会之处，即冲脉是矣。冲脉者，奇经八脉之一脉也，为十二经脉之海。王冰曰：冲为血海，言诸经之血，朝会于此，男子则运行生精，女子则上为乳汁，下为月水。《内经》曰：

任脉通，太冲脉盛，月事以时下者是也。王冰曰：阴静海满而去血，谓冲脉盛，为海满[3]也，即是观之，冲是血室可知矣。——宋·成无己《明理论》

巳　脏腑之血，皆归冲脉，而冲为五脏六腑之血海，故《经》言"太冲脉盛，则月事以时下"，此可见冲脉为月经之本也。——明·张景岳《妇人规》

午　太冲属阳明，为血之海，故谷气盛则血海满，而月事以时下也。——清·萧埙《女科经纶》引程扶生

未　人之血海，其名曰冲，在血室之两旁，与血室相通（按：任主胞胎，即《脉经》所云之胞门子户，亦即血室，近时则通称子宫也）。（中略）此八脉与血室，男女皆有，在男子则冲与血室为化精之所，在女子则冲与血室实为受胎之处。《素问·上古天真论》所谓：太冲脉盛，月事以时下，故有子者是也。是以女子不育，多责之冲脉。——清·张锡纯《衷中参西录》[4]

申　冲脉者，经脉之海。——《难经》吴·吕广[5]注

酉　《经》云：冲脉者，十二经之海。——《难经》唐·杨玄操注


## 二、任脉

子　任之为病，其内苦结，男子为七疝，女子为瘕聚。——《难经·二十九难》（按：瘕聚必月经停闭，腹内结痛。）

丑　任脉者，起于胞门、子户。——《脉经》

寅　寸口脉来紧细实长至关者，任脉也。动苦少腹绕脐下引横骨，阴中切痛。——《脉经》

卯　任脉者，阴脉之海也（按：《脉经》言，阴脉之海为冲脉）。任者，妊也，此人生养之始，主任一身之阴血。——《女科经纶》引程扶生

辰　任脉其源，与冲督二脉同起于中极之下，如水沟之相接，分道而行，任主身前之阴，督主身后之阳，循环往来不息，元气之所由生，真息之所由起（按：中引龟鹿一段，为气功理论，不录）。而女子尤赖此任养，非此脉盛，则冲任之血不旺，难于有孕。——谢观《中国医学大辞典》

巳　任者妊也，此是人之生养之本。——《难经》唐·杨玄操注

### 三、冲任同源

子　女子二七而天癸至，任脉通，太冲脉盛，月事以时下，故有子……七七任脉虚，太冲脉衰少，天癸竭，地道不通，故形坏而无子也。——《素问·上古天真论》[按:《内经》所论月经之生理，为历来妇科家主要论据。冲任为十二正经以外之奇脉，依《难经》意，十二脉络隆盛（二十七难言：经有十二，络有十五，凡二十七气），然后流入八脉。故言八脉者，必从其所主之脏腑与关系而研究之，方能融会贯通，不然，奇经之方药无多，施治不免拮据]

丑　冲脉、任脉皆起于胞中，上循背[6]里，为经络[7]之海。——《灵枢·五音五味》篇

寅　冲为血海，任主胞胎，二者相资，故能有子。肾气全盛，冲任流通，经血渐盈，应时而下。——《素问》王冰注

卯　冲任二脉，为经血之海，女子主育胞胎。——《素问》张志聪注

辰　冲为血海，任主胞胎，二脉流通，经血渐盈，应时而下。——宋·陈自明《妇人良方》（按:《良方》此文，最为后世引述，其实乃节王冰二段八句，而为六句，非创见也）

巳　凡治妇人，必先明冲任之脉，此皆血之所从出，胎之所由系。明乎冲任之故，则本源洞委，而后所生之病，千头万绪，可以知其所从起。——《女科全书》引清·徐灵胎

午　冲、任、督三脉俱为血海，为月信之原。——清·陈修园《女科要旨》


● 【校注】

[1] 脉来中央坚实……女子绝孕：语出《脉经·平奇经八脉病》:"脉来中央坚实，径至关者，冲脉也。动苦少腹痛，上抢心，有瘕疝，绝孕，遗失溺，胁支满烦也。"

[2] 血之所居也：据《伤寒明理论·热入血室》无此句。

[3] 海满：原为"血海"。据《伤寒明理论·热入血室》改。

[4]《衷中参西录》：指《医学衷中参西录》。此段文字出于此书上册所载温冲汤，治妇人血海虚寒不育。

[5]吕广：又名吕博。三国时吴国医家。擅长脉学，著有《玉匮针经》《金韬玉鉴经》等书。注过《黄帝八十一难经》。

[6]背：原为"腹"。据《灵枢·五音五味》改。

[7]络：原为"脉"。据《灵枢·五音五味》改。

● 【评析】

从所录文献可知，冲任二脉与月经关系密切。冲为血海，王冰认为诸经之血朝会于此，其血充盛，则月经得以下，故张景岳说此为月经之本。又有王冰、成无己、张锡纯等医家将冲脉指为血室者，即受胎处。任主胞胎，人生养之始，主任一身阴血，任之血不旺，则难于有孕。然两者互有关联，因皆起于胞中，二脉流通，则经血渐盈，应时而下。何时希从生理、病理、治疗角度提出，言八脉者，必从其所主之脏腑与关系而研究之，方能融会贯通，不然，治奇经之方药不多，施治不免拮据。

# 乙、冲任与脏腑之关系

● 【原文】

## 一、肾

子　胞脉者起于肾[1]。——《素问·奇病论》（按：任主胞胎，此言任脉也）

丑　肾气不足，伤于冲脉，故逆气而里急。——隋·巢元方《诸病源候论》

寅　冲脉者，起于气街并少阴之经。——《素问·痿论》

卯　冲脉者，其上者出于颃颡[2]……其下者注少阴之大络，出于气街……而别其下者，并于少阴之经，渗三阴。——《灵枢·逆顺肥瘦》篇

辰　冲脉者，十二经之海也，与少阴之大络起于肾下，出于气街。——《灵枢·动输》篇

## 二、肝肾

子　冲任为精血之海，其脉常随肝肾而行。——清·张登《诊家三昧》[3]

## 三、心及小肠

子　胞脉者（任主胞胎），属心而络于胞中，今气上迫肺，心气不得下通，故月事不来也。——《素问·评热病论》

丑　冲任之脉，皆起于胞中，为经脉之海，手太阳小肠之经，手少阴心之经，此二经为表里，主上为乳汁，下为月水，然则月水为经络之余，若冷热调和，则冲脉、任脉充盛，太阳、少阴所主之血宣流，以时而下。——《诸病源候论》（按：巢氏此篇中所列月水不调、不利、不断、不通、腹痛等五候，带下九候，漏下七候，崩中五候，凡二十六证，每证皆有此理论，虽文字偶有小异而大致相同，可见巢氏之重视此病理学说矣。然小肠乃受盛之官，不是生化之源，其重要宜不及脾）

寅　妇人月水本于四经，二者冲任，二者手太阳小肠、手少阴心。——宋·齐仲甫《女科百问》

## 四、胃及肾

子　冲脉者，起于气街[4]，并足阳明之经。——《难经·二十八难》

丑　血气之化由于水谷，水谷盛则血气亦盛，水谷衰则血气亦衰，是水谷之海，又在阳明。考之《痿论》曰："阳明者五脏六腑之海，主润宗筋。冲脉者经脉之海，主渗灌溪谷，与阳明合于宗筋……而阳明为之长。"是以男精女血，皆由前阴而降，此可见冲脉之血，又总由阳明水谷所化，而阳明胃气，又为冲脉之本也。——明·张景岳《妇人规》

寅　妇人经水与乳，俱由脾胃所生。《经脉别论》云"食气入胃"，其清纯津液之气归于心，入于脉，变赤而为血，血有余则注于冲任而为经水。——明·程若水

卯　太冲为血海，并阳明之经而行，故阳明病则冲脉衰，而女子不月

也。——清·沈尧封《女科辑要》[5]

辰　月事不调、不来及崩，是血病，咎在冲脉，冲脉隶阳明。带下是精病，咎在任脉，任脉隶少阴。——同上


### 五、心及肺

子　有病肾风者……时热从胸背上至头，目下肿，腹中鸣，身重难以行，月事不来……胞脉闭也。胞脉者属心而络于胞中，今气上迫肺，心气不得下通，故月事不来也。——《素问·评热病论》（按：此症先水气在腹，而后月事不来，与《脉经》所言先病水、后经水断之水分病相类，肺不化水，或金不生水，而见经闭者多矣）

丑　中焦亦并胃中，泌糟粕，蒸津液，化其精微，上注于肺脉，乃化而为血，以奉生身，行于经隧，命曰营气。——《灵枢·营卫生会》篇（按：肺脉二字，应理解为肺、心二脏，造血氧化之机理，所谓奉心化赤是也。肺与月经之关系，卷一有表格，可参看）

寅　胞脉属心，得心气下通而为血，冲脉、任脉皆起于胞中，上循背里，为经络之海，下为月事。——《素问》张志聪注


### 六、心及肝

子　冲任者血之海也，月水者经络之余也。盖妇人以血为本，心主血，肝行血，营卫四体如环无端，灌注百脉，余者为月候，以时而行。——明·朱棣《普济方·妇人诸疾门》

丑　心生血，肝藏血，冲、任、督三脉俱为血海，为月信之原。——《女科要旨》


### 七、心及肾

子　胞胎之系，上通心而下通肾，心肾不交，则胞胎之血两无所归，而心肾之气不来照摄。——《傅青主女科》


　　何氏妇科专著校评

[1] 胞脉者起于肾:《素问·奇病论》:"黄帝问曰:人有重身,九月而喑,此为何也? 岐伯对曰:胞之络脉绝也。帝曰:何以言之? 岐伯曰:胞络者系于肾,少阴之脉,贯肾系舌本,故不能言。"

[2] 颃颡(háng sǎng):指咽喉。

[3]《诊家三昧》:是论脉理专书。作者应是张登之父张璐。张璐,字路玉,号石顽,清代医家,著述较多,晚年撰有《张氏医通》(眼科和痘疹部分分别由其子张倬、张登所补辑)。

[4] 气街:穴名。一名气冲。

[5]《女科辑要》:又名《沈氏女科辑要》,刊于1850年。1933年张寿颐(山雷)复将此书予以补注,名《沈氏女科辑要笺正》。

● 【评析】

冲任二脉之主施月经与妊娠的功能有赖于脏腑功能的健全,故冲任与脏腑关系密切,其中尤与脾肾为要。任脉起于肾,冲脉起于肾下,出于气街,并少阴经,因此均源于肾,肾不足则冲任受损。冲为血海,任主一身阴血,其血之源由脾胃吸收运化水谷精微而来,故为冲任血脉之本。然血的生成过程中还需上注肺脉,乃化而为血,行于经髓。而血之流藏,则需要心主血、心气下通,肝行血、藏血,只有血脉得以宣流和藏储,月经才能应时而下。其中任何一脏出现病变,均可扰乱正常状态,而出现月经不调或不孕等病证。

# 丙、脏腑与月经之关系

● 【原文】

**一、肾**

子 有其年已老而有子者,此其气脉常通,而肾气有余也。此虽有子,男不过尽八八,女不过尽七七。——《素问·上古天真论》(按:《素问》此段前文曰:女子二七而天癸至,任脉通,太冲脉盛,月事以时下,故有子。再观此段文字，可知老而有子者，为肾气之有余，则二七以前必肾气之未足，故明人易思兰谓：肾生最先（先天之本，常先身生），肾足最迟（谓男子二八，女子二七），肾衰最早（八八，七七）。是当于肾气实、天癸未得之时不伐其肾气，既行之后处处照顾其肾气，以求其充实而裕精血也。此即谓肾气有余，则年老尚可有子，虽有子，然肾气已惫，子亦不寿，尤可征肾气与精血关系之重要。（又按：《素问》前文所云"女子七岁，肾气盛，齿更发长""三七肾气平均，故真牙生而长极"，似皆从肾主骨、齿为骨余着语，而未涉于月经）

丑　癸水藏于肾，天癸竭[1]，是足少阴下部之脉道不通，是以形坏而无子也。——《素问》张志聪注

寅　肾脉微涩为不月[2]。——《灵枢·邪气脏腑病形》篇（按：微为阳气虚，涩为阴血少，见之肾脉，则不月，可征月经与肾之关切）

卯　少阴脉细，妇人则经水不通。（按：此条，他书引作《金匮要略》文字，今未见于通行本。少阴脉细是肾阴之不足也）

辰　少阴脉微而迟，微则无精，迟则阴中寒，涩则血不来，此为居经，三月一来。——《脉经》（按：微、迟、涩见之肾脉，是肾阴、阳、精血俱虚也）

巳　月经全藉肾水施化，肾水既乏，则经血日以干涸。——清·何书田《女科粹言》


## 二、肝肾

子　妇人童幼至天癸未行之间，皆属少阴，天癸既行，皆从厥阴论之。天癸已绝，乃属太阴经也。——金·刘完素《河间六书》


## 三、脾胃

子　一七而阴血升，二七而阴血溢，皆饮食五味之实秀也。——南齐·褚澄《褚氏遗书》（按：此《内经》味归形、形归气、气归精、精归化之义，五味入脾胃，则化生精血，而充月经也）

丑　若脾胃虚弱，不能饮食，营卫不足，月经不行。——《妇人良方》引《产宝方》序

寅　劳伤气血，则风冷乘之，脾胃一伤，饮食渐少，营卫日衰……故妇人病有三十六种（按：三痼、五伤、七害、九痛、十二癥，详见巢氏《诸病源候论》），皆由冲任劳损所致。——宋·王衮《博济方》

卯　营者水谷之精……常以饮食滋养，则阳生阴长，变化而为血。——宋·刘宗厚

辰　妇人经水与乳，俱由脾胃所生。——明·程若水

巳　血者水谷之精也，和调五脏，洒陈六腑，在男子则化而为精，在女子则上为乳汁，下为月水。故虽心生血，肝藏血，亦皆统摄于脾，补脾和胃，血自生矣。——明·薛立斋

午　胃为水谷气血之海，化营血而润宗筋，《厥论》曰："前阴者，宗筋之所聚，太阴阳明之所合也。"女子不月者，心生血，脾统血，胃为血气之海，三经病则血闭矣。——明·李士材

未　血气之化，由于水谷，水谷盛则血气亦盛，水谷衰则血气亦衰，是水谷之海，又在阳明。考之《痿论》曰："阳明者五脏六腑之海，主润宗筋。冲脉者经脉之海，主渗灌溪谷，与阳明合于宗筋……而阳明为之长。"此可见冲脉之血又总由阳明水谷所化，而阳明胃气又为冲脉之本也，故月经之本，所重在冲脉，所重在胃气，所重在心脾生化之源耳。——《妇人规》

申　心生血，肝藏血，冲、任、督三脉俱为血海，为月信之原，而其统主则为脾胃。脾胃和则血自生，谓血生于水谷之精气也。——《女科要旨》

### 四、心脾（胃）

子　二阳之病发心脾，有不得隐曲，女子不月。——《素问·阴阳别论》（按：由不月之病因，而推想欲求月经之正常，当重视夫心脾）

丑　脾为生化之源，心统诸经之血，诚哉是言也。窃谓心脾和平，则经候正常。——元·李杲《东垣十书》

寅　故月经之本，所重在冲脉，所重在胃气，所重在心脾生化之源耳。——《妇人规》

卯　食入于胃，浊气归心，饮入于胃，输精于脾者，以胃之能纳，大肠之

能化耳。肠胃既病，则不能纳，不能化，心脾无所资，则无以运化而生精血，故男子为少精，女子为不月。——元·王履《医经溯洄集》

辰　妇人经水与乳，俱由脾胃所生。《经脉别论》云"食气入胃"，其清纯津液之气归于心，入于脉，变赤而为血，血有余则注于冲任而为经水。——明·程若水

巳　心生血，脾统血，脉为之元也。养其心则血生，实其脾则血足，气盛则血行矣。——明·龚廷贤《寿世保元》

午　女子有不得隐曲之事（按：不得隐曲，注家颇有解作男子不精，以与女子不月对举，谓男子自有隐曲难言之事者），郁之于心，故心不能生血，血不能养脾。始焉胃有所受，脾不能化，而继则渐不能纳受，故胃病发于心脾也。由是水谷衰少，无以化精微之气，而血脉遂枯，月事不能时下矣。——《素问》马莳注

未　阳明为多血之经，血乃水谷之精气，藉心火锻炼而成。忧愁思虑伤心，困及其子，不嗜饮食，血无以资生，阳明病矣。——《女科辑要》

申　经闭不调，治者须知心为气血之主，脾胃为气血之运，气血自生自运乃标本兼治法之良者也。——明·李梴《医学入门》

## 五、肺肾

子　古方书皆言，经脉之病（月经病），是因心、脾、肝、肾四脏，而独于肺脏多不言及，不知血之行与不行无不由气，如《经脉别论》云："饮入于胃，游溢精气，上输于脾，脾气散精，上归于肺，通调水道，下输膀胱，水精四布，五经并行，合于四时五脏阴阳，揆度以为常也。"此言由胃达脾，由脾达肺，而后传布诸经，故血脱者当益气，血滞者当调气，气主于肺，其义可知。——《景岳全书》

丑　肺金失养，不能下生肾水，血日益枯。——《医学入门》

寅　食少则肺金失养，水绝生化之源，而经闭不调。——同上

卯　食少故肺气亦失所养，而气滞不行，则无以滋肾阴。月经全藉肾水滋化，肾水既乏，则经血日以干涸。——《女科粹言》（按：上引四则，从五脏相

生之说立论，即金不生水之月经关系也。肺劳病之经闭，虽由气血亏损，实系五脏俱虚，不能相生，理最相近。与肾风病气上迫肺，心气不得下通，属于水火失济之经闭似又不同。而月经生理，实有金不生水，为肺与肾之关系存在，国外学说之涉及此者，曾见有二篇。一则曰：肺具有内分泌激素之功能；一则曰：肺能释放前列腺素，在血液循环中出现之前列腺素，大概亦产生于肺。得此二说，使金生水之生理及月经与肺之关系大有证助，使许多千古疑团得以释然，可谓中外学说相互发明也。经闭与金不生水，又当涉及肾之泌尿功能（膀胱气化，又由于肺之通调水道），证以病例，先肿而后经闭（青年及更年期尤为更见）之由于肺气壅滞，不能通调水道，下输膀胱，水精不布，则溢而为肿。或水湿外受，伤其肺脾，故水土不化，金气不行，金气不行则肾气伤，肾被伤则冲任之血因而闭阻，月经遂停。应属于肺气与肾水之关系。此症我见不少，而女科书少有载之，故不辞于言费）

## 六、脾胃

子　经脉之病，盖其病之肇端，则或由思虑，或由郁怒，或以积劳，或六淫饮食，多起心、肺、肝、脾四脏，及其甚也，则四脏相移，必归脾肾。盖阳分日亏，则饮食日减，而脾气胃气竭矣；阴分日亏，则精血日涸，而冲任肾气竭矣。——《景岳全书》

● 【校注】

［1］天癸竭：原为"七七天癸竭"。疑误。

［2］肾脉微涩为不月：语出《灵枢·邪气脏腑病形》："肾脉急甚为骨癫疾……涩甚为大痈，微涩为不月沉痔。"

● 【评析】

脏腑与月经的关系，在上节冲任与脏腑关系中已有所评论，本节有所补充。首先癸水藏于肾，肾气盛或竭，直接影响到月经的行与绝。其次强调了脾胃为气血生化之源，直接关系到气血的充盈与否。此外，心主血、肺主气、肝藏血等功能均为月经应时而下所不可或缺。

# 丁、全身与月经之关系

● 【原文】

## 一、五脏六腑

子　肾者主水，受五脏六腑之精而藏之，故五脏盛，乃能写（即泻也，精泄与经行，皆为泻）。今五脏皆衰，筋骨解堕，天癸尽矣。故发鬓白，身体重，行步不正，而无子耳。——《素问·上古天真论》

丑　冲脉者五脏六腑之海也，五脏六腑皆禀焉。——《灵枢·顺逆肥瘦》篇

寅　脏腑之血皆归冲脉，而冲为五脏六腑之血海，故《经》言太冲脉盛，则月事以时下。此可见冲脉为月经之本也。——《妇人规》

卯　经血为水谷之精气，和调于五脏，洒陈于六腑，乃能入于脉也，凡其源源而来，生化于脾，总统于心，藏受于肝，宣布于肺，施泄于肾，男子则为精，女子则上为乳汁，下归血海而为经脉。——同上

辰　月水乃经络之余，冲任气和，则血应时而下，忧思耗伤心血，以致火炎，血不归肝，而出纳之用已竭。母令子虚，脾亦不磨而食少，食少则肺金失养，水绝生化之源，而经闭不调。——《医学入门》（按：此论五行相克相生之道均有之，而先后有错乱，如改为火不生土而食少，营养衰，土不生金，金不生水，及水不涵木，以致火炎水竭，而为经闭，其理较顺。又本文"血不归肝"一语，较觉突兀）

巳　女子不月，盖原心气不足，以致脾不磨食，故肺金失养，不能下生肾水，血日益枯。——同上（按：此论四脏不能相生，而独遗肝木，然与上条均论述金不生水，而致血枯经闭，其说谈者不多，颇足欣赏）

午　经本于肾，而其流五脏六腑之血皆归之，故经来而诸经之血尽来附益。——《傅青主女科》

未　《难经》言：心出血，肝纳血，肺出气，肾纳气。盖妇人百病，皆是心生，如五志之火一起，则心火亦从而燔；若夫经闭不通之症，先因心气不

足，由是心血亏耗，故乏血以归肝，出纳之用已竭。母能令子虚，是以脾不磨而食亦少，所谓二阳之病发心脾者，此也。二阳者，阳明也，因食少，故肺气亦失所养而气滞不行，则无以滋肾阴，月经全藉肾水滋化，肾水既乏，则经血日以干涸。——《女科粹言》（按：此论甚佳，虽与《医学入门》略有同处，然心肺之出与肝肾之纳，肺气滞与肾水乏，心肝属血与肺肾属气，数者对举，皆可喜处。如能不拘于五行生克之理，而从脾立论，气归肺肾，血归心肝，则尤为照顾全身，结合整体之理论欤）。（又按：营血与心脾或胃之关系，主要仍在《素问·经脉别论》"食气入胃，散精于肝，淫气于筋"及"食气入胃，浊气归心，淫精于脉"二段文字，所谓肝、筋、心、脉，应是司血之机能。而"饮入于胃，游溢精气，上输于脾，脾气散精，上归于肺"一段，脾与肺则为气之所从出，亦脾能统血，气能帅血之理。脾化气，则与肺气肾阳有关；心生血，则与肝血肾阴有关，故冲任之根本，在于肾气全盛（肾气又包括肾阴肾阳），乃能月事以时下也。而其化源之本，则在心脾，心脾不及，气血无以化生，则女子不月矣。）

## 二、气血阴阳

子　命门者，诸神精之所舍，原气之所系也。故男子以藏精，女子以系胞。——《难经·三十六难》

丑　妇人平居，经脉调适，冲任二脉互相资养，阴阳二气不相偏胜，则月事以时下。——宋·严用和《济生方》

寅　经者常候也，谓候其一身之阴阳怒伏，知其安危，故每月一至。……其有乍多乍少，断绝不行，崩漏不止，皆因阴阳衰盛所致。——《妇人良方》引王子亨

卯　经水者行气血，通阴阳，以荣于身者也。气血盛，阴阳和，则形体通。——明·王肯堂《证治准绳》引《产宝》

辰　人身血随气行，气一壅滞，则血与气并，或月事不调。——《济生方》

巳　天癸者，天一生水也，任脉通者，阴用之道泰也，太冲脉盛者，血气俱盛也。——《寿世保元》

午　冲脉气也，任脉血也，气升则升，气降则降，血随气行，无有暂息。——同上

未　血乃后天饮食入胃，游溢精气，以为流通之用。若经水乃冲任所主，人身中有奇经八脉，俱属肾经无形之脉，其冲任者，奇经之二，其脉起于胞中，为经脉之海，与手太阳，足少阴为表里，上为乳汁，下为月水，女人独禀此水，以为生生之原。与男子二八之精同气，从天一之源而来。精则一月而满，满则溢，似血而实非血也。——明·赵养葵《邯郸遗稿》（按：此段上文，盖谓调经必须滋水，不须补血。补血用四物汤，兼不得滋水，滋水能兼补血，故必以六味丸。其意盖欲以经水之血，与运行全身之血，有所区别。经水之血，当视与男子之肾精同类者，此亦未经人道之说也。）

申　冲任起于胞中，男子藏精，女子系胞，其间又恃一点命门之火为之主宰。火旺则红，火衰则淡，火太旺则紫，火太衰则白，所以滋水更当养火。其有干涸不通者，虽曰火盛之极，亦不宜以苦寒之药降火，只宜大补其天一之原，以养之使满，满则溢。——同上。

### 三、十二经

子　冲脉者，十二经之海也。——《灵枢·动输篇》

丑　当知血之有余，以十二经皆然，故始得以行耳，非特血海之满也。——《素问》马莳注（按：十二经内属于脏腑，血海之盈，十二经之溢，仍赖脏腑之实。）

### 四、奇经

子　督脉者，起于少腹以下骨中央，女子入系廷孔，其孔，溺孔之端也。其络循阴器合篡间，绕篡后。……此生病从少腹上冲心而痛，不得前后，为冲疝，其女子不孕。——《素问·骨空论》（按：李时珍注谓：督脉别络自长强走任脉，故显此诸症，则此诸症乃是任督合有之病也。）

丑　督乃阳脉之海，其脉会合少阴，手足太阳、阳明、少阳、阳维、厥阴、任脉诸脉。——明·李时珍《奇经八脉考》

寅　寸口脉后部左右弹者阴跷也。为少腹里急，阴中痛，男子阴疝，女子漏下不止[1]。——《脉经》（按：所举诸症状，均是月经病常见者。）

卯　阴跷者，足少阴之别脉。——《奇经八脉考》

辰　医苟不明乎八脉之理，欲治妇女痎（音趁）疾，鲜克有济。——清·赵濂《医门补要》

巳　人之血海，其名曰冲，在血室之两旁，与血室相通，上隶于胃阳明经，下连于肾少阴经，有任脉为之担任，督脉为之督摄，带脉为之约束，阳维、阴维、阳跷、阴跷为之拥护，共为奇经八脉。此八脉与血室，男女皆有，在男子则冲与血室为化精之所，在女子则冲与血室实为受胎之处。——《衷中参西录》（按：从生理言，月经虽涉及于五脏六腑，气血阴阳十二经，八脉等，究当以机理相关之脏腑经络为主，始切于实用也。若以病理言，则肺实、肝旺、脾湿、水与气、气与瘀、阴阳气血之虚、君火相火、五志七情、六欲六淫、气候水土、起居生活、饮食嗜欲、劳瘁伤损，或由他病之所引起，以及人为的、药物的因素，造成内分泌紊乱（如绝育、人流、激素等），与夫生长成老，自然的、必然的原因（如更年期症候）等等，皆是以造成月经病。可以分章论之，而此资料，则是属于月经之在生理方面者为多。）

● 【校注】

[1] 寸口脉后部左右弹者……女子漏下不止：语出《脉经·卷第十·手检图三十一部》："后部左右弹者，阴跷也。动，苦少腹痛，里急，腰及髋窈下相连阴中痛，男子阴疝，女子漏下不止。"

● 【评析】

女子月经能应时而下，此与肾气盛、天癸至，以及冲任二脉流通，经血渐盈密切相关，而此二者的正常与否有赖于五脏六腑功能健运；十二经、奇经八脉经气流通；全身阴阳二气不相偏胜，阴阳和，气血充盈。因此，月经与全身状况相联。大凡月经病，其辨证亦须从全身情况分析，因证治疗，以获佳效。

# 跋后

　　《女科一知集》旧稿原为十卷，今经整理为治则一卷（另有治病百例，编为《医效选录》），杂论一卷，月经生理一卷，合为三卷，即此书是也。他则别辑两书曰：《女科三书评按》三卷，《六合汤类方释义》二卷。其余二卷，尚待增益。《妊娠识要》、《雪斋读医小记》，及《珍本女科医书辑佚》，皆我读书之汗迹也。

　　书有未曾经我读，病非亲治不知难。读书有嚼谏果者，必回味而知甘；有嗜马肝者，虽中毒而未喻；欲撷菁华而扬糟粕，亦复谈何容易。希秉廿八世之家学，而未能绍述；承五师之教益，而未能传薪。惭女科之一知，竟汗简而灾枣，盖将以惩我少不事于好学，最补读其宜勤也。开卷有益，愿与诸少年共勉之，他日进一知于多知，再以就正于当世。

甲子春初时希年政七十书于东吴旅次

# 妊娠识要

何时希 著

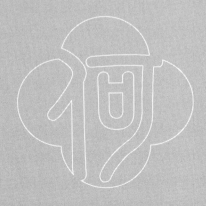

# 本书提要

本书作者是何氏二十八世名医何时希（1915—1997），名维杰，字时希，号雪斋，以字行。作者参考古今二百余种医药书籍，提选出中医传统的但是也有批评的妊娠知识，并结合自己的实践研究心得和体会而写成此书。

本书分上、下二卷。卷上论胎前问题，重在阐释养胎、安胎理论和方法，并详细罗列了有关妊娠宜服和忌用（慎用）的药物、食物，以供临床参考选用。卷下论胎前病，对常见的妊娠病，尤其是妊娠中毒症，如恶阻、子肿、子烦、子痫等均作了较详细的辨治分析与用方选辑介绍。本书资料翔实，论说切合实际，对妇产科、内科医务工作者，在辨胎、辨证、保胎、治疗和妊娠安全等方面，均有很大的参考价值；对孕妇和其家属，也有阅读的必要。

为便于读者学习、领会，本书按节分门，对篇章内容作【校注】和【评析】，有提纲挈领、释难解疑之功。

本次整理以学林出版社 1985 年 6 月版《妊娠识要》为底本，对其中的一些舛误和不妥处作了修正，主要包括对数据统计错误的修正、重复内容的删节、中药名与正文的对应等。原附于书末的"关于妊娠六合汤类方"一节，从内容看，是本书选录、摒弃的说明，故归入"引论"中，并略作节选。

书中引用文献，如《内经》《难经》《金匮要略》《诸病源候论》等，引文与原著文义有不合处，则出校注说明；如个别文字有误，则修正之，不出校注。

对于错别字、通假字、异体字，改正不出校注。

# 钱伯煊题诗

（一）

十年杯酒说轮囷[1]，曾喜他乡作比邻；

君昔鬓青今首白，余嗟老病念鲈蓴[2]。

（二）

劫里雁书曾不断，难中相见更情亲；

常愿再为十日饮，吐将胸臆话前尘。

（三）

同科共事忆当年，早羡君家世泽绵；

秘籍珍藏勤校辑，多君妊娠又增编。

（四）

书成早睹承嘉惠，每读新书意倍真；

继晷焚膏知瘁况，愿君自爱古稀身。

　　时希老兄为青浦二十八代世医，何氏于吴门多戚属故旧，余素知之也。
一九五六年共事于北京中医研究院，曾同研妇科，居又比邻，朝夕相晤，杯酒
话心，无间也。越十年，君即南旋。十八年来所常萦心胸者唯足下耳。君著作
等身，每书刊成，必先惠寄，余快读之，如亲故人也。今以所著《妊娠识要》
索题，此书乃君于一九六〇年在北京市西医学中妇科班讲授时所撰之讲义，加
以增补，益臻丰美。喜君老骥伏枥，奋志弥勤，因赋小诗四首，以志吾二人之
心期也。

一九八三年一月

八八叟钱伯煊甫草

何氏妇科专著校评

● 【校注】

[1] 轮囷（qūn）：盘曲貌。此处指曲折经历。

[2] 薴（chún）：同"莼"。

# 前言

这本书是我从三十年代开始，分五次写成的。据我回忆，在理论文字方面是：

一、一九三八年以后，我在上海三所中医学院、校教学时，为妊娠忌药所需要而编写的几千字讲义。

二、一九六〇年我在中央卫生部中医研究院工作，为北京市妇产科西医学中医班讲课时，介绍中医传统理论，以扬长避短、能批评性地接受为主而编的《胎前病讲义》，约六万余字（油印本）。一般反映，这样客观的介绍和编写，能为接受。

三、一九五九年至一九六〇年在中医研究院妇科组，与协和医院妇产科、北京市妇产医院（这两家妇产科都是林巧稚同志主持的）协作，专题研究妊娠中毒症时，内部编选的《妊娠中毒症用方选辑》，约七千字。

四、一九七二年编成的《计划生育中医药六百余种资料研究》一书，约十三万字。此书曾经给过五六个单位参阅，未刊行。

五、伤年华之老去，嗟迟暮之已临，趁此耳目未曾障瞆，脑力尚还健敏，将前稿加以辑理，既删且补，成此《妊娠识要》。古人云："贤者识其大者，不贤者识其小者。"而我则说：贤者识其详者，如我老弱，只能识其要者了。但五经删补，历时四十余年，文字体例不能"一以贯之"，是一大疵。

至于临床上的体会，则一是十七岁开始在两家慈善性质的医院诊疗；二是随程门雪老师二十年，经常代理诊务；特别是三，在女科虞老师家年余的代诊，和北京专题研究中，对胎前病有较多的认识。我自己的体会，认为沉湎到百余种妇科书里去钻研，再到妇科病数万诊次中去实践，最后还要到内科领域里去找养料，向西医去学习，才能取长补短，拾遗补阙。若囿于一家一派的成法，取一叶以蔽目，渺全林而未见，作为临床应付或者尚可，若说研究，恐是不够的。我在《妊娠中毒症发病机制图》的编制时，集思广益，吸收了全班西医同道的意见;《妊娠中毒症用方选辑》中吸入了很多内科方剂。就是这种尝试，而且是施用有效的。但由于我工作的方法，想深入而不能浅出，自知不昧而积习难返，写成文章，就可讥评了。这种方法是否恰当，还求同道们指正。

一九八三年七月

何时希于东吴

# 引论

中医对女科疾病的分类，一般是为调经、带下、胎前、产后四门，而国外某些著作，则仅分妇科、产科二门。在中国文字上和生活习惯上，"妇"字是与"夫"对称，仅为已婚女子的通称；而"女"字的含义较广，是与"男"对称，包括已婚女子和未婚女子的通称，所以"妇""女"二字在名词上是应有区别的。中医经、带二门是不论已婚、未婚女子同有的疾患，而胎、产则只属于已婚女子。从这个定义来说，把经、带、胎三门疾病皆属于妇科，是太含混些。

"妊娠"是古今内外通用的名称，即怀孕和胎前（也即产前）的十个月（明确的说是四十星期）时期，这一期间的疾患，既不同于怀孕前，也不同于已产后，因为她是"重身"，疾病有其异于平常妇女的复杂性，既须治疗其现有的疾患，又须照顾腹中的胎儿，更应远视到不使孕妇和孩子遗留下问题。后汉张仲景把"妊娠病"写成专篇，是祖国医学中最先重视妊娠问题的一人。

本书原名《胎前病讲义》，今增补了内容，改名为《妊娠识要》，上下两卷，分"辨胎""养胎""安胎""胎忌""因母气之虚实而碍胎""因胎而致病""妊娠病用方选辑""妊娠病图表"等八章以论之。"安胎""胎忌""用方"三章，因录存药物、食物和方剂的资料较多，故占篇幅略大。其余各章，则就所见二百余种医书中，撷取而有选择的作为介绍。

关于妊娠六合汤类方：元·王好古《医垒元戎》有女科六合汤三十四方，我又在他书辑得六合类方总数约有二百余道，分成胎前、产后、调经、带下、杂病五门，每方略作解释，成为《女科六合汤类方释义》一书。何以我会醉心于六合汤方一类，则是感到以四物汤为主方（基本方药），加入二味（由六药组合而成一方，故称六合），灵活机动地治疗女科各种不同的病种、不同的症状，使人可以领会这二味药针对这个病症是有特效的，从而能领悟出许多选药、用药的简练方法。其所以未将海藏妊娠六合汤三十余道附入此书者，因为

何氏妇科专著校评

此辑的用方是分恶阻、子肿、子烦、子痫四门选的，而海藏则全属伤寒类，二者病种不同，内伤、外感有别，若将海藏方插入此辑，则紊乱了两个整套。经过考虑，觉得以各自分立为宜。

# 目录

卷上  胎前问题

# 第一章　辨胎

● 【原文】

　　早期作出妊娠确诊，对孕妇生活的安排和节制，医疗用药的注意，都很重要，也就是辨胎的问题，联涉到养胎、安胎、胎忌，以及对妊娠中毒症的预防、子母的营养和安全等等问题。今就古方验胎、脉法、胎脉临床体会及"离经"脉四者言之。

## 一、古方验胎

　　妊娠的体征发现，一般须在末次行经一个月以后。首先出现的是恶阻（也有如平人一样，毫无恶阻征状的，究极少数，至少也必有些精神不宁的情况），如果有恶阻症状发现，我们已有妊娠的迹象可寻了，再参考过去的月经情况、怀孕情况，结合脉象、中医辨胎的方法，大约就这些了。现在我们结合科学检验，当然更为全面而易于确定，同时也不需要再用古老的"试胎法"了。（《妇人良方》"验胎法"：川芎末二钱，艾汤调下。"古方验胎散"：当归、川芎各一两，艾汤或好酒调服。以上二方，均以服后腹内微动为有胎。"古方艾醋汤"：用好醋煮艾，服后腹中大痛是有孕；"古方探胎散"：皂角、甘草各一钱，黄连五分，为细末。温酒服下，有胎则吐）。我们说，在三月前的胚胎尚如嫩芽一般，若用药去催吐、催痛或使胎动摇，岂不是违反安胎的原则。

## 二、脉法古说

　　中医"辨胎"，对脉法是很重视的，也叫"候胎"。可分下列几种脉法。

　　一是[1]《素问·阴阳别论》"阴搏阳别，谓之有子"。关前即寸部为阳，关后即尺部为阴，尺脉搏动触手，但与寸部原来的浮脉有别（平人脉法，一般都是寸浮尺沉），也就是说尺脉搏指很明显而寸脉则如故，就是有孕。尺脉主肾，尺脉搏指，正是肾气充盛，符合于能够怀胎的条件。脉的寸、关、尺三部，一般主人身上、中、下三部，也即上、中、下三焦，所以怀孕之后，下焦增加了一个实质的东西，这是有生命的胎气，而不是癥、瘕、疢、癖等等的病气。"阴搏"是肾气或下焦充盛的好脉，所以主怀孕。

二是《素问·平人气象论》"妇人手少阴脉动甚者，妊子也"。晋·王叔和《脉经》、隋·巢元方《诸病源候论》均说是手少阴心，心主血脉；隋·全元起《素问注》则作足少阴肾；明·张介宾[2]《类经》很清楚地说：右寸流利滑动，是血旺的现象，血旺方能有胎。

三是《素问·腹中论》"何以知怀子之且生也，曰：身有病而无邪脉也"。月经不行或呕吐是有病，现在却不见细涩或浮紧的病脉（也即《素问》所谓"邪脉"），所以断定有妊，这是很好的分析法。

四是《难经》"三部脉浮沉正等，无他病而不月者，妊也[3]"。这一句可作上面"阴搏"二字的说明。尺脉一般都沉一些，现在三部相等，可见尺脉搏指了。月经不行，找不出促成经闭的病因，也没有腹痛、腹胀等经闭应有的症状，这就可诊断为有孕。

五是唐·孙思邈《千金方》"妊娠初时寸微小，呼吸五至，三月而尺数也"。此段可对上面手少阴或足少阴脉动的不同看法给以经验的证明。妊娠初期，寸脉先有迹象可见（"呼吸五至"为数），到三月，然后显见于尺中。从临床来说，由于平人的尺脉一般比较沉弱些，在妊娠初期常是不易找到搏指之象的，须月数较多，所谓"胎脉显露"，方能在尺脉上找到。个别也能早见，比较少数。

以上五条，可以作为"辨胎"主要的脉法，其他祖国医学上有关妊娠的脉法还很多，这里不再多举。

# 三、脉法临床体会

在我们临床上的体会：寸脉浮"动"、尺脉"搏"指，三部脉"弦""数""滑"，为常见的胎脉。偶然也见数至或数十至而一止的"代脉"、关中滑动如豆的"动脉"和《医学心悟》所谓流利跃动的"雀啄脉"。而调长有力，流利舒畅，生气盎然，又有冲和气象，则最为重要，如果微细无力，生气萧索，便是母体气血不足的症状，必须及早治疗，以免对胎儿成长有碍。但辨胎的方法，决不能全凭脉法，必须将"望问闻切"四诊合参，中西医相结合，才能得到正确的诊断。

以上是妊娠初期的脉法，一般在四五个月以后，胎脉可由弦紧而转为松缓，或者散大；数脉也逐渐减退，或者不数；但总是和缓有力，才是顺利的胎气。若始终细弱短小，沉涩不畅，毫无活泼流利之象者，须防胎萎。若见沉、牢、微、细，须防胎死。当然主要还须结合腹部隆起情况、胎动情况、体重增加情况和其他科学诊断，方为全面。

有关于辨胎男女脉法和其他诊断法，旧社会中医尝有以此"哗众取宠"者。其准确度如何，依我自己的认识，虽不敢予以全盘否定，但离科学的标准的确还尚远，可以说不值得推广。中医对胎前诊断、保胎、治疗以及禁忌等等，应承认已保存下许多宝贵的经验。希望中医同道们扬长避短，不必在辨胎男女的问题上去议论，留待科学来解决，须知男女平等，生男生女都一样嘛。

# 四、"离经"脉

关于临产"离经"之脉，约有九种定义。

一是"妊娠欲知将产者，怀妊离经，其脉浮，设腹痛引腰脊，为今出也。但离经者，不病也"。"又法，欲生，其脉离经，夜半觉痛，日中则生也"。——《千金方》引《脉经》

从这两段主要文字而言，"离经"表现为浮脉，又必须结合腹痛（胎儿转动）、引腰脊痛（痛下达至尾闾，则交骨开拆）乃是生产的迹象。根据经验，痛在腰部两侧，还非即产之时，必须由脊而下达尾闾，才是《脉经》所谓"为今出也"（出指"娩出"）。不但大产如此，凡遇漏红多，由腹痛腰酸而至脊膂如有开拆之状，此胎决难保全，堕胎或小产无疑。

《脉经》所说："但离经者，不病也。"是指只见浮脉，而无腹痛引腰脊，则未是娩出之时，因为浮脉所主为表病。他又说："其脉离经，夜半觉痛，日中则生也。"可知见离经脉后，也有半天的时间（即十二小时）才能分娩，应为诊断者和妊妇所宜知道，不必过早地慌张失措。临产见浮脉，正是胎儿生气蓬勃的表现。

二是"离经"不仅表现在脉浮，《难经·十四难》云："一呼三至曰离经。"又云："一呼一至曰离经。"按：平人脉法是一呼再至，一吸再至，呼吸定息脉一至，所以一呼吸五至为正常之脉。今当妊妇将产或有小产迹象之时已见腹痛引腰脊的症状，结合一呼吸（所谓"一呼"，当然包括一吸和定息）脉七至或仅三至，是可以肯定其将产或要小产的。这过数、过迟的脉，也谓"离经"。

三是《妇人良方》歌云："欲产之妇脉离经，沉细而滑也同名。夜半觉痛应分诞，来日日午定知生。"这种沉细而滑之脉，薛立斋解释为属于肾脏的本脉。胞胎系于肾，肾脉见滑，已见胞胎的动象，所以也名"离经"。

四是《产孕集》引一条曰："尺脉转急如切绳、转珠者，欲产也。"切绳如绳索绞动时，手按而得之状，与转珠均为滑动的形容词；"转急"不是变速，而是绞紧之意。

五是《脉诀汇辨》说："欲产之脉，散而离经。"散指散乱，欲产之时，气血动荡，胞胎熟落，自当有一种散乱之脉出现。

六是《胎产心法》谓："脉如歇止，亦谓之离经。"若断若续，亦是临产气血变乱之象。

七是《胎产证治》引《脉诀》云："欲产之脉离经，沉细而滑也。离经之脉，大小不调匀，或如雀啄、屋漏，应腰痛、腹痛、眼花，产在须臾，非病脉也。尺脉转急，如切绳、转珠者即生。"按：脉象乍大乍小（大小不调）；或

　　　　　　　　　　　　　　何氏妇科专著校评

急搏一阵，止而复作（雀啄）；或脉停许久而偶有一至（屋漏）；以及切绳、转珠，原属病情险恶的指征（雀啄、屋漏均属"七绝脉"之类），今见于将产之时，则不是病危，毋事惊慌。

八是《产孕集》又云："要之，胎动欲产，无论浮、沉、迟、数（也包括细、滑、转急、切绳、转珠、散、大小不调、雀啄、屋漏等脉），皆有动象。无动象者，非正产也。"这一动脉，不必认为是"数见关中，厥厥动摇如豆"之坏象，而当体会是阴阳相搏，气血活动，有一股活泼流利的"生气"，才是顺利正常的分娩。

九是《胎产心法》"临产须知论"十四则之第二则中说，临产自有先兆："至欲产时，脉先离经，试捏产妇手中指，中节或本节跳动，方是临盆时候。"近人瞿绍衡（系日本留学的妇产科西医，和我共事甚久）1940年发表的《临产须知·评正》文中说："心脏脉搏强弱，各各不同，故未到产时而中指跳动者有之（时希按：王叔和指是'将及九旬'），虽已临产而不跳动者亦有之。以不定之脉搏，为诊断是产、非产之标准，其乌乎可？"文中前半也承认中冲跳动与心脏及妊娠有关系，但其价值尚有疑问。

又中冲跳动之说，在《达生编》中先已引用薛院使（指薛立斋）语，但无"脉先离经"四字。

以上这些临产脉法，都是中医留传的经验，在今日科学诊断的条件下似已不需，但在缺乏条件的地区或不及准备的时候，也不妨作为临产诊断的参考，则亦未可轻弃。

● 【校注】

［1］一是：原作"一、"。据文意改。下同。

［2］张介宾：原作"张璐"。疑误。

［3］三部脉浮沉正等，无他病而不月者妊也：语出《脉经·平妊娠分别男女将产诸证》："左右三部脉沉浮正等，按之无绝者，妊娠也。"元·滑伯仁《诊家枢要》："三部脉浮沉正等，无他病而不月者，妊也。"

## ● 【评析】

中医辨胎，脉象是为主要指征。何时希罗列了《黄帝内经》《难经》《千金方》等著说，并结合自己的经验，认为妊娠初期寸脉先有微数迹象可见，到三月则显见于尺脉搏指明显，总以调长有力、流利舒畅、生气盎然又有冲和气象则最为重要。在四五个月以后，胎脉可由弦紧而转为松缓或者散大，数脉也逐渐减退或者不数，但需和缓有力，才是顺利的胎气。对于辨胎男女脉法和其他诊断法，则离科学的标准还尚远，不值得推广。至于临产离经脉象，可作为临产诊断的参考，其表现多样，即使雀啄、屋漏等看似绝脉的脉象，在妊妇身上可能是正常的，然总须脉气活泼流利、有冲和生气之象方是佳象。

# 第二章　养胎

## 一、养胎目的

● 【原文】

养胎的目的：首先是保护胎儿正常的成长发育，一直到足够月数，顺利生产。欲达到此目的，主要还是在妊妇，绝大部分需她自己掌握，其次才是医疗。在目前劳逸结合优越的社会制度下，妊妇一般都知道了怀孕常识，医疗真是成为次要的了。

远在六世纪中叶，北齐徐之才对养胎方面有很多的清规戒律。以后隋·巢元方的《诸病源候论》、唐·孙思邈的《千金方》二书上，都复述徐之才的学说，又对胎教旧说增加了些内容，很可看出这些著作，对妊妇和胎儿的健康问题，都有足够的重视和启示。

## 二、《逐月养胎方》

徐之才的名著《逐月养胎方》，于胎前问题所涉及的方面很多，有些部分也许目前尚可利用，现在介绍一些。

一是胎儿成长次序：一月名始胚，阴阳新合为胎。二月名始膏，始阴阳踞经，有寒，多坏不成，有热即萎悴（说明此时胎嫩，易于损坏，切宜谨护）。三月名始胎，为定形（《巢氏病源》引《脉经》在三月时说："脉滑疾，重以手按之散者，胎已三月也。"这三句可对上节《千金方》的胎脉作为引证）。四月始成血脉，儿六腑顺成。五月成其气，儿四肢皆成。六月成其筋，儿口耳皆成。七月成其骨，八月成肤革，儿九窍皆成。九月成皮毛，儿脉续缕皆成。十月五脏俱备，六腑齐通，纳天地气于丹田，故使关节、人神皆备，但俟时而生。

二是妊妇饮食的宣忌：一月宜食大麦，毋食腥辛。二月无食辛臊。四月食宜稻粳，羹宜鱼雁，是谓盛血气以通耳目而行经络。五月食稻麦，其羹牛羊，和以茱萸，调以五味，是谓养气以定五脏，无大饥，无甚饱，无食干燥。六月食宜鸷鸟猛兽之肉，是谓变腠理，纫筋以养其力，以坚背膂，无大饱。七月饮食避寒，常食稻粳，以密腠理，是谓养骨而坚齿。八月无食燥物，无辄失食。九月饮醴食甘。

以上这些饮食方面的指出，比较趋近实际。如汉·张机《金匮要略》所举的四条禁忌（妊妇食姜则子生骈指，食兔肉、山羊肉、鳖、鸡、鸭令子无声音，食麋脂及梅、李子令子青盲等），唐·咎殷《经效产宝》所举的食诸物忌五条（食鸭子令子倒生，食羊肝令子多厄，食犬、兔肉令子缺唇、无声音等）。以后各家不断增加，禁忌更多，则很多是不合科学、不易理解的了。

三是生活起居：也指出很多应注意的方面。如一月不为力事，寝必安静。二月居必静处，男子勿劳，当谨护，勿惊动也（对房劳的禁戒，不仅是二月，在胎教是应注意的）。三月端坐清虚，四月当静形体。五月卧必晏起，沐浴浣衣，深其居处，厚其衣裳，朝吸天光，以避寒殃，无大劳倦。六月身欲微劳，无得静处，出游于野。数观走犬及视走马（这六月以后的生活方式显然转变，不再像前五个月那样的静处深居了。宋·朱端章的《产科备要》说："妊娠脏气皆臃，关节不利，切不宜多睡。"可见祖国医学的理论中，也都主张妊妇有适当的活动，以使气血流通，则痰食气湿不致壅滞积聚，既利于生产，对晚期妊娠中毒症也有一定的预防作用）。七月劳身摇肢，无使定止，动作屈伸，以运血气；居处必燥，以密腠理，无薄衣。八月无使气极，无忍大起（指大便）。九月缓带自持而待之；无处湿冷，无著炙衣。

四是情绪问题：也有很多谈到，如"无令恐畏""无悲哀、忧愁、嗔怒""和心志""无大言""无号哭""和心静息"等等禁戒，并指出了些由于"卒恐怖""忽惊恐"等原因而致成的病症。在祖国医学文献中，关于情志的过度或不节，而造成妊娠中毒症发病因素的记载很不少，如宋·许叔微《普济本事方》、宋·薛轩《坤元是保》、宋·陈自明《妇人良方》等书指出，"虑产惊恐，虑产可畏，气结不下"致成子悬、子烦；宋·严用和《济生方》、宋·陈言

《三因方》《妇人良方》等书又指出，"七情伤感，心惊胆怯"致成子烦；以及明代薛己、万全等著作上，提到暴怒、郁结等病因更多了。可见妊娠期中，妊妇应当怎样求得性情舒畅、精神愉快；临床家如何注意这个病因，对症下药，并做到防治，都是很重要的。

五是妊娠病治疗方法：一部分是属于"卒有所下"（也即漏胎），有九方；一部分是属于"伤胎予服"（也即安胎），有九方。我们归纳这十八个药方中，用阿胶者九方，可见养血、止血是安胎的主药；用大麦、赤小豆、糜粥、粳米、大豆等粮食部分者五方；用猪肾、鸡类煮汁煎药者十二方。这是对妊妇食物营养方面的重视，符合于《内经》"味归形"之意。

另一方面，徐之才不同意在逐月脏腑养胎的经络用针灸法，《巢氏病源》及《济阴纲目》对每经主穴都给补充了，《产科备要》上也说："大忌针灸。"使临床时有所注意，是否一概不可针灸，于后论之。

六是脏腑逐月养胎：可用五行相生和脏腑表里的形式来理解，也便于记忆。

木：一月肝，二月胆。

火：三月心包，四月小肠。

土：五月脾，六月胃。

金：七月肺，八月大肠。

水：九月肾。

这对妊娠中毒症的某些发病情况，也有相符，如一、二月的头晕、呕恶（恶阻），三、四月的子烦（晚期发病也很多），六、七、八月的胎水肿满（脾虚积湿和肺脾气滞），九月的子痫和水肿（金不制木和水不涵木）（上海某医学院以子痫发病机制属于肾脏）。

另外巢氏还有堕胎都在三、五、七月阴脏养胎之月的说法。明·李梴《医学入门》因此体会而定出在二月半、四月半、六月半服药的安胎法，来防止堕胎，这也是与徐之才《逐月养胎法》有关的学说。

水：九月肾，十月膀胱。这妊娠第十月养胎的脏腑，徐之才是没有的。晋·王叔和《脉经》有之，并说："手太阳、少阴不养者，下主月水，上为乳汁，活儿养母。"又说："怀娠者不可灸刺其经，必堕胎。"这段文字也告诉人若在养胎之月灸刺其主要经穴可致堕胎，这也是《逐月养胎方》中所未载的。另外又指出心和小肠二经，虽不像其他脏腑那样轮流养胎一月，却在十个月中一面"活儿"，一面"养母"，负了主要的责任。

关于《逐月养胎方》的许多可取和可议的地方，本文未能述及，详见拙著《女科一知集》。

● 【评析】

妊妇的养胎涉及饮食宜忌、生活起居、情绪调整、动静结合、营养适度以及妊娠病的治疗等诸多方面，北齐徐之才的《逐月养胎方》中有不少可取之处，可资参考。

# 第三章　安胎

## 一、安胎药的运用

● 【原文】

安胎药的运用有二种：一是"有所不安而安之"，乃有病而服药的。二是无病而服药，要求防病、足月和顺产。这一种服法很多，如：①有在二月半、四月半、六月半服药者（因一般堕胎都在三、五、七月，故先期服药，见《医学入门》）。②有五个月以后服者（因产母肥胖，故用瘦胎法，见《产科备要》）。③有从初妊起服至五月者。④有入月开始服顺产滑胎之方者。⑤有预防伤胎，逐月服药者（《逐月养胎方》每月有方）等等。有些也可能是有风俗习惯的关系。

## 二、安胎古法

安胎的治法，首先见于《金匮》，有二方：①妊娠宜常服当归散（当归、芍药、川芎、白术、黄芩）；②妊娠养胎，白术散主之（白术、川芎、蜀椒、牡蛎）。二方一凉一温，可以看出仲景见解的不偏；二方均用白术，可见仲景对安胎总的方向是在脾胃。

宋·许叔微主张"抑阳助阴[1]"学说，用枳壳散（枳壳、甘草）以折阳宽气，四物汤（当归、川芎、地黄、白芍）以助阴补血，明·楼全善[2]很赞同他。具体用药，详见后文。

## 三、朱丹溪清热学说的影响

元·朱丹溪的"清热、养血、健脾"学说，颇得后人信服，他说："产前当清热，令血循经而不妄行，故能养胎。"又说："产前安胎，白术、黄芩为妙药也（其法用黄芩一钱或一钱半为末，浓煎白术五钱至七钱，调服）。黄芩安胎，乃上、中二焦药，能降火下行。"补血也主张用四物汤。这里他提出的白术、黄芩二药和四物汤，仍是从仲景当归散体会而来，只是偏于凉的一面了。

与朱丹溪采取同一安胎主张者，也有不少名家，如元·王海藏说："热则耗气血而胎不固。"明·徐春甫谓："及时热补，能堕胎。"他又说："血气清和，无火煎烁，则胎自安而固。若气虚则提不住，血热则溢而妄行。"这都是赞同清热的学说。清代名医叶天士也说："妊娠脾胃旺，气血充，则胎安产易，子亦多寿，何必服药。若气血衰，脾胃弱，而饮食少思，则虚症百出，故参、术、条芩乃安胎之圣药，芍、归、熟地乃补血之良方，佐以苏叶、陈皮，可为常服之剂。妊成六月前，其胎尚未转运，茯苓性降，不宜多用；黄芪肥胎，岂可常加；香附快气疏脾，久服虚人有害；砂仁定痛止呕，多服亦动血行胎。"他除继述了丹溪学说外，又有顺气和胃之法，而且对香附、砂仁、黄芪、茯苓等安胎常用之品，提出了在某些情况下不宜多用的意见，正是他的经验之谈。

# 四、丹溪学说的相对理论

对丹溪学说持异议者也不乏人，略举数家。如王节斋谓："胎随母气，母体寒者居十分之三，热者三，平者四，若气阳虚者用黄芩，阴损胎元，暗残母气，以致产妇羸困，儿多脾病""白术虽善安胎，性燥而气闭，阴虚者非可独用。"他的说法，白术、黄芩对阳虚或体寒者不宜，若阳不虚或体热者还是可用。

赵养葵说："胎茎系于脾，犹钟之系于梁也，栋柱不固，栋梁必挠，所以安胎必须固两肾，使肾中和暖，始脾有生气。非白术、黄芩之所安也。如肾中无水胎不安，用六味壮水，肾中无火胎不安，用八味益火。"他的安胎理论仍未离开脾脏，不过进一步到益火、壮水的治疗。但六味丸性阴滋腻，可碍脾之运化，八味丸则桂、附辛热助火，也可动血，适用的病症较少，赵氏的学说不免偏于温补了。

喻嘉言说："一切补气药皆不可用，而耗气之药反有可施。"他引了唐时南山道士治体肥的湖阳公主用瘦胎饮（枳壳、甘草）的例子。这是指肥人或痰湿重和素不劳动的膏粱[3]之体方可用瘦胎法，究竟耗气之药是能动胎的，喻氏拿个别例子来引用于普遍病例，恐也不够全面。

我们说，安胎的用药，丹溪理论有其普遍的适应，但不应把他绝对化了，用来作为一成不变的方法。还须根据临床情况，参合各家学说，灵活运用，方符合"辨证论治"的原则。

下面再介绍一些较切实用的学说，以便撷选。

汤建中说："胎前诸症，均由妊娠脾土不运而生湿，湿生痰，痰生热，热生风。子肿湿也，恶阻痰也，子烦、子淋热也，子痫风也，子悬气也，转胞虚也。治法虽有清热、消痰、渗湿、顺气、疏风、补虚之不同，要不外'去邪、安胎'四字为总诀也。"汤氏虽把胎前病的病理说得太简化，但提出了一系列的病理机制。对胎前病的预防，指出了"重视脾胃"的一个扼要点。

徐灵胎说："凡半产滑胎，皆火盛阴衰，不能全其形体故也。"又云："血不足则胎枯竭而下堕，其血所以不足之故，由内热火盛，阳旺而阴亏也，故古人养胎之方，专以黄芩为主。"又："血之生必由于脾胃，经云'营卫之道，纳谷之宝'，故又以白术佐之。乃世人专以参芪补气，熟地滞胃，气旺则火盛，胃湿则不运，生化之源衰，而血亦少矣。"徐氏此论可为丹溪学说的后劲，"气有余便是火"和"阴药滞胃"二点，也是名论。

秦天一说："胎前大约以凉血顺气为主，而以肝、脾、胃三经尤为所重。因肝藏血，血以护胎，肝血失荣，胎无以荫。肝主升，肝气横逆，胎易上冲。胎气系于脾，如寄生托于桑苞，茑[4]与女萝之施于松柏，脾气过虚，胎无所附，胎堕难免矣。至于胃为水谷之海，妊妇全赖水谷之精华以养身护胎，如兵家之饷道，不容一刻稍缓也。"归纳秦氏的理论，他是提出了"凉血"（清热）、"养血""顺气""补脾胃"四个方法。

李冠仙说："一月至四月，肝、胆、心包、三焦四经皆有相火，凡滑胎者皆由水不济火，血热所致，欲安胎必须凉血。""胎前宜凉，三月内尤宜于凉，余安胎总以生地养血凉血为君，黄芩则加之，白术则不用。黄芩性凉，白术性燥，若至五六月间，主脾胃养胎，丹溪方或可全用耳。"李氏主张三月以前全部用凉，五、六月方可燥脾，从脏腑养胎的月数来用药，是有其灵活性的。但根据临床使用，生白术不炒，又和黄芩配合，对它的燥性是不必顾虑的。

《医宗金鉴·妇科》："形瘦之人多火，过用温热，则伤阴血；肥盛之人多痰，过于补气，恐壅气动痰。白术消痰健脾，条芩清热养阴，二味为安胎要药；血虚则合四物汤以补血，气虚则合四君子汤以补气，胎不安稳，便佐以杜仲、续断、阿胶、艾叶以安之；若气盛胎高，则加紫苏、大腹皮、枳壳、陈皮、砂仁以舒之。"这一段理论不但指出安胎法须因病而施（多痰、多火、血虚、气虚、奇经虚、气盛等六类），还须因人而施（肥人、瘦人），安胎的方法说得较全面了。


# 五、安胎理论小结


明·朱橚《普济方》妇人科安胎门中所收集的一百一十四方，其中无症状也即无病而服者只十三方，可知安胎法的一般运用，还是着重在对症治病。胎前各病的治疗，将在下面分论之，上面所举的名家理论，应作为胎前用药的大纲而已。

如果胎前无病而服药，应以平稳为主，否则，补则壅中（采用补法，在三、四月胎儿需要营养不多时，由母体吸收，至四、五月以后，则大半由胎儿吸取，所以"早则补母，晚则肥子"，胎儿过分肥大，于生产有碍）；攻则伤胎；寒则凉胎，而防其萎缩不长；热则血易妄行，而防其堕胎。用药偏胜，造成脏腑的失去平衡，反不如叶天士所谓"何必服药"了。下面摘录一些妊娠宜用药物和食物的资料。

● 【校注】

[1]抑阳助阴：原为"折阳助阴"，于文意不甚通畅，疑误。

[2]楼全善：即楼英（1320—1389），一名公爽，字全善。明代医学家，浙江萧山人。楼氏遵从《黄帝内经》等古典理论，认为"千变万化之病态"都离不开阴阳五行。著有《医学纲目》。

[3]梁：原作"粱"。

[4]茑（niǎo）：落叶小乔木，茎攀缘树上，叶掌状分裂，略作心脏形，花淡绿微红，果实球形，味酸。

● 【评析】

安胎一法，多为有病而用药，然亦有无病服药者，如仲景的当归散、白术散以养血健脾，兼以清热；许叔微的枳壳散、四物汤以抑阳助阴。总之，胎前无病而服药，应以平稳为主，如用药偏胜，造成脏腑的失去平衡，反不如不服药了。

# 六、妊娠宜用药物资料

● 【原文】

宜用，即是具有养胎意义的药物，也仅指并无胎前疾患，而作为通常安胎之用的范围。治疗胎前疾病，先当排除忌用、慎用药物，然后选取稳妥方剂，请参考《妊娠中毒症用方选辑》。

### 1.《本草经》

桑上寄生：一名寄屑，一名寓木，一名宛童，味苦平。治腰痛，安胎。

（时希按：《药性本草》云"令胎牢固"）

白胶：一名鹿角胶，味甘平。治妇人血闭无子，止痛安胎。

紫葳：味酸微寒，养胎。

阿胶：一名傅致胶，味甘平。治女子下血，安胎。

### 2.《金匮要略》

《金匮要略·妊娠篇》，所收药方八首，其中六首系治病之方，即桂枝茯苓丸的去癥，芎归胶艾汤治下血，当归芍药散治腹痛，干姜人参半夏丸止呕，当归贝母苦参丸治小便难，葵子茯苓散治水气（治子脏如扇的附子汤，方缺），都不能作为无病养胎、安胎之方。能用以常服者仅二方：当归散为妊娠常服方（当归、黄芩、白术、芍药、川芎）。仲景云："妊娠常服，即易产，胎无疾苦。"妊娠养胎，白术散主之（白术、川芎、蜀椒、牡蛎）。方后仲景又云："酒服一钱匕[1]，日三、夜一服。痛加芍药；心下毒痛，倍加川芎（时希按：因怀胎血气壅滞则作痛，故仲景每用芍药之柔和，配合川芎之辛行以止痛）；心烦吐痛，不能食饮，加细辛、半夏，更以醋浆水服之；若呕，以醋浆水服之；复不解者，小麦汁服之；已后渴者，大麦粥服之；病虽愈，服之勿置。"

看来当仲景之时，妊娠忌药尚未发展，仍宗《内经》"有故无殒，亦无殒也"之意，当其"有病（有故）则病当之"，即使施用毒药，只要"衰其大半而止"，也不致于殒胎。所以总计仲景作为养胎常服的二方，九种药物（相同者二，得七种：当归、黄芩、芍药、川芎、白术、蜀椒、牡蛎），有病加药四种（相同者二，得二种：细辛、半夏），食物四种（酒、醋浆水、小麦汁、大麦粥），其中大半为后世作为堕胎或碍胎禁用药。仲景何以有此胆识，值得深思。一则是他学力过人，辨证明确，所以有"去病而不伤胎"的把握（包括对前举治病六方在内）；二则当时风俗淳朴，病家信任医生，医生敢于负责，放手用药，而无"尔虞我诈"的顾虑，这一点也许更是难能可贵的。

何氏妇科专著校评

### 3.《千金翼方》

蛇含：养胎（时希按：《名医别录》作蛇含草）。

桑上寄生：安胎。

紫葳：主癥瘕血闭，养胎（时希按：凌霄花养胎，始见于《本草经》。但仲景治疟母的鳖甲煎丸，去癥瘕也用紫葳，可见不宜列入妊娠宜服药）。

卖子木：止痛安胎。

白胶：止痛安胎。

鹿骨：安胎。

生地：主伤身胎动下血，胎不落（时希按："胎不落"三字，意为保胎不堕）。

大蓟：安胎。

葱实：安胎。

地芩：除邪养胎。

木香：安胎。（时希按：《唐本草》则谓治"痃癖癥块，女人血气刺心，痛不可忍"。所以如胎前胃和能纳，气调不滞者，可以勿用。）


### 4.《丹溪心法》

妇人有孕则碍脾，运化迟而生湿，湿而生热。古人用白术、黄芩为安胎之圣药，盖白术补脾燥湿、黄芩清热故也。况妊娠赖血培养，《金匮》当归散有当归、川芎、芍药以补血，尤为备也。服此药则易产，所生男女兼无胎毒，则痘疹亦稀，无病易育，而聪明智慧，不假言矣，累试累验。

产前安胎，白术、黄芩为妙药也，条芩安胎圣药也。俗人不知，以为寒而不敢用，反谓温热之药可养胎。殊不知产前宜清热，令血循经而不妄行，故能养胎。

有孕八九个月必用顺气，须用枳壳、紫苏梗。

凡妊娠调理，以四物去地黄，加白术、黄芩等分为末，常服为良（时希按：四物汤中原为熟地，最能碍胃，于怀孕厌食择食者不合。若改用生地，则凉血养血，肝得血则体柔而不亢，无上逆之患，何必去之而因噎废食）。

### 5.《明医杂著》

调理妊娠，在于清热养血。条实黄芩为安胎圣药，清热故也，暑月宜加用之。养胎全在脾胃，譬如钟悬于梁，梁软则钟下坠，折则堕矣，故白术补脾，为安胎君药。若因气恼致胎不安者，宜用川芎、陈皮、茯苓、甘草，多加砂仁，少佐木香以行气（时希按：诸药只是健脾、清热、行气，而未及养血）。

### 6.《本草纲目》

黄芩同白术：为安胎清热圣药。

白术同枳壳：丸服，束胎易生。

枳壳：同上。又同黄芩煎服，治妊娠腹痛。同甘草、白术丸服，令胎瘦易生也。

甘草：同上。

续断：三月孕，防胎堕，同杜仲，丸服。

杜仲：同上。

益母草：子同（指茺蔚子），胎前宜熬膏服（时希按：此药虽有祛瘀生新之能，但性以行血为主，须慎用）。

丹参：安生胎，落死胎（时希按：这是活血祛瘀药，还是慎用为妥）。

香附子：安胎顺气，为末，紫苏汤服，名铁罩散。恶阻，同藿香、甘草末，入盐汤服。

大腹皮、桦皮、陈橘皮、藿香、木香、菖蒲、紫苏：并行气安胎。

薤白：同当归煎服，安胎。

当归：胎未损，即安胎。

黄明胶：酒服，安胎。

秦艽：同甘草、白胶，糯米煎服；同阿胶、艾叶煎服，安胎。

艾叶：同上。

木贼：同芎劳末煎服，安胎。

芎劳：安胎（时希按：此药辛温活血，单用须慎）。

生地黄：捣汁，或末，或渍酒，或煮鸡子（按：当是鲜生地方能捣汁，取汁后，其渣可为末，或渍酒）。

桑寄生：同阿胶、艾叶煎。

阿胶：同上（时希按：桑寄生、阿胶、紫葳、鹿角胶为《本草经》明定的安胎药）。

酱豆：炒研，酒服。

赤小豆芽：酒服，日三。

桃枭[2]：烧服。

莲房：烧服。

百草霜：同棕灰、伏龙肝、童尿，酒服。

童尿：同上。

棕灰：同上。

伏龙肝：同上，研水服。

鹿角：同当归煎服（时希按：鹿角，《名医别录》治"留血在阴中，除少腹血痛"，《百一方》治"胎死腹中"，《圣惠方》治"堕胎血瘀不下"，功效皆属于祛瘀，恐未能安胎。鹿角煮胶则安胎，见于《本草经》，二者不同）。

生银：煎水，入葱白、糯米作粥。或同苎根煎酒服。

苎根：同上。

代赭石、鹿茸、麋角、黑雌鸡、豉汁、大蓟、蒲黄：以上并止血安胎。

卖子木：是树木名，出岭南、川西，甘、微咸，平，无毒，能"止痛安胎"，见《唐本草》。

荷鼻：胎动见黄水，一个，烧、研，糯米汤服（时希按：此即荷蒂，《本草拾遗》谓能"安胎"）。

糯米：胎动下黄水，同黄芪、芎劳煎服。

黄芪：同上（时希按：临床上遇胎气下坠时，必用黄芪益气举胎，应为安胎上品）。

秫米：同上。

竹沥：因交接胎动，饮一升。

青竹茹：八九月伤动作痛，煎酒服。

白药子：胎热不安，同白芷末服。

白芷：同上。

黄连：因惊动胎，出血，酒饮。

知母：月未足，腹痛如欲产状，丸服。

大枣：腹痛，烧研，小便（指童便）服。

缩砂仁：行气止痛，胎气伤动，痛不可忍，炒、研、酒服。

蜜蜡：下血欲死，一两，化，投酒半升服，立止。

生地黄：漏胎不止，血尽则胎死，用生地黄末，白术汤服。腹痛脉虚，同当归，丸服。

葵根：烧灰，酒服。

五倍子：酒服。

龙骨、铁秤锤：并主漏胎下血不止。

人参：胎前诸虚。

甘竹根：煮汁服，安胎。

时希按：以上并是安胎药物。《本草纲目》为记录妊娠忌药最多的一书（247 种），其所录的安胎药，也多于各书（66 种），而其中一部分又在禁忌药中明注为堕胎者，颇令人有莫衷一是之苦。我们知道，任何一种药物不可能具有安胎、堕胎两重性能，通常女科医生有所谓"有胎安胎，无胎通经"的药方，也只是四物汤或胶艾汤为主的平稳方法。若集合上面川芎、丹参、鹿角、艾叶、香附、木香、益母、伏龙肝、代赭石、葵根等所谓"安胎"之药于一方，而不加白芍、当归、生地、阿胶等柔养，黄芩、黄连、知母、竹茹等清热，人参或沙参、黄芪、甘草、白术等补气健脾，杜仲、川断、桑寄生等益肾固腰，以为拮抗约制，恐只有行血、温血、利气、重坠之弊，而可见安胎相反的效果了。所以妊娠用药，也和其他治疗一样，要讲配合适宜。

### 7. 妊娠宜用药物资料汇录

大蓟根：安胎。——《名医别录》

苎麻根：安胎。——同上

蛇含草：养胎，利小儿。——同上

鹿茸：安胎。——《胡洽方》

蟹爪：能安胎？——同上（时希按：蟹爪一般均作催生下胎药）

艾叶：止腹痛，安胎。——《唐本草》（时希按:《金匮要略》治"妊娠下血，用胶艾汤";《子母秘录》治"胎动迫心作痛"、《肘后方》治"妊娠胎动"，均以艾叶为主）

松杨木：安胎止痛。——同上

卖子木：止痛安胎。——同上

葡萄根及藤、叶、实：孕妇子上冲心，饮之即下，胎安。——《食疗本草》

缩砂：止痛安胎。——《仁斋直指方》

蛇蜕：安胎。——《食疗本草》（时希按：蛇蜕围腰，有催生之说，但方法甚多，何必用此，使妊妇恐怖不安）

玄明粉：若女人身怀六甲，长服安胎，生子亦无疮肿疾病。——《东垣十书》（时希按:《丹溪纂要》亦谓"固胎"）

代赭石：安胎。——《日华本草》

榉木皮：安胎，止妊妇腹痛。——同上

藿香：治胎气不安，同香附、甘草。——《太平圣惠方》

白术：佐黄芩，安胎清热。——《珍珠囊》

黄芩：安胎，养阴退阳。——同上

### 8. 安胎药亦须慎用

自仲景提出"妊娠常服当归散"以后，金·张洁古、元·朱丹溪、清·叶天士，皆极其推崇白术、黄芩二药配合为安胎的主药。虽间有因个别气虚体寒病例不适此二药而加非议，如张景岳、陈修园者。张景岳在其《景岳全书》中说："今之胎妇，气实者少，气虚者多（时希按：恐是不经调查统计的臆度），气虚则阳虚，而再用黄芩，有即受其损而病者；有用时虽或未觉，而阴损胎元，暗残母气，以致产时羸困；或儿多脾病者，多由乎此。奈何今人不能察理，但以'圣药'二字，认为胎家必用之药，无论人之阴阳强弱，凡属安胎，无不用之，其害盖不少矣。至若白术，虽善安胎，然或用不得善，则其性燥而气闭。"（时希按：张元素《珍珠囊》"白术九用"中，除胃中热、强脾胃进饮食、和胃生津液、止渴、安胎、困倦嗜卧、目不能开等六项功用，都针对妊娠，特别是景岳把"白术生用能减燥性"这一灵活性失于注意，所以对丹溪作了全盘否定）陈修园《女科要旨》中说："余内子每得胎，三月必坠，遵丹溪法用药，连坠五次。后族伯以四物汤加鹿角胶、补骨脂、杜仲、续断，一服而安。"其实此病例本身即是胎气不足，修园早应用温补气血，何必拘于丹溪之说，至坠胎五次而后改辙易法，反诿过于古人。尤不能因个别病例，而置胎前郁火易升、脾气因养胎而致虚这一普遍病理于不顾。同时更应理解：丹溪于术、芩二药是配合用不是单用，用药"气味相合""气味相制""相反相成"等等，是配方必须注意的常识。如果白术生用，燥性已减，配黄芩之苦寒，又可制其燥；白术之甘合黄芩之寒，甘寒又可生津。再参以《珍珠囊》的"白术九用"，我在妊娠病治疗中用之五十年，深有体会，从未疑畏。至如气阳虚之体，既有气不摄胎的原因，即有堕胎之可能，就不必与芩、术问题相提并论了。

次引徐、赵、叶、沈四家学说，也各有特点，可助思路。"世医安胎多用艾、附、砂仁，热补为害尤甚。不知血气清和，无火煎烁，则胎安而固；气虚则提不住，血热则溢妄行，胎欲不堕得乎？香附虽云快气开郁，多用则损正气；砂仁快脾气，多用亦耗真气；况香燥之品，气血两伤，求以安胎，适以损胎矣。"——《妇科心镜》（明·徐春甫）

"安胎先固两肾，使肾中和暖，始脾有生气，何必定以白术、黄芩为安胎耶。两肾中具水火之原，冲任之根，胎元之所系甚要，非白术、黄芩之所能安也。如肾中无水胎不安，用六味地黄丸壮水；肾中无火，用八味丸益火。"——《邯郸遗稿》（明·赵养葵）

"妊娠若气血衰，脾胃弱，而饮食少思，则虚症百出，或不妊，或妊而屡坠；更或外感六淫，内伤七情，耗散真元，皆堕胎之由也[3]。"（下文已见前）

"历考丹溪之论，不过数言，安胎之方止于三四，若欲加减医治，可以十全八九[4]。"——（时希按：清·叶天士此论，未详出于何书，今录自陈莲舫《女科秘诀大全》所引）

"凡有胎者，以安为要，佐以养血顺气。盖血有余则子得血而易长，故四物为要剂。若气得顺则中气舒转，饮食加餐，母气旺则子气亦旺，故须砂仁、香附以顺气。然血虚者，四物加香、砂；气虚者，即以四君加香、砂。古人治胎前病，每将人参、砂仁同用，取其一补一顺，补则气旺而无堕胎之患，顺则气血通和而无难产之忧，良要法也。"——《妇科玉尺》（清·沈金鳌）

（时希按：安胎理论，从仲景而下，丹溪、海藏、节斋以及上引四家学说，我个人不全面的体验，以为仲景当归散中归、芍、芩、术四药最可取。丹溪悉宗其法，节斋从丹溪而加香、砂，多了行气一法，"气行则血行"，不免成为流弊；养葵、景岳、修园偏于温补，确有此个别病例，但不能普遍推广。一则如体质确属脾肾阳虚者，下焦缺乏温煦之气，恐子宫寒冷，已无受孕之机；二则温阳之药，必致血热，"血得热则温而去之"，经有明训，血热妄行，岂不造成堕胎之因。所以养葵因肾水亏而用六味丸，有丹、泽之苦泄；因肾火衰而用八味丸，又有桂、附之温行，都将另生枝节。景岳反对芩、术，所持的论点是"今之胎妇，气实者少，气虚者多"，也是没有根据的武断。陈修园则因其妻个别的病例，而推卸自己诊断错误的过失，可作为盲从而不独立思考者哉。平心而言，天士、金鳌二家的理论和用药，为最切实际，我个人是遵行有效的。若再能柔肝以除烦郁、固肾以系胎元，补充这二法，则安胎的要求较有可能达到）

仍制成《妊娠宜用药物表》，和注明所见书名，以便检阅。

表 1　妊娠宜用药物

| 书号 ＼ 书名 ＼ 药名 | 桑寄生 | 鹿角胶 | 紫葳 | 蛇含草 | 茯苓 | 鹿骨 | 葱实 | 芍药 | 芎䓖 | 阿胶 | 甘草 | 艾叶 | 当归 | 地黄 | 白术 | 续断 | 细辛 | 半夏 | 人参 | 鹿角 | 蟹爪 |
|---|---|---|---|---|---|---|---|---|---|---|---|---|---|---|---|---|---|---|---|---|---|
| 1　本草经 | √ | √ | √ | | | | | | | √ | | | | | | | | | | | |
| 2　金匮要略 | | | | | | | | √ | △ | | | | √ | | √ | | △ | △ | | | |
| 3　胎产合璧 | | | | | √ | | | √ | | | | | √ | √ | | | | | | | |
| 4　胎产护生篇 | | | | | | | | √ | △ | √ | | | √ | √ | √ | | | | √ | | |
| 5　生生要旨 | | | | | | | | √ | | | | | √ | | √ | | | | | | |
| 6　经效产宝 | | √ | | | | | √ | | △ | √ | √ | √ | √ | | | | | | √ | | |
| 7　胎产心法 | | | | | | | | √ | △ | √ | | | √ | | √ | | | | √ | | |
| 8　丹溪心法 | | | | | | | | √ | △ | √ | | | √ | | √ | | | | √ | | |
| 9　胎产指南 | | | | | | | | √ | △ | √ | | | √ | | √ | | | | √ | | |
| 10　产孕集 | | | | | √ | | | √ | △ | √ | √ | | √ | | √ | | | | √ | | |
| 11　保产辑要 | | | | | | | | | △ | | √ | √ | √ | √ | | | | | | | |
| 12　达生编 | | | | | √ | | | | | | √ | | √ | | √ | | | | | | |
| 13　女科辑要 | | | | | | | | | | √ | | | | | | | | | | | |
| 14　千金翼方 | √ | √ | √ | √ | | √ | √ | √ | △ | √ | | | √ | √ | | | √ | | | | |
| 15　傅青主女科 | | | | | √ | | | √ | | | | | √ | | √ | | | | √ | | |
| 16　女科秘诀大全 | | | | | | | | | △ | | | | √ | √ | √ | | | | | | |
| 17　叶天士女科 | | | | | | | | | △ | √ | | | √ | √ | √ | | | | √ | | |
| 18　女科指掌 | | | | | √ | | | | | | | √ | √ | √ | √ | | | | | | |
| 19　本草纲目 | √ | √ | | | | | | √ | △ | √ | √ | √ | √ | √ | √ | √ | | | √ | △ | |
| 20　明医杂著 | | | | | √ | | | | △ | | | | √ | √ | √ | | | | | | |
| 21　汇录 | | | | √ | √ | | | √ | △ | | √ | | √ | √ | √ | | | | √ | | △ |
| 22　女科要旨 | | √ | | | | | | √ | △ | | | | √ | √ | | √ | | | | | |
| 总计 | 3 | 5 | 2 | 2 | 7 | 1 | 2 | 13 | 15 | 12 | 11 | 5 | 17 | 15 | 17 | 2 | 2 | 1 | 9 | 1 | 1 |

**表 1  妊娠宜用药物（续表 1）**

| 书号 | 书名 | 蛇蜕 | 地芩 | 黄芩 | 蜀椒 | 牡蛎 | 杜仲 | 黄芪 | 大腹皮 | 枳壳 | 紫苏 | 陈皮 | 缩砂 | 香附 | 代赭石 | 川断 | 淮山药 | 槟榔 | 吴茱萸 | 诃子皮 | 莲子肉 | 知母 |
|---|---|---|---|---|---|---|---|---|---|---|---|---|---|---|---|---|---|---|---|---|---|---|
| 1 | 本草经 | | | | | | | | | | | | | | | | | | | | | |
| 2 | 金匮要略 | | | √ | √ | √ | | | | | | | | | | | | | | | | |
| 3 | 胎产合璧 | | | √ | | √ | √ | √ | | | | | | | | | | | | | | |
| 4 | 胎产护生篇 | | | √ | | | √ | √ | √ | √ | √ | √ | √ | √ | | | | | | | | |
| 5 | 生生要旨 | | | | | | √ | | | | | | | | | √ | √ | √ | △ | √ | | |
| 6 | 经效产宝 | | | | | | | | | | | | | | | | | | | | | |
| 7 | 胎产心法 | | | √ | | | √ | | | | | √ | √ | | | √ | | | | | √ | √ |
| 8 | 丹溪心法 | | | √ | | | | | √ | √ | √ | √ | √ | √ | | | | | | | | |
| 9 | 胎产指南 | | | √ | | | √ | | | | | √ | √ | | | √ | | | | | √ | √ |
| 10 | 产孕集 | | | | | | | | | | | √ | √ | | | | | | | | | |
| 11 | 保产辑要 | | | | | | √ | √ | √ | √ | | | | | | | | | | | | |
| 12 | 达生编 | | | √ | | | | | | | | | | | | √ | | | | | | |
| 13 | 女科辑要 | | | | | | | | | | | | | | | | | | | | | |
| 14 | 千金翼方 | | √ | | | | | | | | | | | | | | | | △ | | | |
| 15 | 傅青主女科 | | | | | | | | | | | √ | √ | | | | | | | | | |
| 16 | 女科秘诀大全 | | | √ | | | | | | | | | | | | | | | | | | |
| 17 | 叶天士女科 | | | √ | | | | | | | | √ | √ | √ | | | | | | | | |
| 18 | 女科指掌 | | | √ | | | √ | | | √ | √ | √ | √ | | | √ | | | | | | |
| 19 | 本草纲目 | | | √ | | | √ | √ | √ | √ | √ | √ | √ | √ | √ | √ | √ | | | | | √ |
| 20 | 明医杂著 | | | √ | | | | | | | √ | √ | √ | | | | | | | | | |
| 21 | 汇录 | △ | | √ | | | | | | | √ | | | | √ | | | | | | | |
| 22 | 女科要旨 | | | | | | √ | | | | | | | | | | | | | | | |
| 总计 | | 1 | 1 | 13 | 1 | 2 | 9 | 4 | 4 | 5 | 6 | 10 | 10 | 4 | 2 | 6 | 2 | 1 | 2 | 1 | 2 | 3 |

表1　妊娠宜用药物（续表2）

| 书号\书名\药名 | 厚朴 | 菟丝子 | 羌活 | 贝母 | 荆芥 | 山萸肉 | 益母草 | 麦冬 | 五味子 | 竹茹 | 丝瓜络 | 桑叶 | 大豆黄卷 | 麻仁 | 生银 | 芏根 | 大黄 | 枳实 | 杏仁 | 苏子 | 神曲 |
|---|---|---|---|---|---|---|---|---|---|---|---|---|---|---|---|---|---|---|---|---|---|
| 1 本草经 | | | | | | | | | | | | | | | | | | | | | |
| 2 金匮要略 | | | | | | | | | | | | | | | | | | | | | |
| 3 胎产合璧 | | | | | | | | | | | | | | | | | | | | | |
| 4 胎产护生篇 | | | | | | | | | | | | | | | | | | | | | |
| 5 生生要旨 | | | | | | | | | | | | | | | | | | | | | |
| 6 经效产宝 | | | | | | | | | | | | | | | | | | | | | |
| 7 胎产心法 | | | | | | | | | | | | | | | | | | | | | |
| 8 丹溪心法 | | | | | | | | | | | | | | | | | | | | | |
| 9 胎产指南 | | | | | | | | | | | | | | | | | | | | | |
| 10 产孕集 | | | | | | | | | | | | | | | | | | | | | |
| 11 保产辑要 | △ | √ | √ | △ | √ | √ | | √ | | | | | | | | | | | | | |
| 12 达生编 | | | | | | | △ | √ | | | | | | | | | | | | | |
| 13 女科辑要 | | | | | | | | | | √ | √ | √ | | | | | | | | | |
| 14 千金翼方 | △ | | | | | | | | | | | | √ | √ | √ | √ | √ | △ | △ | √ | |
| 15 傅青主女科 | | | | | | | △ | √ | | | | | | | | | | | | √ | √ |
| 16 女科秘诀大全 | | | | | | | | | | √ | | | | | | | | | | | |
| 17 叶天士女科 | | | | | | | | | | | | | | | | | | | | | |
| 18 女科指掌 | | | | | | | | | | | | | | | | | | | | | |
| 19 本草纲目 | | | | | | | △ | | | | | √ | | | | | √ | √ | | | |
| 20 明医杂著 | | | | | | | | | | | | | | | | | | | | | |
| 21 汇录 | | | | | | | | | | | | | | √ | √ | | | | | | |
| 22 女科要旨 | | | | | | | | | | | | | | | | | | | | | |
| 总计 | 2 | 1 | 1 | 1 | 1 | 1 | 3 | 3 | 0 | 2 | 1 | 2 | 1 | 2 | 2 | 1 | 2 | 2 | 1 | 2 | 1 |

表 1　妊娠宜用药物（续表 3）

| 书号 / 书名 | 天花粉 | 藿香 | 丹参 | 木香 | 黄连 | 黄柏 | 芜蔚子 | 榉木皮 | 薤白 | 黄明胶 | 秦艽 | 木贼 | 赤小豆芽 | 桃枭 | 莲房 | 百草霜 | 棕灰 | 伏龙肝 | 童尿 | 鹿茸 | 麋角 |
|---|---|---|---|---|---|---|---|---|---|---|---|---|---|---|---|---|---|---|---|---|---|
| 1　本草经 | | | | | | | | | | | | | | | | | | | | | |
| 2　金匮要略 | | | | | | | | | | | | | | | | | | | | | |
| 3　胎产合璧 | | | | | | | | | | | | | | | | | | | | | |
| 4　胎产护生篇 | | | | | | | | | | | | | | | | | | | | | |
| 5　生生要旨 | | | | | | | | | | | | | | | | | | | | | |
| 6　经效产宝 | | | | | | | | | | | | | | | | | | | | | |
| 7　胎产心法 | | | | | | | | | | | | | | | | | | | | | |
| 8　丹溪心法 | | | | √ | √ | √ | | | | | | | | | | | | | | | |
| 9　胎产指南 | | | | | | | | | | | | | | | | | | | | | |
| 10　产孕集 | | | | | | | | | | | | | | | | | | | | | |
| 11　保产辑要 | | | | | | | | | | | | | | | | | | | | | |
| 12　达生编 | | | | | | | | | | | | | | | | | | | | | |
| 13　女科辑要 | | | | | | | | | | | | | | | | | | | | | |
| 14　千金翼方 | | | | √ | | | | | | | | | | | | | | | | | |
| 15　傅青主女科 | △ | | | | | | | | | | | | | | | | | | | | |
| 16　女科秘诀大全 | | | | | | | | | | | | | | | | | | | | | |
| 17　叶天士女科 | | | | | | | | | | | | | | | | | | | | | |
| 18　女科指掌 | | √ | | | | | | | | | | | | | | | | | | | |
| 19　本草纲目 | | √ | △ | √ | √ | | √ | √ | √ | √ | √ | √ | √ | √ | √ | √ | √ | √ | √ | √ | √ |
| 20　明医杂著 | | | | √ | | | | | | | | | | | | | | | | | |
| 21　汇录 | | √ | | | | | √ | √ | | | | | | | | | | | | √ | |
| 22　女科要旨 | | | | | | | | | | | | | | | | | | | | | |
| 总计 | 1 | 3 | 1 | 4 | 2 | 1 | 1 | 2 | 1 | 1 | 1 | 1 | 1 | 1 | 1 | 1 | 1 | 1 | 1 | 2 | 1 |

表 1　妊娠宜用药物（续表 4）

| 书号 | 书名 | 大蓟 | 蒲黄 | 卖子木 | 荷蒂 | 秫米 | 竹沥 | 白药子 | 白芷 | 大枣 | 蜜蜡 | 葵根 | 五倍子 | 龙骨 | 铁秤锤 | 三七 | 酱豆 | 松杨木 | 葡萄根藤 | 菖蒲 | 甘竹根 | 补骨脂 | 各书统计 |
|---|---|---|---|---|---|---|---|---|---|---|---|---|---|---|---|---|---|---|---|---|---|---|---|
| 1 | 本草经 | | | | | | | | | | | | | | | | | | | | | | 4 |
| 2 | 金匮要略 | | | | | | | | | | | | | | | | | | | | | | 9 |
| 3 | 胎产合璧 | | | | | | | | | | | | | | | | | | | | | | 10 |
| 4 | 胎产护生篇 | | | | | | | | | | | | | | | | | | | | | | 15 |
| 5 | 生生要旨 | | | | | | | | | | | | | | | | | | | | | | 9 |
| 6 | 经效产宝 | | | | | | | | | | | | | | | | | | | | | | 8 |
| 7 | 胎产心法 | | | | | | | | | | | | | | | | | | | | | | 14 |
| 8 | 丹溪心法 | | | | | | | | | | | | | | | | | | | | | | 17 |
| 9 | 胎产指南 | | | | | | | | | | | | | | | | | | | | | | 14 |
| 10 | 产孕集 | | | | | | | | | | | | | | | | | | | | | | 11 |
| 11 | 保产辑要 | | | | | | | | | | | | | | | | | | | | | | 14 |
| 12 | 达生编 | | | | | | | | | | | | | | | | | | | | | | 11 |
| 13 | 女科辑要 | | | | | | | | | | | | | | | | | | | | | | 4 |
| 14 | 千金翼方 | √ | | √ | | | | | | | | | | | | | | | | | | | 25 |
| 15 | 傅青主女科 | | | | | | | | | | | | | | | | | | | | | | 14 |
| 16 | 女科秘诀大全 | | | | | | | | | | | | | | | | | | | | | | 6 |
| 17 | 叶天士女科 | | | | | | | | | | | | | | | | | | | | | | 9 |
| 18 | 女科指掌 | | | | | | | | | | | | | | | | | | | | | | 14 |
| 19 | 本草纲目 | √ | √ | √ | √ | √ | √ | √ | √ | √ | √ | √ | √ | √ | √ | √ | √ | | | √ | √ | | 66 |
| 20 | 明医杂著 | | | | | | | | | | | | | | | | | | | | | | 8 |
| 21 | 汇录 | √ | | √ | | | | | | | | | | | | | | √ | √ | | | | 26 |
| 22 | 女科要旨 | | | | | | | | | | | | | | | | | | | | | √ | 8 |
| | 总计 | 3 | 1 | 3 | 1 | 1 | 1 | 1 | 1 | 1 | 1 | 1 | 1 | 1 | 1 | 1 | 1 | 1 | 1 | 1 | 1 | 1 | |

（以上共药 105 种）

本表附注：

1. 有些宜用药物，系从该书推重的主要安胎药方中录出的。成方配合，能起约制作用，若单独使用，恐无安胎之效，或且相反。

2. 某些药，作者对其安胎作用有怀疑，则改用"△"符号，以示须慎用之意。

3.《金匮要略》仅录其明称为"妊娠宜常服""养胎"的二方，余六方系治病者，又附子汤方未见，皆不作安胎用，故不录。

4.《经效产宝》胎前治病方很多，而称为"安胎"者仅三方。

5.《本草纲目》记录的安胎药占其胎前禁忌247种的四分之一，而一药在堕胎禁忌类和安胎类两面都收的很多，说明此药性能不肯定，如作安胎用时须郑重。


# 七、妊娠宜服食物资料

1.《金匮要略·妇人妊娠病脉证并治》：《金匮要略》是我国现存医书中有妇科专论最早的经典著作。妊娠占其三篇中的一篇，全篇九方，养胎常服方占有二方；属于食物部分有四种：酒、醋浆水、大麦汁[5]、小麦粥[6]。

酒：在《妊娠忌（慎）服表》中，言禁忌者有十一种书。

醋浆水：《子母秘录》和《妇人良方》二本权威妇科医书，皆列入禁忌。

大麦：平凉滑腻，以助胃气。——《本草衍义》；又，消渴除热，益气调中。——《名医别录》

小麦：除客热，止烦渴咽燥，利小便，养肝气（时希按：《千金方》谓"养心气，心病宜食之"）；止漏血，令女人易孕。——《名医别录》

[时希按：张仲景是河南南阳人，中年官于湖南长沙，后在京师（陕西长安）为名医（见《医林列传》）。所以他的用药，可能与其生活地区的风俗习惯有关，特别是养胎药中用酒和醋浆水。醋浆水的制法，是煮粟米令熟，投冷水中浸五六日，变酸，生白花。《嘉祐本草》中说："煎令酸，止呕哕。"仲景是利用这个功能。但是醋浆水（一名浆水，一名酸浆）却有二条不利于妊娠的资料。一是《经效产宝》："滑胎易产，酸浆水和水少许，顿服。"二是《本草衍义》："妊娠勿食，令儿骨瘦；冰浆尤不可饮，令绝产。"

结合前述二书的禁忌，对醋浆水我有两种看法：妊娠呕恶，谓之恶阻，由于肝气上逆，胃气不和，清气痞塞，浊气上攻，是妊期中应有的反应、必经的过程，大都不经治疗也能自止。仲景《金匮》文中有干姜半夏人参丸治之。又云:"于法六十日当有此证,设有医治逆者,却一月加吐下者,则绝之。"暂停药物反可减少对胃的刺激,则醋浆水也可不用。另外,如其他地区对醋浆水饮服不习惯,或者对它制法有怀疑,不妨用话梅、乌梅等代之,同样有柔肝抑胃的作用,就不必用此后世女科医书禁忌之物了。]

2.《达生编》《胎产指南》"保胎宜食诸物"(时希按:《达生编》撰者亟斋居士,《胎产指南》撰者单南山,均清初人):孕妇饮食,宜淡泊不宜肥浓,宜轻清不宜重浊,宜甘平不宜辛热。青蔬白饭,亦能养人。但富贵之人,平日肥甘厌足,抑令崇俭,势所不堪。兹则酌中列后:

猪肚:补,少用。

猪肺:补。

鸡:最补。

鸭:最补筋。

鲫鱼:甘能养胃。

淡菜[7]即白鲞:淡不伤血。

海参:滑润养阴。

白菜:滑。

菠菱菜(即菠菜):少用。

笋:少用。

麻油:滑润解毒(便溏者少食),不宜熬熟,熟则性热。

腐衣:柔而易化,养胃滑胎,味且清且补,贫富皆宜,允为上品。积食腐衣一二百张,则首生如达(时希按:此句意为头生可顺利)矣。或以麻油拌食更妙。

莲子:补脾。

莲藕:煮熟益胃补心。

山药:补而清热。

芡实:涩补肾,益脾实肠,助消化。

诸味总宜洁治,吹去浮油,清汤饮之为佳,俱宜白煮,忌用油煎。然此为

膏粱之人言之，若藜藿之腹，正宜得肥甘而润之，何淡泊之有。至六七个月，腐衣、麻油宜多用，不妨日日食之。——《达生编》

[时希按:《徐辑各方书》加橄榄仁非常见之物，不必追求。其他皆平淡清润，而且在市场上也易得到，可以选取。但补益之品，必有其偏性，还是宁可少食，不宜过量，过则脾胃不能消化，反生他病。换句话说，所有妊娠忌食的食品，有些为日常时时遇到，不易避免者，如鸡、鸭、猪、牛等副食品，姜、蒜、酒、盐等调味品，并不致于到"不许沾唇"的严重程度，还当在营养方面着想，以保证孕妇健康、胎儿成长的要求。]

3. 汇录妊娠宜服食物资料

鲤鱼：治怀妊身肿，及胎气不安。——《名医别录》（时希按:《经效产宝》"治妊娠损动、安胎：鲤鱼、粳米"）

粳米：安胎，同鲤鱼。——《经效产宝》

鸡子：止惊，安胎。——同上（时希按:《政和本草》《子母秘录》《本草拾遗》均亦作安胎用。惟《千金方》作"病欲去胎"、《张文仲方》作"子死腹中"治疗）

糯米：胎动不安，下黄水。——《经效产宝》（时希按:《本草纲目》"同黄芪、芎䓖煎服，治胎动下黄水"）

米面曲：治胎动不安。——《肘后方》

赤豆芽：妊娠数月，经水时来，名曰漏胎；或因房室[8]，名曰伤胎。用此为末，温酒服方寸匕，日三，得效乃止。——《普济方》

白扁豆：治女人服草药堕胎腹痛者。——《永类钤方》（时希按：扁豆甘养脾阴，能解毒安胎）

豆酱：治妊娠下血。——《古今录验》

鸡子：二枚，和白粉食（时希按：白粉原为铅粉的别名，明注为堕胎药。可能指糯米粉为合），止血安胎。——《本草纲目》

秫米、粳米：安胎。——同上

鸡卵黄：酒煮，日服，安胎前诸病。——同上

鸡肝：切，和酒食，安胎。——同上

葱：安胎。——《名医别录》（时希按：《千金方》作葱实）

黑雌鸡肉：安胎。——同上，又《本草纲目》

葡萄实：孕妇子上冲心，饮之即下，胎安（根、藤及叶同）。——《食疗本草》

雄鸡肝：安漏胎下血，以一具，切，和酒五合服之。——同上

表 2　妊娠宜服食物

| 书号 | 书名 | 猪肚 | 猪肺 | 鸡 | 鸭 | 鲫鱼 | 淡鲞 | 海参 | 白菜 | 麻油 | 腐衣 | 莲子 | 莲藕 | 山药 | 艾实 | 橄榄仁 | 松子仁 | 秫米 | 菠菱菜 | 笋 | 鲈鱼 | 鳗鲡 | 苋菜 |
|---|---|---|---|---|---|---|---|---|---|---|---|---|---|---|---|---|---|---|---|---|---|---|---|
| 1 | 徐辑各方书 | √ | √ | √ | √ | √ | √ | √ | √ | √ | √ | √ | √ | √ | √ | √ | | | | | | | |
| 2 | 产孕集 | | | | | | | | | | | | | | | | √ | | | | | | |
| 3 | 达生编 | √ | √ | √ | √ | | √ | √ | √ | | √ | √ | √ | √ | | | √ | | √ | △ | √ | √ | △ |
| 4 | 大生要旨 | √ | √ | | √ | | | √ | | √ | | | | √ | | | √ | | | △ | √ | | |
| 5 | 本草纲目 | | | | | | | | | | | | | | | | | √ | | | | | |
| 6 | 千金方 | | | | | | | | | | | | | | | | | | | | | | |
| 7 | 胎产指南 | √ | √ | √ | √ | | √ | √ | √ | | √ | √ | √ | √ | | | | | √ | △ | | | |
| 8 | 金匮要略 | | | | | | | | | | | | | | | | | | | | | | |
| 9 | 名医别录 | | | | | | | | | | | | | | | | | | | | | | |
| 10 | 经效产宝 | | | | | | | | | | | | | | | | | | | | | | |
| 11 | 汇录 | | | | | | | | | | | | | | | | | | | | | | |
| | 总计 | 4 | 4 | 3 | 4 | 3 | 3 | 4 | 3 | 4 | 4 | 4 | 4 | 4 | 1 | 3 | 1 | 2 | 3 | 2 | 1 | 1 | 1 |

**表 2　妊娠宜服食物（续表1）**

| 书号 | 书名 | 猪腰 | 淡菜 | 粳米 | 糯米 | 鸡子 | 大麦芽 | 黑雌鸡 | 豉汁 | 雄鸡肝 | 鸡卵黄 | 酒浆水 | 醋 | 小麦汁 | 大麦粥 | 鲤鱼 | 米面曲 | 赤豆 | 白扁豆 | 豆酱 | 葱 | 葡萄 | 各书统计 |
|---|---|---|---|---|---|---|---|---|---|---|---|---|---|---|---|---|---|---|---|---|---|---|---|
| 1 | 徐辑各方书 | | | | | | | | | | | | | | | | | | | | | | 15 |
| 2 | 产孕集 | | | | √ | | | | | | | | | | | | | | | | | | 2 |
| 3 | 达生编 | | | | | | | | | | | | | | | | | | | | | | 20 |
| 4 | 大生要旨 | √ | √ | | | | | | | | | | | | | | | | | | | | 16 |
| 5 | 本草纲目 | | | √ | √ | √ | | | √ | √ | | | | | | | | | | | | | 6 |
| 6 | 千金方 | | | | | △ | √ | √ | √ | √ | | | | | | | | | | | √ | | 7 |
| 7 | 胎产指南 | | | | | | | | | | | | | | | | | | | | | | 15 |
| 8 | 金匮要略 | | | | | | | | | | √ | √ | √ | √ | | | | | | | | | 4 |
| 9 | 名医别录 | | | | √ | | | √ | | | | | | √ | √ | | | | | | √ | | 5 |
| 10 | 经效产宝 | | | √ | √ | √ | | | | | | | | | | √ | | | | | | | 4 |
| 11 | 汇录 | | | | | | | | | √ | | | | | | | √ | √ | √ | √ | √ | √ | 7 |
| | 总计 | 1 | 1 | 4 | 3 | 2 | 1 | 2 | 1 | 3 | 2 | 1 | 1 | 2 | 2 | 1 | 1 | 1 | 1 | 1 | 3 | 1 | |

（以上 43 种）

● **【校注】**

［1］匕：原无此字。据《金匮要略·妇人妊娠病脉证并治》加。

［2］桃枭（táo xiāo）：经冬不落的干桃子。

［3］妊娠若气血衰……皆堕胎之由也：该段文字出自《竹林女科证治》。此书又名《叶天士女科证治秘方》《叶氏女科证治》，托名清·叶桂（字天士）

撰。本书原作者及书名不详。

〔4〕历考丹溪之论……可以十全八九：该段文字出自《女科秘旨》，《竹林女科证治》引用相同文字。《女科秘旨》8卷，清·轮印（一作轮应）禅师续辑。撰年不详，1771年始刊，本书为《竹林寺三禅师女科三种》之一。

〔5〕大麦汁：当作"小麦汁"。

〔6〕小麦粥：当作"大麦粥"。

〔7〕鲞（xiǎng）：剖开晾干的鱼。

〔8〕室：原作"屋"。据《普济方》改。

## ● 【评析】

本节罗列众多妊娠宜服药物资料，最早的《神农本草经》有四味，即桑寄生、阿胶、鹿角胶、紫葳，当以补肾、养阴血为主，后世诸说纷纭。何时希认为仲景当归散中归、芍、芩、术四药最可取，若再能柔肝以除烦郁，固肾以系胎元，则安胎可达。一般认为，凡妊娠调理，以四物汤去熟地黄，或用生地黄，加白术、黄芩等分为末，常服为良，但妊娠用药，也和其他治疗一样，要讲辨证配合适宜。孕妇饮食，宜淡泊不宜肥浓，宜轻清不宜重浊，宜甘平不宜辛热，如鸡、鸭、猪、牛等副食品，姜、蒜、酒、盐等调味品，以保证孕妇营养、胎儿成长的要求。

# 第四章　胎忌

## 一、历代医家对妊娠忌用药物、食物的重视

● 【原文】

用药物来中止妊娠（堕胎），在历史记载上是很早的，《汉书·外戚传》有"汉宣帝本始三年（公元前71年），许皇后当娠，病，霍夫人显（名）谓女医（可能有女科医生，或女性医生两种解释）淳于衍曰：'皇后当娠，可因投毒药去之。'"的文字，结果在许皇后产后，淳于衍用附子把她毒死。此后六十年，同书又有一段记载："元延二年（公元前11年），掖庭御幸生子者辄死。久饮药，伤坠者无数。"又在《后汉书·何皇后传》中，也有"光和三年（公元180年），王美人妊娠，畏后，乃服药欲除之"的文字。我们在历史记述的夹缝中，见到这些较早的堕胎文献，可惜都未记用何药以堕胎，大约用毒药是肯定的。所谓"女医"，过去很多秘有一套使用避孕、堕胎药的本领，来为宫廷间嫉妒、谋害服务，为官僚、地主阶级可耻的、不正当的男女关系被作为"维持风化"的利用，这是对中医药的玷辱。

妊娠忌服或慎用的药物和食物，最早的医药书籍记载应是《神农本草经》（此书非上古神农氏所撰，一般认为是后汉人托名，撰年约在二三世纪间），其中注明"堕胎"者6种，另外破癥瘕坚积、可能堕胎的药又有39种。后汉张仲景《金匮要略·妇人妊娠病脉证并治》中，仅列举妊娠不可食的食物10种，没有提出药物禁忌，其中十道名方（包括养胎、常服、治病）中，从后来"妊娠忌药"的角度来看，如桂枝、丹皮、桃仁、附子、泽泻、干姜、半夏、贝母、蜀椒、葵子等19味药，均在碍胎之列。又刺泻关元，也是落胎的穴位。

梁·杨子建《胎产大通论》只提出"产前妇人最要忌食"的7种食物，没有说忌药。北齐·徐之才《逐月养胎方》中也没提忌药。较早的禁药文献，发现在隋·陈延之《小品方》，治疗子痫的葛根汤加减法里，有"贝母令人易产，若未临月者，以升麻代之"的记载，指出了贝母是忌药。又说明在未临月时则

禁忌，这启发我们临产时（或需要引产阶段）对忌药运用的灵活性。日本丹波康赖《医心方》中，有"妊妇不可服药82种，其名目在《产经》"一语。据日本丹波元简《中国医籍考》说："《医心方》所引《产经》，与时贤（唐人）不同。"可能即是《隋书·经籍志》所记"已佚"的一卷。那么在隋代（公元581—618）已有大量妊娠忌药的记载了，可惜此书失传。而留存的唐代女科名著《经效产宝》（公元852—857），却没有任何禁忌药物或食物的记载。

唐代有名的方书《千金要方》《千金翼方》《外台秘要》，这方面的记载较多，特别是《千金》二书，忌药达156种，食物达37种之多。庐医周鼎写了《产前所忌药物歌》（见于宋代朱端章女科名著《卫生家宝产科备要》），便于诵记，成为以后盛行的《妊娠忌药歌诀》（历来女科书中，约有数十种歌诀）的首创，药物并食物共收75种，比之同世纪的唐慎微《政和经史证类本草》仅55种者已为多了。

《便产须知》（明·颜汉著，有1500年刊本，作者年代可能早数十年）也有《妊娠药禁歌》，药仅46种，但明、清一些女科名著如《景岳全书·妇人规》《济阴纲目》《女科辑要》等均引之。明代著名的药物学家李时珍在这方面大有发展，在其《本草纲目》中分有妊娠禁忌、堕生胎、活血流气、产难、滑胎、下死胎等六类，总共395种，汰其重复者则得247种，为这方面记载最多的一书；以后赵学敏（《本草纲目拾遗》）发现13种草药。王士雄在常用药中筛选出34种碍胎药，也即是一般内科范围内易犯的药物，最有现实意义，因为毒药、猛峻药易为人们谨戒，而内科病常用药中的碍胎者则正是大家疏忽失防而易出事故的药物。

其他，如《产宝杂录》（宋·齐仲甫著，公元1279）辑录28种，《胎产救急方》（元·李拱辰著，公元1318）的66种，《普济方》（明·朱橚著，公元1476）的80种，《医学心悟》（清·程国彭著，公元1732）的41种，虽多少不同，但总不超出唐·孙思邈、明·李时珍、清·王士雄三家的范围，本书对这三家所辑，也作了较详的存录。

食物禁忌，在妊妇日常生活中占有极重要的保胎意义，有时超过了药物的作用。自《金匮要略》的10种开始，《千金方》37种，《便产须知》21

何氏妇科专著校评

种，清·郑玉壇《彤园女科》为38种，到近代徐世本所辑《调经受胎护产保赤宜忌各方书》（公元1925）发展至43种，至鸡蛋、猪油、茶、糖等也涉禁忌，则戒律烦多，反使孕妇营养受了限制，可以影响胎儿，导致胎萎死、胎不长、早产、流产等后果，即使得以生产，必然也使小儿营养不良、先天不足而多病。所以过多的限制孕妇食物是不对的，当然，孕妇也要自加选择，知其宜忌，才能保胎安全。

## 二、妊娠忌药的范围

对于妊娠忌药范围，我个人有如下两种体会。

一是堕胎与催生的不同。在《史记·仓公传》中，有一则产科病例（这是出于史学家司马迁所记的二十五个病例之一，是中国最古的病例记录）："菑川王美人怀子而不乳（逾期不产），来召淳于意（生于公元前205年，为汉代有名的医家，官太仓长，故称仓公），意往，饮以莨菪药一撮，以酒饮之，旋乳（顷刻即产）。意复诊其脉而脉躁，躁者有余病，即饮以硝石一剂，出血，血如豆比[1]五六枚（残留胞衣或恶露）。"文中没有说明产下的是婴儿或是死胎，但从此可知催生用莨菪酒、下血块用硝石汤，效果都很好。凡是医书所谓"滑胎""顺产""催生""催产""治产难、乳难、娩难"等等，都是妊娠足月的方法，与淳于意的治疗相同。"瓜熟蒂落""顺水推舟"，俗语对生产的形容词，正可说明其情况。

至于"下死胎""下胞衣""下恶露""攻癥瘕坚积"，则同是攻坚破血，它是没有生机的废物，与堕胎完全不同。堕胎则胎儿尚有生机，不是废物，必须经过毒药杀死他；或热药行血，理气下降，使气血错乱，治儿生机被绝，成为死胎也就是一个血块，然后堕之。因此，这与催生不同，也与下死胎有别，即是具有杀胎、下胎两种方法。

二是碍胎与堕胎的区别。"碍胎""损胎""妨胎""毒胎（轻毒）""孕妇慎用"等语，都是指这种药物或食物能够损伤孕妇的体质，从而妨碍了胎儿的成长，或者直接损伤胎儿，但其程度上还不至于堕胎、杀胎。由于碍胎药剂量有大小，服用日期有长短，药性有强弱，单用或复用，或者是否得到迅速纠正，和母体恢复力如何等不同因素，其后果可能为"不碍"，或者则发展到堕产的程度。从意义上说，碍胎与堕胎，在程度上应有区别。

所以我们在资料里没有明确指明"堕胎""孕妇禁服"的药物或食物，同时在临床上也没有发现它堕胎的后果（主要作用或其副作用），就应降一等作为"碍胎"药，但是碍胎药的累积或大量使用，其后果仍与堕胎同。有些忌服的食物，在理论上没有多大意义，但考虑古人或有其经验而留下了记述，故未加剔除，以存参考。

凡是碍胎的药物和食物，依妇科的习惯，在怀胎五个月内绝对应予审慎，因为在怀孕半程内，胎儿稚嫩，感应敏捷，易被摧残。但是补养胎气的药，则反宜在五月以前用之，过此则易致胎儿肥大而使分娩困难了。


## 三、禁忌的意义


妊娠为什么要忌这些药，忌药的意义是什么？首先，我们会了解，对孕妇的医疗责任第一是"安胎"，让胎儿能够顺利成长，以至正常生产，那么毫无疑问，一切违反安胎原则的治疗方法，均应避免与禁忌的了。只要我们树立起对人民负责、对人民的下一代负责的责任感，那么对忌药的认识就不会有思想抵触情绪了。

胎前禁忌的药品，从其性能来说，主要是忌"活血、破气、下降、大热、大寒、有毒"之品，因为"活血"则血之循行加速，可以使血液妄行而下溢。"破气"则气行混乱，"气为血帅，血随气行"，气乱就失去统率和提摄血液的作用。"活血"（包括祛痰）、"破气"（包括温行气机）的药物，一般都是促进性和兴奋性，所以一切开郁、燥湿、化痰、祛寒等法，凡是辛香走窜的药均所忌用，以免气乱而血妄行。"下降"（包括通便、利尿和下肢的引经药）可以使胎气下坠，中气不举。"大热"直接催行血液，"大寒"则胎不长，"有毒"之药则能毒胎。以上这些忌药，都可阻碍胎儿的发育，伤胎而致漏红，最后则造成堕胎的后果。古人提出胎前对某些药物的禁忌，大要包含这些意义。

我们在临床之际，目见一些内科医生由于对妊娠忌用或慎用药物不够熟悉，因而致成伤胎、流产、妊妇不必要的损害，或者使儿童身上遗留一些疾患，如出血性、热体、寒体和某些不可知的缺损。因为妊妇患的是内科病症，故在内科的范围内，这些用药是无可非议、可以谅解的，但是这个问题是应以注意和可以纠正的，所以在这个方面，提供了许多忌用（慎用）药物，以备参考，希望能起到一些有益的作用。


# 四、保胎须先保母

在临床上我们掌握妊娠忌药，主要是求得胎儿的安全。但不要忽略，胎儿的安全，是建立在母体安全的基础之上的。如果母病危急，已到了"安胎即不能顾母，顾母即不能保胎"，无法两全的程度，这时临床家就不能为"妊娠忌药"所束缚了。《内经》早就说过："妇人重身，毒之如何？曰：有故无殒，亦无殒也。"殒就是死亡或堕胎之意。第一句是说"有病则病当之"，虽犯了用药的禁忌，不会出事故的（这"无殒"二字是形容词）；第二句则是告诫人也不要无所顾忌，不加节制地去造成事故（这"无殒"二字是动词）。《内经》接着又说："大积大聚，其可犯也，衰其大半而止，过者死。"这里可以体会出古人再三谆嘱，既要当机立断、权衡轻重地可以用毒药（即猛药峻攻之意）治病，但仍当斟酌情况，适可而止。这样灵活运用的辨证论治，是符合于"有理、有利、有节"的精神的。

我们对妊娠中毒症的用药，曾初步作了一个规定：凡在临床上考虑要"引产"的阶段，子痫方面如牛黄、犀角、羚羊角、珍珠、丹皮、赤芍、茅根、蒺藜、天麻、牛膝等，水肿方面如车前、通草、瞿麦、木通、葶苈、苡仁等，以及心脏方面的桂枝、附子、郁金、丹参等，那时都可不必顾忌了，当然如何实际运用，还须临床家去慎重掌握。

● 【校注】

[1] 豆比：指小豆，豆粒。

● 【评析】

妊娠忌用药物、食物的记载颇多，主要是为了防止碍胎与堕胎，尤其在怀胎五个月内，更应予审慎，因胎儿稚嫩，感应敏捷，易被摧残。胎前禁忌的药品，从其性能来说，主要是忌活血、破气、下降、大热、大寒、有毒之品。需临床注意的是，当妊妇患内科病证，在治疗用药时要考虑避免应用碍胎或堕胎药，当然，如母病危急，已到了安胎、保母无法两全的程度，这时就不能为妊娠忌药所束缚了。

# 五、妊娠忌用（慎用）药物资料

● 【原文】

**1.《神农本草经》**

水银：堕胎。

牛膝：堕胎（时希按：《大明本草》谓"落死胎"；《妇人良方》谓"去生胎"）。

瞿麦：破胎堕子，下闭血。

鼺鼠[1]：堕胎，生乳易（时希按：一作"令产胎易"）。

地胆（一名元青）：破癥瘕，堕胎。

石蚕（一名沙虫）：堕胎。

大黄：下瘀血血闭，破癥瘕、积聚（时希按：李时珍曰："妊娠、产后，并勿轻用。"）。

狼毒：破积聚、水气。

甘遂：主治疝瘕，破癥结、积聚。

蜀漆：主腹中癥坚痞、积聚。

鸢尾：破癥瘕、积聚。

莞花：破积聚、大坚、癥瘕。

紫葳（凌霄）：治癥瘕血块，养胎（时希按：《中国医学大辞典》以为"性走而不守，孕妇忌之"。因此我以为每一药物有相反的记载者，以安全为主，不宜作安胎之用。）

太一余粮：治癥瘕血闭。

空青：利九窍，通血脉。

曾青：通九窍，破癥坚积聚。

扁青：折跌、痈肿、金创不瘳，破积聚。

礜石[3]：主治腹中坚癖。

朴硝：逐六腑积聚，结固留癖。

肉苁蓉：主治妇人癥瘕。

紫草：利九窍。

白头翁：主治癥癖、积聚，逐血。

苦参：治癥瘕、积聚。

茅根：除瘀血、血闭。

荆芥（假苏）：破结聚气，下瘀血。

续断：治妇人乳难（时希按：此语与许多妇科书中用杜仲丸（杜仲、川断二味）安胎相符合，因能健腰补肾。但《大明本草》却谓"破癥结、瘀血"）。

天名精（地菘）：主治瘀血、血瘕欲死。

麻黄：破癥坚、积聚。

葶苈子：治癥癖、积聚，破坚逐邪。

卷柏：治癥瘕、血闭（时希按：《大明本草》谓"生用破血，炙用止血"）。

桑耳：主治血病癥瘕、积聚。

桃仁：主治瘀血、血闭、癥瘕。

石南实：破积聚。

蛴螬：主治恶血血瘀，月闭。

蝼蛄：主治产难。

䗪虫：主治血积、癥瘕，破坚、下血闭，生子大良。

蜚蠊：主治瘀血癥坚，破积聚。

木虻：出瘀血，血闭无子。

龙骨：治癥瘕、坚结（时希按：《日华本草》治"怀孕漏胎"是取其收涩之功，而非攻结之用）。

鳖[2]甲：主治心腹癥瘕，伏坚、积聚。

乌贼骨（海螵蛸）：主经汁血闭，癥瘕无子（时希按：《素问》治血枯用乌贼，是作为补肝润血药）。

牛角䚡：下闭血、血瘀疼痛。

马悬蹄：主治乳难。

酸浆：利水道，产难吞其实，立产（时希按：此是果实，与《金匮》所用醋浆水不同）。

## 2.《名医别录》

煅灶灰：主治癥瘕坚积。

粉锡：堕胎。

铜弩牙：治妇人产难，血闭月水不通，阴阳隔塞。

赤石脂：治产难，胞衣不出。

代赭石：产难，胞不出，堕胎。

石胆：散癥积。

苍石（特生礜石，《千金方》作苍礜石）：破坚结。

芒硝：通经脉，利月水。

人参：通血脉，破坚积。

贯众：破癥瘕。

黄芩：治女子月闭。

芍药：通顺血脉，散恶血，逐贼血（时希按：从"通""散""逐"三字看，当指赤芍。不是酸柔养血的白芍）。

庵䕡子：疗妇人月水不通（时希按：《本草经》谓"治五脏瘀血"）。

飞廉（亦名漏芦）：主留血（时希按：《大明本草》谓漏芦"通经脉"语相

合，但漏芦系产于山谷，而飞廉则产于河泽）。

地黄：治胎动下血、胎不落（时希按："胎不落"语似可解为安胎，下文又治"瘀血留血"，合以《唐本草》所谓"通月水，能消瘀血"，则是碍胎）。

王不留行：治妇人难产。

虎杖：通利月水，破留血癥结。

蔄茹：破癥瘕，除息肉。

附子：堕胎为百药长。

侧子：堕胎。

乌头：堕胎。

乌喙（一名两头尖）：堕胎。

半夏：堕胎（时希按：赵继宗曰"妇人乳难，半夏乃禁用之药"）。

莽草（蒴草、芒草）：疗乳难。

野葛（钩吻、断肠草）：破癥积。

栝楼根（天花粉）：通月水（时希按：近今以天花粉作人工流产实验，有一定效果）。

木通：堕胎。

胡麻油（香油）：主治产妇胞衣不落（时希按：《胎产须知》治"因血干涩，漏胎难产"）。

黑大豆：下瘀血（时希按：《产乳方》治"子死腹中"，《产书》治"胞衣不下"）。

百合：治乳难。

桃毛：破血闭，下血瘕积聚。

桂：通血脉，堕胎。

龙脑香（冰片）：妇人难产，研末少许，新汲水服，立下。

槐实：堕胎（时希按：《大明本草》云"催生吞七粒"）。

巴豆：疗女子月闭，烂胎（时希按：《药性本草》云"落胎"）。

琥珀：消瘀血。

木占斯：除坚积血癥，月闭无子。

弓弩弦：主治难产，胞不出。

斑蝥：辛寒有毒，堕胎。

芫青（青娘子）：辛，微温，有毒，堕胎。

葛上亭长：辛，微温，有毒，破淋结积聚，堕胎。

水蛭：咸、苦、平，有毒，堕胎。

蚱蝉：治妇人乳难，胞衣不出。能堕胎。

蝉蜕：妇人生子不下。

衣鱼（蠹鱼）；堕胎。

蜈蚣：辛温有毒，去积聚、恶血。堕胎。

马陆（百足）：治腹中大坚癥，破积聚。

螃蟹：解结散血。

蟹爪：破胞堕胎（时希按：《本草纲目》亦言"堕生胎，下死胎"；惟《图经本草》则引《胡洽方》谓"能安胎"，为历来妇科书中所未见的说法）。

牡蛎：除老血。

乌鸡冠血、鸡血：主乳难。

乌狗血：治产难横生，血上抢心，和酒服之。

白马溺：破癥坚积聚。

牛黄：堕胎。

鹿茸：安胎（时希按：《产宝》治"妊娠腰痛"，《普济方》治"妊娠下血"，均属安胎范围。《百一方》治"胎死腹中"，《圣惠方》治"堕胎血瘀不下"，《杨氏产乳方》治"胞衣不下"，则又属于攻下之用）。

麝香：疗妇人产难，堕胎。

鼠足及尾：主妇人堕胎易出（时希按：《日华本草》谓"烧服催生"）。

此外尚有：朴硝、酸浆草子（主治同《神农本草经》酸浆）、蛴螬，同《神农本草经》。

### 3.《小品方》

蚕子故纸：方一尺，烧为末，空心酒调服，终身不受孕，断产；堕胎有

验。(《景岳全书》引)(时希按：隋人陈延之所著《小品方》失传已久，所以见即录之)

麦芽：妊娠得病欲去胎。(《外台秘要》引)

法曲(神曲)：病欲去胎。(同上引)

枣木心：能通经脉。(《本草纲目》引)

贝母：令人易产。

此外尚有：牛膝，同《神农本草经》；附子，同《名医别录》。


### 4. 《唐本草》

石燕：妇人难产，两手各握一枚，立验。

蛇黄：妇人产难，以水煮，研服汁。

硇砂：咸苦辛温，有毒，破积聚结血，烂胎。

败芒箔：治月闭，下恶血、癥结。

细辛：治血闭，妇人血沥。

芎䓖：治胞衣不下。(时希按：《大明本草》谓能"消瘀血"；《千金方》治"损胎不安，或子死腹中者，芎䓖为末，酒服方寸匕，须臾一二服，立出")

郁金：治血积，下气，破恶血。(时希按：本书又说"姜黄下气破血，功力烈于郁金")

姜黄：同上。

野菊：破血，妇人腹中宿血宜之。

莪蒿：破血下气，煮食之。

薇衔(鹿衔草)：妇人服之，绝产无子。

小蓟根：破宿血，生新血。

牛蒡根：通十二经脉，洗五脏恶气。(时希按：苏恭注谓"主疝瘕、积血")

独用将军：破恶血(苏恭注)。

防葵：主疝癖、气块，血气瘤大如碗者，悉能消散。

大戟：下恶血癖块，通月水，堕胎孕。

射干：消瘀血，通女人月闭。

悬钩子：治子死腹中不下，破血。

牵牛子（黑丑）：治痃癖、气块，落胎。

葛根：生者堕胎。

赤地利：断血、破血。

麻根：治产难衣不出，破血壅胀。

雀麦苗：女人产不出，煮汁饮之。（时希按：《子母秘录》治"胎死腹中、胞衣不下"）

芜菁子：主癥瘕、积聚。

桃胶：破血。

阿魏：破癥积。

乌臼木：主治癥结、积聚。

木天蓼：主治癥结、积聚。

瑿[4]珀（黑色琥珀）：破血，治妇人癥瘕。

白雄鸡脑、距：治难产。

雄鸡屎白：消癥瘕。

雄雀屎：治癥瘕、久瘤诸病。

夜明砂（天鼠屎）：烧灰，酒服方寸匕，下死胎。

牛屎中大豆：治妇人难产。

兔皮毛：治产难及胞衣不出。

此外尚有：贝母，同《小品方》；莽草，同《名医别录》。


## 5.《药性本草》

玄明粉：治五脏宿滞癥结。

大麻：治妇人经候不通。

槐耳：破血。

陈皮：破癥瘕、痃癖。

椒红：治女人月闭不通。

蜀椒：破血。

桂心：破血，通利月闭、胞衣不下。

败蒲席：破血，瘀损在腹刺痛。

厚朴：破宿血。

干漆：主女人经脉不通。（时希按：《珍珠囊》谓"破日久凝结之瘀血"）

皂荚：破坚癥腹中痛，能堕胎。

榆白皮：滑胎。

苏木：治妇人心腹痛，月候不调，消扑损瘀血。

鬼箭羽（卫矛）：破陈血，能落胎。

栾荆子：通血脉。

木天蓼子：治冷痃癖气块。

此外尚有：朴硝，同《神农本草经》；芒硝，同《名医别录》。


### 6.《千金要方》《千金翼方》

梁上尘：妇人胎动，十月未足欲产，梁上尘、灶突墨等分，酒服方寸匕。

丹参：落胎下血。

昆布：破积聚。

醍醐菜：月水不利，捣叶绞汁，和酒煎服一盏。

皂角子：妇人难产，二枚吞之。

接骨木：治打伤瘀血及产妇恶血，一切血不行。

车脂：妊娠腹痛（时希按：《本草纲目》谓"催生"）。

猪脂膏：破冷结，散宿血。（时希按：徐之才作"胎产衣不下，以酒多服，佳"）（以上十种，引自《本草纲目》）

旋覆花：通血脉。

赭魁：主心腹积聚。

射罔：疗癥坚。

天雄：破积聚，又堕胎。

虎掌：主结气积聚，伏梁。

夏枯草：破癥、散瘿结。

赤车使者：主癥瘕，五脏积气。

刘寄奴草：主破血下胀。

三白草：破癖，除积聚。

独行根：主积聚。

枳实：破结实。

吴茱萸：女子经、产余血。

秦椒：去老血。

椋子木：破恶肉，养好血，安胎止痛。

熊脂：主腹中积聚。

底野迦：主心腹积聚。

羚羊角：去恶血注下。

鹿角：除小腹血急痛，折伤恶血（时希按：鹿角煮胶则能安胎，何以诸本草书中对鹿角无安胎记载，有些不可理解）。

鸡卵白：妇人产难，胞衣不出。

丹砂：通血脉。

滑石：主女子乳难。

雄黄：主积聚、癖气。

殷孽：主烂伤瘀血，癥瘕、结气。

石硫黄：疗心腹积聚。

阳起石：破子脏中血，癥瘕、结气。

凝水石：主腹中积聚邪气。

理石：破积聚。

长石：利小便，通血脉。

珊瑚：主宿血。

方解石：通血脉。

白垩：主癥瘕，月闭积聚。

锡铜镜鼻：主女子血闭，癥瘕。

紫铆麒麟竭（血竭类）：破积血。

术：利腰脐间血（时希按：白术健脾化湿，一般均作安胎主药。这当是指气味香燥的苍术，则与《大明本草》"治女人癥瘕"同意）。

泽泻：主乳难。

泽泻叶：乳汁不出，产难。

甘草：通经脉，利血气。

人参：通血络，破坚积（时希按：如果术、草、参、芪都能碍胎，那是对"气行则血行"的错误设想。我意应当以"补气以帅血""益气以回胎"来理解才是）。

独活：主女子疝瘕。

车前叶及根：主瘀血、血瘕。

地肤子：散恶疮、疝瘕。

蒺藜子：主恶血，破癥结、积聚。

沙参：主血积。

蒲黄：消瘀血。

黄芪：逐五脏间恶血。

茵陈蒿：去伏瘕。

玄参：血瘕、心腹痛坚癥。

通草：主通利九窍、血脉、关节。堕胎。

紫参：主心腹积聚。

牡丹：除癥坚、瘀血。

王瓜：主瘀血月闭。

海藻：主癥瘕坚气。

桑螵蛸：女子血闭腰痛。

秦龟甲：破癥瘕。

猬皮：疗腹痛疝积。

蜚虻：主逐瘀血，破下血积、坚痞、癥瘕，通利血脉及九窍，女子月水不通，破贼血在胸腹五脏者。

鳖甲：主心腹癥瘕、坚积，去痞。

鲊[5]鱼甲：主心腹癥瘕、伏坚、积聚。（时希按：鲊鱼，《本草纲目》以为即鲨鱼）。

虾蟆：破癥坚血。

牡鼠：四足及尾主妇人堕胎、易产。

石蚕：堕胎。

鼠妇：主妇人月闭血瘕。

冬葵子：疗妇人乳难内闭。

胡麻：主胞衣不下。

麻蕡[6]：下血寒气，破积止痹。

麻子：破积血。

神曲：和酢煮服，即下。

黑石华：疗月水不利。

柒紫：破积聚。

勒草：主瘀血。

白女肠：破疝瘕。

徐黄：主心腹积瘕。

地朕：主女子阴疝血结。

黄辩：主心腹疝瘕。

竹付：除血。

丹戬：主心腹积血（时希按：自黑石华至此，《千金翼方》注为"有名未用"，意为孙思邈时，此类药已名存实亡，一般不用了）。

此外尚有：大黄、甘遂、葶苈、芫花、鸢尾、蜀漆、白头翁、狼毒、桑耳、石南、龙骨、牛角䚡、鼺鼠、空青、曾青、扁青、朴硝、太一余粮、水银、礜石、牛膝、卷柏、肉苁蓉、天名精、续断、麻黄、苦参、瞿麦、茅根、酸浆、木虻、䗪虫、蛴螬、乌贼骨、蝼蛄、地胆、荆芥，同《神农本草经》；野葛、乌头、乌喙、附子、贯众、半夏、蔄茹、虎杖、弓弩弦、琥珀、桂、槐实、巴豆、莽草、牛黄、麝香、马溺、鹿茸、鸡冠血、鸡血、石胆、芒硝、赤石脂、苍礜石、代赭石、粉锡、铜弩牙、煅灶灰、地黄、庵闾子、王不留行、黄芩、芍药、栝楼根、百合、牡蛎、蚱蝉、飞廉、水蛭、蟹爪、蜈蚣、马陆、衣鱼、斑蝥、芫青、葛上亭长、桃毛、木占斯，同《名医别录》；蚕子、故纸、贝母、麦芽，同《小品方》；射干、赤地利、雀麦、木天蓼、乌白木根皮、硇砂、石燕、细辛、芎蒡、郁金、姜黄、阿魏、天鼠屎（夜明砂）、蛇黄，同《唐本草》；干漆、皂荚，同《药性本草》。

时希按：中医药物在《千金翼方》以前，较有名的本草书，《神农本草经》收360种；梁·陶弘景《名医别录》收365种；唐显庆年间（公元656—660），苏恭《唐本草》增入114种；略后二十年，孙思邈撰成《千金翼方》（公元680年），共收药物达896种，比前很有增加，而提出的妊娠忌药已达192种之多。所以把其中妊娠忌药（慎用）及安胎诸药，特别是有些药名颇似草药的土名全部录存之，以为可有参考价值。

### 7.《外台秘要》

生姜：妊娠忌药。

此外尚有：麦芽，同《小品方》；神曲，同《千金方》；牛膝，同《神农本草经》。

### 8.《食疗本草》

大豆黄卷（豆芽）：破恶血。（时希按：《图经本草》谓"古方蓐妇药中多用之"）

柿霜：消腹中宿血。

郁李仁：破癖气。（时希按：其根，《药性本草》谓"宣结气，破积聚"）

赤马皮：妇人临产，催生，良。

此外尚有：秦龟甲，同《千金方》。

### 9.《本草拾遗》

弹丸土：主治妇人难产，热酒服一钱。

越砥：烧赤，投酒饮，破血瘕痛切。

砺石：破宿血，除结瘕。

硝石：破积、散坚，治腹胀，破血。

地锦：主破老血，产后血结。

石帆：主妇人血结月闭。

水松：催生。

土落草：主腹冷气痛，疙癣。

薏苡根：煮服堕胎。

翘摇：破血。

草石蚕：破血。

杨栌耳：主治老血结块，破血。

竹蓐（⺮辱）：破老血。

楮子仁：破恶血。

莲房：治血胀腹痛，及产后胎衣不下。（时希按:《朱氏集验方》治"漏胎下血"，则为止血安胎药）

质汗：消恶血，下血气。

婆罗得子：破疙癣。

棡木：破血块。

橉木：治卒心腹癥瘕，坚满，疙癣。

木麻：主治老血，妇人月闭、癥瘕。

石刺木：破血。

厕筹：主难产。

夫衣带：妊妇难产及日月未至而产，取夫衣带五寸，烧为末，酒服之，裩带最佳。

败芒箔：治月闭，下恶血癥结。

蜂蜜：治难产横生。（引《海上方》）

木蠹虫（蛀虫）：主治血瘀，月闭不调。

柘蠹虫：破血。

鼍肉：治腹内癥结。

海马：妇人难产，带之于身，甚验。临时烧灰饮服，并手握之，即易产。

鹗龟：妇人难产，临月佩之。临时烧末酒服。

麻仁：治妇人倒生。

此外尚有：葛根，同《唐本草》。

## 10.《海药本草》

没药：堕胎。

棕榈皮：破癥。

干陀木皮：主癥瘕、气块，破宿血，妇人血闭，腹内血块，酒煎服之。

此外尚有：血竭（麒麟竭），同《千金方》。

## 11.《开宝本草》

自然铜：散血止痛，破积聚。

马衔：妇人难产，临时持之，并煮汁服一盏。

补骨脂：堕胎。（时希按：《妇人良方》治妊娠腰痛，用补骨脂与胡桃肉，似又可安胎）

荆三棱：通月水，堕胎。

红兰花：腹内恶血不尽，胎死腹中，并酒煮服。

续随子：治妇人血结月闭，瘀血、癥瘕、痃癖，下恶滞物。

虎掌（天南星）：苦，温，有大毒，攻坚积，散血堕胎。

威灵仙：治久积癥瘕、痃癖、气块。

芸薹菜：破癥瘕、结血。

紫荆皮：破宿血。

五灵脂：通利血脉，女子血闭。

此外尚有：石蚕，同《千金方》。

## 12.《嘉祐本草》

黄蜀葵花：主治小便淋，及催生。

酸浆果（苦耽草）：杀虫落胎。

海带：催生。

此外尚有：地锦，同《本草拾遗》。

## 13.《图经本草》

葵菜：妊妇食之，滑胎易生。

天仙藤：同大黄堕胎气。

酢浆草（赤孙施）：治妇人血结。

紫背金盘：孕妇勿服，能消胎气。

瓦松：行女子经络。

地茄子：破坚积，散血堕胎。

独脚仙：治妇人血块。

女麹[7]：下胎，破冷血。

山蒜：治积块及妇人血瘕。

杏枝：堕伤。（时希按：《塞上方》治"堕扑瘀血"）

龙胎：治女经积年不通。

纳鳖：治女子经闭。

狮屎：服之破宿血。

水獭肉：治血脉不行，及女人经络不通。

## 14.《政和经史证类本草》

炮姜：堕胎。

溲疏：堕胎。

薏苡仁：堕胎。

蛇蜕：堕胎。

藜芦：辛寒有毒，堕胎。

羊踯躅：辛温有大毒，堕胎。

鬼臼：辛温有毒，堕胎。

狼牙：苦寒有毒，堕胎。

榄根：大热，堕胎。

生鼠：微温，堕胎。

此外尚有：蝼蛄、朴硝、莞花，同《神农本草经》；茵草、茼茹、芒硝、野葛、麝香，同《名医别录》；刺猬皮、天雄，同《千金方》。

### 15.《日华本草》

胡麻：催生、落胞。

小麦麴：落胎，并下鬼胎。（时希按：古书所谓鬼胎，当是"胎萎""死胎""僵胎"之类）

蛞蝓：能堕胎。

蛤蚧：下石淋，通月经。

蛇蜕：催生。（时希按：《千金方》《十全博救方》《济生秘览》及《二难宝鉴》所治"横生、逆生、胞衣不下、产难"等，皆作催生用。惟《食疗本草》则称"安胎"，而《千金方》另一条"胎动欲产，日月未足者，以全蜕一条，绢袋盛，绕腰系之"，亦为保全之用）

玳瑁：破癥结。

魁蛤（瓦楞壳）：治一切血气冷气、癥癖。

鸡子：止惊安胎。（时希按：《政和本草》《子母秘录》《本草拾遗》均作安胎用。《千金方》《张文仲方》则作"痛欲去胎""子死腹中"治疗）

兔头骨（连毛）：治产难，下胎。

海狗肾（腽肭脐[8]）：破癥结。

伏龙肝：催生下胞。（时希按：此药对恶阻剧者极有效，但很多作为碍胎药，因其有温下之性）

古文钱：治妇人生产横逆。

铜秤锤：治产难横生，烧赤淬酒服。

铁华粉：治痃癖、癥结。

砒石：治妇人血气冲心痛，落胎。

石蟹：催生落胎。

戎盐：除五脏癥结，心腹积聚。

蓬砂：破癥结。

桔梗：破癥瘕。

赤箭（天麻）：通血脉，开窍。

苍术：治痃癖、癥瘕。（时希按：《傅青主女科》祁尔诚眉批"白术补胎，苍术打胎，用者宜审"）

前胡：治一切气，破癥结。又安胎。

延胡索：破癥癖，扑损瘀血，落胎。

当归：破恶血及癥癖。（时希按：《珍珠囊》云"当归头止血，尾破血，身和血"）

白芷：补胎漏滑落，破宿血，补新血。（时希按：《唐瑶经验方》以白芷五钱治妇人难产，似乎不能作安胎用）

牡丹皮：通月经，消扑损瘀血，落胎下胞。

桃枭：破血。（时希按：《肘后方》则治"妊娠下血不止"）

槟榔：破癥结。

藕节：消瘀血。

荷蒂（荷鼻）：落胞破血。（时希按：《本草纲目》作"散瘀血、产后恶血、损伤败血"，而《本草拾遗》作"安胎"）

沉香：破癥癖。

丁香：消痃癖。（时希按：《颐真堂经验方》治"妇人难产"）

安息香：主治鬼胎、血邪。

诃子：怀孕漏胎，及胎动欲生。（时希按：二语不明确，据《药性本草》谓其"破胸膈结气"，朱丹溪谓其"苦以泻之，降而下走"，则不当作为安胎药，然唐人则用作缩胎用）

白杨木皮：治扑损瘀血，并煎酒服。

枳壳：破癥结、痃癖。［时希按：古方瘦胎丸、束胎丸皆用枳壳，作为安胎方。而《本草衍义》则谓"胎壮则子有力易生，令服枳壳药，反致无力，兼子亦体弱难养"，李时珍赞同此说，以为惟胎前气盛壅滞者（肥胖少动之人）宜之］

山茱萸：逐一切气，破癥结。

人尿：治难产，胎衣不下。（时希按：《千金方》治"子死腹中"，《日华本草》作"催生下胎"。而《杨氏产乳方》则谓"伤胎血结，心腹痛，取童子小便，日服二升，良"，是安胎之用）

蜀葵子：催生落胎。

土瓜根：消扑损瘀血，破癥癖，落胎。

商陆根：辛平有毒，堕胎。

蓬莪茂：通月经，消瘀血。

泽兰：破宿血，消癥瘕，扑损瘀血。

马兰根叶：破宿血。

败酱草：破癥结，催生落胞。

马鞭草：治妇人血气肚胀，月候不匀，通月经。

连翘：通月经。

泽泻根：主难产。补女人血海，令人有子。（时希按：《名医别录》载"泽泻叶治乳汁不出，产难"；又云"久服令人无子"。据近今实验，久服多服则损伤肾功能，可见"令人有子"语不可信）

香蒲（菖蒲）：妊妇下血，坠胎。（时希按：《集效方》作治"胎动欲产"，是为安胎；但《证类本草》又用以"催生"）

干姜：治瘀血扑损。

此外尚有：水银、虻虫、卷柏，同《神农本草经》；漏芦，同《名医别录》；硇砂、姜黄，同《唐本草》；黄芪、麦芽、鼠妇、蟾蜍（虾蟆）、鳖甲、丹参、蒲黄、茵陈蒿、刘寄奴草、麻黄、蒺藜子，同《千金方》；麻仁，同《本草拾遗》。

### 16.《本草纲目》

井底泥：催生治难产，及胎衣不下。

铁铳：催生，烧赤，淋酒入内，孔中流出，乘热饮之，即产。旧铳尤良。

铁斧：治妇人产难横逆，胞衣不出，烧赤，淬酒服。

大刀环：治难产数日不出，烧赤，淬酒一杯，顿服。

布针：妇人横产，取二七枚烧赤，淬酒七遍服。

马牙消：功同芒硝。（即《药性本草》所云"能散恶血，堕胎"）

三七：散血止痛。

升麻：消斑疹，行瘀血。（时希按：《千金翼方》以单味升麻下产后恶血，云"极良"）

茅花：功与茅根同。（时希按：《本草经》谓茅根"除瘀血血闭"）

香附子：治月经不调，胎前、产后百病。（时希按：《中藏经》作"安胎顺气"，《朱氏集验方》作"临产顺胎"，叶天士及徐世本则以香附列为妊娠的忌药）

茺蔚子：调女人经脉，产后、胎前诸病，久服令人有子。（时希按：若此则有安胎作用，但对其破血的主要性能如何解释）

益母草：活血破血，调经解毒，治胎漏、产难，胎衣不下。（时希按：似此，则有下胎、安胎两重作用）

番红花：活血。

熟地黄：通血脉，治经候不调，胎产百病。（时希按：三句未能明确指征，但据《崔氏方》《百一方》《经心录》《保命集》皆治"妊娠漏胎"，《本事方》治"妊娠胎痛"，《圣惠方》治"妊娠胎动"，皆具安胎意义，主要因其有养血功能）

淡竹叶：能堕胎、催生。

葵根：利窍滑胎。

蜀葵苗：滑窍治淋，润燥易产。

黄蜀葵子及根：主治产难，通乳汁。

蓖麻子：主女人胎衣不下，开通关窍、经络。（时希按：《海上集验方》以

七粒研膏涂足心;《肘后方》法，两手各把七粒，均能催生下胎)

凤仙子：治产难积块，透骨通窍。

凤仙根叶：散血通经，软坚透骨。

月季花：活血。

九仙子：散血。

茜草：通经脉，活血行血。

紫金藤：消损伤瘀血，死胎不下。

双头莲（催生草）：主妇人产难，左手把之即生。

当归尾：破血。

铅霜：治经闭。

乌金石：通月水。

蚕沙：治月经久闭，炒，酒煮，饮一盏即通。

乌鸦：治经闭。

獭胆：通经。

獭爪：同上。

鼠屎（两头尖）：通经，酒服一钱。

童男童女发：通经。

阿儿只：妇人损胎，用豆许咽之，自消。

黄麻：破血、通小便。

蜀黍根：烧灰酒服，治产难有效。

秫米：治妊娠下黄水。

赤小豆：治产难，下胞衣。

大麦麹：下生胎，其子如糜，破血。

薤：下气散血，安胎。（时希按:《千金方》谓"利产妇"，利产则具催生之意，从其"下气散血"的功能而言，不列入安胎例）

芸薹子：行滞血，破冷气，消肿散结，治产难。

芥子：利九窍，通经络，消瘀血。（时希按:《仁存方》谓治"妇人经闭不行至一年者"）

莱菔：散瘀血甚效。

菠薐菜（菠菜）：通血脉。

蕹菜（蕻菜）：捣汁和酒服，治产难。

恭菜（莙荙菜）：通血脉。（引《饮膳正要》）

繁缕（鹅肠菜）：破血，下乳汁。

马齿苋：散血消肿，滑胎。

山丹花：活血。

大枣：治妊娠腹痛。（引《梅师方》）

山楂：治癥瘕滞血。（时希按：《食鉴本草》"化血块、气块，活血"）

庵罗果：主妇人经脉不通。（引《食性本草》）

槲叶：活血。

乳香：难产催生。（引《简要济众方》）

漆子：下血。

皂角刺：治胎衣不下。

柞木皮：治难产，催生、利窍。

黄杨叶：主治妇人难产。

淮木：煮汤服，主难产。（引"杜正论"）

破草鞋：催生。（时希按：《集玄方》谓用"路旁破草鞋鼻子"）

钟馗左脚：妇人难产。（时希按：李时珍"集解"，似指钟馗画像，引自《杨起简便方》）

铳楔：主治难产。

蚕连：治妇人难产。

桑蠹虫：堕胎下血。

柳蠹虫：主治瘀血血痛，功同桑蠹。

蛟龙髓：主易产。（引《东方朔别传》）

穿山甲（鲮鲤）：通经脉。

石龙子（蜥蜴）：滑窍、破血，娠妇忌用。

守宫（壁虎）：治血积成痞。

鳔胶：散瘀血，烧存性，治妇人难产。

珍珠：主难产，下死胎、胞衣。

郎君子：妇人难产，手把之便生，极验。

人爪甲：催生，下胞衣。

芫花根：下鬼胎、癥块；或内[9]产户，下胎。

土牛膝根：纳产户，下胎。

葶苈：纳阴中，通月水。（时希按：以上三种均是坐药法）

此外尚有：桃仁、茅根、牛膝，同《神农本草经》；乌头、庵闾子、虎杖、葛上亭长、桂，同《名医别录》；松烟墨，同《肘后方》；枣木心，同《小品方》；牛蒡根、硇砂，同《唐本草》；禹余粮、冬葵子、醍醐菜、蒺藜、白垩土、铜镜鼻，同《千金方》；薏苡根、木麻，同《本草拾遗》；鬼白，同《政和经史证类本草》；伏龙肝、蜀葵子、泽兰、玄胡索、土瓜根、马鞭草，同《日华本草》。

### 17.《本草纲目拾遗》

土人参：下行滑窍，孕妇忌。

透骨红（即红色凤仙花）：破血、堕胎。（引自《采药书》。时希按：《新医疗法和中草药》书中，也有"凤仙花孕妇忌服"的记载）

乌不宿（刺梧桐）：下胎、催生。（时希按：《济世良方》云"加甘草、酒、水各半煎，服之易产，且产后无病"）

土茜草：通经下胎。（引《葛祖方》）

鸬鹚蛋：能打胎，有不欲留孕者，取一个，白水煮服，胎即化为血水，从小便出。多则二服，无不验也。

### 18.《子母秘录》

大豆豉：堕胎血下，妊娠胎动。（时希按：《郭稽中方》治"妇人难产"）

舂杵糠：烧研，水服方寸匕，令妇人易产。

龟甲：难产催生，烧末，酒服方寸匕。（时希按：《摘玄方》言治"矮小女人交骨不开"）

水獭皮毛：产母带之易产。

此外尚有：当归，同《日华本草》；牡鼠，同《千金方》。

## 19.《妇人良方》

车前子：滑胎易产，车前子为末，酒服方寸匕，不饮酒者水调服。《诗》云："采采芣苢。"能令妇人乐有子也。陆机《诗义疏》云："治妇人产难故也。"

此外尚有：牛膝、甘遂，同《神农本草经》。

## 20.《肘后方》

松烟墨：妇人难产，墨一寸，末之，水服立瘥。

莲花：难产催生。

守宫肝：妊娠或以不理，欲去胎。

## 21.《太平圣惠方》

秦艽：治胎动不安。

蛇莓：通月经。

预知子：治痃癖气块，催生。

蔷薇根（营实）：通结血。

王瓜根：消扑损瘀血，破癥癖，落胎。

蜥蜴肝：去生胎。

赤马肝：治月水不通。

此外尚有：虻虫，同《神农本草经》；天雄，同《千金方》；铅霜，同《本草纲目》；商陆，同《日华本草》。

## 22.《普济方》

白附子：堕胎。

马刀壳：辛，微寒，有毒，堕胎。

此外尚有：狼毒，同《神农本草经》；胡麻油，同《名医别录》：治胎死腹中。丹砂、射罔，同《千金方》。

### 23. 忌药汇录

滑石：行积滞，逐凝血。——《丹溪心法》

乱发（血余）：消瘀血。——同上

驹胞衣：主治妇人天癸不至。——《孙氏集效方》

犀角：妊妇勿服，能消胎气。——《雷公炮炙论》

败笔头：酒服二钱，治难产。——《范汪方》

石灰：堕胎。——《蜀本草》

芫花：催生去胎（坐药法）。——《摄生众妙方》

番木鳖（马钱子、苦实把豆）：病欲去胎，研膏纳入。——《集简方》

蓖麻子：下生胎，每月一粒，温酒吞下。——同上

马槟榔：产难、断产。——《本草会编》

通脱木（亦名通草）：下乳、催生。——同上

樗鸡：通血闭，行瘀血。——《本草衍义》

马牙消：主治妇人产难，死胎不下。——《信效方》

玳瑁肉：通妇人经脉。——《食性本草》

半夏：孕妇忌之，用生姜则无害。——《珍珠囊》（时希按：仲景治"妊娠呕吐不止者，干姜人参半夏丸主之"，既用干姜，又以生姜汁糊丸，可知其法）

青皮：破坚癖，散滞气。——同上

枳实：散败血，破积坚。——同上

石硫黄；治妇人血结。——《吴普本草》

零陵香：治妇人断产，为末，酒服二钱，每服至一两，即一年绝孕，盖取"血闻香即散"也。——《医林集要》

云母石：妇人难产，经日不生，云母石半两，温酒调服，入口即产。不顺者即顺，百不失一。——《积德堂方》

铁镣锈：妇人难产，杂草烧镣锈，白芷等分为末，每服一钱，童便、米醋

各半和服，见效。——《胎产救急方》

凤仙子：治难产、胞衣不下。——《中医验方汇编》（时希按：《上海常用中草药》云"孕妇禁用"）

玉簪花根：绝胎妊。——《玉楸药解》

紫茉莉根：叶及种子都有泻下作用，孕妇忌服。——《上海常用中草药》

八角枫：活血作用强，孕妇禁用。——《药物治疗手册》

卷柏：孕妇忌服。——同上（时希按：《昆明市中医验方汇编》作为"药物流产"）

番泻叶：妊妇不宜服此。——《中国药物大辞典》

鸦胆子：孕妇勿用。——《常用中草药图谱》

挂金灯：孕妇忌用。——同上

灯笼草：有收缩子宫作用，孕妇忌用。——《上海常用中草药》（时希按：其子即酸浆果，"治产难"，见于《本草经》）

大戟：下恶血癥块，通月水，堕胎孕。——《药性本草》

当归尾：有孕不欲成胎。——《胎产证治》

蓬莪术：同上。

川芎：同上。

红花：同上。

桂心：能堕胎。——同上，又《汤液本草》

皂荚：破癥坚，能堕胎。——《药性本草》

鬼箭羽：破陈血，能堕胎。——同上

皂荚刺：其性锐利，治胎衣不下，孕妇忌之。——《本草经疏》

瞿麦：破胎堕子，下闭血。——《汤液本草》

郁金：怀孕最忌攻破，此药更不可以沾唇。——《本草经读》

益母草：对子宫平滑肌的作用与麦角（西药）相似，能使子宫的收缩和紧张性显著增强。——《农村医生手册》《药物治疗手册》（时希按：《近世妇科中药处方集》说"益母草对受孕子宫收缩加大，且有规律，较敏感"）

泽兰叶：能刺激子宫神经，使子宫四周之黏膜收缩。——《中国药物大辞典》

刘寄奴根：孕妇忌服。——《药物治疗手册》

芦荟：能使子宫充血或收缩。——《妇产科诊疗之实际》。又《中国药物大辞典》引《日本药局方药物学纲要》："若用大量，则引起子宫充血，因是患子宫流血而流产。"

漏芦：孕妇切忌。——《本草求真》

乳香：活血去瘀，孕妇不宜用。——《简明中药学》

贯众：孕妇不宜用。——同上

王不留行：胎前忌药。——《胎产指南》

鬼骷髅子（残老的葵）：落胎。——《中国医学大辞典》《中国药学大辞典》

一点红：孕妇忌服。——《新医疗法和中草药》

小棕包：孕妇禁服。——《中草药展览资料选编》

叶下红：孕妇禁用。——同上

发灰：堕胎，女发二两，烧灰，空心好酒送下，立效。——《女科粹言》

鹿角：堕胎破血。——《校注妇人良方》［时希按：鹿角煎为胶（一名白胶），则安胎止血，二者不可混用］

蜀葵子：催生。——《仁斋直指方》

头蚕子：孕妇勿犯。——《女科切要》（时希按：又能避孕。见《女科秘诀大全》）

朴硝：三钱，酒送，胎即下。——《龙江茅氏女科》

芒硝：能散恶血，堕胎。——《药性本草》

青礞石：重坠下泄之力颇强，孕妇忌用。——《简明中药学》

巴豆：落胎。——《药性本草》

牵牛子：苦寒有毒，落胎。——同上

川乌头：胎前忌药。——《胎产救急方》

穿山甲：打胎方中用之。——《龙江茅氏女科》（时希按:《本草集注》谓

"咸微寒有毒，通经下乳，用为要药"）

  蟾酥：甘辛温，有毒，通窍，孕妇忌服。——《简明中草药》

  禹余粮：孕妇慎用。——同上

  轻粉：辛寒燥烈有毒，孕妇忌用。——同上

  金：胎前药忌。——《胎产救急方》

  川白姜：胎前忌药。——《本经逢原》

  狮子油：性猛烈，力能堕胎，孕妇忌用。——《本经逢原》

  龙干：打胎方，树上经霜龙干为末，每月一个，服之立效。——《龙江茅氏女科》

  碙砂：妊娠服禁。——《炮炙大法》

  鸟不企根（即鸟不宿）：引产（坐药法）。——《全国中草药新医疗展览会技术资料选编》

  牛屎：下胎，炒热熨母腹，立下。——《胎产心法》

  红蓖麻叶：捣敷涌泉穴，可增加宫缩。——《常用新医疗法手册》《中草药单验方汇编》（时希按：此法早见于《海上集验方》《大明本草》《本草求真》《中国医学大辞典》）

  桂枝：胎前禁忌。——《女科秘诀大全》（时希按：《简明中药学》云"孕妇慎用，因胎前多热，用之恐有堕胎之虞"）

  郁李仁：利水退肿，功效较峻，孕妇慎用。——《简明中药学》

  夜明砂：孕妇慎用。——同上

  白花蛇舌草：孕妇慎用。——《新医疗法和中草药》《上海常用中草药》

  生姜：妊娠忌药。——《医学心悟》

  葶苈子：妊娠忌药。——《产宝杂录》（时希按：《千金要方》有葶苈子坐药，"治月水不通"法）

  川椒：妊娠忌药。——《产家要诀》

  吴茱萸：毒胎。——《简明中药学》

  厚朴：辛热苦燥，孕妇慎用。——同上

赤石脂：孕妇慎用。——同上

白薇：胎前忌药。——《胎产救急方》

杜蘅：胎前忌药。——同上

赤芍：妊娠忌药。——《女科粹言》

五灵脂：妊娠忌药。——同上

赤茯苓：胎前忌药。——《胎产指南》

黄芩：每得胎，遵丹溪法用黄芩、白术，连坠五次。——《女科要旨》（时希按：《简明中药学》云"妊娠胎寒欲堕者慎用"）

凌霄花（紫葳）：孕妇慎用。——《常用中草药图谱》

蝉衣：妊娠药忌。——《女科粹言》（时希按：《胎产指南》云是"胎前忌药"）

蜘蛛：妊娠禁忌。——《炮炙大法》

白僵蚕：胎前忌药。——《胎产救急方》

硼砂（蓬砂）：妊娠忌药。——《女科歌诀》，又《妇科病中药疗法》引李东垣。

雄黄：因性温而有毒，孕妇慎用。——《简明中药学》

羚羊角：临产催生，刮尖末，酒服方寸匕。——《经效产宝》


药物所见书分计：

《喻选古方》17 种，《胎产指南》51 种，《本草经》45 种，《便产须知》46 种，《胎产救急方》62 种，《本草纲目》247 种，《产科备要》64 种（《妇人良方》同），《王孟英补》33 种，《胎产秘书》39 种，《千金方》156 种，《徐世本辑》51 种，《名医别录》40 种，《胎产合璧》36 种，《女科秘诀》53 种，《胎产心法》62 种，《本草拾遗》31 种，《唐本草》35 种，《胎产指掌》40 种，《图书集成》8 种，《日华本草》69 种，《医学心悟》31 种，《大生要旨》34 种，《女科歌诀》39 种，《忌药汇录》113 种

表 3　妊娠忌用（慎用）药物

| 书号 \ 书名 \ 药名 | 水银 | 牛膝 | 瞿麦 | 鼺鼠 | 地胆 | 石蚕 | 附子 | 南星 | 补骨脂 | 蒺藜子 | 红花 | 丹皮 | 天雄 | 玄胡索 | 薏苡 | 茜根 | 干姜 | 桂 |
|---|---|---|---|---|---|---|---|---|---|---|---|---|---|---|---|---|---|---|
| 1 喻选古方 | | | | | | | √ | √ | √ | √ | √ | √ | √ | √ | √ | √ | √ | √ |
| 2 本草经 | √ | √ | √ | √ | √ | √ | | | | | | | | | | | | |
| 3 胎产救急方 | √ | √ | √ | | | | | √ | | | √ | √ | √ | | | | | √ |
| 4 产科备要* | | √ | √ | | √ | √ | √ | √ | | | | | √ | | | | | |
| 5 胎产秘书 | √ | √ | √ | | | | √ | √ | | | | √ | √ | | | | √ | √ |
| 6 徐世本辑 | √ | √ | √ | | | | √ | √ | | | | √ | √ | | | | √ | √ |
| 7 胎产合璧 | √ | √ | √ | | | | √ | √ | | | | √ | √ | | | | √ | √ |
| 8 胎产心法 | √ | √ | √ | | √ | | √ | √ | | | | √ | √ | | | | √ | √ |
| 9 唐本草 | | | | | | | | | | | | | | | | | | |
| 10 图书集成 | | | | √ | | | | √ | | | √ | | | | | | | |
| 11 医学心悟 | | √ | √ | | | | | √ | | | √ | √ | | √ | √ | | √ | |
| 12 女科歌诀 | √ | √ | √ | | | | √ | √ | | | √ | √ | √ | | √ | | √ | √ |
| 13 胎产指南 | √ | √ | √ | | | | √ | √ | | | √ | √ | √ | | √ | | √ | √ |
| 14 便产须知 | √ | √ | √ | | | | √ | √ | | | √ | √ | √ | | √ | | √ | √ |
| 15 本草纲目 | √ | √ | √ | | √ | | √ | √ | | | √ | √ | √ | | √ | | √ | √ |
| 16 王孟英补 | | | | | | | | | √ | | | | | √ | | | | |
| 17 千金方 | | √ | √ | √ | √ | √ | √ | | √ | | √ | √ | | | | | | √ |
| 18 名医别录 | | | | | | | √ | | | | | | | | | | | √ |
| 19 女科秘诀 | √ | √ | √ | | | √ | √ | √ | | | √ | √ | | | √ | | √ | √ |
| 20 本草拾遗 | | | | | | | | | | | | | | | | | | |
| 21 胎产指掌 | √ | √ | √ | | √ | | √ | √ | | | √ | √ | | | √ | | √ | √ |
| 22 日华本草 | √ | | | | | | | | | √ | √ | | √ | | | √ | | |
| 23 大生要旨 | | √ | √ | | | | √ | √ | | | √ | √ | √ | √ | √ | √ | √ | √ |
| 24 忌药汇录 | √ | | √ | | | | | | | | √ | | | | | | | √ |
| 总计 | 14 | 17 | 19 | 3 | 12 | 6 | 17 | 18 | 4 | 5 | 12 | 18 | 17 | 8 | 15 | 5 | 16 | 20 |

表3 妊娠忌用（慎用）药物（续表1）

| 书号 | 书名 | 大麦芽 | 皂荚子刺 | 朴硝 | 代赭石 | 雌黄 | 雄黄 | 硫黄 | 硇砂 | 砒石 | 巴豆霜 | 铅粉 | 生金屑 | 牙硝 | 芒硝 | 小蓟根 | 鬼白 | 鬼箭羽 | 牵牛 |
|---|---|---|---|---|---|---|---|---|---|---|---|---|---|---|---|---|---|---|---|
| 1 | 喻选古方 | √ | √ | √ | √ | √ | | | | | | | | | | | | | |
| 2 | 本草经 | | | √ | | | | | | | | | | | | | | | |
| 3 | 胎产救急方 | | √ | √ | √ | | √ | √ | √ | √ | √ | √ | √ | √ | √ | | √ | √ | √ |
| 4 | 产科备要* | | √ | √ | √ | √ | √ | √ | | √ | | | √ | √ | √ | | | | √ |
| 4 | 产科备要* | | √ | √ | √ | √ | √ | | | √ | | | √ | √ | √ | | | | √ |
| 5 | 胎产秘书 | | √ | √ | √ | | √ | | | | √ | | | | √ | | | | |
| 6 | 徐世本辑 | | √ | √ | √ | | √ | | | | √ | | | | √ | | | | |
| 7 | 胎产合璧 | | √ | | | | | | | √ | | | | | | | | | |
| 8 | 胎产心法 | | √ | | √ | | √ | | | | √ | | | | | | | | √ |
| 9 | 唐本草 | | | | | | | | | √ | | | | | | √ | | | |
| 10 | 图书集成 | | | | | | | | | | | | | | | | | | |
| 11 | 医学心悟 | | √ | | | | | | | | √ | | | | √ | | | | |
| 12 | 女科歌诀 | | √ | | | | √ | | | | | | | √ | √ | | | | √ |
| 13 | 胎产指南 | √ | √ | | | | | | | | √ | | | | | | | | √ |
| 14 | 便产须知 | | √ | √ | √ | | √ | | √ | | | | | √ | | | | | |
| 15 | 本草纲目 | √ | √ | √ | √ | √ | √ | √ | √ | | | √ | | | √ | | √ | √ | √ |
| 16 | 王孟英补 | | | | | | | | | | | | | | | | | | |
| 17 | 千金方 | √ | √ | | √ | | | | √ | | √ | | | | | | | | |
| 18 | 名医别录 | | | | √ | √ | | | | | √ | | | | √ | | | | |
| 19 | 女科秘诀 | | √ | | | | √ | | | √ | √ | √ | | √ | | | | √ | √ |
| 20 | 本草拾遗 | | | | √ | | | | | | | | | | | | | | |
| 21 | 胎产指掌 | | √ | | √ | √ | | | | √ | √ | √ | | | √ | | | | √ |
| 22 | 日华本草 | √ | | | | | | | √ | √ | | | | | | | | | |
| 23 | 大生要旨 | | √ | | | | | | | | √ | | | | √ | | | | |
| 24 | 忌药汇录 | | √ | √ | | | √ | √ | | | | | | √ | √ | | | √ | √ |
| 24 | 忌药汇录 | | √ | | | | | | | | | | | | | | | | |
| | 总计 | 5 | 19 | 10 | 14 | 11 | 13 | 3 | 15 | 5 | 16 | 7 | 4 | 11 | 16 | 1 | 2 | 6 | 13 |

表 3　妊娠忌用（慎用）药物（续表 2）

| 书号 | 书名 | 川白姜 | 川乌 | 草乌 | 半夏 | 藜芦 | 芫花 | 大戟 | 羊踯躅 | 野葛 | 菌茹 | 白微 | 杜蘅 | 槐子 | 溲疏 | 桃仁 | 三棱 | 干漆 | 莽草 |
|---|---|---|---|---|---|---|---|---|---|---|---|---|---|---|---|---|---|---|---|
| 1 | 喻选古方 | | | | | | | | | | | | | | | | | | |
| 2 | 本草经 | | | | | | | | | | | | | √ | | | | | |
| 3 | 胎产救急方 | √ | √ | √ | √ | √ | √ | √ | √ | √ | √ | √ | √ | √ | √ | √ | √ | √ | √ |
| 4 | 产科备要* | | √√ | | √√ | √ | √√ | √ | | | | | | √ | | √ | √ | √ | √ |
| 5 | 胎产秘书 | | √ | | √ | | √ | √ | | | | | | √ | | √ | √ | √ | |
| 6 | 徐世本辑 | | √ | | √ | | √ | √ | | | | | | √ | | √ | √ | √ | |
| 7 | 胎产合璧 | | √ | | √ | | √ | √ | | | √ | | | √ | | √ | √ | √ | |
| 8 | 胎产心法 | | √ | | √ | √ | √ | √ | √ | √ | | | | √ | | √ | √ | √ | √ |
| 9 | 唐本草 | | | | | | | √ | | | | | | | | | | | √ |
| 10 | 图书集成 | | | | | | | | | | | | | √ | √ | √ | | | |
| 11 | 医学心悟 | | √ | | √ | | | | | √ | | | | √ | | √ | √ | √ | |
| 12 | 女科歌诀 | | √ | | √ | | √ | √ | | √ | | | | √ | | √ | √ | √ | |
| 13 | 胎产指南 | | √ | | √ | | | | | | | | | √ | | √ | √ | √ | |
| 14 | 便产须知 | | √ | | √ | | | | | | | | | √ | | √ | √ | √ | |
| 15 | 本草纲目 | | | | √ | | √ | √ | √ | √ | √ | | | √ | | √ | √ | √ | √ |
| 16 | 王孟英补 | | | | | | | | | | | | | | | | | | |
| 17 | 千金方 | | √ | | √ | | | | | √ | √ | | | √ | | | √ | √ | |
| 18 | 名医别录 | | | | √ | √ | √ | | | √ | | | | | | | | | √ |
| 19 | 女科秘诀 | | √ | | √ | √ | √ | √ | | | | | | √ | | √ | √ | √ | |
| 20 | 本草拾遗 | | | | | | | | | | | | | | | | | | |
| 21 | 胎产指掌 | | √ | | √ | | √ | √ | | √ | | | | √ | | √ | √ | √ | |
| 22 | 日华本草 | | | | | | | | | | | | | | | | | | |
| 23 | 大生要旨 | | √ | | √ | | | | | √ | | | | √ | | √ | √ | √ | |
| 24 | 忌药汇录 | √ | √ | | √ | | √√ | √ | | | | √ | √ | | | | | | |
| | 总计 | 2 | 17 | 1 | 18 | 11 | 14 | 14 | 5 | 13 | 10 | 2 | 2 | 18 | 4 | 16 | 15 | 16 | 8 |

表 3　妊娠忌用（慎用）药物（续表 3）

| 书号 | 书名＼药名 | 通草 | 橄榄根 | 茅根 | 苏木 | 牛黄 | 刺猬皮 | 生鼠 | 斑蝥 | 虻虫 | 水蛭 | 蝼蛄 | 僵蚕 | 蚕布 | 蟹爪甲 | 蜈蚣 | 蜥蜴 | 衣白鱼 | 麝香 |
|---|---|---|---|---|---|---|---|---|---|---|---|---|---|---|---|---|---|---|---|
| 1 | 喻选古方 | | | | | | | | | | | | | | | | | | |
| 2 | 本草经 | | | ✓ | | | | | | ✓ | | ✓ | | | | | | | |
| 3 | 胎产救急方 | ✓ | ✓ | ✓ | ✓ | ✓ | ✓ | ✓ | ✓ | ✓ | ✓ | ✓ | ✓ | | ✓ | ✓ | ✓ | ✓ | ✓ |
| 4 | 产科备要* | ✓ | ✓ | ✓ | | ✓ | | ✓ | ✓ | ✓ | ✓ | ✓ | | | ✓ | ✓ | ✓ | ✓ | ✓ |
| 5 | 胎产秘书 | ✓ | | | | | | | ✓ | | | | | | | | | | |
| 6 | 徐世本辑 | ✓ | | ✓ | | | | | ✓ | | | | | | ✓ | | | | |
| 7 | 胎产合璧 | ✓ | | | ✓ | ✓ | | | ✓ | | | | | | | | | | |
| 8 | 胎产心法 | ✓ | | ✓ | | ✓ | ✓ | | | | | | | | ✓ | ✓ | ✓ | | ✓ |
| 9 | 唐本草 | | | | | | | | | | | | | | | | | | |
| 10 | 图书集成 | | | | ✓ | | | | | | | | | | | | | | |
| 11 | 医学心悟 | ✓ | | ✓ | | ✓ | | | | | | | | | | | | | ✓ |
| 12 | 女科歌诀 | ✓ | | ✓ | | | | | ✓ | ✓ | | | | | ✓ | ✓ | | | ✓ |
| 13 | 胎产指南 | ✓ | | ✓ | ✓ | ✓ | | | | ✓ | | | | | | ✓ | | | |
| 14 | 便产须知 | ✓ | | ✓ | | | | | ✓ | ✓ | | | | | ✓ | ✓ | | | |
| 15 | 本草纲目 | ✓ | ✓ | ✓ | ✓ | ✓ | ✓ | | ✓ | | ✓ | | ✓ | | | | | | |
| 16 | 王孟英补 | | | | | | | | | | | | | | | | | | |
| 17 | 千金方 | ✓ | | ✓ | ✓ | ✓ | ✓ | | ✓ | | | ✓ | | | ✓ | ✓ | | | |
| 18 | 名医别录 | | | | ✓ | ✓ | | | ✓ | | | ✓ | | | | | | ✓ | ✓ |
| 19 | 女科秘诀 | ✓ | | ✓ | | | ✓ | | ✓ | ✓ | ✓ | | | | ✓ | ✓ | | | ✓ |
| 20 | 本草拾遗 | | | | | | | | | | | | | | | | | | |
| 21 | 胎产指掌 | ✓ | | ✓ | | | | | ✓ | ✓ | ✓ | | | | ✓ | ✓ | | | ✓ |
| 22 | 日华本草 | | | | | | | | | ✓ | | | | | | | | | ✓ |
| 23 | 大生要旨 | ✓ | | ✓ | ✓ | ✓ | | | | | | | | | | | | | |
| 24 | 忌药汇录 | | | | | | | | | | | | ✓ | | | | | | |
| | 总计 | 16 | 4 | 15 | 6 | 12 | 6 | 3 | 14 | 14 | 14 | 7 | 2 | 1 | 13 | 15 | 5 | 7 | 16 |

表3 妊娠忌用（慎用）药物（续表4）

| 书号 | 书名 | 蛇蜕 | 蝉蜕 | 虻蜕 | 乌喙 | 侧子 | 莪术 | 防葵 | 锡 | 甘遂 | 飞生 | 蘆虫 | 鹿衔草 | 蛴螬 | 葛上亭长 | 赤豆 | 马刀壳 | 琉璃瓶 | 艾叶 |
|---|---|---|---|---|---|---|---|---|---|---|---|---|---|---|---|---|---|---|---|
| 1 | 喻选古方 | | | | | | | | | | | | | | | | | | |
| 2 | 本草经 | | | | | | | | ✓ | | ✓ | | | ✓ | | | | | |
| 3 | 胎产救急方 | ✓ | ✓ | | | | | | | | | | | | | | | | |
| 4 | 产科备要 * | ✓ | ✓ | ✓ | ✓ | ✓ | | | | ✓ | ✓ | ✓ | ✓ | ✓ | ✓ | ✓ | ✓ | | |
| 5 | 胎产秘书 | | | ✓ | | | ✓ | | | ✓ | | | | | | | | | |
| 6 | 徐世本辑 | ✓ | | ✓ | | | ✓ | | | | | | | | | | | | ✓ |
| 7 | 胎产合璧 | ✓ | | | | | | | | | | | | | | | ✓ | | |
| 8 | 胎产心法 | ✓ | ✓ | ✓ | ✓ | ✓ | | | | | ✓ | ✓ | ✓ | ✓ | | | ✓ | | |
| 9 | 唐本草 | | | ✓ | | | ✓ | | | | | | | | | | | | ✓ |
| 10 | 图书集成 | | | | | | | | | ✓ | | | | | | | | | |
| 11 | 医学心悟 | | | | | | ✓ | | | | | | | | | | ✓ | | |
| 12 | 女科歌诀 | | ✓ | ✓ | | | | | | | | | | | | | | ✓ | |
| 13 | 胎产指南 | ✓ | | | | | | | | | | ✓ | | | | | | | |
| 14 | 便产须知 | ✓ | | ✓ | | | ✓ | | | | | ✓ | | | | | | | |
| 15 | 本草纲目 | ✓ | ✓ | ✓ | ✓ | ✓ | ✓ | | ✓ | | ✓ | ✓ | ✓ | ✓ | ✓ | ✓ | ✓ | | |
| 16 | 王孟英补 | | | | | | | | | ✓ | | | | | | | | | |
| 17 | 千金方 | | | ✓ | ✓ | | | | ✓ | ✓ | | | | | ✓ | | | | |
| 18 | 名医别录 | | ✓ | ✓ | ✓ | ✓ | | | | | | | | | ✓ | ✓ | | | |
| 19 | 女科秘诀 | ✓ | | ✓ | | | ✓ | | | | | | | | | | | | |
| 20 | 本草拾遗 | | | | | | | | | | | | | | | | | | |
| 21 | 胎产指掌 | ✓ | | ✓ | | | | | | | | | | | | | | | |
| 22 | 日华本草 | | | | | | ✓ | | | | | | | | | | | | ✓ |
| 23 | 大生要旨 | ✓ | | | | | ✓ | | | | | | | | | | ✓ | | |
| 24 | 忌药汇录 | | ✓ | | | | ✓ | | | | | | | | | | | | ✓ |
| | 总计 | 12 | 9 | 13 | 6 | 5 | 9 | 1 | 5 | 5 | 4 | 7 | 4 | 6 | 5 | 4 | 7 | 1 | 4 |

### 表3  妊娠忌用（慎用）药物（续表5）

| 书号 | 书名＼药名 | 香附 | 砂仁 | 神曲 | 沉香 | 生姜 | 黑姜 | 黄芩 | 滑石 | 大黄 | 仙茅 | 常山 | 黑丑 | 槟榔 | 石蟹 | 银 | 天麻 | 硫黄 | 狼牙 |
|---|---|---|---|---|---|---|---|---|---|---|---|---|---|---|---|---|---|---|---|
| 1 | 喻选古方 | | | | | | | | | | | | | | | | | | |
| 2 | 本草经 | | | | | | | | | √ | | √ | | | | | | | |
| 3 | 胎产救急方 | | | | | | | | | | | | | | | | | | |
| 4 | 产科备要* | | | | | | | | | | | | | | | | | | |
| 5 | 胎产秘书 | | | | | | | | | | | | | | | | | | |
| 6 | 徐世本辑 | √ | √ | √ | √ | √ | √ | √ | √ | √ | | | | | | | | | |
| 7 | 胎产合璧 | | | | | | | | | √ | √ | √ | √ | √ | | | | | |
| 8 | 胎产心法 | | | | | | | | | | | | | | √ | √ | √ | | |
| 9 | 唐本草 | | | | | | | | | | | | √ | | | | | | |
| 10 | 图书集成 | | | | | | | | | √ | | | | | | | | √ | √ |
| 11 | 医学心悟 | | | | | | | | | √ | | √ | | | | | | | |
| 12 | 女科歌诀 | | | | | | | | | | | | | | | | | | |
| 13 | 胎产指南 | | | √ | | | | | | √ | | √ | √ | √ | √ | | | | |
| 14 | 便产须知 | | | | | | | | | √ | | | | | | | | | |
| 15 | 本草纲目 | | | | | | | | √ | | | √ | | | | | √ | | |
| 16 | 王孟英补 | | | √ | | | | | | | | | | | | | | | |
| 17 | 千金方 | | | √ | | | | | | √ | | √ | | | | | | | |
| 18 | 名医别录 | | | | | | | √ | | | | | | | | | | | |
| 19 | 女科秘诀 | | | √ | | | | | | √ | | √ | | | | | | | |
| 20 | 本草拾遗 | √ | √ | | | | | | | | | | | | | | | | |
| 21 | 胎产指掌 | | | | | | | | | | | | | | | | | | |
| 22 | 日华本草 | | √ | | √ | √ | | | | | | | | √ | √ | | √ | | |
| 23 | 大生要旨 | | | | | | | | | √ | | √ | √ | √ | √ | | | | |
| 24 | 忌药汇录 | √ | √√ | | | √√ | | √ | √ | | | | | | | | | | |
| | 总计 | 3 | 5 | 5 | 2 | 4 | 1 | 3 | 3 | 10 | 1 | 8 | 4 | 4 | 4 | 1 | 3 | 1 | 1 |

表3　妊娠忌用（慎用）药物（续表6）

| 书号 | 书名 | 莞花 | 木鳖子 | 赤苓 | 厚朴 | 冬葵子 | 安息香 | 王不留行 | 淡竹叶根 | 木通 | 蜘蛛 | 桑蠹 | 樗鸡 | 没药 | 商陆 | 五灵脂 | 姜黄 | 葶苈 | 穿山甲 |
|---|---|---|---|---|---|---|---|---|---|---|---|---|---|---|---|---|---|---|---|
| 1 | 喻选古方 | | | | | | | | | | | | | | | | | | |
| 2 | 本草经 | √ | | | | | | | | | | | | | | | | √ | |
| 3 | 胎产救急方 | | | | | | | | | | | | | | | | | | |
| 4 | 产科备要* | | | | | | | | | | | | | | | | | | |
| 5 | 胎产秘书 | | | | | | | | | | | | | | | | | | |
| 6 | 徐世本辑 | | | | | | | | | | | | | | | | | | |
| 7 | 胎产合璧 | | | | | | | | | | | | | | | | | | |
| 8 | 胎产心法 | | | | | | | | | | | | | | | | | | |
| 9 | 唐本草 | | | | | | | | | | | | | | | | √ | | |
| 10 | 图书集成 | √ | √ | | | | | | | | | | | | | | | | |
| 11 | 医学心悟 | | | | | | | | | | | | | | | | | | |
| 12 | 女科歌诀 | | | | | | | | | | | | | | | | | | |
| 13 | 胎产指南 | | | √ | √ | √ | √ | √ | √ | | | | | | | | | | |
| 14 | 便产须知 | | | | | | | | | √ | | | | | | | | | |
| 15 | 本草纲目 | | | | √ | √ | √ | | | | √ | √ | √ | √ | √ | √ | √ | √ | √ |
| 16 | 王孟英补 | | | | | | | √ | | | | | | | √ | √ | √ | √ | √ |
| 17 | 千金方 | √ | | | | | | √ | | | | | | | | √ | √ | | |
| 18 | 名医别录 | | | | | | √ | | | √ | | | | | | | | | |
| 19 | 女科秘诀 | | | | | √ | | √ | | | | | | | √ | | | | |
| 20 | 本草拾遗 | | | | | | | | | | | | | | | | | | |
| 21 | 胎产指掌 | | | | | | | | | | | | | | | | | | |
| 22 | 日华本草 | | | | | | | √ | | | | | | | √ | | √ | √ | |
| 23 | 大生要旨 | | | | | | | | | | | | | | | | | | |
| 24 | 忌药汇录 | | | √√√ | √ | √ | | | | √ | √ | | √ | | | | | √ | √ |
| | 总计 | 3 | 1 | 4 | 3 | 4 | 3 | 5 | 1 | 3 | 2 | 1 | 2 | 1 | 4 | 3 | 5 | 5 | 3 |

## 表3　妊娠忌用（慎用）药物（续表7）

| 书号 | 书名 | 归尾 | 威灵仙 | 樟脑 | 续随子 | 龟板 | 鳖甲 | 麻黄 | 胡椒 | 伏龙肝 | 珍珠 | 犀角 | 车前 | 赤芍 | 丹参 | 芫蔚子 | 射干 | 泽泻 | 泽兰叶 |
|---|---|---|---|---|---|---|---|---|---|---|---|---|---|---|---|---|---|---|---|
| 1 | 喻选古方 | | | | | | | | | | | | | | | | | | |
| 2 | 本草经 | | | | | | | √ | | | | | | | | | | | |
| 3 | 胎产救急方 | | | | | | | | | | | | | | | | | | |
| 4 | 产科备要 * | | | | | | | | | | | | | | | | | | |
| 5 | 胎产秘书 | | | | | | | | | | | | | | | | | | |
| 6 | 徐世本辑 | | | | | | | | | | | | | | | | | | |
| 7 | 胎产合璧 | | | | | | | | | | | | | | | | | | |
| 8 | 胎产心法 | | | | | | | | | | | | | | | | | | |
| 9 | 唐本草 | | | | | | | | | | | | | | | | √ | | |
| 10 | 图书集成 | | | | | | | | | | | | | | | | | | |
| 11 | 医学心悟 | | | | | | | | | | | | | | | | | | |
| 12 | 女科歌诀 | | | | | | | | | | | | | | | | | | |
| 13 | 胎产指南 | | | | | | | | | | | | | | | | | | |
| 14 | 便产须知 | | | | | | | | | | | | | | | | | | |
| 15 | 本草纲目 | √ | | | √ | √ | √ | √ | | | √ | | √ | √ | √ | | √ | | |
| 16 | 王孟英补 | √ | √ | √ | √ | √ | √ | √ | √ | √ | √ | √ | √ | √ | √ | √ | √ | √ | √ |
| 17 | 千金方 | | | | | √ | √ | | | | | | √ | √ | √ | | √ | | |
| 18 | 名医别录 | √ | | | | | | | | √ | | | | | √ | | | | |
| 19 | 女科秘诀 | | | | | | | | | | | | | | | | | | |
| 20 | 本草拾遗 | | | | | | | | | | | | | | | | | | |
| 21 | 胎产指掌 | | | | | | | | | | | | | | | | | | |
| 22 | 日华本草 | √ | | | | | | √ | √ | | | | | | √ | | | √ | √ |
| 23 | 大生要旨 | | | | | | | | | | | | | | | | | | |
| 24 | 忌药汇录 | √ | | | | | | | √ | | | √ | | | | √ | | √ | √ |
| | 总计 | 5 | 1 | 1 | 2 | 3 | 3 | 4 | 3 | 2 | 2 | 2 | 3 | 3 | 5 | 2 | 4 | 3 | 3 |

表3　妊娠忌用（慎用）药物（续表8）

| 书号 | 书名 | 紫草 | 郁金 | 王瓜根 | 凌霄花 | 白头翁 | 麦芽和蜜 | 醋煮神曲 | 酒煮大麦芽 | 山豆根 | 云苓 | 红兰花 | 蓖麻仁 | 金箔 | 银箔 | 黄芪 | 梁上尘 | 麦麹 | 土牛膝根 |
|---|---|---|---|---|---|---|---|---|---|---|---|---|---|---|---|---|---|---|---|
| 1 | 喻选古方 | | | | | | | | | | | | | | | | | | |
| 2 | 本草经 | √ | | | √ | √ | | | | | | | | | | | | | |
| 3 | 胎产救急方 | | | | | | | | | | | | | | | | | | |
| 4 | 产科备要* | | | | | | | | | | | | | | | | | | |
| 5 | 胎产秘书 | | | | | | | | | | | | | | | | | | |
| 6 | 徐世本辑 | | | | | | | | | | | | | | | | | | |
| 7 | 胎产合璧 | | | | | | | | | | | | | | | | | | |
| 8 | 胎产心法 | | | | | | | | | | | | | | | | | | |
| 9 | 唐本草 | | √ | | | | | | | | | | | | | | | | |
| 10 | 图书集成 | | | | | | | | | | | | | | | | | | |
| 11 | 医学心悟 | | | | | | | | | | | | | | | | | | |
| 12 | 女科歌诀 | | | | | | | | | | | | | | | | | | |
| 13 | 胎产指南 | | | | | | | | | | | | | | | | | | |
| 14 | 便产须知 | | | | | | | | | | | | | | | | | | |
| 15 | 本草纲目 | √ | √ | √ | √ | | | | √ | | √ | | √ | √ | | | | √ | √ |
| 16 | 王孟英补 | √ | √ | √ | √ | | | | | | | | | | | | | | |
| 17 | 千金方 | | √ | | √ | √ | √ | √ | √ | | | | | | | √ | √ | | |
| 18 | 名医别录 | | | | | | | | | | | | | | | | | | |
| 19 | 女科秘诀 | | | | | | | | | | | | √ | √ | √ | | | | |
| 20 | 本草拾遗 | | | | | | | | | √ | | | | | | √ | | | |
| 21 | 胎产指掌 | | | | | | | | | | | | | | | | | | |
| 22 | 日华本草 | | | √ | | | | | | | | | | | | √ | | √ | |
| 23 | 大生要旨 | | | | | | | | | | | | | | | | | | |
| 24 | 忌药汇录 | | √ | | √ | | | | | | | √ | √ | √ | | √ | | | |
| | 总计 | 3 | 5 | 3 | 5 | 2 | 1 | 1 | 2 | 1 | 1 | 1 | 3 | 3 | 1 | 4 | 1 | 2 | 1 |

表3 妊娠忌用（慎用）药物（续表9）

| 书号 书名 \ 药名 | 庵闾子 | 菵菔根 | 醍醐菜 | 芥子 | 牛蒡根 | 马鞭草 | 虎杖 | 木麻 | 白垩土 | 铜镜鼻 | 乌金石 | 蚕沙 | 番木鳖 | 乌鸦 | 獭爪 | 獭胆 | 鼠屎 | 童发 |
|---|---|---|---|---|---|---|---|---|---|---|---|---|---|---|---|---|---|---|
| 1 喻选古方 | | | | | | | | | | | | | | | | | | |
| 2 本草经 | | | | | | | | | | | | | | | | | | |
| 3 胎产救急方 | | | | | | | | | | | | | | | | | | |
| 4 产科备要* | | | | | | | | | | | | | | | | | | |
| 5 胎产秘书 | | | | | | | | | | | | | | | | | | |
| 6 徐世本辑 | | | | | | | | | | | | | | | | | | |
| 7 胎产合璧 | | | | | | | | | | | | | | | | | | |
| 8 胎产心法 | | | | | | | | | | | | | | | | | | |
| 9 唐本草 | | | | | ✓ | | | | | | | | | | | | | |
| 10 图书集成 | | | | | | | | | | | | | | | | | | |
| 11 医学心悟 | | | | | | | | | | | | | | | | | | |
| 12 女科歌诀 | | | | | | | | | | | | | | | | | | |
| 13 胎产指南 | | | | | | | | | | | | | | | | | | |
| 14 便产须知 | | | | | | | | | | | | | | | | | | |
| 15 本草纲目 | ✓ | ✓ | ✓ | ✓ | ✓ | ✓ | ✓ | ✓ | ✓ | ✓ | ✓ | ✓ | ✓ | ✓ | ✓ | ✓ | ✓ | ✓ |
| 16 王孟英补 | | | | | | | | | | | | | | | | | | |
| 17 千金方 | ✓ | | ✓ | | | | ✓ | | ✓ | ✓ | | | | | | | | |
| 18 名医别录 | ✓ | | | | | | ✓ | | | | | | | | | | | |
| 19 女科秘诀 | | | | | | | | | | | | | | | | | | |
| 20 本草拾遗 | | | | | | | | ✓ | | | | | | | | | | |
| 21 胎产指掌 | | | | | | | | | | | | | | | | | | |
| 22 日华本草 | | | | | | ✓ | | | | | | | | | | | | |
| 23 大生要旨 | | | | | | | | | | | | | | | | | | |
| 24 忌药汇录 | | | | | | | | | | | | | ✓ | | | | | |
| 总计 | 3 | 1 | 2 | 1 | 2 | 2 | 3 | 2 | 2 | 2 | 1 | 1 | 2 | 1 | 1 | 1 | 1 | 1 |

表3　妊娠忌用（慎用）药物（续表10）

| 书号＼药名＼书名 | 纳鳖 | 龙胎 | 蛤粉 | 菩萨石 | 铜弩牙 | 紫荆皮 | 木占斯 | 天花粉 | 质汗 | 甜瓜蔓 | 枣木 | 庵罗果 | 刘寄奴 | 紫参 | 番红花 | 蛇莓 | 瓦松 | 石帆 |
|---|---|---|---|---|---|---|---|---|---|---|---|---|---|---|---|---|---|---|
| 1　喻选古方 | | | | | | | | | | | | | | | | | | |
| 2　本草经 | | | | | | | | | | | | | | | | | | |
| 3　胎产救急方 | | | | | | | | | | | | | | | | | | |
| 4　产科备要 * | | | | | | | | | | | | | | | | | | |
| 5　胎产秘书 | | | | | | | | | | | | | | | | | | |
| 6　徐世本辑 | | | | | | | | | | | | | | | | | | |
| 7　胎产合璧 | | | | | | | | | | | | | | | | | | |
| 8　胎产心法 | | | | | | | | | | | | | | | | | | |
| 9　唐本草 | | | | | | | | | | | | | | | | | | |
| 10　图书集成 | | | | | | | | | | | | | | | | | | |
| 11　医学心悟 | | | | | | | | | | | | | | | | | | |
| 12　女科歌诀 | | | | | | | | | | | | | | | | | | |
| 13　胎产指南 | | | | | | | | | | | | | | | | | | |
| 14　便产须知 | | | | | | | | | | | | | | | | | | |
| 15　本草纲目 | √ | √ | √ | √ | √ | √ | √ | √ | √ | √ | √ | √ | √ | √ | √ | √ | √ | √ |
| 16　王孟英补 | | | | | | | | | | | | | | | | | | |
| 17　千金方 | | | | | √ | | √ | √ | | | | | √ | √ | | | | |
| 18　名医别录 | | | | | √ | | √ | √ | | | | | | | | | | |
| 19　女科秘诀 | | | | | | | | | | | | | | | | | | |
| 20　本草拾遗 | | | | | | | | | √ | | | | | | | | | √ |
| 21　胎产指掌 | | | | | | | | | | | | | | | | | | |
| 22　日华本草 | | | | | | | | | | | | | √ | | | | | |
| 23　大生要旨 | | | | | | | | | | | | | | | | | | |
| 24　忌药汇录 | | | | | | | | | | | | | √ | | | | | |
| 总计 | 1 | 1 | 1 | 1 | 3 | 1 | 3 | 3 | 2 | 1 | 1 | 1 | 4 | 2 | 1 | 1 | 1 | 2 |

表3 妊娠忌用（慎用）药物（续表11）

| 书号 \ 书名 \ 药名 | 独用将军 | 蒲黄 | 白芷 | 益母草 | 贝母 | 麻子仁 | 麻黄根 | 河子 | 柞子皮 | 乳香 | 龙脑 | 凤仙子 | 山楂核 | 牛屎中大豆 | 春杵糠 | 柑橘瓢 | 莲花 | 飞廉 |
|---|---|---|---|---|---|---|---|---|---|---|---|---|---|---|---|---|---|---|
| 1 喻选古方 | | | | | | | | | | | | | | | | | | √ |
| 2 本草经 | | | | | | | | | | | | | | | | | | √ |
| 3 胎产救急方 | | | | | | | | | | | | | | | | | | |
| 4 产科备要* | | | | | | | | | | | | | | | | | | |
| 5 胎产秘书 | | | | | | | | | | | | | | | | | | |
| 6 徐世本辑 | | | | | | | | | | | | | | | | | | |
| 7 胎产合璧 | | | | | | | | | | | | | | | | | | |
| 8 胎产心法 | | | | | | | | | | | | | | | | | | |
| 9 唐本草 | | | | | | | √ | | | | | | | √ | | | | |
| 10 图书集成 | | | | | √ | | | | | | | | | | | | | |
| 11 医学心悟 | | | | | | | | | | | | | | | | | | |
| 12 女科歌诀 | | | | | | | | | | | | | | | | | | |
| 13 胎产指南 | | | | | | | | | | | | | | | | | | |
| 14 便产须知 | | | | | | | | | | | | | | | | | | |
| 15 本草纲目 | √ | √ | √ | √ | √ | √ | √ | | √ | √ | √ | √ | √ | √ | √ | √ | √ | √ |
| 16 王孟英补 | | | | | | | | | | | | | | | | | | |
| 17 千金方 | | √ | | | √ | √ | | | | | | | | | | | | |
| 18 名医别录 | | | | | | | | | | | √ | | | | | | | √ |
| 19 女科秘诀 | | | | | | | | | | | | | | | | | | |
| 20 本草拾遗 | | | | | √ | | | | | | | | | | | | | |
| 21 胎产指掌 | | | | | | | | | | | | | | | | | | |
| 22 日华本草 | | √ | √ | | | √ | | √ | | | | | | | | | | |
| 23 大生要旨 | | | | | | | | | | | | | | | | | | |
| 24 忌药汇录 | | | | √ | | | | | | | √ | | √ | | | | | |
| 总计 | 1 | 3 | 2 | 2 | 3 | 4 | 2 | 1 | 1 | 2 | 2 | 2 | 1 | 2 | 1 | 1 | 1 | 3 |

表3　妊娠忌用（慎用）药物（续表12）

| 书号 \ 书名 | 禹余粮 | 蛇黄 | 螺胶 | 蛟髓 | 白鸡距 | 白雄鸡毛脑 | 乌狗血 | 乌鸡冠血 | 兔血 | 兔脑 | 兔皮毛 | 败笔头灰 | 鼠灰 | 骡蹄灰 | 羚羊角 | 狗毛灰 | 白狗脊 | 蟾蜍酥 |
|---|---|---|---|---|---|---|---|---|---|---|---|---|---|---|---|---|---|---|
| 1 喻选古方 | | | | | | | | | | | | | | | | | | |
| 2 本草经 | | | | | | | | | | | | | | | | | | |
| 3 胎产救急方 | | | | | | | | | | | | | | | | | | |
| 4 产科备要 * | | | | | | | | | | | | | | | | | | |
| 5 胎产秘书 | | | | | | | | | | | | | | | | | | |
| 6 徐世本辑 | | | | | | | | | | | | | | | | | | |
| 7 胎产合璧 | | | | | | | | | | | | | | | | | | |
| 8 胎产心法 | | | | | | | | | | | | | | | | | | |
| 9 唐本草 | | | | | √ | √ | | | | | √ | | | | | | | |
| 10 图书集成 | | | | | | | | | | | | | | | | | | |
| 11 医学心悟 | | | | | | | | | | | | | | | | | | |
| 12 女科歌诀 | | | | | | | | | | | | | | | | | | |
| 13 胎产指南 | | | | | | | | | | | | | | | | | | |
| 14 便产须知 | | | | | | | | | | | | | | | | | | |
| 15 本草纲目 | √ | √ | √ | √ | √ | √ | | √ | √ | √ | √ | √ | √ | √ | √ | √ | √ | |
| 16 王孟英补 | | | | | | | | | | | | | | | | | | |
| 17 千金方 | | | | | | | | | | | | | | | √ | | | |
| 18 名医别录 | | | | | | | √ | √ | | | | | | | | | | |
| 19 女科秘诀 | | | | | | | | | | | | | | | | | | |
| 20 本草拾遗 | | | | | | | | | | | | | | | | | | |
| 21 胎产指掌 | | | | | | | | | | | | | | | | | | |
| 22 日华本草 | | | | | | | | | | | | | | | | | | √ |
| 23 大生要旨 | | | | | | | | | | | | | | | | | | |
| 24 忌药汇录 | √ | | | | | | | | | | | √ | | | | | | √ |
| 总计 | 2 | 1 | 1 | 1 | 2 | 2 | 1 | 2 | 1 | 1 | 2 | 2 | 1 | 1 | 2 | 1 | 1 | 2 |

表 3　妊娠忌用（慎用）药物（续表 13）

| 书号 \ 书名 \ 药名 | 生龟 | 海马 | 文鳐鱼 | 本妇爪甲 | 人尿 | 蚕蜕纸灰 | 土蜂窠 | 弹丸土 | 松烟墨 | 云母粉 | 诸铁器 | 布针 | 铁镬锈 | 马衔 | 古文钱 | 铳楔灰 | 箭竿 | 弓弩弦 |
|---|---|---|---|---|---|---|---|---|---|---|---|---|---|---|---|---|---|---|
| 1 喻选古方 | | | | | | | | | | | | | | | | | | |
| 2 本草经 | | | | | | | | | | | | | | | | | | |
| 3 胎产救急方 | | | | | | | | | | | | | | | | | | |
| 4 产科备要 * | | | | | | | | | | | | | | | | | | |
| 5 胎产秘书 | | | | | | | | | | | | | | | | | | |
| 6 徐世本辑 | | | | | | | | | | | | | | | | | | |
| 7 胎产合璧 | | | | | | | | | | | | | | | | | | |
| 8 胎产心法 | | | | | | | | | | | | | | | | | | |
| 9 唐本草 | | | | | | | | | | | | | | | | | | |
| 10 图书集成 | | | | | | | | | | | | | | | | | | |
| 11 医学心悟 | | | | | | | | | | | | | | | | | | |
| 12 女科歌诀 | | | | | | | | | | | | | | | | | | |
| 13 胎产指南 | | | | | | | | | | | | | | | | | | |
| 14 便产须知 | | | | | | | | | | | | | | | | | | |
| 15 本草纲目 | √ | √ | √ | √ | √ | √ | √ | √ | √ | √ | √ | √ | √ | √ | √ | √ | √ | √ |
| 16 王孟英补 | | | | | | | | | | | | | | | | | | |
| 17 千金方 | | | | | | | | | | | | | | | | | | √ |
| 18 名医别录 | | | | | | | | | | | | | | | | | | √ |
| 19 女科秘诀 | | | | | | | | | | | | | | | | | | |
| 20 本草拾遗 | | √ | | | | | | √ | | | | | | | | | | |
| 21 胎产指掌 | | | | | | | | | | | | | | | | | | |
| 22 日华本草 | | | | | √ | | | | | | | | | | √ | | | |
| 23 大生要旨 | | | | | | | | | | | | | | | | | | |
| 24 忌药汇录 | | | | | | | | | | | | | √ | | | | | |
| 总计 | 1 | 2 | 1 | 1 | 2 | 1 | 1 | 2 | 1 | 1 | 1 | 1 | 2 | 1 | 2 | 1 | 1 | 3 |

# 表3　妊娠忌用（慎用）药物（续表14）

| 书号 | 书名 | 凿柄木灰 | 破草鞋灰 | 簸箕 | 车脂 | 夫裩带 | 钟馗左脚 | 鹿粪 | 蛤蚧 | 洗儿汤 | 井底泥 | 灶突后黑土 | 榆白皮 | 葵花 | 黄葵子 | 蜀黍根子 | 马槟榔 | 桔梗 | 酸浆子草 |
|---|---|---|---|---|---|---|---|---|---|---|---|---|---|---|---|---|---|---|---|
| 1 | 喻选古方 | | | | | | | | | | | | | | | | | | |
| 2 | 本草经 | | | | | | | | | | | | | | | | | | √ |
| 3 | 胎产救急方 | | | | | | | | | | | | | | | | | | |
| 4 | 产科备要 * | | | | | | | | | | | | | | | | | | |
| 5 | 胎产秘书 | | | | | | | | | | | | | | | | | | |
| 6 | 徐世本辑 | | | | | | | | | | | | | | | | | | |
| 7 | 胎产合璧 | | | | | | | | | | | | | | | | | | |
| 8 | 胎产心法 | | | | | | | | | | | | | | | | | | |
| 9 | 唐本草 | | | | | | | | | | | | | | | | | | |
| 10 | 图书集成 | | | | | | | | | | | | | | | | | | |
| 11 | 医学心悟 | | | | | | | | | | | | | | | | | | |
| 12 | 女科歌诀 | | | | | | | | | | | | | | | | | | |
| 13 | 胎产指南 | | | | | | | | | | | | | | | | | | |
| 14 | 便产须知 | | | | | | | | | | | | | | | | | | |
| 15 | 本草纲目 | √ | √ | √ | √ | √ | √ | √ | | √ | √ | √ | √ | √ | √ | √ | √ | | √ |
| 16 | 王孟英补 | | | | | | | | | | | | | | | | | | |
| 17 | 千金方 | | | | √ | | | | | | | | | | | | | | √ |
| 18 | 名医别录 | | | | | | | | | | | | | | | | | | √ |
| 19 | 女科秘诀 | | | | | | | | | | | | | | | | | | |
| 20 | 本草拾遗 | | | | | √ | | | | | | | | | | | | | |
| 21 | 胎产指掌 | | | | | | | | | | | | | | | | | | |
| 22 | 日华本草 | | | | | | | | √ | | | | | | √ | | | √ | |
| 23 | 大生要旨 | | | | | | | | | | | | | | | | | | |
| 24 | 忌药汇录 | | | | | | | | | | | | | | | √ | √ | | √ |
| | 总计 | 1 | 1 | 1 | 2 | 2 | 1 | 1 | 1 | 1 | 1 | 1 | 1 | 1 | 2 | 2 | 2 | 1 | 5 |

表 3　妊娠忌用（慎用）药物（续表 15）

| 书号 | 书名 | 预知子 | 马齿苋 | 黄杨叶 | 铁华粉 | 铜秤锤 | 戎盐 | 本妇鞋 | 蚁蛭土 | 牛屎 | 蓬砂 | 釜下墨 | 磨刀水 | 赤马皮 | 郎君子 | 石燕 | 厕筹 | 女中衣 | 乱发 |
|---|---|---|---|---|---|---|---|---|---|---|---|---|---|---|---|---|---|---|---|
| 1 | 喻选古方 | | | | | | | | | | | | | | | | | | |
| 2 | 本草经 | | | | | | | | | | | | | | | | | | |
| 3 | 胎产救急方 | | | | | | | | | | | | | | | | | | |
| 4 | 产科备要* | | | | | | | | | | | | | | | | | | |
| 5 | 胎产秘书 | | | | | | | | | | | | | | | | | | |
| 6 | 徐世本辑 | | | | | | | | | | | | | | | | | | |
| 7 | 胎产合璧 | | | | | | | | | | | | | | | | | | |
| 8 | 胎产心法 | | | | | | | | | | | | | | | | | | |
| 9 | 唐本草 | | | | | | | | | | | | | | | √ | | | |
| 10 | 图书集成 | | | | | | | | | | | | | | | | | | |
| 11 | 医学心悟 | | | | | | | | | | | | | | | | | | |
| 12 | 女科歌诀 | | | | | | | | | | | | | | | | | | |
| 13 | 胎产指南 | | | | | | | | | | | | | | | | | | |
| 14 | 便产须知 | | | | | | | | | | | | | | | | | | |
| 15 | 本草纲目 | √ | √ | √ | √ | √ | √ | √ | √ | √ | | √ | √ | √ | √ | | √ | √ | √ |
| 16 | 王孟英补 | | | | | | | | | | | | | | | | | | |
| 17 | 千金方 | | | | | | | | | | | | | | | √ | | | |
| 18 | 名医别录 | | | | | | | | | | | | | | | √ | | | |
| 19 | 女科秘诀 | | | | | | | | | | | | | | | | | | |
| 20 | 本草拾遗 | | | | | | | | | | | | | | | √ | | | |
| 21 | 胎产指掌 | | | | | | | | | | | | | | | | | | |
| 22 | 日华本草 | | | | √ | √ | √ | | | | √ | | | | | | | | |
| 23 | 大生要旨 | | | | | | | | | | | | | | | | | | |
| 24 | 忌药汇录 | | | | | | | | | √ | √ | | | | | | | | √√√ |
| | 总计 | 1 | 1 | 1 | 2 | 2 | 2 | 1 | 1 | 2 | 2 | 1 | 1 | 1 | 1 | 4 | 2 | 1 | 4 |

表3　妊娠忌用（慎用）药物（续表16）

| 书号 | 书名 | 市门土 | 獭皮 | 琥珀 | 紫金藤 | 苦瓠 | 雀麦 | 前胡 | 木莓根皮 | 炊蔽灰 | 丹砂 | 夜明砂灰 | 海狗肾 | 雌鸡屎 | 鹿角屑 | 兔头骨 | 昆布 | 接骨木 | 蚕子故纸 |
|---|---|---|---|---|---|---|---|---|---|---|---|---|---|---|---|---|---|---|---|
| 1 | 喻选古方 | | | | | | | | | | | | | | | | | | |
| 2 | 本草经 | | | | | | | | | | | | | | | | | | |
| 3 | 胎产救急方 | | | | | | | | | | | | | | | | | | |
| 4 | 产科备要 * | | | | | | | | | | | | | | | | | | |
| 5 | 胎产秘书 | | | | | | | | | | | | | | | | | | |
| 6 | 徐世本辑 | | | | | | | | | | | | | | | | | | |
| 7 | 胎产合璧 | | | | | | | | | | | | | | | | | | |
| 8 | 胎产心法 | | | | | | | | | | | | | | | | | | |
| 9 | 唐本草 | | | | | | √ | | | | | | | | | | | | |
| 10 | 图书集成 | | | | | | | | | | | | | | | | | | |
| 11 | 医学心悟 | | | | | | | | | | | | | | | | | | |
| 12 | 女科歌诀 | | | | | | | | | | | | | | | | | | |
| 13 | 胎产指南 | | | | | | | | | | | | | | | | | | |
| 14 | 便产须知 | | | | | | | | | | | | | | | | | | |
| 15 | 本草纲目 | √ | √ | √ | √ | √ | √ | | √ | √ | √ | √ | √ | √ | √ | √ | | | |
| 16 | 王孟英补 | | | | | | | | | | | | | | | | | | |
| 17 | 千金方 | | | √ | | | √ | | | | | √ | | | √ | | √ | √ | √ |
| 18 | 名医别录 | | | √ | | | | | | | | | | | | | | | |
| 19 | 女科秘诀 | | | | | | | | | | | | | | | | | | |
| 20 | 本草拾遗 | | | | | | | | | | | | | | | | | | |
| 21 | 胎产指掌 | | | | | | | | | | | | | | | | | | |
| 22 | 日华本草 | | | | | | | √ | | | | | √ | | | √ | | | |
| 23 | 大生要旨 | | | | | | | | | | | | | | | | | | |
| 24 | 忌药汇录 | | | | | | | | | | | √ | | | √ | | | | |
| | 总计 | 1 | 1 | 3 | 1 | 1 | 3 | 1 | 1 | 1 | 1 | 3 | 2 | 1 | 3 | 2 | 1 | 1 | 1 |

何氏妇科专著校评

表 3　妊娠忌用（慎用）药物（续表 17）

| 书号 \ 书名 | 赭魁 | 射罔 | 鸢尾 | 贯众 | 夏枯草 | 赤地利 | 赤车使者 | 三白草 | 独行根 | 狼毒 | 枳实壳 | 吴黄 | 椋子木 | 桑耳 | 石南 | 木天蓼 | 乌臼木 | 龙骨 |
|---|---|---|---|---|---|---|---|---|---|---|---|---|---|---|---|---|---|---|
| 1　喻选古方 | | | | | | | | | | | | | | | | | | |
| 2　本草经 | | | √ | | | | | | | √ | | | | √ | √ | | | √ |
| 3　胎产救急方 | | | | | | | | | | | | | | | | | | |
| 4　产科备要 * | | | | | | | | | | | | | | | | | | |
| 5　胎产秘书 | | | | | | | | | | | | | | | | | | |
| 6　徐世本辑 | | | | | | | | | | | | | | | | | | |
| 7　胎产合璧 | | | | | | | | | | | | | | | | | | |
| 8　胎产心法 | | | | | | | | | | | | | | | | | | |
| 9　唐本草 | | | | | | √ | | | | | | | | | | √ | √ | |
| 10　图书集成 | | | | | | | | | | | | | | | | | | |
| 11　医学心悟 | | | | | | | | | | | | | | | | | | |
| 12　女科歌诀 | | | | | | | | | | | | | | | | | | |
| 13　胎产指南 | | | | | | | | | | | | | | | | | | |
| 14　便产须知 | | | | | | | | | | | | | | | | | | |
| 15　本草纲目 | | | | | | | | | | | | | | | | | | |
| 16　王孟英补 | | | | | | | | | | | | | | | | | | |
| 17　千金方 | √ | √ | √ | √ | √ | √ | √ | √ | √ | √ | √ | √ | √ | √ | √ | √ | √ | √ |
| 18　名医别录 | | | | √ | | | | | | | | | | | | | | |
| 19　女科秘诀 | | | | | | | | | | | | | | | | | | |
| 20　本草拾遗 | | | | | | | | | | | | | | | | | | |
| 21　胎产指掌 | | | | | | | | | | | | | | | | | | |
| 22　日华本草 | | | | | | | | | | | √ | | | | | | | |
| 23　大生要旨 | | | | | | | | | | | | | | | | | | |
| 24　忌药汇录 | | | | √ | | | | | | | √ | √ | | | | | | |
| 总计 | 1 | 1 | 2 | 3 | 1 | 2 | 1 | 1 | 1 | 2 | 3 | 2 | 1 | 2 | 2 | 2 | 2 | 2 |

**表3　妊娠忌用（慎用）药物（续表18）**

| 书号 | 书名 | 熊脂 | 底野迦 | 王瓜 | 牛角鰓 | 马溺 | 凝水石 | 理石 | 长石 | 珊瑚 | 礜石 | 苍礜石 | 方解石 | 紫铆麒麟竭 | 煅灶灰 | 石胆 | 苍术 | 干地黄 | 甘草 |
|---|---|---|---|---|---|---|---|---|---|---|---|---|---|---|---|---|---|---|---|
| 1 | 喻选古方 | | | | | | | | | | | | | | | | | | |
| 2 | 本草经 | | | | √ | | | | | | √ | | | | | | | | |
| 3 | 胎产救急方 | | | | | | | | | | | | | | | | | | |
| 4 | 产科备要 * | | | | | | | | | | | | | | | | | | |
| 5 | 胎产秘书 | | | | | | | | | | | | | | | | | | |
| 6 | 徐世本辑 | | | | | | | | | | | | | | | | | | |
| 7 | 胎产合璧 | | | | | | | | | | | | | | | | | | |
| 8 | 胎产心法 | | | | | | | | | | | | | | | | | | |
| 9 | 唐本草 | | | | | | | | | | | | | | | | | | |
| 10 | 图书集成 | | | | | | | | | | | | | | | | | | |
| 11 | 医学心悟 | | | | | | | | | | | | | | | | | | |
| 12 | 女科歌诀 | | | | | | | | | | | | | | | | | | |
| 13 | 胎产指南 | | | | | | | | | | | | | | | | | | |
| 14 | 便产须知 | | | | | | | | | | | | | | | | | | |
| 15 | 本草纲目 | | | | | | | | | | | | | | | | | | |
| 16 | 王孟英补 | | | | | | | | | | | | | | | | | | |
| 17 | 千金方 | √ | √ | √ | √ | √ | √ | √ | √ | √ | √ | √ | √ | √ | | √ | √ | √ | √ |
| 18 | 名医别录 | | | | | √ | | | | | √ | √ | | | √ | | | √ | |
| 19 | 女科秘诀 | | | | | | | | | | | | | | | | | | |
| 20 | 本草拾遗 | | | | | | | | | | | | | | | | | | |
| 21 | 胎产指掌 | | | | | | | | | | | | | | | | | | |
| 22 | 日华本草 | | | | | | | | | | | | | | | | √ | | |
| 23 | 大生要旨 | | | | | | | | | | | | | | | | | | |
| 24 | 忌药汇录 | | | | | | | | | | | | | | | | √ | | |
| | 总计 | 1 | 1 | 1 | 2 | 2 | 1 | 1 | 1 | 1 | 3 | 2 | 1 | 1 | 1 | 1 | 3 | 2 | 1 |

表 3 妊娠忌用（慎用）药物（续表 19）

| 书号 | 书名＼药名 | 人参 | 卷柏 | 细辛 | 独活 | 肉苁蓉 | 地肤子 | 沙参 | 天名精 | 川芎 | 续断 | 茵陈 | 玄参 | 苦参 | 百合 | 海藻 | 阿魏 | 牡蛎 | 桑螵蛸 |
|---|---|---|---|---|---|---|---|---|---|---|---|---|---|---|---|---|---|---|---|
| 1 | 喻选古方 | | | | | | | | | | | | | | | | | | |
| 2 | 本草经 | | ✓ | | | ✓ | | | ✓ | ✓ | | | | ✓ | | | | | |
| 3 | 胎产救急方 | | | | | | | | | | | | | | | | | | |
| 4 | 产科备要 * | | | | | | | | | | | | | | | | | | |
| 5 | 胎产秘书 | | | | | | | | | | | | | | | | | | |
| 6 | 徐世本辑 | | | | | | | | | | | | | | | | | | |
| 7 | 胎产合璧 | | | | | | | | | | | | | | | | | | |
| 8 | 胎产心法 | | | | | | | | | | | | | | | | | | |
| 9 | 唐本草 | | | | | | | | | ✓ | | | | | | | ✓ | | |
| 10 | 图书集成 | | | | | | | | | | | | | | | | | | |
| 11 | 医学心悟 | | | | | | | | | | | | | | | | | | |
| 12 | 女科歌诀 | | | | | | | | | | | | | | | | | | |
| 13 | 胎产指南 | | | | | | | | | | | | | | | | | | |
| 14 | 便产须知 | | | | | | | | | | | | | | | | | | |
| 15 | 本草纲目 | | | | | | | | | | | | | | | | | | |
| 16 | 王孟英补 | | | | | | | | | | | | | | | | | | |
| 17 | 千金方 | ✓ | ✓ | ✓ | ✓ | ✓ | ✓ | ✓ | ✓ | ✓ | ✓ | ✓ | ✓ | ✓ | ✓ | ✓ | ✓ | ✓ | ✓ |
| 18 | 名医别录 | ✓ | | | | | | | | | | | ✓ | | | | ✓ | | |
| 19 | 女科秘诀 | | | | | | | | | | | | | | | | | | |
| 20 | 本草拾遗 | | | | | | | | | | | | | | | | | | |
| 21 | 胎产指掌 | | | | | | | | | | | | | | | | | | |
| 22 | 日华本草 | | ✓ | | | | | | | | ✓ | | | | | | | | |
| 23 | 大生要旨 | | | | | | | | | | | | | | | | | | |
| 24 | 忌药汇录 | | ✓ | | | | | | | ✓ | | | | | | | | | |
| | 总计 | 2 | 4 | 1 | 1 | 2 | 1 | 1 | 2 | 3 | 2 | 2 | 1 | 2 | 2 | 1 | 2 | 2 | 1 |

表3 妊娠忌用（慎用）药物（续表20）

| 书号 | 书名 | 桃枭 | 鲊鱼甲 | 乌贼骨 | 鼠妇 | 蛇黄 | 马陆 | 桃毛 | 荆芥 | 胡麻 | 黑石华 | 柒紫 | 勒草 | 白女肠 | 徐黄 | 麻蕡 | 地胅 | 黄辩 | 竹付 |
|---|---|---|---|---|---|---|---|---|---|---|---|---|---|---|---|---|---|---|---|
| 1 | 喻选古方 | | | | | | | | | | | | | | | | | | |
| 2 | 本草经 | | | √ | | | | | √ | | | | | | | | | | |
| 3 | 胎产救急方 | | | | | | | | | | | | | | | | | | |
| 4 | 产科备要* | | | | | | | | | | | | | | | | | | |
| 5 | 胎产秘书 | | | | | | | | | | | | | | | | | | |
| 6 | 徐世本辑 | | | | | | | | | | | | | | | | | | |
| 7 | 胎产合璧 | | | | | | | | | | | | | | | | | | |
| 8 | 胎产心法 | | | | | | | | | | | | | | | | | | |
| 9 | 唐本草 | | | | | √ | | | | | | | | | | | | | |
| 10 | 图书集成 | | | | | | | | | | | | | | | | | | |
| 11 | 医学心悟 | | | | | | | | | | | | | | | | | | |
| 12 | 女科歌诀 | | | | | | | | | | | | | | | | | | |
| 13 | 胎产指南 | | | | | | | | | | | | | | | | | | |
| 14 | 便产须知 | | | | | | | | | | | | | | | | | | |
| 15 | 本草纲目 | | | | | | | | | | | | | | | | | | |
| 16 | 王孟英补 | | | | | | | | | | | | | | | | | | |
| 17 | 千金方 | | √ | √ | √ | √ | √ | √ | √ | √ | √ | √ | √ | √ | √ | √ | √ | √ | √ |
| 18 | 名医别录 | | | | | | √ | √ | | √ | | | | | | | | | |
| 19 | 女科秘诀 | | | | | | | | | | | | | | | | | | |
| 20 | 本草拾遗 | | | | | | | | | | | | | | | | | | |
| 21 | 胎产指掌 | | | | | | | | | | | | | | | | | | |
| 22 | 日华本草 | √ | | | | | | | | √ | | | | | | | | | |
| 23 | 大生要旨 | | | | | | | | | | | | | | | | | | |
| 24 | 忌药汇录 | | | | | | | | | | | | | | | | | | |
| | 总计 | 1 | 1 | 2 | 1 | 2 | 2 | 2 | 2 | 3 | 1 | 1 | 1 | 1 | 1 | 1 | 1 | 1 | 1 |

表3 妊娠忌用（慎用）药物（续表21）

| 书号 / 书名 | 药名 | 丹戳 | 太一余粮 | 空青 | 曾青 | 扁青 | 鼍甲肉 | 马悬蹄 | 赤石脂 | 鹿茸 | 败芒箔 | 野菊 | 莪蒿 | 生葛根 | 桃胶 | 蟹珀 | 雄鸡屎白 | 雄雀屎 | 蜣螂 |
|---|---|---|---|---|---|---|---|---|---|---|---|---|---|---|---|---|---|---|---|
| 1 | 喻选古方 | | | | | | | | | | | | | | | | | | |
| 2 | 本草经 | | √ | √ | √ | √ | √ | √ | | | | | | | | | | | |
| 3 | 胎产救急方 | | | | | | | | | | | | | | | | | | |
| 4 | 产科备要 * | | | | | | | | | | | | | | | | | | |
| 5 | 胎产秘书 | | | | | | | | | | | | | | | | | | |
| 6 | 徐世本辑 | | | | | | | | | | | | | | | | | | |
| 7 | 胎产合璧 | | | | | | | | | | | | | | | | | | |
| 8 | 胎产心法 | | | | | | | | | | | | | | | | | | |
| 9 | 唐本草 | | | | | | | | | | √ | √ | √ | √ | √ | √ | √ | √ | |
| 10 | 图书集成 | | | | | | | | | | | | | | | | | | |
| 11 | 医学心悟 | | | | | | | | | | | | | | | | | | |
| 12 | 女科歌诀 | | | | | | | | | | | | | | | | | | |
| 13 | 胎产指南 | | | | | | | | | | | | | | | | | | |
| 14 | 便产须知 | | | | | | | | | | | | | | | | | | |
| 15 | 本草纲目 | | | | | | | | | | | | | | | | | | |
| 16 | 王孟英补 | | | | | | | | | | | | | | | | | | |
| 17 | 千金方 | √ | | | | | | | | | | | | | | | | | |
| 18 | 名医别录 | | | | | | | | √ | √ | | | | | | | | | |
| 19 | 女科秘诀 | | | | | | | | | | | | | | | | | | |
| 20 | 本草拾遗 | | | | | | √ | | | | | | | √ | | | | | |
| 21 | 胎产指掌 | | | | | | | | | | | | | | | | | | |
| 22 | 日华本草 | | | | | | | | | | | | | | | | | | √ |
| 23 | 大生要旨 | | | | | | | | | | | | | | | | | | |
| 24 | 忌药汇录 | | | | | | | | √ | | | | | | | | | | |
| 总计 | | 1 | 1 | 1 | 1 | 1 | 2 | 1 | 2 | 1 | 1 | 1 | 1 | 2 | 1 | 1 | 1 | 1 | 1 |

妊娠识要

表3　妊娠忌用（慎用）药物（续表22）

| 书号 | 书名 | 越砥 | 砺石 | 地锦 | 水松 | 土落草 | 草石蚕 | 杨栌耳 | 竹蓐 | 楷子仁 | 莲房 | 婆罗得子 | 桐木 | 橉木 | 石刺木 | 柘蠹虫 | 鹘鸼龟 | 玟瑰 | 魁蛤 |
|---|---|---|---|---|---|---|---|---|---|---|---|---|---|---|---|---|---|---|---|
| 1 | 喻选古方 | | | | | | | | | | | | | | | | | | |
| 2 | 本草经 | | | | | | | | | | | | | | | | | | |
| 3 | 胎产救急方 | | | | | | | | | | | | | | | | | | |
| 4 | 产科备要* | | | | | | | | | | | | | | | | | | |
| 5 | 胎产秘书 | | | | | | | | | | | | | | | | | | |
| 6 | 徐世本辑 | | | | | | | | | | | | | | | | | | |
| 7 | 胎产合璧 | | | | | | | | | | | | | | | | | | |
| 8 | 胎产心法 | | | | | | | | | | | | | | | | | | |
| 9 | 唐本草 | | | | | | | | | | | | | | | | | | |
| 10 | 图书集成 | | | | | | | | | | | | | | | | | | |
| 11 | 医学心悟 | | | | | | | | | | | | | | | | | | |
| 12 | 女科歌诀 | | | | | | | | | | | | | | | | | | |
| 13 | 胎产指南 | | | | | | | | | | | | | | | | | | |
| 14 | 便产须知 | | | | | | | | | | | | | | | | | | |
| 15 | 本草纲目 | | | | | | | | | | | | | | | | | | |
| 16 | 王孟英补 | | | | | | | | | | | | | | | | | | |
| 17 | 千金方 | | | | | | | | | | | | | | | | | | |
| 18 | 名医别录 | | | | | | | | | | | | | | | | | | |
| 19 | 女科秘诀 | | | | | | | | | | | | | | | | | | |
| 20 | 本草拾遗 | √ | √ | √ | √ | √ | √ | √ | √ | √ | √ | √ | √ | √ | √ | √ | √ | | |
| 21 | 胎产指掌 | | | | | | | | | | | | | | | | | | |
| 22 | 日华本草 | | | | | | | | | | | | | | | | | √ | √ |
| 23 | 大生要旨 | | | | | | | | | | | | | | | | | | |
| 24 | 忌药汇录 | | | | | | | | | | | | | | | | | √ | |
| | 总计 | 1 | 1 | 1 | 1 | 1 | 1 | 1 | 1 | 1 | 1 | 1 | 1 | 1 | 1 | 1 | 1 | 2 | 1 |

表 3　妊娠忌用（慎用）药物（续表 23）

| 书号 | 书名 | 藕节 | 荷蒂 | 丁香 | 白杨木上 | 马兰根叶 | 漏芦 | 败酱草 | 连翘 | 菖蒲 | 山茱萸 | 玄明粉 | 青皮 | 驹胞衣 | 零陵香 | 玉簪花根 | 茉莉花根 | 八角枫 | 番泻叶 |
|---|---|---|---|---|---|---|---|---|---|---|---|---|---|---|---|---|---|---|---|
| 1 | 喻选古方 | | | | | | | | | | | | | | | | | | |
| 2 | 本草经 | | | | | | | | | | | | | | | | | | |
| 3 | 胎产救急方 | | | | | | | | | | | | | | | | | | |
| 4 | 产科备要 * | | | | | | | | | | | | | | | | | | |
| 5 | 胎产秘书 | | | | | | | | | | | | | | | | | | |
| 6 | 徐世本辑 | | | | | | | | | | | | | | | | | | |
| 7 | 胎产合璧 | | | | | | | | | | | | | | | | | | |
| 8 | 胎产心法 | | | | | | | | | | | | | | | | | | |
| 9 | 唐本草 | | | | | | | | | | | | | | | | | | |
| 10 | 图书集成 | | | | | | | | | | | | | | | | | | |
| 11 | 医学心悟 | | | | | | | | | | | | | | | | | | |
| 12 | 女科歌诀 | | | | | | | | | | | | | | | | | | |
| 13 | 胎产指南 | | | | | | | | | | | | | | | | | | |
| 14 | 便产须知 | | | | | | | | | | | | | | | | | | |
| 15 | 本草纲目 | | | | | | | | | | | | | | | | | | |
| 16 | 王孟英补 | | | | | | | | | | | | | | | | | | |
| 17 | 千金方 | | | | | | | | | | | | | | | | | | |
| 18 | 名医别录 | | | | | | | | | | | | | | | | | | |
| 19 | 女科秘诀 | | | | | | | | | | | | | | | | | | |
| 20 | 本草拾遗 | | | | | | | | | | | | | | | | | | |
| 21 | 胎产指掌 | | | | | | | | | | | | | | | | | | |
| 22 | 日华本草 | √ | √ | √ | √ | √ | √ | √ | √ | √ | √ | | | | | | | | |
| 23 | 大生要旨 | | | | | | | | | | | | | | | | | | |
| 24 | 忌药汇录 | | | | | | √ | | | | | √√√ | √ | √ | √ | √ | √ | √ | √ |
| | 总计 | 1 | 1 | 1 | 1 | 1 | 2 | 1 | 1 | 1 | 1 | 3 | 1 | 1 | 1 | 1 | 1 | 1 | 1 |

## 表3  妊娠忌用（慎用）药物（续表24）

| 书号 | 书名 | 挂金灯 | 鸦胆子 | 芦荟 | 鬼骷髅子 | 一点红 | 小棕包 | 叶下红 | 头蚕子 | 青礞石 | 狮子油 | 龙干 | 乌不宿根 | 红蓖麻叶 | 郁李仁 | 白花蛇舌草 |
|---|---|---|---|---|---|---|---|---|---|---|---|---|---|---|---|---|
| 1 | 喻选古方 | | | | | | | | | | | | | | | |
| 2 | 本草经 | | | | | | | | | | | | | | | |
| 3 | 胎产救急方 | | | | | | | | | | | | | | | |
| 4 | 产科备要 * | | | | | | | | | | | | | | | |
| 5 | 胎产秘书 | | | | | | | | | | | | | | | |
| 6 | 徐世本辑 | | | | | | | | | | | | | | | |
| 7 | 胎产合璧 | | | | | | | | | | | | | | | |
| 8 | 胎产心法 | | | | | | | | | | | | | | | |
| 9 | 唐本草 | | | | | | | | | | | | | | | |
| 10 | 图书集成 | | | | | | | | | | | | | | | |
| 11 | 医学心悟 | | | | | | | | | | | | | | | |
| 12 | 女科歌诀 | | | | | | | | | | | | | | | |
| 13 | 胎产指南 | | | | | | | | | | | | | | | |
| 14 | 便产须知 | | | | | | | | | | | | | | | |
| 15 | 本草纲目 | | | | | | | | | | | | | | | |
| 16 | 王孟英补 | | | | | | | | | | | | | | | |
| 17 | 千金方 | | | | | | | | | | | | | | | |
| 18 | 名医别录 | | | | | | | | | | | | | | | |
| 19 | 女科秘诀 | | | | | | | | | | | | | | | |
| 20 | 本草拾遗 | | | | | | | | | | | | | | | |
| 21 | 胎产指掌 | | | | | | | | | | | | | | | |
| 22 | 日华本草 | | | | | | | | | | | | | | | |
| 23 | 大生要旨 | | | | | | | | | | | | | | | |
| 24 | 忌药汇录 | √ | √ | √ | √ | √ | √ | √ | √ | √ | √ | √ | √ | √ | √ | √ |
| | 总计 | 1 | 1 | 1 | 1 | 1 | 1 | 1 | 1 | 1 | 1 | 1 | 1 | 1 | 1 | 1 |

共药四百四十七种

表3附注：

1. 下列十六书的忌药，均未列入表内。如《小品方》：蚕子故纸、麦芽、法䴢、牛膝、附子、枣木心等六种；《产宝》：淡竹沥、羚羊角等二种；《肘后方》：松烟墨、莲花、守宫肝等三种；《子母秘录》：生姜、黄连、当归、大豆豉、春杵糠、龟甲、水獭皮毛、牡鼠等八种；《海药本草》：没药、血竭、棕榈皮、干陀木皮等四种；《开宝本草》：自然铜、马衔、石蚕、补骨脂、三棱、红蓝花、续随子、虎掌、威灵仙、芸薹、紫荆皮、五灵脂、天南星等十三种；《药性本草》：朴硝、芒硝、元明粉、大麻、槐耳、陈皮、椒红、蜀椒、厚朴、干漆、皂荚、榆白皮、苏木、鬼箭羽、栾荆子、小天蓼子、败蒲席、白蜡等十八种；《外台秘要》：麦芽、神曲、牛膝、生姜等四种；《食疗本草》：大豆黄卷、柿霜、郁李仁、秦龟甲、赤马皮等五种；《图经本草》：葵菜、天仙藤、酢浆草、紫背金盘、瓦松、地茄子、独脚仙、女麹、山蒜、杏枝、龙胎、纳龟、狮屎、水獭肉等十四种；《嘉祐本草》：黄蜀葵花、酸浆果、海带、地锦等四种；《证类本草》：炮姜、溲疏、薏苡仁、茵草、蔄茹、蝼蛄、刺猬皮、蛇蜕、朴硝、芒硝、莞花、野葛、藜芦、羊踯躅、天雄、鬼臼、狼牙、麝香、樏根、生鼠等二十种；《太平圣惠方》：铅霜、秦艽、商陆、天雄、蛇莓、预知子、蔷薇根、王瓜根、虻虫、蜥蜴肝、赤马肝等十一种；《傅青主女科》：射干、山豆根、苍术、云苓等四种；《叶天士女科》：云苓、黄芪、香附、砂仁等四种；《妇科心镜》：艾叶、砂仁、生姜等三种。

2. 《本草纲目》药中牵牛与黑丑分列，可能因同白丑有别，故分作两药。木通与通草本是两物，但有些歌诀仅写一"通"字，则列在通草中。硇砂一药，有写作礵砂、磠砂等，实即磠砂，今归为硇砂；有些歌诀写作硼砂，即是蓬砂，与硇砂是两药。也有蚖青与莞花均写作"莞"字者，则观其列在何门，毒虫则为蚖，植物则为莞。又胡麻与麻仁是二物。《千金方》的假苏，李时珍说即是荆芥。凡此之类甚多，名实之学，不在讨论之列，但可能造成很多误处，特别是一个正名有好多别名，亦不暇细考，读者谅之。蚱蝉和蝉蜕、茺蔚与益母、僵蚕、蚕蜕（马明连）、蚕布（蚕箔）与蚕连纸、黑姜与干姜、车前子与草根、皂荚（皂角）、子和刺、鹿角与鹿角胶（白胶）等等，许多本草书上都是分列的。

3. 赤孙施即酢浆草，苦实把豆、苦耽草均即番木鳖，牵牛子即黑丑，天鼠屎即夜明砂，卫矛即鬼箭羽，沙虫即石蚕，紫葳即凌霄，乌扇即射干，地菘即天名精，鼠屎即两头尖，海螵蛸即乌贼骨，钩吻即野葛，虎掌即天南星，白垩土即石灰，熏草即零陵香，水银粉即轻粉，残葵子即鬼骷髅子，破故纸即补骨脂，蜀漆即常山等等，如此者太多，有些冷名也不够了解，俱用通俗之名入表。这正名、别名的考证或纠正工作，我限于精力，肯定是做得不够的。

4. 《和剂局方》《妇人良方》忌药与《产科备要》*全同，故统计而不列入表。

5. 《忌药汇录》105 种，和上注十八种书中的忌药 260 种，计为 365 种（不剔除重复），均统计入每一药的数字下。

6. 每一忌药，记载书本的多少，在一定意义上，可以说明历代医家对此药的使用经验和其认识，不失为较好的临床借镜。但这是统计情况，不能代表该药的实际功能，因为好多书只是沿袭旧说，不是亲身的实验。

表 3 内毒药及常用易犯药如下。

表 4　毒药类

| | | | | |
|---|---|---|---|---|
| 水银 | 地胆 | 附子 | 南星 | 天雄 |
| 雌黄 | 雄黄 | 硇砂 | 鬼臼 | 乌头 |
| 羊踯躅 | 野葛 | 水蛭 | 虻虫 | 蜈蚣 |
| 川乌 | 乌喙 | 侧子 | 䗪虫 | 蛴螬 |
| 葛上亭长 | 马刀壳 | 硫黄 | 斑蝥 | 鼺鼠 |
| 商陆 | 续随子 | 番木鳖 | 穿山甲 | 蟾酥 |
| 巴豆 | 藜芦 | 牵牛 | 黑丑 | 甘遂 |
| 莽草 | 蚖青 | 蛞蝓 | 砒石 | 石蚕 |
| 生半夏 | 芫花 | 大戟 | 蝼蛄 | 凤仙花 |
| 守宫 | 狼毒 | 射罔 | 石南叶 | 急性子 |
| 干漆 | 皂荚、子 | 常山 | 仙茅 | 樟脑 |

表 5  常用易犯药

| 牛膝 | 瞿麦 | 补骨脂 | 蒺藜子 | 红花 |
|---|---|---|---|---|
| 丹皮 | 玄胡索 | 苡仁 | 茜草 | 附子 |
| 肉桂 | 桂枝 | 干姜 | 麦芽 | 代赭石 |
| 小蓟根 | 生半夏 | 白薇 | 槐米、花 | 桃仁 |
| 通草 | 茅根 | 苏木 | 僵蚕 | 蝉衣 |
| 牛黄 | 鹿衔草 | 艾叶 | 香附 | 砂仁（？） |
| 神曲 | 沉香 | 生姜（？） | 炮姜 | 滑石 |
| 大黄 | 仙茅 | 常山 | 天麻 | 赤苓 |
| 厚朴（？） | 王不留行 | 木通 | 没药 | 五灵脂 |
| 姜黄 | 葶苈 | 穿山甲 | 当归尾 | 威灵仙 |
| 龟板 | 鳖甲 | 胡椒 | 伏龙肝（？） | 丹参 |
| 天花粉 | 刘寄奴 | 车前 | 赤芍 | 茺蔚子 |
| 射干 | 泽泻 | 泽兰叶 | 紫草 | 郁金 |
| 白头翁 | 山豆根 | 云苓（？） | 黄芪（？） | 土牛膝 |
| 白芥子 | 牛蒡 | 虎杖 | 蚕沙 | 两头尖 |
| 蛤粉 | 蒲黄 | 白芷 | 益母草 | 贝母 |
| 麻仁 | 诃子 | 乳香 | 山楂核 | 禹余粮 |
| 云母 | 桔梗（？） | 血余 | 前胡 | 鹿角屑 |
| 昆布 | 贯众 | 枳壳、实 | 吴萸 | 龙骨 |
| 牛角䚡 | 苍术 | 干地黄（？） | 人参（？） | 甘草（？） |
| 细辛 | 独活 | 肉苁蓉 | 地肤子 | 沙参（？） |
| 川芎 | 续断（？） | 茵陈 | 玄参（？） | 苦参 |
| 百合（？） | 海藻 | 牡蛎 | 桑螵蛸 | 乌贼骨 |
| 荆芥（？） | 赤石脂 | 莲房 | 藕节 | 荷蒂 |
| 沉香 | 丁香 | 败酱草 | 连翘 | 菖蒲 |
| 山茱萸 | 玄明粉 | 青皮 | 番泻叶 | 郁李仁 |
| 白花蛇舌草 | 黄芩（？） | | | |

**（时希按：曾经用过，而未觉有碍者，加（？）以供参考。如恶阻用半夏**

泻心法时，生姜、半夏与黄连、黄芩、沙参、甘草配合，很见安全。再如治子肿的全生白术散、治胎肥的缩胎丸，治腹痛的当归散、当归芍药散，治下血腹痛的胶艾汤和养胎的白术散等，也有许多忌药。主要还在配合得宜，不要组合许多碍胎药在一方，而毫无约制的准备。或者用退一步法，如砂仁、厚朴、青皮，减为枳壳、朴花、橘叶等即是。）

## 六、记录妊娠忌药最多的一书

《本草纲目》（395 种）原书分六类。

### 1. 妊娠禁忌药

乌头、附子、天雄、乌喙、侧子、野葛、羊踯躅、桂、南星、半夏、巴豆、大戟、芫花、藜芦、薏苡仁、薇衔、牛膝、皂荚、牵牛、厚朴、槐子、桃仁、牡丹皮、槐根、茜根、茅根、干漆、蘭茹、赤箭、草三棱、莽草、鬼箭、通草、红花、苏木、麦芽、葵子、代赭石、常山、水银、锡粉、硇砂、砒石、芒硝、硫黄、石蚕、雄黄、水蛭、虻虫、芫青、斑蝥、地胆、蜘蛛、蝼蛄、葛上亭长、蜈蚣、衣鱼、蛇蜕、蜥蜴、飞生、䗪虫、樗鸡、蚱蝉、蛴螬、猬皮、牛黄、麝香、雌黄、兔肉、鲍鱼、蟹爪甲、犬肉、马肉、驴肉、羊肝、鲤鱼、蛤蟆[10]、鳅、鳝、龟、鳖、蟹、生姜、小蒜、雀肉、马刀。

以上共 86 种，药物 71 种，食物 15 种。

### 2. 堕生胎药

附子（堕胎，为百药长）、天雄、乌喙、侧子、半夏、天南星、玄胡索、补骨脂、莽草、商陆、瞿麦、牛膝、羊踯躅、土瓜根、薏苡根、茜根、蒺藜、红花、茅根、鬼箭羽、牡丹皮、大麦芽、麦曲、蘭茹、大戟、薇衔、黑牵牛、三棱、野葛、藜芦、干姜、桂心、皂荚、干漆、槐实、巴豆、槐根、衣鱼、蝼蛄、虻虫、水蛭、䗪虫、蛴螬、蚱蝉、斑蝥、芫青、地胆、蜈蚣、蛇蜕、石蚕、马刀、飞生、亭长、蜥蜴、蟹爪、鸡卵白、麝香、石蟹、硇砂、水银、胡粉、琉璃瓶、雄黄、雌黄、朴硝、代赭、牛黄、茶汤、安息香、芫花根、土牛膝根、苦实把豆儿。

以上共72种，内药物69（中有坐药法3种）种，食物2种。

### 3. 活血流气药

当归尾、泽兰、庵闾子、桃仁、玄胡索、茅根、茜莐根、醍醐菜、茶汤、铅霜、土瓜根、附子、芥子、丝瓜、薏苡根、牛膝、牛蒡根、马鞭草、虎杖、蒺藜、木麻、硇砂、白垩土、铜镜鼻、乌金石、蚕沙、葛上亭长、乌鸦、獭胆、獭爪、鼠屎、童男童女发、地胆、水蛭、樗鸡、五灵脂、鳖甲、纳鳖（鳖无裙而头足不缩者，有小毒）、穿山甲、龙胎、蛤粉、菩萨石、铜弩牙、朴硝、紫荆皮、木占斯（樟树上寄生）、桂心、干漆、厚朴、栝楼根（天花粉）、质汗（出西番）、甜瓜蔓、蓬莪茂、三棱、枣木、紫葳（凌霄花）、庵罗果、牡丹皮、刘寄奴、紫参、姜黄、郁金、红兰花、瞿麦、番红花、续随子、蛇莓、瓦松、石帆（海产）、赤孙施（酢浆草）、蒲黄、葶苈。

以上72种，并破血通经。

### 4. 治产难药

白芷、益母草、百草霜、蒺藜子、贝母、麻子仁、黄麻根、盐豉、柞木皮、皂荚子、乳香、龙脑、凤仙子、山楂核、桃仁、牛屎中大豆、槐实、春杵糠、柑橘瓤、莲花、胡麻、赤石脂、代赭石、禹余粮、石蟹、蛇黄、鳔胶、蛟髓、白鸡距、白雄鸡毛、鸡子白、乌鸡冠血、兔血、兔脑、兔皮毛、败笔头灰、鼠灰、骡蹄灰、麝香、羚羊角尖、狗毛灰、白狗血、猪心血、真珠、鳖甲、龟甲、生龟、海马、文鳐鱼、本妇爪甲、人尿、蚕蜕纸灰、土蜂窠、弹丸、松烟墨、芒硝、云母粉、诸铁器、布针、铁镵锈、马衔、铜弩、古文钱、铳楔灰、箭竿、弓弩弦、凿柄木灰、破草鞋灰、簸箕、车脂、夫裈带、钟馗左脚、蛇蜕、鹿粪、猪膏、五灵脂、牛膝、地黄、洗儿汤、井底泥、灶突后黑土、金箔。

以上82种，并催生，治难产。

### 5. 滑胎药

榆白皮、牵牛子、冬葵子、葵花、黄葵子、车前子、蜀黍根、赤小豆、马槟榔、当归、慈菇（茨菇）、瞿麦、酸浆子、木通、通草、泽泻、预知子、水松、马齿苋、黄杨叶、海带、麦芽、滑石、浆水、蜂蜜、蒲黄、蓖麻仁、本妇鞋、蚁蛭土、牛屎、食盐、釜下墨、磨刀水、赤马皮、马衔、郎君子、飞生、石燕、厕筹、女中衣、乱发、市门土、海马、文鳐鱼、獭皮、生龟。

以上 46 种，并滑胎易产，治产难、横生、逆生、胞衣不下，及下生胎等。

### 6. 下死胎药

当归、丹参、黄葵子、瞿麦、益母草、贝母、鬼臼、红花、大麦芽、麦芽、紫金藤、苦瓠、雀麦、大豆、胡麻油、肉桂、榆白皮、皂荚刺灰、木莓根皮、炊箄灰、松烟墨、蓖麻子、伏龙肝、水银、胡粉、硇砂、丹砂、斑蝥、蟹爪、夜明砂灰、乌鸡、鸡卵黄、雌鸡屎、鹿角屑、羊血、人尿。

以上 36 种，并下死胎及胎衣。

时希按：综合上引"妊娠禁忌药""堕生胎药""活血流气""难产""滑胎""下死胎"六类，总为 394 种，删其重复者，得药物 245 种。分别归入《妊娠忌用（慎用）药物表》和《妊娠忌服（慎服）食物表》中，作为统计，以供参考。

李时珍这位杰出的药物学家，他对妊娠忌药以及一切碍胎药物进行了这么多的研究和分类，这种思想和分类方式出之于十五世纪的医药家之手，是非常难能可贵，是对我们大有帮助的。虽然有些重复，和人们所不熟悉的冷僻药，但对待古人千百年积累的经验，先以录存，然后筛选，我想也许是比较可取的方法。

## 七、便于记诵的"忌药歌诀"

以上所举的"堕胎""下胎""碍胎""动胎""妊娠忌药"等等，我们要理解，这不仅是堕下一个胞胎，杀伤一个脆幼的生命，它将造成孕妇体质方面大大的损伤，影响其劳动力，或者甚至影响到以后能否再生育等严重问题，不能等闲视之的。还有，有些药在本草书上虽无堕胎等明文，但由于药性有行血温血、祛瘀活血、渗滑利尿、快气通便、重坠下降等等作用，间接也就有堕胎的可能，特别是群、队同用，其作用更为显著，医生于此等处，必须谨慎对待。至于本草书上明注是毒药、毒虫、香料药，其毒性、走窜性肯定能堕胎、杀胎，临床尚易于避忌。有些是"通经""利月水""破癥瘕""除癖积""下血结""除恶血"等等，凡含有去瘀通经的作用者，毫无疑问，也能堕胎。至于那些"催生""下死胎"药，当然即是堕胎，医务工作者均须郑重避忌，如王孟英那样，所谓"究宜审用，余性谨慎，故用药如此"，也如程钟龄要求的"医者举笔存神，免致差误"。

但妊娠忌药如附表所列，有近450种之多，岂能全记，我建议一个方法，凡自己不常用或从来不用的药，可以排除不记，而把自己常用、熟用的药，记在手册上，这样就不过数十味药，随时阅读，简要而易于熟记了。

把古人所著的"妊娠忌药歌诀"诵记，也是简易可取的方法。我见到的有数十首，或者大同小异，或者迥不相同，可以理解是作者根据自己的经验和文学水平，以及他个人的观点是取繁或者取简，取冷僻药或者取常用药，而编成不同的歌诀。现介绍宋·朱端章《卫生家宝产科备要》歌诀一首（药物和食品共74种），明·颜汉《便产须知》歌诀一首（药物46种），清·程钟龄《医学心悟》歌诀一首（药物32种），清·王孟英《霍乱论》歌诀一首（药物24种），四首虽繁简不同，但读者可根据自己的需要，取长补短而用之。

### 1.《卫生家宝产科备要》

产前所忌药物，卢医周鼎集以为歌。

蚖斑水蛭地胆虫，乌头附子配天雄。踯躅野葛螻蛄类，乌喙侧子及虻虫。牛黄水银并巴豆，大戟蛇退共蜈蚣。牛膝藜芦加薏苡，金石锡粉对雌雄（时希按："对"疑是黄字，指雌黄、雄黄二药）。牙朴芒硝牡丹桂，蜥蜴飞生更䗪虫（时希按：据《本草纲目》，飞生属天牛类，与鼺鼠属禽类者不同）。代赭蚱蝉胡粉（即铅粉）麝，芫花薇蓊草三棱（时希按："薇蓊"，即《内经》之麋衔，通称鹿衔草）。槐子牵牛并皂角，桃子（仁）蛴螬和茅根。榖根硇砂与干漆，亭长（葛上亭长）溲疏茴草中。瞿麦茵茹蟹爪甲，猬皮鬼箭赤豆红。马刀石蚕衣鱼等，半夏天南（星）通草同。干姜蒜鸡及鸭子，驴马兔肉不须供。切忌妇人产前用，此歌宜记在心胸。

时希按：此歌亦见在《太平惠民和剂局方·后附》及《妇人良方》。

又按：清雍正间阎诚玺《胎产心法》录此，"通草同"以上悉同，下删"干姜"等食品类四句，而另撰二句如下："凡遇胎前除各味，又能活泼号良工。"又阎氏将石蚕改为石蟹，《大明本草》谓石蟹"催生堕胎"，《本草经》明确石蚕"堕胎"，二者均是禁忌药。

又《图书集成·医部全录》在此歌后加按语云：方书大黄、硫黄、桃仁、红花、槐花、虎掌、狼牙、莞花、生鼠、溲疏、木鳖、苏木、甘遂，俱忌。


### 2.《便产须知》

蚖（王孟英按：蚖青即青娘子）斑水蛭与虻虫，乌头附子及天雄。野葛水银暨巴豆，牛膝薏苡并蜈蚣。棱莪精石芫花麝，大戟蛇蜕黄雌雄。砒石硝（火硝、牙硝、芒硝）黄牡丹桂，槐花（王按：槐子同。此药凉血止血，何以孕妇禁服？盖能破子宫之精血也）牵牛皂角同。半夏（王按：制过者不忌）南星（王按：胆制陈久者不忌）兼通草，瞿麦干姜桃（桃仁）木通。硇砂干漆蟹爪甲，地胆茅根与䗪虫。


### 3.《医学心悟》

妊孕药忌歌凡数十种，推之尚不止此，然药中如斑蝥、水蛭、蛇蜕、蜈蚣、水银、信砒等药，皆非恒用之品，姑置勿论。兹特选其易犯者，约纂数语，俾医学举笔存神，免致差误。其他怪异险峻之品，在有孕时自应避忌，不待言也。

乌头附子与天雄，牛黄巴豆并桃仁。芒硝大黄牡丹桂，牛膝藜芦茅茜根。槐角红花与皂角，三棱莪术薏苡仁。干漆茵茹瞿麦穗，半夏南星通草同。干姜大蒜马刀豆（时希按：马刀是介类，不是豆类），延胡常山麝莫闻。此系妇人胎前忌，常须记念在心胸。

时希按：以上药物并食物，大都常用之品，虽数量简少，而颇扼要。

### 4.《霍乱论》

王孟英云：凡大毒大热，及破血开窍、重坠利水之药，皆为妊娠所忌（以下引《便产须知》及《本草纲目》忌药共79种）。又补之曰：

甘遂没药破故纸，延胡商陆五灵脂。姜黄葶苈穿山甲，归尾灵仙樟续随。王不留行龟鳖甲，麻黄椒曲伏龙肝。珍珠犀角车前子，赤芍丹参蔚（原注：茺蔚即益母）射干。泽泻泽兰紫草郁，土瓜（根）滑石（原注：自犀角至滑石，虽非伤胎之药，然系行血通窍之品，皆能滑胎。凡胎元不足，及月分尚少者，究宜审用，余性谨慎，故用药如是。设"有故无殒"，不在此例）及紫葳（即凌霄花）。

猛厉之药，皆能伤胎，人犹知之，如薏苡、茅根、通草、厚朴、益母之类，性味和平，又为霍乱方中常用之品，最易忽略，不可不加意也。

时希按：此歌诸药，均一般病症常用者，最宜注意，不独霍乱也。

## 八、妊娠忌药后记

我记录这些药物，大约是经五次搜集的。

一是为教学时的补充资料，那是四十余年前事，仅以普明子[10]和王孟英所辑者为主。

二是国民党的法令，无故堕胎者，徒刑几年。为了全身之道，处方必求无一堕胎可能者，方能无隙可乘。我吸取了程门雪、秦伯未、沈芝九、蔡香荪、虞佐唐五位老师的女科经验，而增添为"囊中之秘"临床自用的资料。

三是1960年编写《胎前病讲义》时，参考60余种书籍，录存而未用的资料。所以未用的原因，觉这些用药的框框，加于初学中医的西医同志，恐反致造成束缚之感。

四是撰写《计划生育中医六百余种资料》一书时，参考160余种书籍而辑录的（此书未刊行）。

五是自感迟暮之年，不宜等待条件了，古人云"少壮不努力，老大徒伤悲"，我也不应当"投老不努力，将贻身后悲"，所以又补辑数十种书的资料，仓卒写成此书。虽自惭粗糙，但出于公世求教的诚意，想能得到鉴谅的。

有人说照这样选录了许多禁忌药，妊娠患病时恐将无药可供使用，寸步难行了。我曰不然，《本草纲目》共收药物1892种，书中禁忌药多于他书，汰其重复后，也只245种，从所占比数看，应是尚有很多的回旋余地。况且忌药中有许多毒药、昆虫、峻烈慓悍之品，以及农具、日用品之类，本为医家平时不用者，即使不忌，也非一般医家药笼中物，无妨弃之。

有些药虽列在禁忌，实际上不致造成临床困难，例如咳嗽避去麻黄、前胡、牛蒡、贝母、半夏、蛤壳、射干等，尚有杏仁、橘红、冬瓜子、竹茹、竹沥、紫菀、款冬、百部、白前、甘草之类可用。再如痢疾避去大黄、枳实、青皮、楂炭、神曲、麦芽、赤芍、丹皮等，尚有煨葛根、黄芩炭、黄连、荠菜花、扁豆花、银花炭、马齿苋、蔻壳、缩砂、陈皮、腹皮、谷芽、荷叶等药，可用药物的天地还是很广，只在自己选择，扬长避短而已。

另外，一些药在本草书的记载中，既能安胎，又能堕胎，如丹参、当归、艾叶、补骨脂、益母草、伏龙肝、代赭石、白芷、香附、木香、川芎、赤小豆、元明粉、鸡子、鹿角、桂枝、桃仁、泽泻、干姜、贝母、冬葵子、川椒、紫葳等药，这里仅举《神农本草经》《金匮要略》《本草纲目》及一些本草书的一小部分，已有这些矛盾，其他多不胜举。看来，一个科目的研究，既要在书本中寻取养料，又不可"尽信书"而自困于书本之中，还要在书本外取得实践，二者是相辅相成的。

我常有一个想法：凡是古今本草书上记载的药物，既著有产地、形态、性味、主治等，作者必有其经验，但某些药在另一地就不甚通用，因是就对此药认识不足，这与自己的师承、传授、学识、习惯、经验、地区等，以及其他因素都有关系，不能因而否定此药。例如失笑散、半贝丸、玉屏风散、左金丸，在上海是熟用的成药，但在几个省的大城市却不备，以此举一反三，就不应以自己的意志为取舍了。现写此妊娠药物和食物的宜忌时，没有因我个人知识的局限，放弃某些药物和食物而不录，也是其原因之一。

至于某些书上明言禁忌，而没有能找到其出处者，想该书作者有他的经验和来历，仍留以俟考，列在表中。又所附"药物资料""食物资料"，一般是选取各家说理较长者录之，也有未明而待考者，或重复和取舍不当者，总由本人水平有限，有待读者协助而提高之，幸甚。

● 【校注】

[1] 鼺（léi）鼠：鼯鼠的别称。也叫大飞鼠。

[2] 鼍（tuó）：爬行动物，吻短，体长两米多，背部、尾部均有鳞甲。穴居江河岸边，皮可以蒙鼓。亦称"扬子鳄""鼍龙""猪婆龙"。

[3] 礜（yù）石：矿物，是制砷和亚砷酸的原料。《说文》："礜，毒石也，出汉中。"

[4] 瑿（yī）：黑色的美石。黑色的琥珀。

[5] 鮀（tuó）：鮀有"鮎鱼""扬子鳄""鲨"三种解释，从鮀鱼甲来看，此处当指扬子鳄。

[6] 蕡（fén）：大麻或大麻的子实。

[7] 麹（qū）：同"曲"。把麦子或白米蒸过，使它发酵后再晒干，称为麹。可用来酿酒。

[8] 腽肭（wà nà）脐：腽肭：海狗。海产哺乳动物，头似狗，毛皮柔软，可制裀褥等。腽肭脐，即海狗雄性外生殖器，又名海狗肾。

[9] 内：通"纳"。

[10] 普明子：即程国彭。清代名医，字钟龄，号恒阳子，法号普明子。撰有《医学心悟》。

● 【评析】

妊娠忌用、慎用药物在历代医著中记载甚多，除了大毒大热、破血开窍药禁忌外，大凡药性有行血温血、祛瘀活血、渗滑利尿、快气通便、重坠下降等等作用，间接也就有堕胎、碍胎的可能，均需忌用、慎用，特别是群、队同用，其作用可叠加，必须谨慎对待。然文献所列有些药物既能安胎，又能堕胎，如当归、艾叶、补骨脂、代赭石、香附、干姜、贝母、紫葳等药，或者临证常用而未见有碍胎、堕胎之弊，如恶阻用半夏泻心法时，生姜、半夏与黄连、黄芩、沙参、甘草配合，很见安全，其取舍则如何时希所说，不可"尽信书"而自困于书本之中，亦如他在常用易犯药中加（？）以示存疑。

对于众多妊娠忌用、慎用药物的记忆方法，何时希亦有介绍，如把自己常用、熟用的药记在手册上，这样就不过数十味药，随时阅读，简要而易于熟记了，或背诵忌药歌诀，他较推崇《医学心悟》《霍乱论》所载，以对常用之品加以注意。

# 九、妊娠忌服（慎服）食物资料

● 【原文】

关于妊娠忌服的食物，表中所列有 158 种，我认为其中很多是封建或迷信的想象力所决定的，并无实际害处，例如食兔肉则子缺唇，食螃蟹、鸭子则横生，食鳖则子缩项，食羊眼则子白眼，食生姜则子多指，我们可以采取不信任的态度，但也不宜偏嗜。有些则确有医学上的实际意义，如羊、牛、麋、鹿和五辛、炙煿之类性温，温则血流加速，违反"胎前宜凉"的原则，可致堕胎，那么姜、椒、葫、葱、吴茱萸、鳝鱼、酒、芥、韭、雀肉、犬肉之类，均当与此同样慎忌。又如麦芽化胎为水，海藻、海蜇、荸荠、慈菇之类，都具软坚作用，必忌无疑。还有如冰浆、蓴菜、螃蟹与水冷淘、生冷水、菜、果、龟、鳖等，其性皆凉，凉则脾弱气馁，使人便泄而胎元不固，又如薏仁、葵子利小便，桃破血、杏破气、头蚕子下胎等。特别是浆水粥，孕母食之，毫无营养，自致胎儿消瘦，都有禁忌之理。而猪肉、鸡子、鸭蛋等日常食品中营养所必需，何忌之有？尤其如鲤鱼利水而不伤胎，为妊娠七八月所应用之药（《千金方》有"鲤鱼汤"治子肿），正是必需之品。

妊娠忌服的食物，从所记二十几种书籍的资料看，似乎较早阶段（汉、隋、唐、宋）可以《金匮》《产经》《产宝》《产科备要》《妇人良方》五书为代表，但相同者多，理论很多是不科学的，孕出的胎儿就不能替他们学说作证明，我们可以"多疑少信"的态度对之，大部分只能作为古代资料的保留。明代诸家没有什么发展，清初《达生编》《济阴纲目》《胎产心法》《女科辑要》等名著，都没有多大增加。至近代徐世本所辑《调经受胎护产保赤宜忌各方书》，忽然增补了50余种，其中某些在生活上常用的食物，确有医药上的根据，或者推理可以解释，虽不免还有许多出于习俗相传的糟粕，应当予以批判地、有选择地接受。

故本篇"妊娠忌服（慎服）食物资料"将就以上七家为主，并就其他各家资料作"汇录"，以为补充。为了便于选择，因剔除一些不常食用之物，就各家资料，分为伤碍妊娠、影响分娩、影响胎儿、遗传疾病、其他禁忌等五类，以便检阅。但没有删去我个人有意见的部分，见仁见智，以供参考而已。仍照"忌用药物"分类之例，凡破癥通瘀、下胞衣、下死胎、滑胎、催产之类食物，均纳入"伤碍妊娠类"。


### 1.《金匮要略》

麋脂及梅、李子，若妊妇食之，令子青盲。

妇人妊娠，不可食兔肉、山羊肉及鳖、鸡、鸭，令子无声音。

妇人妊娠，食雀肉，令子淫乱无耻。

鱼无肠、胆者，不可食之，三年，阴不起（指男子），女子绝生（不能怀孕）。

妊妇食姜，令人余指（指儿生骈指）。

时希按：仲景被人尊为医圣，所著《伤寒论》《金匮要略》二书，成为有实用意义的经典，至今竞相习诵，其效果显著的经方，仍在治疗上起最大的作用，为人信服。但如此篇"令子无声音""令人余指"，恐只是想象，必非经验之论。在山东等地有"不撤姜食不多食"的风俗，余指之人何以不多见于该地，可见这提出"食物禁忌"的第一书有不可尽信处。

### 2.《产经》

女人胎妊时多食咸，胎闭塞（时希按：伤肾则下焦水湿潴留，浊阴闭塞）。

任[1]身多食苦，胎乃动（时希按：苦主降泄，则胎动不能安）。

任身多食甘，胎骨不相着（时希按：甘生肉，肉重则与骨不相着）。

任身多食酸，胎肌完（时希按："完"字疑是"宍"字，即"肉"字之古写，《医心方》中多有之）不成（时希按：酸生肝，肝旺则侮脾，脾弱则不能生肌泽肤）。

任身多食辛，胎精魂不守（时希按：辛性多热，则扰其精魂，而令胎惊不安）。

今案任妇不可服药 82 种，其名目在《产经》。

时希按：《产经》一书系隋以前人所著，今已佚。我尝从日本《医心方》方中辑得四十七章，约近万言，编入《珍本女科书辑佚八种》中。


### 3.《经效产宝》

鸡肉与糯米共食，令子生白虫。

食鲤鱼及鸡子，令子多疳。

食羊肝，令子多厄。

食鸭子，令子倒生。

食兔肉、犬肉，令子缺唇、无声音。

时希按：《诗经》"无使尨也吠"，尨即指犬，可见犬是有声的，何以孕妇食后令儿瘖哑，无理可释。即"倒生""缺唇"，也仅以动物的形态上想象，可谓无稽之谈。


### 4.《卫生家宝产科备要》

儿在胎，日月未满，阴阳未备，腑脏、骨节皆未成足，故自初迄于将产，饮食居处皆有禁忌：（其与前重复者见末括弧内）

食山羊肉，令子多病。

食驴、马肉，延月。（指迟产）

食骡肉，产难。

食鸡子及干鲤鱼，令子多疮。

食椹，心寒。

食雀肉并豆酱，令子满面多䵟[2]䵟黑子。

食雀肉饮酒，令子心淫情乱，不畏羞耻。

食鳖，令子项短。

食冰浆，绝胎。

（勿食羊肝、兔肉、犬肉、鸭子、鸡肉、糯米）

勿向非常地大小便，必半产杀人。

时希按：此悉引自《千金方》。所谓"勿向非常地大小便"，在唐代六世纪时，人民有这种习惯，是很通常的；即今时某些边僻地区，也未免仍有此随地便溺的习惯。秽毒瘴疠之气，乘隙袭入，自可致于半产。

### 5.《校注妇人良方》

受孕之后，切宜忌不可食之物，非惟有感动胎气之戒，然于物理亦有厌忌者。设或不能戒忌，非特延月难产，亦能令儿破形、母损，可不戒哉？

食螃蟹，令子横生。（时希按：《千金方》谓螃蟹"解结散血"，与蟹爪甲堕胎催生作用相符，则当是催生顺产，何以反横生）

豆酱合藿香食之，堕胎。

食虾蟆、鳝鱼，令儿瘖哑（时希按：《千金方》谓"虾蟆破癥坚血"）。

（勿食：鸡肉合糯米、羊肝、鲤鱼鲙及鸡子、犬肉、兔肉、鳖、鸭子与桑椹、雀肉合豆酱、雀肉、山羊肉、生姜、驴、骡、马肉，如此之类，无不验者，则知圣人胎教之法矣）

时希按：《医学心悟》引此。以上删其重复者，共38种。

### 6.《调经受胎护产保赤宣忌各方书》

**孕妇忌食·水果类**

荸荠：本草云：性极凉泻，孕妇大忌。

柿子：谚云：孕妇食柿，令儿赤游。（时希按：赤游风或名赤炎风，皮肤红疹隐现，游走）

白果：本草及谚云：胎中发惊动疳。

梅子等酸物：起发时吃此，至孕时必吞酸、吐酸、大呕也。孕时发散，胎气上冲，酸敛肝而壅塞。

**蔬菜类**

食诸般菌，生子惊风而夭。

慈菇：消胎气。

苋菜、木耳：均堕胎，灵甚。

茄子：性寒，艰于受孕者忌，能伤子宫。

韭菜：医云：破血，虚弱人不能再行动血分。

芥菜：谚云：不可食，食之烂眼梢。

姜与椒：令儿气促，且痘毒盛。

多食姜：儿生歧指，多疮。

酸滴大蒜：医云：辛热，血虚者食之，儿目损。

头蚕子：堕胎，甚灵。

**四时常物**

诸血：损血。

猪肝：腻而不补。

猪脑：性冷，谚云：女人食之难生育。

自死肉、野味、异味：俱有毒。

食野禽肉，令子无耻，且多淫。

食甲鱼，令儿短项，损胎。

虾蟆：甘温，有小毒。

食鳖、犬肉，令子无声音。

食一切无鳞鱼，难产。

塘里鱼：忌，其子尤忌。

食海蜇，儿生阔板牙。

猪板油亦忌。

食海蜇、荸荠，名雪羹汤，难生育。

**按时食物**

食田鸡及鳝鱼，令子瘖哑；鳝鱼，热伤胎也。鳗鲡，忌食。

蟹：《本草从新》云："食之令儿横生。"俗云：生下口要退（此语不可解，或系方言）。

麻实：堕胎，最灵。

蟹爪：堕胎。若难产及子死腹中者，吃蟹爪汤即出。

食羊肉令子多白睛，且多病。或云：山羊食之多病。

食羊肝，令子多厄。

**异味之物**

食兔肉，令子缺唇。

食雀脑，令子雀目。

食驴、骡、马肉，过月难产。

**二物忌同食**

鸡肉与糯米同食，令子生寸白虫。

鸡蛋与干鲤鱼同食，令子多疮。

鸡蛋与鲤鱼鲙同食，子害疳。

鸡、鸭蛋与桑椹同食，令儿倒生，心寒。

雀肉与酒同食，令子淫乱。

豆酱与雀肉同食，令子面多䵟𪒟黑子。

豆酱与藿香食之，堕胎。

**其他调味类**

食冰水及冷物过多，胞衣迟下。

多饮黄酒有湿热，大损胎元。

多饮烧酒，令子秃头、成瞽。

酒糟：堕胎，甚灵。

煎炒止可偶用，不可常吃。

多食酸，伤肝。多食苦，伤心。多食辛，伤肺。多食盐，伤肾，令子解颅（谓囟门难合）。

孕妇腰腹渐粗，饮食不宜过饱，茶汤更须节饮，即厚味、猪肉不宜多食，恐胎肥衣厚（指胞衣）而难产。褯褓必多羸困。

湿面不可多食，本草及南方习惯，均谓面食助湿热。

临产不可食肉及坚硬之物，恐凝滞上焦，气不得下。常令稍饥为佳，盖饥则气下易产。

时希按：为保留这一完整的资料，其与前重复者，不另摘出。


### 7. 妊娠忌服、慎服食物资料汇录

食虾蟆、鳝鱼，令儿瘖哑。——《女科指掌》

食鳅、鳝、无鳞鱼，难产；食虾亦然。——同上

食椒、芥、辣、蒜之物，主伤胎。——同上

食杨梅、李、果，生子多疮疥。——同上

食羊睛者，目必白。——同上

食田鸡，子寿夭（按：原作"寿大"，必误）。——《便民图纂》

红曲：堕胎。——《丹溪心法》

慈菇：滞胎气。——《产家要诀》（时希按：即慈菇）

鲚[3]鱼：堕胎。——《女科秘诀大全》

海蜇：多食海蜇与冷水，可落胎。——《辍耕录》

木耳：煅灰，红糖拌，孕妇服之，其胎即下。——《女科秘诀大全》

小鲤鱼：堕胎。——《胎产指南》

苋菜：堕胎。——同上

妊娠不得食浆水粥，令子骨瘦不成人。——《经史证类政和本草》（时希按：母营养不良，或恶阻严重者，必然影响胎儿，致成先天不足）

食螺蛳：令子铺腹产。——《便产须知》

妊娠六七月，多食五辛〔时希按：五辛，为蔬食者的五荤，宗教方面或少数民族的习惯，至今还有相守不食的。记载于《本草拾遗》《本草纲目》《风土记》中的五辛是葱、蒜、韭、蓼蒿、芥，都是生活中常食之品。佛家、道家又

各有"五辛"，如薤（小蒜）、兴渠（阿魏）、胡荽、芸薹等，都是味辛、气香（臭）的蔬菜，或气味比较浓烈的调味品]、炙煿（即煎炒之物）、酒、面，令子胎热。——《便产须知》

狗胆：能破血。——《本草纲目》

羊血：热饮一升，下胎衣。——同上，引《延寿诸方》

兔血：催生易产。——同上

兔脑：催生、滑胎。——同上

无鳞鱼、鳅、鳝：主多产厄。——《彤园女科》

瓜、果、生冷：毒胎。——同上

田鸡合鳝鱼同食：子痦。——同上

野兽肉：令子生恶疮。——同上

菌子：生子多狂疾惊痫。——同上

山禽、芥末、诸兽血、猪内脏、河豚鱼、茼蒿、牛肉、鹅、生栗、糖食（蜜饯）、陈脯（干肉）：孕妇忌食。——同上

鸭：孕妇忌食，主动风火。——同上

胡椒、葱、蒜：毒胎。——《产家要诀》

黏腻、煎煿：伤胎。——同上

食猪血，败血。多食猪肝，致胞大难产。食牛肉，缺齿。食羊肝，多厄。——《生生宝箓》

食虾、蚌，背曲口噤。——同上

多食鸡，致胎热。——同上

河豚、鹧鸪、青桃、青菌、豆芽菜、葫芦、自死之肉、诸般血：令胎动。——《秘传妇人科》

黄酒：令子胎热。——《便产须知》

鱼子：伤儿。——同上

水冷淘（冷水泡饭）、葵、莼、生冷菜、果：妊娠六七月，食之令子患胎寒。——《医学心悟》

鲍鱼（一切干鱼、咸鱼、糟鱼之类，亦名鲊鱼）：妊娠禁忌。——《本草纲目》

野味、异味：妊娠忌食。——《达生编》

核桃仁：主瘀血血闭，破癥瘕，通月水。——《千金翼方》

生大豆：下瘀血，散五脏结积。——同上（时希按：《开宝本草》作"下死胎"）

莲藕：散留血。——《名医别录》

鸡卵白：妇人产难，胞衣不出，并生吞之。——同上

豆酱：令子发哮。——《医学心悟》

水鸡（田鸡）、鳝鱼：令子生癫。——同上

羊肾：疗癥瘕。——《药性本草》（时希按：知能通血）

甘蔗：生食通血脉（时希按：《日用本草》作"破血"）。——《食疗本草》

淡菜：消癥瘕。——同上

葫（大蒜）：烂痃癖。——《本草拾遗》

莴苣：利五脏，通经脉。——同上

芋：产妇食之，破血。——同上

海带：催生。——《开宝本草》

猪心血：治产难。——《本草纲目》

慈菇：滑胎。——同上（时希按：《日华本草》谓"主产难，胞衣不出，怀孕人不可食"）

浆水：滑胎。——《开宝本草》

蜂蜜：滑胎。——同上

食盐：滑胎。——同上

鸡卵黄：下死胎。——同上

羊血：下死胎。——同上

螃蟹：解散结血。——《千金翼方》（时希按：《本草纲目》列入妊娠禁忌药。）

猪脂膏：破冷结，散宿血。——同上

茄子及根：散血。——同上

苦瓠（苦壶卢）：治死胎不下。——同上，引《海上名方》

丝瓜：通经络，下乳汁。——同上

山楂：消癥瘕滞血（时希按：《食鉴本草》作"化血块、气块，活血"）。——同上

柑：治难产。——同上，引《集效方》

茶叶：治月水不通，入砂糖少许，露一夜，服即通经，不可轻视。——同上，引《鲍氏》。（时希按：《本草纲目》又作"胎至三月亦下"，列入堕生胎药中）

虾蟆：破癥结。——《日华本草》

盐豉：治难产。——《本草纲目》

醋：胎死不下，大豆煮醋服三升，立便分解。——《子母秘录》

香薷：破血。——《日用本草》

藕丝菜：下瘀血。——《食物本草》

猪肚：消积聚、癥瘕。——《吴普本草》

蛤蜊：老癖、妇人血块，宜煮食之。——《传信方》

### 表6　妊娠忌服（慎服）食物分类

**（1）伤碍妊娠类**

| 桑椹 | 无鳞鱼 | 荸荠 | 海蜇 | 羊肾 |
|------|--------|------|------|------|
| 慈菇 | 海带 | 浆水 | 蜂蜜 | 食盐 |
| 香薷 | 藕丝菜 | 猪肚 | 蛤蜊 | 甘蔗 |
| 淡菜 | 河豚 | 鹧鸪 | 青桃 | 青菌 |
| 豆芽菜 | 葫芦 | 自死肉 | 诸般血 | 鱼干 |
| 核桃仁 | 生大豆 | 莲藕 | 鸡卵白 | 莴苣 |
| 鸡卵黄 | 猪脂膏 | 茄子及根 | 丝瓜 | 山楂 |
| 茶叶砂糖 | 虾蟆 | 醋煮大豆 | 兔脑 | 黏腻 |
| 炙煿 | 豆酱合藿香 | 梅子 | 木耳 | 苋菜 |
| 韭菜 | 芥菜 | 猪心血 | 麻实 | 酒 |
| 酒糟 | 椒 | 芥 | 辣 | 蒜 |
| 红曲 | 红糖 | 鲚鱼 | 小鲤鱼 | 狗胆 |
| 羊血 | 兔血 | | | |

（2）影响产娩

| 驴肉 | 骡肉 | 马肉 | 鸭子 | 螃蟹 |
|---|---|---|---|---|
| 螺蛳 | 鳅鱼 | 鳝鱼 | 柑 | 盐豉 |
| 冰水 | 冷物 | 无鳞鱼 | 虾 | 猪肝 |

（3）影响胎儿

| 多食五味 | 白果 | 胡椒 | 无鳞鱼 | 生冷瓜类 |
|---|---|---|---|---|
| 生冷果类 | 生冷菜类 | 酒类 | 辣椒 | 鱼子 |
| 鳖 | 大、小蒜 | 葱 | 鸭子 | 鸡子 |
| 黏腻 | 煎炙 | 鲤鱼 | 螃蟹 | |

（4）遗传疾病

| 麋脂 | 梅子 | 李子 | 兔肉 | 山羊肉 |
|---|---|---|---|---|
| 鳖 | 鸡 | 鸭 | 糯米 | 炙煿 |
| 雀肉 | 雀脑 | 豆酱 | 酒 | 五辛 |
| 面食 | 姜 | 羊肝 | 犬肉 | 鸡子 |
| 鲤鱼及干 | 虾蟆 | 鳝鱼 | 田鸡 | 野兽肉 |
| 海蜇 | 水冷淘 | 葵 | 莼菜 | 生冷菜类 |
| 生冷果类 | 生冷瓜类 | 菌子 | 柿子 | 胡椒 |
| 大、小蒜 | 浆水粥 | 野禽肉 | 杨梅 | 羊睛 |
| 蚌肉 | | | | |

（5）其他

| 鲍鱼 | 龟 | 大、小蒜 | 山禽 | 芥末 |
|---|---|---|---|---|
| 诸兽血 | 猪内脏 | 茼蒿菜 | 牛肉 | 鹅 |
| 生栗 | 蜜饯 | 陈脯 | 鸭 | 韭菜 |
| 芥菜 | 鳗鲡 | 塘里鱼 | 野味 | 异味 |
| 自死肉 | 芋 | 茶叶、砂糖 | 虾蟆 | 醋 |
| 冰浆 | 茄子 | 猪脑 | | |

## 表7  妊娠忌服（慎服）食物

| 书号 | 书名 | 兔肉 | 羊肉 | 鳖 | 鸡 | 鸭 | 姜 | 雀肉 | 大葫 | 小葫 | 驴肉 | 马肉 | 鸭子 | 多食咸 | 多食苦 | 多食甘 | 多食酸 | 多食辛 | 浆水粥 | 麋脂 | 李子 |
|---|---|---|---|---|---|---|---|---|---|---|---|---|---|---|---|---|---|---|---|---|---|
| 1 | 金匮要略 | √ | √ | √ | √ | √ | √ | √ |  |  |  |  |  |  |  |  |  |  |  | √ | √ |
| 2 | 胎产救急方 | √ |  |  |  |  | √ |  | √ | √ | √ | √ | √ |  |  |  |  |  |  |  |  |
| 3 | 产经 |  |  |  |  |  |  |  |  |  |  |  |  | √ | √ | √ | √ | √ | √ |  |  |
| 4 | 产乳集验方 | √ | √ | √ |  |  |  | √ |  |  | √ | √ |  |  |  |  |  |  |  |  |  |
| 5 | 便产须知 | √ | √ | √ |  |  |  | √ |  |  | √ | √ |  |  |  |  |  |  |  |  |  |
| 6 | 便民图纂 | √ | √ | √ |  |  |  |  |  |  | √ | √ |  |  |  |  |  |  |  |  |  |
| 7 | 产科备要 | √ | √ | √ |  |  |  |  |  |  | √ | √ |  |  |  |  |  |  |  |  |  |
| 8 | 胎产护生篇 | √ | √ | √ |  |  | √ | √ |  |  | √ | √ |  |  |  |  |  |  | √ |  | √ |
| 9 | 徐辑各方书 | √ | √ | √ |  |  | √ | √ |  |  | √ |  |  | √ | √ | √ | √ | √ |  |  |  |
| 10 | 胎产合璧 | √ |  |  |  | √ |  |  |  |  | √ | √ |  |  |  |  |  |  |  |  |  |
| 11 | 经效产宝 | √ |  |  |  |  |  |  |  |  |  |  | √ |  |  |  |  |  |  |  |  |
| 12 | 妇人良方 | √ | √ | √ |  |  | √ | √ |  |  | √ |  |  |  |  |  |  |  |  |  | √ |
| 13 | 胎产心法 | √ | √ | √ |  |  | √ |  |  |  | √ | √ |  | √ | √ | √ | √ | √ |  |  |  |
| 14 | 达生编 |  |  | √ |  |  |  |  |  |  |  | √ |  |  |  |  |  |  |  |  |  |
| 15 | 胎产指南 |  |  |  |  |  |  |  |  |  |  |  |  |  |  |  |  |  |  |  |  |
| 16 | 产孕集 |  |  |  | √ | √ | √ | √ |  |  |  |  |  |  |  |  |  |  |  |  |  |
| 17 | 本草纲目 | √ | √ | √ |  |  |  | √ |  |  | √ | √ |  |  |  |  |  |  |  |  |  |
| 18 | 千金方 | √ | √ | √ |  |  |  | √ |  |  | √ | √ | √ |  |  |  |  |  |  |  |  |
| 19 | 女科指掌 | √ | √ | √ |  |  |  | √ |  |  |  |  |  |  |  |  |  |  |  |  | √ |
| 20 | 大生要旨 | √ | √ | √ |  |  |  |  |  |  | √ | √ |  |  |  |  |  |  | √ |  |  |
| 21 | 生生宝箓 |  |  |  | √ | √ |  |  |  |  | √ | √ |  |  |  |  |  |  |  |  |  |
| 22 | 食疗本草 |  |  |  |  |  |  |  |  |  |  |  |  |  |  |  |  |  |  |  |  |
| 23 | 汇录 |  |  |  | √ | √ | √ | √ |  |  |  |  |  |  |  |  |  |  |  |  |  |
| | 总计 | 16 | 13 | 16 | 6 | 2 | 10 | 12 | 2 | 1 | 17 | 16 | 8 | 3 | 3 | 3 | 3 | 3 | 4 | 1 | 4 |

表7　妊娠忌服（慎服）食物（续表1）

| 书号 | 书名 | 鱼无肠胆 | 梅子 | 桑椹子 | 犬肉 | 鸡子合干鲤鱼 | 鸡肉合糯米 | 螃蟹 | 豆酱合雀肉 | 鸡子合鲤鱼鲙 | 豆酱合藿香 | 鱼子 | 鳖子 | 骡肉 | 冰浆 | 螺蛳 | 五辛 | 炙煿 | 酒 | 面食 | 水冷淘 |
|---|---|---|---|---|---|---|---|---|---|---|---|---|---|---|---|---|---|---|---|---|---|
| 1 | 金匮要略 | √ | √ | | | | | | | | | | | | | | | | | | |
| 2 | 胎产救急方 | | | | | | | | | | | | | | | | | | | | |
| 3 | 产经 | | | √ | √ | √ | √ | √ | √ | | | | | | | | | | | | |
| 4 | 产乳集验方 | | | √ | | | √ | | √ | √ | √ | √ | √ | √ | √ | √ | √ | √ | √ | √ | √ |
| 5 | 便产须知 | | | | | | | | √ | √ | √ | √ | √ | √ | √ | √ | √ | √ | √ | √ | √ |
| 6 | 便民图纂 | | | | √ | √ | √ | √ | √ | | √ | √ | | √ | √ | | | √ | | | |
| 7 | 产科备要 | | | | √ | | √ | | √ | | √ | √ | | √ | √ | | | √ | | | |
| 8 | 胎产护生篇 | | √ | | √ | | | | √ | | | √ | | | | | | √ | √ | | |
| 9 | 徐辑各方书 | | √ | √ | √ | | | | √ | | | √ | | | | | | √ | √ | | |
| 10 | 胎产合璧 | | | | | √ | √ | | √ | | | | | √ | | | | | | | |
| 11 | 经效产宝 | | | | √ | | √ | √ | | | | | | | | | | | | | |
| 12 | 妇人良方 | | | | √ | | √ | √ | | | √ | √ | √ | | √ | | | | | | |
| 13 | 胎产心法 | | | | | | | | | | | | | | √ | | | | √ | | |
| 14 | 达生编 | | | | √ | | √ | | | | | | √ | | | | | √ | √ | | |
| 15 | 胎产指南 | | | | | | | | | | | | | √ | | | | | | | |
| 16 | 产孕集 | | | | | √ | √ | √ | | | | | | √ | | | | √ | | | |
| 17 | 本草纲目 | | √ | | √ | | | √ | | | | | | | | | | | | | √ |
| 18 | 千金方 | | | √ | | √ | √ | √ | | | | √ | √ | √ | | | | √ | | | |
| 19 | 女科指掌 | | | | √ | √ | √ | √ | | | √ | | | | √ | | | √ | | | |
| 20 | 大生要旨 | | | √ | √ | | √ | | | | √ | | | | √ | | | | √ | | |
| 21 | 生生宝箓 | | | | | | | | | | | | √ | | | | | | | | |
| 22 | 食疗本草 | | | | | | | | | | | | | | | | | | | | |
| 23 | 汇录 | | | | | | | | √ | | | | | | | | | √ | √ | | √ |
| 总计 | | 1 | 4 | 6 | 11 | 10 | 14 | 13 | 11 | 6 | 9 | 4 | 6 | 10 | 12 | 2 | 2 | 8 | 11 | 5 | 4 |

## 表 7  妊娠忌服（慎服）食物（续表 2）

| 书号 | 书名 | 葵 | 蓴菜 | 生冷菜 | 生冷果 | 鳝鱼 | 羊肝 | 田鸡 | 鲚鱼 | 无鳞鱼 | 鸡子 | 雀脑子 | 菌菇 | 慈苡 | 薏苡 | 胡椒 | 葱 | 蒜 | 吴茱萸 | 黏腻厚味 | 鳝合田鸡 |
|---|---|---|---|---|---|---|---|---|---|---|---|---|---|---|---|---|---|---|---|---|---|
| 1 | 金匮要略 | | | | | | | | | | | | | | | | | | | | |
| 2 | 胎产救急方 | | | | | | | | | | | | | | | | | | | | |
| 3 | 产经 | | | | | | | | | | | | | | | | | | | | |
| 4 | 产乳集验方 | √ | | | | | | | | | | | | | | | | | | | |
| 5 | 便产须知 | √ | √ | √ | √ | | | | | | | | | | | | | | | | |
| 6 | 便民图纂 | | | | | | √ | √ | | | | | | | | | | | | | |
| 7 | 产科备要 | | | | | | √ | | | | | | | | | | | | | | |
| 8 | 胎产护生篇 | | | | | √ | √ | √ | √ | √ | √ | √ | √ | √ | √ | √ | √ | √ | | √ | √ |
| 9 | 徐辑各方书 | | | | | | √ | | | √ | | | √ | √ | | √ | | √ | | | √ |
| 10 | 胎产合璧 | | | | | | | | | | | | | | | | | | √ | | √ |
| 11 | 经效产宝 | | | | | | √ | | | | | | | | | | | | | | |
| 12 | 妇人良方 | | | √ | √ | | | | | | | | | | | | | | | | |
| 13 | 胎产心法 | | | | | | √ | √ | √ | √ | √ | √ | √ | √ | | √ | | √ | | | √ |
| 14 | 达生编 | | | | | | √ | | | | | | | | | | √ | | | | |
| 15 | 胎产指南 | | | | | | | | | | | | | | | | | | | | |
| 16 | 产孕集 | | | | | | | | | √ | | √ | √ | √ | | √ | √ | √ | | | |
| 17 | 本草纲目 | | | | | √ | √ | | | | | | | | | | | √ | | | |
| 18 | 千金方 | | | | | | | | | √ | √ | √ | √ | √ | √ | √ | √ | √ | √ | √ | √ |
| 19 | 女科指掌 | | | | | √ | | | | √ | | | √ | | | √ | | | | | |
| 20 | 大生要旨 | | | | | √ | | √ | √ | √ | | √ | √ | √ | √ | √ | √ | √ | | √ | √ |
| 21 | 生生宝箓 | | | | | | √ | | | | | | | | | | | | | | |
| 22 | 食疗本草 | | | | | | | | | | | | | | | | | | | | |
| 23 | 汇录 | | | √ | | √ | √ | √ | √ | √ | | | √ | √ | √ | √ | √ | √ | | √ | √ |
| 总计 | | 3 | 1 | 3 | 2 | 5 | 10 | 5 | 4 | 8 | 3 | 5 | 8 | 7 | 4 | 8 | 5 | 8 | 2 | 4 | 7 |

表 7　妊娠忌服（慎服）食物（续表 3）

| 书号 / 书名 | 荸荠 | 柿子 | 白果 | 木耳 | 苋菜 | 茄子 | 韭菜 | 芥菜 | 酸滴大蒜 | 头蚕子 | 猪血 | 猪肝 | 猪脑 | 自死肉 | 异味 | 野味 | 虾蟆 | 塘里鱼 | 海蜇 | 猪板油 |
|---|---|---|---|---|---|---|---|---|---|---|---|---|---|---|---|---|---|---|---|---|
| 1　金匮要略 | | | | | | | | | | | | | | | | | | | | |
| 2　胎产救急方 | | | | | | | | | | | | | | | | | | | | |
| 3　产经 | | | | | | | | | | | | | | | | | | | | |
| 4　产乳集验方 | | | | | | | | | | | | | | | | | | | | |
| 5　便产须知 | | | | | | | | | | | | | | | | | | | | |
| 6　便民图纂 | | | | | | | | | | | | | | | | | | | | |
| 7　产科备要 | | | | | | | | | | | | | | | | | | | | |
| 8　胎产护生篇 | √ | | | | | √ | | | | | √ | √ | √ | | | | | | | |
| 9　徐辑各方书 | √ | √ | √ | √ | √ | √ | √ | √ | √ | √ | √ | √ | √ | √ | √ | √ | √ | √ | √ | √ |
| 10　胎产合璧 | | | | | | | | | | | | | | | | | | | | |
| 11　经效产宝 | | | | | | | | | | | | | | | | | | | | |
| 12　妇人良方 | | | | | | | | | | | | | | | | | √ | | | |
| 13　胎产心法 | | | | | | | | | | | | | | | | √ | | | | |
| 14　达生编 | | | | | | | | | | | √ | √ | | √ | √ | √ | √ | | | |
| 15　胎产指南 | | | | | √ | | | | | | | | | | | | | | | |
| 16　产孕集 | | | | | √ | | | | | | | | | | √ | | | | | |
| 17　本草纲目 | | | | | | | | | | | √ | | | | | | √ | | | √ |
| 18　千金方 | | | | | | √ | | | | | | | | | | | | | | |
| 19　女科指掌 | | | | | | | | √ | | | √ | √ | √ | | | | √ | | | |
| 20　大生要旨 | √ | | | | | √ | | | | | | | | | | | | | | |
| 21　生生宝箓 | | | | | | | | | | | √ | √ | | | | | √ | | | |
| 22　食疗本草 | | | | | √ | | | | | | | | | | | | | | | |
| 23　汇录 | | | | | √ | | | | | | √ | √ | √ | √ | | √ | √ | | √ | |
| 总计 | 3 | 1 | 1 | 1 | 5 | 4 | 1 | 2 | 1 | 1 | 7 | 6 | 4 | 3 | 3 | 4 | 7 | 1 | 2 | 2 |

438

表 7　妊娠忌服（慎服）食物（续表 4）

| 书号 | 书名 | 鳗鲡 | 麻实 | 鸡蛋合桑椹 | 鸭蛋合桑椹 | 酒糟 | 鲤鱼 | 麦芽 | 芜黄 | 鳝鱼 | 龟 | 鸡子和盐 | 鳅 | 牛肉 | 虾 | 羊睛 | 杨梅 | 猪头 | 猪脚 | 猪心 | 猪肠 |
|---|---|---|---|---|---|---|---|---|---|---|---|---|---|---|---|---|---|---|---|---|---|
| 1 | 金匮要略 | | | | | | | | | | | | | | | | | | | | |
| 2 | 胎产救急方 | | | | | | | | | | | | | | | | | | | | |
| 3 | 产经 | | | | | | | | | | | | | | | | | | | | |
| 4 | 产乳集验方 | | | | | | | | | | | | | | | | | | | | |
| 5 | 便产须知 | | | | | | | | | | | | | | | | | | | | |
| 6 | 便民图纂 | | | | | | | | | | | | | | | | | | | | |
| 7 | 产科备要 | | | | √ | | | | | | | | | | | | | | | | |
| 8 | 胎产护生篇 | | | | | | | | | | | | | √ | | | | √ | √ | √ | √ |
| 9 | 徐辑各方书 | √ | √ | √ | √ | √ | | | | | | | | | | | | | | | |
| 10 | 胎产合璧 | | | | √ | | | | | | | | | | | | | | | | |
| 11 | 经效产宝 | | | | | | | | | | | | | | | | | | | | |
| 12 | 妇人良方 | | | √ | √ | | | | √ | | | | | | | | | | | | |
| 13 | 胎产心法 | | | | | | | | | | | | | | | | | | | | |
| 14 | 达生编 | | | | | | | | | | | | | | | | | | | | |
| 15 | 胎产指南 | | | | | | √ | | | | | | | | | | | | | | |
| 16 | 产孕集 | | | √ | | | | √ | | | | | | | | | | | | | |
| 17 | 本草纲目 | | | | | | √ | | | √ | √ | | √ | | | | | | | | |
| 18 | 千金方 | | | | | | | | | | √ | | | | | | | | | | |
| 19 | 女科指掌 | | | | √ | | | | | | | | | √ | √ | √ | √ | | | | |
| 20 | 大生要旨 | | | | | | | | | | | | √ | √ | | | | √ | √ | √ | √ |
| 21 | 生生宝箓 | | | | | | √ | | | | | √ | | | √ | | | | | | |
| 22 | 食疗本草 | | | | | | | | | | | | | | | | | | | | |
| 23 | 汇录 | | | | | | | | | | | | √ | √ | √ | | | | | √ | √ |
| | 总计 | 1 | 1 | 3 | 5 | 1 | 3 | 1 | 1 | 1 | 2 | 1 | 3 | 4 | 3 | 1 | 1 | 2 | 2 | 3 | 3 |

表 7　妊娠忌服（慎服）食物（续表 5）

| 书号 | 书名 | 莴苣 | 黑鱼 | 杏子 | 桃 | 猪肉 | 冷水 | 海藻 | 苋菜 | 酢物 | 饧 | 醋 | 生血物 | 鸡卵白盐水 | 蚌 | 核桃仁 | 甘蕉 | 水堇 | 白脂麻油 | 酺柿 | 葡萄全用 |
|---|---|---|---|---|---|---|---|---|---|---|---|---|---|---|---|---|---|---|---|---|---|
| 1 | 金匮要略 | | | | | | | | | | | | | | | | | | | | |
| 2 | 胎产救急方 | | | | | | | | | | | | | | | | | | | | |
| 3 | 产经 | | | | | | | | | | | | | | | | | | | | |
| 4 | 产乳集验方 | | | | | | | | | | | | | | | | | | | | |
| 5 | 便产须知 | | | | | | | | | | | | | | | | | | | | |
| 6 | 便民图纂 | | | | | | | | | | | | | | | | | | | | |
| 7 | 产科备要 | | | | | | | | | | | | | | | | | | | | |
| 8 | 胎产护生篇 | √ | | | | | | | | | | | | | | | | | | | |
| 9 | 徐辑各方书 | | | | | | | | | | | | | | | | | | | | |
| 10 | 胎产合璧 | | | | | | | | | | | | | | | | | | | | |
| 11 | 经效产宝 | | | | | | | | | | | | | | | | | | | | |
| 12 | 妇人良方 | | | | √ | √ | √ | √ | √ | √ | √ | √ | | | | | | | | | |
| 13 | 胎产心法 | | | | | | | | | | | | | | | | | | | | |
| 14 | 达生编 | | | | | | | | | | | | | | | | | | | | |
| 15 | 胎产指南 | | | | | | | | | | | | | | | | | | | | |
| 16 | 产孕集 | | | | | | | | | | | | | | | | | | | | |
| 17 | 本草纲目 | | | | | | | | | | | | | √ | | | | | | | |
| 18 | 千金方 | | | | | | | | | | | | | | | √ | | | | | |
| 19 | 女科指掌 | | | | | | | | | | | | | | | | | | | | |
| 20 | 大生要旨 | √ | √ | √ | | | | | | | | | | | | | | | | | |
| 21 | 生生宝箓 | | | | | | | | | | | | | | √ | | | | | | |
| 22 | 食疗本草 | | | | | | | | | | | | | | | | √ | √ | √ | √ | √ |
| 23 | 汇录 | √ | | | √ | | | | | | | | √ | | √ | √ | | | | | |
| | 总计 | 3 | 1 | 1 | 2 | 1 | 1 | 1 | 1 | 1 | 1 | 1 | 1 | 1 | 2 | 2 | 1 | 1 | 1 | 1 | 1 |

何氏妇科专著校评

## 表7 妊娠忌服（慎服）食物（续表6）

| 书号 \ 书名 \ 食物名 | 马齿苋 | 淡菜 | 芋 | 红麹 | 兔脑 | 生冷瓜 | 野兽肉 | 山禽 | 芥末 | 茼蒿菜 | 河豚鱼 | 鹅 | 生栗 | 蜜饯 | 干肉 | 鹇鸪 | 豆芽菜 | 胡芦 | 豆酱 | 干鱼 |
|---|---|---|---|---|---|---|---|---|---|---|---|---|---|---|---|---|---|---|---|---|
| 1 金匮要略 | | | | | | | | | | | | | | | | | | | | |
| 2 胎产救急方 | | | | | | | | | | | | | | | | | | | | |
| 3 产经 | | | | | | | | | | | | | | | | | | | | |
| 4 产乳集验方 | | | | | | | | | | | | | | | | | | | | |
| 5 便产须知 | | | | | | | | | | | | | | | | | | | | |
| 6 便民图纂 | | | | | | | | | | | | | | | | | | | | |
| 7 产科备要 | | | | | | | | | | | | | | | | | | | | |
| 8 胎产护生篇 | | | | | | | | | | | | | | | | | | | | |
| 9 徐辑各方书 | | | | | | | | | | | | | | | | | | | | |
| 10 胎产合璧 | | | | | | | | | | | | | | | | | | | | |
| 11 经效产宝 | | | | | | | | | | | | | | | | | | | | |
| 12 妇人良方 | | | | | | | | | | | | | | | | | | | | |
| 13 胎产心法 | | | | | | | | | | | | | | | | | | | | |
| 14 达生编 | | | | | | | | | | | | | | | | | | | | |
| 15 胎产指南 | | | | | | | | | | | | | | | | | | | | |
| 16 产孕集 | | | | | | | | | | | | | | | | | | | | |
| 17 本草纲目 | | | | | √ | | | | | | | | | | | | | | | |
| 18 千金方 | | | | | | | | | | | | | | | | | | √ | | |
| 19 女科指掌 | | | | | | | | | | | | | | | | | | | | |
| 20 大生要旨 | | | | | | | | | | | | | | | | | | | | |
| 21 生生宝箓 | | | | | | | | | | | | | | | | | | | | |
| 22 食疗本草 | √ | √ | | | | | | | | | | | | | | | | | | |
| 23 汇录 | | √ | √ | √ | | √ | √ | √ | √ | √ | √ | √ | √ | √ | √ | √ | √ | √ | √ | √ |
| 总计 | 1 | 2 | 1 | 1 | 1 | 1 | 1 | 1 | 1 | 1 | 1 | 1 | 1 | 1 | 1 | 1 | 1 | 2 | 1 | 1 |

## 表7　妊娠忌服（慎服）食物（续表7）

| 书号 | 书名 | 生大豆 | 莲藕 | 鸡卵白 | 羊肾 | 海带 | 浆水 | 蜂蜜 | 食盐 | 鸡卵黄 | 猪肚 | 丝瓜 | 山楂 | 柑子 | 茶叶砂糖 | 盐豉 | 蛤蜊 | 蕈 | 藕丝菜 | 各书统计 |
|---|---|---|---|---|---|---|---|---|---|---|---|---|---|---|---|---|---|---|---|---|
| 1 | 金匮要略 | | | | | | | | | | | | | | | | | | | 11 |
| 2 | 胎产救急方 | | | | | | | | | | | | | | | | | | | 7 |
| 3 | 产经 | | | | | | | | | | | | | | | | | | | 12 |
| 4 | 产乳集验方 | | | | | | | | | | | | | | | | | | | 22 |
| 5 | 便产须知 | | | | | | | | | | | | | | | | | | | 27 |
| 6 | 便民图纂 | | | | | | | | | | | | | | | | | | | 17 |
| 7 | 产科备要 | | | | | | | | | | | | | | | | | | | 17 |
| 8 | 胎产护生篇 | | | | | | | | | | | | | | | | | | | 47 |
| 9 | 徐辑各方书 | | | | | | | | | | | | | | | | | | | 57 |
| 10 | 胎产合璧 | | | | | | | | | | | | | | | | | | | 12 |
| 11 | 经效产宝 | | | | | | | | | | | | | | | | | | | 6 |
| 12 | 妇人良方 | | | | | | | | | | | | | | | | | | | 33 |
| 13 | 胎产心法 | | | | | | | | | | | | | | | | | | | 28 |
| 14 | 达生编 | | | | | | | | | | | | | | | | | | | 17 |
| 15 | 胎产指南 | | | | | | | | | | | | | | | | | | | 3 |
| 16 | 产孕集 | | | | | | | | | | | | | | | | | | | 21 |
| 17 | 本草纲目 | | | | | | | | | | √ | | | | √ | √ | | | | 25 |
| 18 | 千金方 | | | | | | | | | | √ | √ | √ | √ | | | | | | 37 |
| 19 | 女科指掌 | | | | | | | | | | | | | | | | | | | 35 |
| 20 | 大生要旨 | | | | | | | | | | | | | | | | | | | 37 |
| 21 | 生生宝箓 | | | | | | | | | √ | | | | | | | | | | 14 |
| 22 | 食疗本草 | | | | | | | | | | | | | | | | | | | 8 |
| 23 | 汇录 | √ | √ | √ | √ | √ | √ | √ | √ | √ | √ | | | | | | √ | √ | √ | 70 |
| | 总计 | 1 | 1 | 1 | 1 | 1 | 1 | 1 | 1 | 1 | 2 | 2 | 1 | 1 | 2 | 1 | 1 | 1 | 1 | |

以上食物一百五十八种

442　　何氏妇科专著校评

# 十、妊娠忌针灸与外科忌膏药的问题

所谓"忌针灸"，只是每月养胎之经，在某几个穴位予以注意和禁忌，并非绝对全部禁止针灸。今据隋·巢元方《诸病源候论》、唐·孙思邈《千金方》所载北齐·徐之才《逐月养胎法》，并参校宋·王惟一《铜人腧穴针灸图经》、清·武之望《济阴纲目》等书，节录妊娠每月禁针的穴名于后，其意义如何，尚待专业同道们的决定。

妊娠一月，足厥阴脉养，不可针灸其经（如大敦、行间、太冲、中封、五里、中都等穴是也。——《济阴纲目》，下同）。

足厥阴穴在足大指歧间白肉际是。——《巢氏病源论》（下同）

妊娠二月，足少阳脉养，不可针灸其经（如丘墟、阳辅、外丘、阳陵泉等穴是也。——按：另"胆窍"一名，可疑）。

足少阳穴在足小指间本节后，附骨上一寸陷中者是。

妊娠三月，手心主脉养，不可针灸其经（如中冲、劳宫、大陵、内关、间使、郄门、曲泽等穴是也）。

手心主穴在掌后横文是。

妊娠四月，手少阳脉养，不可针灸其经（如关冲、阳池、外关、三阳络、天井等穴是也。——按：另"曲垣"一穴属于太阳，疑不关此）。

手少阳穴在手小指间本节后二寸是。

妊娠五月，足太阴脉养，不可针灸其经（如隐白、大都、公孙、商丘、三阴交、漏谷、阴陵泉等穴是也）。

足太阴穴在足内踝上三寸。

妊娠六月，足阳明脉养，不可针灸其经（如厉兑、丰隆、阴市、下廉、三里等穴是也）。

足阳明穴在太冲上二寸。

妊娠七月，手太阴脉养，不可针灸其经（如少商、鱼际、列缺、尺泽、天府等穴是也）。

手太阴穴在手大指本节后，白肉际陷中是。

妊娠八月，手阳明脉养，不可针灸其经（如商阳、二间、合谷、上廉、下廉、三里、曲池、肩髃等穴是也。——按：另"肩井"一穴，不属手阳明）。

手阳明穴在大指本节后宛宛中是。

妊娠九月，足少阴脉养，不可针灸其经（如涌泉、然谷、太溪、交信、筑宾、复溜等穴是也）。

足少阴穴在足内踝后，微近下前动脉是。

妊娠十月，五脏皆备，六腑齐通，纳天地气于丹田，故使关节人神皆备，但俟时而生。

时希按：以上禁针的穴位，若施针灸，其结果如晋·王叔和《脉经》所谓"怀娠者不可灸刺其经，必堕胎"，是否如此，尚待针灸同道们论证之。

《外科全生集》云："娠妇患疮疡，虽膏药不宜擅贴，恐内有毒药，能堕胎也。"

《生生宝箓》云："凡孕妇患疔疮，不可服麝，及擦蟾酥、大戟，破胎。"

时希按：因为外科膏药，大都用毒性、热性药物，或金、石、昆虫之类，炼剂煎熬而成，取其能促进溃脓泄毒。这种热毒烈性的气味，由穴位、经络而入气血、机体，故有堕胎之可能。外治尚且如此，内服岂不更当禁戒。


# 十一、妊娠生活宜忌


## 1. "产前十忌" 录自《胎产护生篇》

第一最忌共夫寝：怀妊两月后即宜分床，不共夫寝。所以保养胎气，临产快利，生子无胎毒，不生疮疖，且多聪明智慧。善堕胎者更宜慎之，又不可拘两月之例矣。

二忌大醉：大忌药酒、烧酒，恐产时心神昏乱。即好酒亦宜少饮数杯，活血而已。

三忌大怒：《正俗方》云：怀孕妇人性宜宽慈，神全气和，不惟胎安，生子必温厚，古所谓胎教也。

四忌不可食诸物（已详前章，此不录）。

五忌洗浴（不科学，不录）。

六忌久睡、久坐：妇人怀孕宜时常行动，使血气周流，胞胎活泼，临盆自然易产。若久坐、久睡则气不能通；亦不可勤于女工，以致气虚身弱。八九个月尤忌。《医方妙选》云：婴儿所以少病者，其母怀妊，时时小心运动骨血，则气强胎盛。不然，则胎气微弱，生子必软而多病。

七忌负重登高：负重则气滞血凝，登高则气摇血动，伤胎最易，不必有倾跌之患也。至舟车跋涉，尤宜谨慎。

八忌药饵：孕妇无病不必服药，即胎动，亦宜延良医照古方斟酌加减用之。若乱投安胎、破气、开膈之药，为害不小（时希按：服药须请教医生，即食补物亦须慎择，尝见有恣食桂圆、核桃、红枣而致胎热漏红者甚多）。

九忌师巫：往往急于求子者，听信师巫，谓可转女为男，吞服符水，供奉邪神，祈禳魔魅，以致孕妇心神惊惑动摇，忌之忌之（时希按：该书刊于清嘉庆三年（1793），距今已将二百年，有此识见，可谓不易）。

十忌针灸：妊妇针灸，最易堕胎，即有大病，亦宜戒之，无致母子俱伤。（时希按：应系仅指几处堕胎穴位而言，不是一概禁忌，已见前节）

时希按：《胎产护生篇》原作者，明代四明卜氏，曾经我的第十三世祖镇江何继充（名应璧）、嗣充（名应载）同参定者，李长科序中称他兄弟为"当代医王"。

## 2. "受孕宜忌"录自《达生编》《徐辑各方书》

（1）孕妇忌哀乐不节，郁怒伤肝，则胎失所养，不能骤长。

（2）得孕后即宜绝欲，若再扰子宫，其胎或一月、三、五月必堕；又如劳碌、举重，亦堕；洗下体则窍开，亦堕。今之无子者，大半一月堕胎，非尽不受孕也。

（3）又须常稍劳动，使气血周流，胞胎活动，骨缝骨节处亦松，临产自易。

（4）孕妇走路宜挺胸凸肚，勿馁怯受惊（原注：心血亏故），致小儿胎中亦要受惊，产后易于惊殇。即坐卧亦勿弯曲，恐妨胎也。

（5）孕妇食物宜嚼烂甚，然后咽下，则小儿聪明。

（6）凡怀孕三月后，当能知觉，即用杜布阔六寸，横束腰间，用带扎紧，以裹其腹。胎气渐长，始可微松其束。切勿因其气急满闷而顿放之，致胎肥难产。有子肿病者宜渐次放松，否则伤胎。并随时调护，皆宜听从，不可执拗。

（7）孕妇睡时不可专侧一边，须两边均匀睡着，使小儿左右便利，不致习惯偏侧，则产时中道而出不难矣。

（8）孕妇不可伸手高处取物，恐伤胎。若犯此，但鞠躬片时自安。

时希按：以上数则，大都出自《达生编》，而由徐世本稍加删饰。亟斋于绝欲、劳动二则言之更觉透彻，见下。

（9）保胎以绝欲为第一义，其次亦宜节欲。盖欲寡则心清，胎气宁谧，不特胎安，且易生易育，少病而多寿。

（10）保胎又宜小劳妙，试看乡间农妇堕胎甚少（时希按：劳动人民有照常工作，直至痛作欲产时方入院，生产皆极顺利），以劳故也。盖劳则气血流通，筋骨坚固，胎在腹中习以为常，以后虽有些微闪挫，不致坏事。倘安逸不动，则筋骨柔脆，气血不行，略有闪挫，随至堕落。然非胎后方劳，正谓平日不宜安逸耳。若及孕后方劳，适足损胎，何坚强筋骨之有耶。

时希按：以上所录"产前十忌""受孕宜忌"两篇，尚觉平易近人，故为介绍。至于前代如徐之才"逐月养胎法"以下，诸医书言之谆谆的"非礼勿视，非礼勿听……"一套旧礼教、旧风俗、封建社会、专制家庭的戒律，这种所谓"胎教"，是无可取的，故不录。

● 【校注】

［1］任：通"妊"。下同。

［2］黚（gǎn）：面黑。

［3］鲚（jì）：鲚鱼，身体侧扁，长约10cm，银白色。生活在海洋中，春季或初夏到河中产卵。俗称"凤尾鱼"。

## ● 【评析】

妊娠忌服、慎服的食物，从所记资料看，有些属封建或迷信的内容，当摒弃；有些属性温之类，如羊、麋、鹿和五辛、炙煿，违反胎前宜凉的原则；或麦芽、海藻、海蜇、荸荠、慈菇之类，都具软坚碍胎之弊；或性过于寒凉，伤伐脾胃，如冰浆、蓴菜、螃蟹与生冷水、菜、果、龟、鳖等，都有禁忌之理。而猪肉、鸡子、鸭蛋、鲤鱼等日常食品中营养所必需，则不必忌用。所谓忌针灸，当据胎儿月份，在某几个穴位予以注意和禁忌，并非绝对全部禁止针灸。外科膏药大都用毒性、热性药物，故有堕胎可能，则当避之。

卷下　胎前病

# 总论

● 【原文】

胎前病种，从《内经》《金匮》以下，直至近代，各家记载很多，据初步统计，约有四十余种，清·武之望《济阴纲目》记录比较多些，但其中有些分类太细，是可以合并的（如吐血、衄血、咳血、呕血可以合为"上血"之类）；有些是涉于"怪诞不经"，为临床所不见的（如鬼胎、怪胎之类）；也有些是月经病，根本不是怀胎（如肠覃、石瘕之类）。我初步整理，大要不外三大类，即：

甲、因母气之虚实而碍胎之类。

元·王海藏（公元 1297 年）说："母病以致胎动者，但疗母则胎自安。或胎气不固，或有触动，以致母病者，宜安胎则母自愈。"这是很久以来的名论，为妇科临床家奉为治疗大纲的。但我们觉得疾病是感受在母体上的，胎儿的基础也是建立在母体上的，那末病与胎之间，母体应当是最重要的一环。妊妇之能否抗病，和胎儿之能否正常成长，以致生产的顺利与否，皆关系于母气之虚实情况而定。另外母气之或虚或实，也足以引起很多的胎前病。因此我们把这一部分的病归为一类，一般以"母虚及子"的病因为多，实症较少些。

有下列诸症：一是[1]子淋（包括小便不利、不通、刺痛等）；二是转胞（胞转、窘胞等，胞字与脬同）；三是遗尿（亦名胎漏、尿不知、小便不禁、小便利等）；四是尿频；五是便闭：六是痢；七是泻；八是心、腹、腰痛（包括心腹病、胞阻、胎痛、子痛、小腹痛、腰腹痛、腰背痛等）；九是胎动（胎不安等）；十是胎漏（漏胞、漏胎、漏下、漏红、见红、有所见、卒下、卒有所下、下红等）；十一是胎萎（阴胎、胎不长等）；十二是胎死（死胎、子死腹中等）；十三是激经（妊娠经来、盛胎、垢胎、鼠胎、胞漏等）；十四是乳泣（产前乳出等）；十五是子喑（妊娠失音、不语、哑胎等）；十六是子鸣（儿哭、子啼、腹中钟鸣等）。这些病很多是有一病数名、同病异名的，不一一论列了。因为便于病与病的对照和比较，也为了论述方便起见，文字中常是将二病或二病以上并合论之。

乙、因胎而成病之类。

这些病是由于妊娠因素而成，无胎即无此病，胎去（包括娩出及中止妊娠）则此病即愈，是符合于现代妊娠中毒症范畴的一类病。我们参考了一些国内、国外对妊娠中毒症的分期分型，觉得中医的"恶阻"症适宜属于早期妊娠中毒症，"胎水肿满""子悬""子烦""子痫"等四症适宜属于晚期妊娠中毒症，其中子悬和子烦相当于子痫前期（或预痫，或先兆子痫等名）。

这一类病将包括下列五种，其有历代记载上同病而异名者，附于括号内，如下。

一是恶阻（有子病、阻病、胎阻、儿病、病食、恶葅[2]等名）；二是胎水肿满（有子肿、子气、子满、胎水、胎肿、水怀、皱脚、脆脚、胎气、琉璃胎、水晶胎、水气等名）；三是子悬（有子眩、儿晕、胎上逼心、子上撞心等名）；四是子烦（有子躁、妊娠烦闷、妊娠烦躁口干等名）；五是子痫（有胎痫、子晕、子狂、子冒、风痉、瘈疭等名）。这一类因是属于我们专题研究过的部分，将有较具体的介绍。

丙、因病而碍胎之类。

这一类病大都是属于内科范围，也有少数属于外科等。主要说，病自病，胎自胎，其发病因素并不由于妊娠，这些病为任何人均可发生，而非妊娠所独有者。但是，如果不及时治疗，则必耗伤母气，接着也损伤了胎气。另一方面，如果治疗不得当，也直接能碍胎伤胎。应当说，临床上对这些病症的疗治，需要照顾到"妊娠忌药"的重要性了。这些病虽是常见的内科病，但因为患者是个孕妇，我们的治疗足以影响到胎儿的安全，这就不是一般的内科病，而属于妇科的胎前病一类了。见于妇科专书所记的，大约有下列诸病。

一是子疟；二是子嗽；三是子喘；四是上血（包括吐血、衄血、咳血、呕血等症）；五是下血（包括尿血、便血等症）；六是伤寒；七是热病（包括温热、湿温、风温等症）；八是外科症等等。这些既是常见的内、外科病，自当按照常规治疗，但若能注意妊娠忌药，即可应付裕如，我们也不须另作叙说。

以上三个分类，恐还不够明确，所举的病症也不够全面，主要是我们想把

何氏妇科专著校评

胎前诸病，试图分成"母气""胎气""病气"三大类，也即是说三类病因。当然不免有缺点，像妊娠中毒症就有许多病因是属于母气的或虚或实的，就是因病而碍胎的一类，其能够抗病、能够保胎与否，也完全以[3]母气的或虚或实为转移。病与母，母与胎，三位一体，我们仍不能把这三种分类孤立或分割起来看问题。

# 第五章　因母气之虚实而碍胎之类

## 一、子淋与转胞

这二病主要的辨别是：子淋小便频数，黄浊不清，窘迫，点滴艰涩而疼痛；转胞则仅是小便不通或不多，而无其他子淋症状。二症由于水气潴留，均可见腹胀、喘满。

子淋的病因有虚有实，实证[4]多而虚证少。

实证方面如：一是肝经湿热，薛氏用龙胆泻肝汤（龙胆草、泽泻、车前、木通、生地黄、当归、山栀、黄芩、甘草）。二是热结膀胱而不利者，薛氏用五淋散（黑栀、赤茯苓、当归、白芍、黄芩、甘草)，《金鉴》加生地等。三是肺移热于膀胱者，《准绳》用黄芩清肺饮（黄芩、山栀、盐豉）。四是膀胱湿热者，用四苓散（《温疫论》方：猪苓、茯苓、泽泻、陈皮）。五是肺气壅滞，则有喘急，《古今录验》有（杏仁、灯草）、（杏仁、滑石）二方。另外，《金匮》有"妊娠有水气，身重小便不利"和"怀身腹满，不得小便"二条，都是水肿病（在"胎水肿满"病中谈之)，小便不利仅是水肿的一个症状，不作子淋。

虚证方面：一是血虚津液少而有郁热，《金匮》用当归贝母苦参丸（即此三药）。二是肾虚膀胱有热者，用知柏八味丸（六味丸加知母、黄柏）。三是肺气虚而短少，薛氏用补中益气汤加山药、麦冬。四是服燥剂或汗、下后伤其津液者，薛氏用生地黄、茯苓、牛膝、黄柏、知母、芎藭、甘草。或四物汤加黄柏、知母、五味子、麦门冬、玄参。或用安荣散（麦门冬、通草、滑石、当归、灯心、甘草、人参、细辛）。五是阴虚有热而膀胱气不化者，薛氏用滋肾丸（知母、黄柏各二两，肉桂二钱）。肉桂虽温，但用量只占全方二十分之一，用以助膀胱气化。

总的说，子淋病因，隋·巢元方《诸病源候论》说得很括要："淋者，肾虚膀胱热也。肾虚不能制水，则小便数。膀胱热则水行涩，涩而且数，淋沥不宣。妊娠胞系于肾，肾患虚热成淋，故谓子淋也。"其主要意义是说肾水去养胞胎，以致肾虚，并有膀胱虚热，而成子淋。对于小便频涩的病理，解释得很明白。从这方面来看，则上述诸方，凡是滋阴生津和清化湿热的，就是此病的主法。巢氏此条文字，也正是子淋的主因。但须注意的是，利小便可以堕胎，要审慎选用。至于薛氏"膀胱阳虚，阴无所化，用肾气丸（六味丸加桂、附）"一条，属于肾阳不化，究属少见，而且桂、附为胎前所忌，与滋肾丸之用桂，大清湿热而略助气化者意义不同。

转胞的胞字，不是指胞宫、胞室，而是指的膀胱（即俗称尿胞），脬[5]即胞字，音同义同。此症大都属虚，见在怀妊五六月以后，胎儿已较肥大的时期。元·朱丹溪（公元1281—1358）的"转胞论"，以及他的其他著作中，有很多的病因提出。如：一是禀受弱者；二是忧闷多者；三是性急躁者；四是食厚味者；五是血气虚弱，不能上举其胎，故胎重坠下，压阻膀胱下口，因此溺不得出；六是血少不能举胎；七是有饮则溢胞，胞避而就下，故坠；八是饱食气伤，胎系弱，不能自举而下坠，压着膀胱，偏在一边，气急为其所闭，故水窍不得出。综合丹溪的理论，包含有气虚、血虚、肝气、肝火、痰饮、食滞等六种病因。但从治法来看，化饮用人参、白术、当归、白芍、半夏、陈皮之类，仍是气血虚为主。他又指出一个经验说"古方用滑利疏导药鲜效"，这更说明实证不是主因了。宋·杨士瀛（公元1264年）说："有胞系转戾不通，脐下急痛，小便不通，凡强忍小便，或尿急疾走，或饱食忍尿，或忍尿入房，使水气上逆，气逼于胞，故屈戾而不得舒张也。胞落即殂[6]。"这些忍尿提气，使膀胱的气化失了常度，是人事方面的因素，在临床上确是常见的。明·戴思恭《证治要诀》说："以胎渐长，且近下，逼迫于胞，胞为所逼而侧，故名转胞，胞即膀胱也。"这是怀孕生理的因素。

从上述诸家所说的病因，结合临床证明，"滑利疏导"的利小便方法，确是并不恰当。宋·薛轩《坤元是保》所说的"胎不自安而就下，胞不自转而被压，挤在一边，胞系了戾不通，胎若举起，则胞系自疏，水道自利矣。用全安饮（亦名安胎饮：地榆、黄芩、川芎、熟地、当归、阿胶、艾叶、黄芪、甘草、茯苓、白术）"。我们经验：补中益气汤举气升胎，实很有效，其脉象右手虚弱，为气虚的主征。若脉左弦细者，则血虚为主，薛己用滋肾生肝饮（六味丸加五味子、柴胡、白术、当归、甘草）去丹皮、泽泻，也很好。

转胞的治疗目的是"举气"，所以丹溪用服药配合探吐法。又有用香油涂手，自产户伸入托起其胎法。也有头低足高的倒卧法，或有倒提妊妇两足则尿水直溅等外治法。另外《坤元是保》有螺葱膏法（冬葵子、滑石、栀子为末，和田螺肉、生葱，捣千槌，纳脐中）和升桔熏洗法（葱、姜、升麻、桔梗煎汤，熏洗下部），也都是"举气"之意。《金匮·妇人杂病篇》也有转胞一条，用肾气丸。

应当说明转胞是小便不利的一般病名，非妊妇所独有，男子亦有之。晋代懒人嵇康常忍小便，待胞转乃起，写入文章。《巢氏病源》十四卷有"胞转"候，《千金方》《外台方》等治丈夫胞转方也不少。我们在临床上也经常遇见这种因忍尿而得之病，因为不是妊妇，所以助肾阳、温膀胱气化之法（如金匮肾气丸）均无顾忌的。

转胞病的针法，《甲乙经》上有二条：一是"胞转不得溺，小腹满，关元主之"；二是"小便难，水胀，溺出少，胞转，曲骨主之"。关元穴《金鉴》说能落胎，曲骨穴能温补任脉，治失精带下，主小便淋涩不通。因《甲乙经》所说系一般转胞，不是专指妊娠，这二个穴位是否可用，尚须慎重考虑。


## 二、遗尿与尿频


这两症一般是程度上轻重的差别，从《内经》来说：子淋是"膀胱不利为癃"，而"膀胱不约"则为遗尿。《巢氏病源》小便利的病因，说是"肾虚胞冷，不能温制于小便"。明·朱橚《普济方》又指出了这小便"遗失不禁"的原因，为"肾主水，入胞为小便，肾气和平，乃能约制，溲出以时"，其说和巢氏相应。这类虚寒的治法，《普济方》中收得很多，如熟地黄丸（熟地、巴戟天、肉苁蓉、五味子、山茱萸、山药[7]、续断、菟丝子、杜仲、蒺藜子、萆薢、蜀椒、沉香）、菟丝子丸（菟丝子、菖蒲、肉苁蓉、蛇床子、五味子、防风、远志）、桑螵蛸散（桑螵蛸、人参、鹿茸、黄芪、牡蛎粉、甘草）、鹿茸丸（鹿茸、白龙骨、桑螵蛸、牡蛎）等方可以选用，这是温补下焦方面的。

薛己说："若脾肺气虚，宜用补中益气汤。"临床证明：用补中益气、升举胎气之法，加入五味子、覆盆子、菟丝子、益智仁、枸杞子、桑螵蛸等药，以补肾缩尿、温摄下焦，一升一固，疗效很好，这是比较常见的遗尿，也就是上下兼顾之法。薛氏又说："内热，身有微热，肝脉洪数，或从太阳（头角）作痛，胁肋作胀，为肝火血虚，用加味逍遥散、六味地黄丸，寻愈。"其原因是由于恚怒引起肝火。《千金方》有白薇芍药散（即此二味）和矾石牡蛎散（即此二味）二方，则是血热方面的治法，也是比较少见的一类。

## ● 【校注】

[1] 是：原为"一、"。据文意改。下同。

[2] 菹（zū）：同"蒩"，水草丛生的沼泽地。

[3] 以：原为"跟"，句法不妥，据后文句意改为"以"。

[4] 证：原为"症"，据文意改。下同。

[5] 脬（pāo）：膀胱。

[6] 殂（cú）：死亡。

[7] 山药：原作"山萸"。据《普济方》改。

## ● 【评析】

子淋与转胞，均以小便不利为主症，但子淋实属发生于妊娠期的淋证，其证候以湿热下注膀胱，或夹有肾虚为多，治宜清化湿热、滋阴生津，因利小便可以堕胎，故要审慎选药，方如五淋散、知柏八味丸等。转胞多发生于怀妊五六月以后，胎儿已较肥大的时期，因胞胎下压膀胱，证属血气虚弱，不能上举其胎，膀胱不利为癃，亦有表现为膀胱不约则为遗尿、尿频，治疗可用补中益气汤升举胎气，加入五味子、覆盆子、菟丝子、益智仁、枸杞子、桑螵蛸等药，以补肾缩尿、温摄下焦，一升一固，疗效颇佳，或仿《金匮》肾气丸法。

# 三、便闭与痢、泻

● 【原文】

## 1. 便闭

《巢氏病源》说："津液竭燥，肠胃痞涩，蕴积结于肠间，则大便不通，令腹痞满烦热，甚者变干呕。所以然者，胃内热气逆也。"这很明白地指出了便闭有肠胃有热、津液不足的虚实二种原因。因为是怀胎，那些攻下剂如大黄、芒硝等，润下剂如麻仁、桃仁等均能堕胎，而且妊娠便闭是慢性问题，也不适于峻攻急下。我们临床上杏仁、苏子、白蜜等缓和的润下法，和食物中吃蜂蜜、生麻油或水果、蔬菜等，比较平妥。明·龚廷贤《寿世保元》用四物汤加枳壳、黄连；薛立斋有"大肠血燥，用四物汤加条芩""大肠气滞，用紫苏饮（方见子悬症）加杏仁、条芩""肠胃气虚，用六君子加紫苏、杏仁""肝脾热，用龙胆泻肝汤""心肝虚热，用加味逍遥散"，这六个方法均可辨证应用。

在妇科中医文献中，对妊娠便闭有不少记述，但在妊妇本身问题上，很多没有给以应有的注意，我们觉得牵涉有好多病理要提出：一是由妊妇的大便闭结，可知肠胃有积热，积久则热毒由气分而入血分，由肠胃而传于心肝，心肝风热一起，即是子烦和子痫的发病因素，这是实证一面的病理。二是由便闭而知津液或营血不足，血不养心，血不养肝，阴虚又生内热，这又是子痫、子烦等虚证一面的病理。三是肠中积热不去，腑气不泄，则污浊之气上干，胃气不得下降，可致呕吐、恶心增加，饮食减少，久之则影响于母子的营养。四是妊娠有内热者，须防"血得热则妄行"而致胎漏和流产。五是因大便艰难而虚坐努责，用力过多则中气下坠，可致堕胎（张子和《儒门事亲》有"一妇人病大便燥结，临圊则力努，为之坠胎者三"的记载）。六是肠胃浊气不泄，胎气蕴有热毒，对胎儿将来也可因胎毒而成官窍、皮肤等外科病，或一些内热病问题。

在临床上我们体会到，妊妇便闭确是很普遍的症状，我们如能予以适当的重视，从妊妇的生活习惯方面去纠正，配合药物方面的治疗，来防止上述妊娠中毒的发病因素和其他问题的产生，也不是一件难事，我们从各方面去寻找

"预防为主"的措施，想为医务工作者所愿作的事。

### 2. 下痢

泻、痢二症，一般不外为风、寒、暑、热、湿、滞等病因，参以虚、实、气、血的体质变化，和病历的新、久。妊娠患此，其病理、症状、治法等均与内科相同，但与内科极不相同的一点即为怀孕。由于痢疾里急后重，虚坐努责，大肠之气下迫，必致腹壁紧张，胞室下坠，堕胎之患，最须防范。泄泻则暴注下迫，日夜无度，中气与水两脱于下，亦可致堕胎，或胎燥而萎死；或则水去而湿、热、滞不化，秽浊之气上冲，则成子烦；或水液丢失过多，筋燥而痉，则为子痫。下痢虽不若洞泄的急骤失水而突生变化，但它是因痢致虚，虚中仍夹实邪，实中又生变端，所以严重更甚。二病为妊娠所大忌，治疗必须先作保胎的要求，碍胎的顾虑（治疗痢、泻的药物，很多就有碍胎的副作用）和可能堕胎的认识，这就不能全照内科的常规来处理方药了。

《巢氏病源》论内科痢疾有十七候，下分新、久，就有二十余候，但其"妊娠病候"中，则仅有肠虚、冷热不调一条属于痢疾。"冷热不调，肠虚者，冷热之气客于其间。热气乘之则赤；冷气乘之则白；冷热相交连滞，故赤白如鱼脑、鼻涕相杂，为滞利也。"（按：痢疾古称滞下，谓其下而滞涩不爽，与下利的下而爽利相反）

《千金方》妊娠下痢方八首，录其四首。

①治妊娠下痢方：酸石榴皮、黄芩、人参、椿皮、粳米。

②治妊娠及产已，寒热下痢方：黄连、栀子、黄柏，呕者加橘皮。

③治妇人病，欲痢辄先心痛、腹胀满，日夜五六十行方：麹、石榴皮、黄柏、乌梅、黄连、艾、防己、阿胶、干姜、附子。

④治妊娠患脓血赤滞、鱼脑白滞，脐腹绞痛不可忍者方：薤白、酸石榴皮、阿胶、黄柏、地榆。（余三首为单方，另一首属泄泻）

《千金》不言病因，症状亦简，也无方名，当据药以求病。黄芩、椿木皮（苦，大寒，安胎，止妊娠腹痛，见《大明本草》）、黄柏、地榆、黄连、栀子为一类，苦寒清肠，以治热痢。干姜、附子（这二药须慎用）、艾、麹为一类，温脾肾以治寒痢。防己利水，可勿用，因为痢疾忌"分消"的。和胃止呕用橘皮。宽腹中肠中之气用薤白，妊娠忌用青皮、枳实，故薤白当为妊娠痢疾后重的要药。以上为治其实邪。病久气虚血虚，则用人参、粳米、阿胶，这时可佐用酸药以涩肠，则为石榴皮、乌梅；而阿胶亦止血痢。

综上得七法：清肠、温寒、利水、宽肠、和胃、补气血、涩肠。后二法，虚证宜之。其中利水一法，最为可议；涩肠不宜太早，兜住实邪，养痈遗患，病亦难清。

《经效产宝》有一论七方（其中一为泄泻，一同《千金》，一为先兆流产），今录其四方："论曰：妊娠下痢，皆因误食生冷肥腻（按：归纳太简单）。冷即色白，热即黄、赤（黄是大便本色，不能算热）；气不和，赤白相兼；搅刺疼痛，脾胃不调之所致也。"

①妊娠痢白脓，腹内冷：干姜、赤石脂、粳米。

②疗妊娠腹痛，下痢不止：黄连、石榴皮、当归、阿胶、艾。

③疗妊娠下痢，腹内痛，脓血不止：黄连、黄柏、厚朴、阿胶、当归、艾叶、干姜（此方《济阴纲目》名为黄连汤）。

④疗妊娠膝下（疑是腹下）刺痛，大便白，昼夜三五十行：大蒜研如膏，和根黄末为丸，如梧桐子大，空心粥饮下三十丸，日进三服，妙。

综合药性以言：干姜、赤石脂、艾、大蒜治冷痢；地榆、黄连、黄柏治热痢；厚朴化气湿；当归通血滞。四方几乎全部治实证，粳米、阿胶服从整体作用，只能作为调和气血之用了。且②③二方，均是胶、艾、归同用，既可治血痢腹痛，更重要的则为安胎之功，如此，则四方共有六法。以方分论之，为从寒治者，干姜赤石脂方；从寒热夹杂治者二方，以黄连、黄柏与干姜、艾、朴同用；大蒜方因根黄不知其功性，姑亦作寒治，而无治纯热之方。

《妇人良方》述及病因，曰："妊娠饮食生冷，脾胃不能克，致令心腹冷痛。若血分病则色赤；气分病则色白；血气俱病则色赤白相杂；若热乘大肠，血虚受病，则成血痢也。"有四方，一属泄泻，一同《千金方》，今录其二。

①治妊娠下痢腹痛，小便涩滞：糯米、当归、黄芪。

②治临产下痢：用栀子炒，为末，每服二钱，白汤调，甚效。

并同于《千金》的一方（糯米当归方）而综合之，仍以苦寒为主法。所引《千金》糯米当归方，则纯从补气血立方，可知是久痢气虚，防其堕胎。那末"小便涩滞"的症状，原因不属膀胱湿热，当从气化不行、阴液消耗、膀胱宣化失职等着想，也是虚痢的症状。

薛立斋的校注，从痢之五色大做文章，几乎全用补中益气一方，仅出一条："若肠胃虚弱，风邪乘之（论出巢氏），用胃风汤（人参、茯苓、白术、肉桂、当归、白芍。系《易简方》"治风冷乘虚入客肠胃，妊娠久痢，胎漏黄水"），纯是虚痢，已无实邪了。薛氏又说："或胎气不安，急补脾胃而自安矣。凡安胎之药，不必拘用阿胶、艾叶之类。"他言外之意，治妊娠病用补中益气，安胎亦只补中益气，何其偏也？

明·赵养葵学说，以薛己命门真火、真水为宗，在其《邯郸遗稿》中却有七条补了薛氏的不足。

①胎前痢疾，切不可用白芍等药（按：不知是否畏其酸收，但有和血止腹痛之功，仲景极重用者。且在赵氏的香连丸中却又用了白芍、榴皮、诃子等酸涩之品，岂不自相矛盾）。宜用胃苓汤（平胃、五苓合剂），此汤多服，虽有食积，亦能自消〔按：运脾以化积，本是对虚人存积者言之，若积多者又岂能自消？赵氏香连丸（见后）中，却也用了麦芽、神曲、山楂、莱菔子之类〕，宜倍加白术、半夏、山楂。

②胎前红痢，以紫苏饮（《普济本事方》原治子悬：紫苏、大腹皮、人参、川芎、陈皮、白芍、当归、甘草）加神曲、茯苓、白术、泽泻治之。身不热加木香，此药治红、白痢皆妙，然腹不痛则可。（按：木香与紫苏合用，可宽肠展气，又何忌于腹痛）

③胎前痢疾，无分赤白，以养胃汤（厚朴、苍术、半夏、藿香、草果、茯苓、人参、甘草、橘红、生姜、乌梅。见《证治准绳》）主之，始终以此方为主。胃苓汤亦可。如五苓散服一二剂亦无妨，盖食冷而痢者，非姜、桂不能除。（按：冷痢用草果、生姜，合以紫苏，已能祛寒，何必用肉桂或桂枝的动胎，这只能说是命门派的成见）

④胎前赤、白痢疾，宜服香连苓术汤（按：赵氏泄泻门有香连苓术丸）。

若赤多于白者，伤于血分，重也，宜连多于香；若白多于赤者，伤气分，轻也，宜香多于连治之。此药水火相济（按：木香、黄连在此处只作肠胃药，何必深涉于"水火"之说。然此四味配合很好），随其虚实用之。

⑤妊娠下利赤、白，谷道肿痛（按：是痢疾必见的症，不是特征），宜香连丸治之，无他剂也（香连丸：木香、黄连、肉果、苍术、麦芽、榴皮、白芍、香附、厚朴、泽泻、茯苓、猪苓、陈皮、青皮、莱菔子、神曲、山楂、甘草、粟壳、乌药、诃子、白术。按：此方面面俱到，兼有寒、温、补、涩、消食、理气、渗湿诸法，而无耗气伤胎之药，虽觉杂合，可以精简一下，意很可取）。

⑥妊娠夹热，下痢纯血，以黄连解毒汤治之（《外治秘要》：黄连、黄芩、黄柏、山栀）。若下脓血不止，腹痛者，黄连阿胶丸主之（黄连、黄芩、阿胶、鸡子黄、白芍）。若纯白[1]如鱼脑者，以正气散（甘草、陈皮、藿香、白术、厚朴、半夏。见《证治准绳》）加乌梅、陈皮。若赤白相杂者，亦以正气散加黄连。若噤口者，以败毒散（人参、茯苓、枳壳、川芎、独活、前胡、羌活、柴胡、桔梗、薄荷、生姜、甘草）加陈皮、砂仁治之。

按：以上四方，黄连二方治热痢，正气散治湿痢；败毒散虽有喻嘉言"逆流挽舟法"之意，使邪从上受者仍从上解，从表入者亦从表解，但与噤口痢属于肠中秽浊上攻者，甚不恰切。

⑦经曰：胎前痢疾，产后不治。谓因利下胎也（按：赵氏有时"痢、利"二字混用）。脉必沉细则生，洪大则死。

综观以上七条，赵氏对三黄解毒和黄连诸方均无偏弃，似与薛氏只执温补一见者不同，若选择用之，其中亦大有可取者在，可见赵氏于妊娠下痢颇有经验之谈。

明初王化贞所著《产鉴》，于妊娠痢疾只举一方。"妊娠下痢赤白，可服加减阿胶散（当归、川芎、白芍、阿胶、黄芩、黄连、香薷、陈皮、枳壳、甘草、茯苓、泽泻）。如血痢加地榆；白痢加艾叶、木香；痢久虚人加参、术、黄芪。"（按：原方的基础是偏凉，又有养阴、和血、渗湿三法为辅，三加方为进退，很能扼要，主要是很少碍胎之药）

《济阴纲目》胎前痢疾门收有十方，比较多些，但其中白术散见丹溪，当归芍药散见《金匮》，黄连汤、厚朴散见《产宝》，归芪汤见《妇人良方》，二条为单方，仅有三方可录。

①蒙姜黄连汤治妊娠下痢赤白，谷道肿痛。冷热皆可服：炮干姜、黄连、砂仁、川芎、阿胶、白术、乳香、枳壳、乌梅（按：乳香止痛佳而碍胎，须慎）。

②三黄熟艾汤治妊娠协热下痢：黄连、黄芩、黄柏、熟艾。呕加橘皮、生姜（按：此方简明可喜）。

③大宁散治妊娠下痢赤、白、灰色；泄泻疼痛垂死者：黑豆、甘草、粟壳。（按：是以止涩为主，非治病之方。善治痢者治其致病之因，因为风、寒、暑、热、湿、滞诸邪，邪清则痢自止。即使因痢而致虚，必待补之不效而后议涩，也以酸涩如乌梅、木瓜、石榴皮、诃子等为常。如粟壳乃阿芙蓉麻醉药，自《和剂局方》真人养脏汤中用之，浸[2]为取效一时的常用药，目前应在弃置之例。对三黄中加入熟艾，我很欣赏其设想。三黄清肠热，本已兼可安胎，但过凉有伤脾肾之阳（真火），此赵养葵辈所非议者，配一熟艾，既起拮抗作用，又安胎止腹痛。或有疑艾能助热，不利于痢，这是"归经"问题，艾入肝脾肾，入血室，不归大肠，可无顾虑）

《妇科玉尺》分四节：

①妊娠痢疾，若初起腹痛，里急后重，元气尚实者攻之，宜香连化滞丸（《沈氏尊生书》：木香、黄连、青皮、陈皮、厚朴、枳实、黄芩、当归、白芍、滑石、甘草、槟榔）。

②痢久元虚，日夜无度者补之，宜胃风汤（见前）。

③热下，迫痛、里急者，解之，宜黄芩芍药汤（《伤寒论》方：黄芩、芍药、甘草、大枣）。（按：也可能是《胎产指南》的十一味方，见后）

④其余赤、白、脓血一切等症，皆临时酌治。

总之，胎前杂症虽多，惟伤寒、痢疾最为恶候，不可不虑。

所引三方，一凉、一温、一夹杂，虽简而要，可取。

《盘珠集胎产症治》（书系清代姚江严洁，字西亭，号青莲；施雯，字澹宁，号文澍；洪炜，字缉庵，号霞城。三人合辑，收录各家症治，而出以简洁）录有十二法，节取其三。

①后重不可降气，便脓不得行血，惟顺气和血，佐以导滞消积之味，此妊娠痢疾之要法也。（按：首句"降气"一法，本非后重所宜，因气已下迫谷道，理之则松，降之则后重更甚。次句亦关重要，凡凉血之品，很多兼有祛瘀行血之用，如丹皮、赤芍、槐花、茅根之类，即是碍胎药。故凉血须避行血，而以三黄为首选，银花、白头翁、侧柏、地榆、贯众、马齿苋等颇可选取）

②腹胀而痛，里急后重，三黄解毒汤加木香、当归。（按：以木香顺气，当归和血，合以三黄之清热，选药极精）

③腹重坠下，元气虚也；胎动不安，内热甚也。补中益气汤加黄芩、白芍。（按：以芩清胃，以芍和血，主以补中益气升提之，三法之中具有虚实兼顾之意）

《胎产指南》："妊妇痢疾，以清热、和胎、行气（当云顺气为妥）、养血为主。切不可用大黄、槟榔，以致堕胎。黄芩芍药汤主之（当归、白术、黄芩、白芍、黄连、枳壳、茯苓、陈皮、生甘草、木香、乌梅）。"（按：此方选药平稳、有法，轻灵可喜，又能从多面设想而精简不烦。如归、芍为和血；芩、连为清肠；芍、术调和肝脾；枳、术助运；术、苓、甘扶脾；枳、陈、木顺气；陈、木开胃；甘、梅化阴；乌梅酸涩止痢；甘、苓甘淡利湿。具此十法，实为治病不可多得之方。古人有"以虚治实，以清治浊"之法，即是以通利治痞实，以清淡治秽浊，此方有之）

总的说，调气则后重自除，清里则腹痛可减，消滞则肠垢能清，这是一般的治法，也适用于妊娠。凉血则胎动可安，和肝则腹痛可缓，补气则胎坠可举，可谓是妊娠痢疾独有的治法。


## 3. 泄泻

泄泻古称下利，《内经》《诸病源候论》和仲景书都如此，谓下之爽利者，以有别于痢疾之滞下不爽，以后通称为泄泻。《巢氏·妊娠下利候》："春伤于风，邪气留连，遇肠胃虚弱，风邪因而伤之，肠虚则泄，故为下利，然此水谷利也。"此病因与通常泄泻同。《千金·妇人方》有："治妊娠注下不止方：阿胶、艾叶、酸石榴皮。"此条误列在"妊娠下痢门"中，暴注下迫，而且不止，当属于泄泻为是。石榴皮酸涩而温，入胃与大肠，涩肠止泻，是泄泻的专药，但方中胶、艾二药，治泻似不恰合，当体会为止痛安胎之用。此方仅有石榴皮一药治泻，力量不足。《经效产宝》有一条在"妊娠下痢黄水赤白方论"中，今剔归泄泻："疗妊娠痢黄水不绝：厚朴、黄连、肉豆蔻。"（此方《济阴纲目》名为厚朴散）文中"下痢"二字，王孟英谓"乃泄泻自利之证"，张山雷也云"利下黄水，则无黏滞秽垢矣，故曰脾亏"。

《妇人良方》列举有六证。

①妊娠泄泻或青或白，水谷不化，腹痛肠鸣，谓之洞泄。

②水谷不化，喜饮、呕逆，谓之协热下利。并[3]以五苓散利小便；次以黄连阿胶丸或三黄熟艾汤以安之（按：文中已指明水谷不化的洞泄或协热下利，均当用"利小便即所以实大便"的"分消"法。洞泄不止，令人脱水，目陷肢冷，本是急症，内有胎儿，则液脱胎萎，亦是危候。所以治洞泄先使水液改道，复从小便出，五苓散为主方）。次以黄连等二方的"次"字，应理解为"次序""次第"，而不是次要之意，即泻止接用黄连二方以安胎，为第二步治法（黄连阿胶丸，《妇人良方》中未举出，当系《经效产宝》方：黄连、阿胶、黄柏、厚朴、当归、干姜、艾叶。此在《济阴纲目》名为黄连汤者。胶、连、归、艾合用，是安胎要药）。

③若泻黄有沫，肠鸣腹痛，脉沉紧数，用戊己丸和之（《和剂局方》：黄连、吴萸、白芍。按：沉紧为下实之脉，兼数则为腑热，本方似嫌其轻）。

④嗳腐不食，胃脉沉紧，用感应丸下之［《和剂局方》：南木香、肉豆蔻、丁香、炮干姜、巴豆、杏仁、百草霜。按：此症属积食，但何必用感应丸这样治疗冷积的大温大下，只须以香连化滞丸（《沈氏尊生书》方）类足矣。其次调和脾胃，则可借用薛立斋常用的香砂六君法］，后调和脾胃。

⑤若风冷（所伤）：水谷不化，如豆汁，用胃风汤（《易简方》，已见前）。

⑥寒冷（所伤）：脐下阴冷，动泄（洞泄），用理中汤（《伤寒论》：人参、白术、干姜、炙甘草）、治中汤（见《证治准绳》，即理中汤加青皮、陈皮。因

伤于风冷，才用理中汤的干姜以去寒，可见积食之泻，而调动许多温下之药，如感应丸中的巴豆，是过量的）。

⑦伏暑：心中烦渴，泻水，用四苓汤（因伤于暑热，故去五苓散中的桂枝，仍以利水为主）。

⑧伤湿：泄泻，小便自利，用不换金正气散（《和剂局方》：苍术、厚朴、半夏曲、陈皮、藿香、甘草）、胃苓汤。此四证之大略也。

按：虽云"四证"，实是八种原因和治法。病因不同，应当治有区别，虚实岂可混同。试看薛立斋的方法，就觉过于概括。

①米食所伤，用六君加谷芽。

②面食所伤，用六君加麦芽。

③肉食所伤，用六君加山楂（按：这是过细的分类。城乡居民，不可能摒除肉食、谷食；某些地区，也不可能常得面食。若三症同用山楂、谷麦芽，既有对症，也不致"伐无辜"）。

④若兼寒热作呕，乃肝木侮脾土，用六君加柴胡、生姜。

⑤兼呕吐腹痛，手足逆冷，乃寒水侮土，六君加姜、桂；不应，用钱氏益黄散（《小儿药证直诀》：青皮、陈皮、诃子肉、丁香、甘草）。

⑥若元气下陷，发热作渴，肢体倦怠，用补中益气汤。

⑦若泄泻色黄，乃脾土之真色，用六君加木香、肉果。

⑧若泻在五更、清晨，饮食少思，乃脾胃虚弱，五更服四神丸（《内科摘要》：补骨脂、五味子、肉豆蔻、吴茱萸），日服白术散（按：白术散相传有一二十方，今引《证治准绳》：白术、人参、草果仁、厚朴、肉豆蔻、广陈皮、木香、麦芽、甘草）；如不应，或愈而复作，或饮食少思，急用八味丸补命门火，以生脾土为善。

薛氏八条之中，包含用六君加味者七方，又益黄散、补中益气汤、四神丸、白术散、八味丸等五方，总以温补脾肾为主，仅加一二味药以为辅佐，似乎妊娠泄泻除脾肾虚寒这一原因外，无纯实证者，当是一派之言、一偏之见（温补）。这是薛氏对《妇人良方》的校注，我们反观原著，既有五苓散利水治协热下利，戊己丸治肠中积热，感应丸治冷积，胃风汤治风冷，理中汤、治中汤治寒下，四苓汤治暑热，正气散、胃苓汤治伤湿，这是七种实证方面的因治。再有黄连阿胶丸、三黄熟艾汤的安胎及调和脾胃，没有在治病去邪中忘了妊娠，这一点比之薛氏的一意温补、忘了碍胎、思路狭隘者，为有益于临床多了。究竟临床上不论内科、女科，泄泻的病因总以风、寒、暑、湿、热、滞为多，虚寒是比较为少的。

《妇科玉尺》可选二法。

①妊娠有泄泻不渴、小便清白者，宜三白散（《沈氏尊生书》：白术、白茯苓、白芍）加砂仁、厚朴、苍术、甘草。

②有泄泻肠垢、烦渴内热、小便赤涩者，宜黄芩汤[4]（《伤寒论》方：黄芩、白芍、甘草）加白术、通草、茯苓；腹痛加砂仁、黄连。

以上两方，何等轻清可喜。妊娠自初孕恶阻，直至分娩，以一人的膳食来供给母子二人的营养，纵不能求其有兼人之量，医者促进其食欲、增加其受纳，也就是以胃气为前提，是必须注意的事。历观前人诸方，养血则阿胶、地黄，补气则党参（书中多写人参）、甘草，滋腻厚浊，对脾胃乏于照顾，经泻之后，体力已虚，继服补药，又妨胃口，这在治疗妊娠病的要求来说，是大大的失着。《玉尺》两方，既分寒热之治，又有色淡、气香、味薄的优点，我的经验，妊娠病人是欢迎这种药而厌恶色深、味厚、浊气触鼻的。古人"临病人问所便""临病人问所喜"，一方面是条件反射，一方面是医、病配合，我想也是要紧的。

《胎产症治》录有十一条，今取其三条。

①气急、筋挛、骨节痛，平安散（《证治准绳》：熟地、甘草、陈皮、砂仁、木香、川芎、生姜、烧盐）、紫苏饮（见前）。

②百节疼痛，因恣食口腹也，归凉节命饮[5]（当归、白芍、白术、白茯苓、炙甘草、麦冬、占米[6]）。

按：这两条提出了我前面说过的问题，由于泻多脱水，血虚筋燥，心肝失于濡涵，可造成子烦、子痫，参合两条症状，正有子痫征兆，但处方不符此意，当以荆芩四物汤合葛根芩连汤，和重用木瓜、白芍、葛根以柔筋止痉，甘草、乌梅以化阴，沙参、麦冬以生津，天麻、钩藤以息风等法，较有预防和治疗意义。

③久泻不已，安胎和气饮（《沈氏尊生书》：诃子、白术、陈皮、高良姜、白芍、甘草、当归身）、加减八珍汤（人参、黄芪、白术、砂仁、炙甘草、肉果、罂粟壳）。

浙江萧山竹林寺僧的《妇科秘方》，分症立方很多是一病一方，有其简括的经验。录其一条："第四十八症：胎前泻痢，初起一二日，用甘连汤（甘草五分、黄连二钱、干姜一钱）。"（按：重用黄连，有清肠安胎之功；甘草以制苦寒，亦有苦甘泄热之佐；姜、连寒热拮抗，既相制，又相辅，所以可不问病因寒热而用之）

上引诸方各有长短，须加取舍。我个人体会：清肠是主法。三黄很好，但不如葛根黄芩黄连汤，因有葛根清阳明经腑之热，能退表热、升清气。宜化滞不宜攻滞，香连化滞丸比较平妥。那些选用巴豆的感应丸，或朴硝、大黄者（《妇科秘方》第六十症"胎前泄泻"用三和汤中有消、黄），卤莽动胎，真是不可想象的药。即如山楂、麦芽，也可避则避，有莱菔英、谷芽、鸡内金等可用。补气健脾以固胎，并可升提清气，如补中益气、六君子等。泻久则四神丸佐以酸涩，如榴皮、乌梅、诃子、五味子等。腰痠则杜仲丸（《证治准绳》方），腹痛则三黄熟艾汤，见红则黄连阿胶汤。

大便泄则小便涩，是必然之事。初起洞泄，不忌利水，但不可过剂，并忌逐水，致前后水液两夺而堕胎。因水津不足而小便过少，也宜利用甘淡利邪，如甘草、茯苓、猪苓、芦根、竹茹之类；并甘寒之品，助其津液。

清肠、化滞、甘淡相配合，所以消下焦之浊气；平胃、二陈（苍术燥湿而升，兼升清气，可合香连同用），以化中焦之滞气（必要时则补中焦之脾气）；再加葛根、荷叶、藿香、苏叶等，升上焦之清气，上中下三焦并治，可以顾全胃气，保护胎气。

因想提请人们认识痢、泻对妊娠关系和引起重视，故介绍了许多前代名论，又参加了些个人意见，篇幅不免冗长，但作为专篇，则挂漏尚多，实是不够理想的。

何氏妇科专著校评

［1］白：原作"血"。前已论痢下纯血，疑误。

［2］浸：逐渐。

［3］并：作"先"义胜。

［4］黄芩汤：《伤寒论》黄芩汤方组成：黄芩、白芍、甘草、大枣。

［5］归凉节命饮：《胎产秘书》名归凉节命饮。《郑氏家传女科万金方》名归凉节命散，组成药物为：川芎、芷根、白芍药、麦冬（去心）、当归（酒浸）、白术、糯米、甘草（炙）。

［6］占米：即一般的白米。

● 【评析】

便闭、痢疾、泄泻等病证发生于妊娠期当引起重视，由于疾病本身的病理变化，或治疗用药不当，可引起诸多妊娠病，如子烦、子痫、胎漏、堕胎流产等，因此何时希在此介绍了诸多治法、方药，以供治疗中及时、恰当选用，如便闭可用四物汤加黄芩，或用杏仁、苏子、白蜜、生麻油或水果、蔬菜等，比较平妥。痢疾治宜调气、清里、消滞止痢，并凉血、和肝、补气而顾胎，何时希较推崇《胎产指南》黄芩芍药汤；或用黄芩、黄柏、地榆、黄连、栀子苦寒清肠，以治热痢；艾叶、干姜温脾肾以治寒痢；病久气虚血虚，则用人参、粳米、阿胶、石榴皮、乌梅，并认为薤白是治妊娠痢疾后重的要药。泄泻治宜分证用方，如热伤用葛根芩连汤，寒伤用理中汤，暑伤用四苓汤，湿伤用胃苓汤，伤食用香连化滞丸。邪去泻止，善后调理可用香砂六君汤、黄连阿胶丸等。总之，妊妇泄泻用药宜色淡、气香、味薄，以顾全胃气，保护胎气。

# 四、心、腹、腰痛

● 【原文】

妊娠心胃痛，俗称脘痛，这是一般肝胃痛，无特异点可谈。至于《巢氏病源》的"若伤心正经而痛者，为真心痛。心为神，统领诸脏，不可受邪。邪若伤之，朝发夕死，夕发朝死"，应当属于心脏病范畴，亦是内科。在妊娠范围的心腹痛，巢氏说："由腹内宿有冷疹（即痼冷之意），或新触风寒，皆因脏虚而致发动，邪正相击，而并于气。随气上下，上冲于心则心痛，下攻于腹则腹痛。正邪二气交击于内，若不时瘥者，其痛冲击胞络，必致动胎，甚则伤堕。"这一段很明白地指出了病因、病理和其变化。治法当以祛寒止痛而和气血为主。《金匮》有三方："妊娠腹中痛为胞阻，胶艾肠主之（干地黄、川芎、阿胶、甘草、艾叶、当归、芍药、清酒）。"又："妇人怀妊，腹中疠痛，当归芍药散（当归、川芎、芍药、茯苓、白术、泽泻，为散，酒服）主之。"我们常用的腹痛药以当归、芍药、川芎、艾叶最为有效，胶艾汤正是符合这个要求的。小腹属肝的部位，大腹属脾的部位，所以一般腹痛治法总须调和肝脾，《金匮》当归芍药散中用白术、茯苓也是此意，所以为妊娠腹痛的要方。还有一条：怀妊六七月，其胎已经胀大，以致子脏开而受寒，腹痛恶寒，小腹像有扇在扇它，仲景用附子汤以温其脏，是比较罕见的病，此方已佚。

金·张元素治胎痛用当归地黄汤（当归、地黄、芍药），其病因当属于血虚。而薛立斋的理论，则偏于气血虚、脾虚，而兼有肝气、肝火的副因，方用四君子汤、六君子汤、归脾汤，加香附、川芎、紫苏、枳壳、柴胡或山栀等。

总结上述心腹痛的病因：主要是受冷（先有脏虚）、血虚、气虚、脾虚等，都是不足之症，也有夹些肝气、痰饮之类的副因。至于由心肝火旺，胎气上逼的心腹痛，则属子悬，另于后文述之。

妊娠心腹痛，是值得注意的病，巢氏说的"邪正相击，上冲于心，下攻于腹，冲击胞络，必致动胎，甚则伤堕"，真是很好的预见语。经验证明：痛处在少腹两旁者较轻，尚在于肝的部位；若痛处在脐下（小腹也即少腹）为重，其病已涉及冲脉、任脉；若感到重堕、溺频和腰痛等，则病已及于带脉和少阴肾，即防堕胎了。

腹痛极能伤胎，但最易导致堕胎的还是腰痛，其痛先见在两面季胁下边者为轻；渐次延及后肋下，以致脊中为重，是由带脉而到督脉了，所谓腰痠（痛）如折，即是说这种腰脊急软，不能直坐或正立，以用物挂腰或蹲卧为舒的程度了。若痛处由脊而下，延及尻臀，瘆痛重坠，感到如欲拆开之状，胎即堕下了。《巢氏病源》说："妇人肾以系胞，妊娠而腰痛甚者，多堕胎也""腰腹相引而痛不止，多动胎。腰痛甚者则胎堕也。"所以胞胎之巩固与否，在于少腹的冲任二脉、腰间的带脉和脊间督脉的充实，而足少阴肾则为此奇经四脉最要的主宰。

其病因大约有五：一是有风冷伤于腰部者；二是由房劳触动者；三是有强力举重或闪挫受伤者；四是有素体肾虚，奇脉不固，常有腰瘆者；五是由腹痛不愈，进一步而变腰痛者。

治法首先是补肾、固奇脉，唐·昝殷《产宝》有五个药方：一是当归、阿胶、甘草、葱白。二是一味鹿角散。三是五加皮散（杜仲、狗脊、阿胶、芍药、川芎、细辛、五加皮、杏仁、萆薢、防风）。四是五加皮丸（续断、杜仲、川芎、独活、狗脊、五加皮、萆薢、芍药、薯药、诃子）。五是又方（当归、芍药、人参、杜仲、五加皮、芎䓖、萆薢）。薛立斋用独活寄生汤（杜仲、桑寄生、续断、人参、茯苓、甘草、四物、独活、细辛、秦艽、防风、牛膝、桂心）去后二味。

从上列诸方中可以选出：杜仲、狗脊、续断、桑寄生等最能补肾、止腰痛。独活祛肾经之风，五加皮、萆薢去下焦风湿，专治腰脚瘆痛。均是很好的腰痛"引经"药。其他补气血、祛风寒之品，亦可选加。但要提出的，此时胎已近下，很不稳固，用药须忌温通、下行，如果不慎，一触即下，所以祛风寒的辛通者、补气血的性温者不用为宜。


# 五、胎动与胎漏

胎动过频，妊妇心慌不安，腰瘆腹痛，下部见红，初则点滴如漏，甚则崩冲而下，胎也随之堕落。病名虽分了很多种（见胎前病总论），临床上实是连类的症状，病因相类，而同时互见的。胎动与胎漏，很多是由腹痛腰瘆而来的，其原因约有下列数种：一是由于气虚不能固胎，不能摄血；二是肾虚不能养胎和奇脉不固；三是脾虚不能固气，不能统血；四是房劳触动胎气；五是磕跌闪挫等外伤；六是多服热药攻胎，或服温补药太多；七是恣食酒热炙煿的食物；八是暴怒或素有肝火者；九是血分有伏热者；十是或因伤寒热病而致者；十一是有因悲郁惊恐等情绪，而致气机散乱者等等。

总的说，虚证多于实证，内因多于外因。其最须注意者，《巢氏病源》指出"下血不住，胞燥胎枯，则令胎死"，又"漏血尽，则人毙也"。的确，此二症预后较好的为迟产，或胎萎不长，若是月数较大或临月发生者，则为子死腹中，或母子俱亡。另一方面须注意的是：胎动由频而至动稀，虽然是应有事，但须继续注意它，若由动稀而至不动，有一二天不动，即大有问题了，当然我们结合科学检查，一定能作出更早更好的诊断。但在胎漏已止后，妊妇最易麻痹忽视的时候，如能多多提醒妊妇注意胎动情况，则比我们的诊断更为重要。

在症状方面的辨别，当分三个阶段：一是腰痠脊痠，以至臀尻如拆，是堕胎的预兆；二是胎动频数而至不动，是胎萎或子死的问题；三是漏红太多或崩冲不止，则不仅是胎堕或子死，而是母死的问题了。毫无犹疑的"见动即安，见红即止"是此时的紧急处理。仲景治妊娠胞阻、腹痛下血的胶艾汤（方见腹痛），其中地黄、阿胶的止血，是妇科经过千万次实验的妙药。当归（炒炭也可止血）、芍药、川芎、艾叶（炒炭也可止血）四味，则为治腹痛的名药，但川芎的行血、艾叶的温血在此时则是不甚适宜。十圣散（人参、黄芪、白术、甘草、四物、砂仁、续断）、安胎散（胶艾四物、甘草、黄芪、地榆）等，也是常用有效的名方。下面我们再介绍些常用治法，以供参合应用。

一是止血：凉性药：荆芥炭、黄芩炭、藕节炭、细生地炭、莲房炭、竹茹、地榆炭、大蓟炭（安胎止血，而小蓟则堕胎下血，是忌药）、陈棕炭、侧柏炭等。平性药：蒲黄炭（生用则破血消瘀，是忌药）、阿胶珠、生地炭等。温性药：龙骨、牛角䚡、鹿角胶、炮姜炭、广艾炭、熟地炭等。

二是补肾：熟地、杜仲、川断、狗脊、桑寄生、巴戟天、枸杞子、山萸肉、黑料豆等。

三是固奇脉：金樱子、菟丝子、桑螵蛸、五味子、覆盆子、鹿茸、鹿角胶等。

四是补脾统血：白术、山药、炙甘草等。

五是补中益气：人参或党参、黄芪等。

六是升提：升麻、柴胡、煨葛根、桔梗等。

在总的治法方面，也须分三个阶段：一是"见动即安，见红即止"抢救的阶段；二是胎儿已死或已萎，须用"下死胎"或"补胎萎"的阶段（见下节）；三是若胎不能安、红不能止、胎儿已经堕落，则用药不能再安再止，须改从产后治疗，不在胎前病范围之内了。

# 六、胎萎与胎死

二症在临床上有缓急的不同：胎死多因急剧损伤而致烂死，下之宜早；而胎萎则是胎失所养而干萎，不但不急于用下，有时补药尚可挽回者。胎萎的病因，在《巢氏病源》上说得尚具体："胎之在胞，血气资养。若血气虚损、胞脏冷者，胎则翳燥，萎伏不长。其状，儿在胎都不转动；日月虽满，亦不能生，是其候也。而胎在内痿燥，其胎多死。"

我们所常遇到的胎萎病，大都在三四月后，腹部不见隆起，恶阻症象逐渐消失；脉象亦由弦滑而转为沉细。很多见在：一是剧烈恶阻之后；二是或自己有所损伤；三是或者漏红之后，红止而胎遂不长；四是很多也因于母气太虚，虽未见红，胎也不长。如能发现早、治疗早，犹可长大，但须延迟产期。若到四五个月胎儿当动不动，而始发觉，治之已嫌迟了。

治法总以大补气血为主，用八珍汤。如因恶阻过甚，或曾经泻痢，脾胃虚甚者可用六君子、异功散（四君子加陈皮）。或由于心脾郁结，如《内经》"二阳之结发心脾，有不得隐曲，女子不月"之病，郁结既可引致月经不行，也可使胎儿失养而燥萎，则可用归脾汤合逍遥散，养心脾、疏肝郁。究竟虚寒者多，属热者少，因热尚能催胎，不致萎冷，所以肝热只能作为胎漏或堕胎的病因，但并非胎萎的主因。巢氏所谓"胞脏冷""胎则翳燥，萎伏不长"等文字，都是贴切的经验之谈。

在妇科书上，还有所谓"鬼胎""肠蕈""石瘕"等名，可能也是胎萎之类。临床上我们屡有见到，在初孕象停后不久，或至两三月后，月经自来，或用药攻血而月经复来，夹有核桃或鸡卵大小、裹有脂膜的血块见下，则萎胎已去，此后即月经如常了。

死胎，在《魏书·华佗传》中有二条记录："古凌相夫人有娠二月，腹痛不安。佗视脉曰：胎已死矣，为汤下之。"又："李将军妻伤娠而胎不去，胎死血脉不复归，必燥著母脊，故使多脊痛。今当与汤并针一处，此死胎必出。"华佗在使用针药以前，都曾"使人手摸知所在"，或"使人探之，果得一死男，手足完具"，可见他诊断之谨慎和对人民负责的精神。这是公元三世纪吾国最有名的医学家的病例，可惜记录不详，汤药与针法均失传了。

胎死与子死在《巢氏病源》中是有分别的："因惊动倒仆，或染温疫伤寒（高热病），邪毒入于胞脏，致令胎死。其候当胎处冷。"又说："惊动过早，或触犯禁忌，致令产难，产时未到，秽露已尽而胎枯燥，故子死腹中。"死胎症，以后许多妇科书或写入胎前门，或编在产后门，也有两门都收的。大约以月数少者为胎死，临产死者为子死，实际是一类的病症。

原因方面：宋·赵佶的《圣济总录》说得较具体："有妊娠胎漏，血尽子死者；有坠堕颠仆，内伤子死者；有久病胎萎子死者；有因伤寒、热病、温症之类，胎受邪热毒气，内外交攻，因致胎死，留于胞脏。"前三个是慢性病因，可与上述胎动、胎漏、胎萎结合起来。后一原因是急性的，怀妊高烧，本已严重，加上死胎的秽浊之气，真如《圣济总录》所说的"胎受邪毒热气，必胀大"，近人吴锡璜《评三因方》也说"有软化或腐败化脓者"，这种内部腐烂，秽气上攻，确是危急之候。

症状方面：子死胎冷是主征，其部位是当胎处冷。如月数已大，胎已在脐上者，此时又必重坠至脐下。梁·杨子建《胎产大通论》提了很多症状："子既死，不居子宫，随堕脐下，腹闷冷痛（也在少腹），小便沫出，腹胀四肢逆冷，爪甲青黑，口角沫出，是知胎死。"宋·郑春敷《万金方秘书》云："死胎脉来沉细。"其他书上又有"母闷绝，气上抢心，口中有屎臭者，恶寒战慄"等症状。《千金方》有母子生死的鉴别："母面赤舌青者，儿死母活。面青舌赤，口中沫出者，母死儿活。唇口青、口两边沫出者，母子俱死。"《史载之指南方》："胎死腹中，其脉不涩不绝，即无畏，谓胎不下，当气满实，所以洪大而沉。若涩而短，即死。"《傅青主女科》："凡子在腹中而母可救者，产母之面必无煤黑之气，是子死而母无死气也。"以上这些脉症的胪列，我们可以看出，很多是指热病胎已胀烂和毒气入血而言，若一般慢性原因的胎萎死，或月数少，胎儿不大，胎死不久者，大都不见此类症象，而总以胎不动、胎冷重坠为先见，所以吴锡璜说："胎死腹中，以舌青唇赤辨之，仍未可靠。"我们还须结合科学诊断，方能正确和全面。

治疗方面：一般妇科书大都是把下死胎、难产（生育不顺、横产、逆产、胞衣不下等）合在一门，同法论治。也有像《大全良方》所谓"妊娠羸瘦，或夹疾病，脏腑虚损，气血枯竭，不能养胎，致胎动而不坚固，若终不能安者，则下之，免害妊妇"的那种说法，以及《千金》、巢氏所谓的去胎，《景岳全书》所谓的断产、绝产，《证治准绳》所谓的断胎，《济阴纲目》所谓的下胎、下生胎等各方面，也都混同施治。事实上：下生胎和下死胎的方法，应当有峻攻或攻补兼施的分别。下死胎方面，见到爪甲青黑、舌青、口有屎臭、呕恶气逆等恶症者，也和一般症状有缓急的不同才是。

根据我们初步整理的死胎文献资料，约有二百条以上，其中包括成方、单药、单方、针灸等法，当然这仅是一个开端，还有很多须待发掘。我们觉得明·王肯堂《证治准绳》和《大全良方》一样，提出了"其胎死矣，当下之"的先决治法，中医也唯有用"下法"，是毫无疑义的。接着又指出了"下"的大法有四："寒者热以行之，热者凉以行之，燥者滑之润之，危急者毒药下之。"他所引用的方药比较平稳，略举于下。

一是温下：（甲）乌金散（熟地、蒲黄、当归、交趾桂、芍药、姜、粉草、小黑豆、百草霜）。（乙）桂香散（桂枝、麝香）。（丙）救苦散：单用桂末一钱，痛时童便调下。（丁）以附子汤使胞脏温暖，凝血流动，盖附子能破寒气堕胎，此用温药之意也（此条见《圣济总录》）。（戊）《本事方》（鹿角屑、葱、豆豉）。

二是寒下：（甲）胎死在腹内不出方（大腹子、赤芍、榆白皮、当归、滑石末、瞿麦、葵子、茯苓、粉草、子芩）。（乙）朴硝半两，研细，以温童便调服。（丙）平胃散（苍术、厚朴、甘草、陈皮、生姜、大枣），水、酒各一盏，煎至一盏，投朴硝半两，再煎三五沸，温服。

三是润下：（甲）《千金方》：葵子末，酒服方寸匕。（乙）又，榆白皮煮汁，服二升。（丙）《大全方》：猪脂、白蜜、醇酒合煎。

四是毒药峻下：（甲）一字神散：鬼臼酒煎。（乙）蛇退、麝香为末，童便、酒各半盏调服。

其他各家也有很多平稳之方，择要补充于下。

一是《圣济总录》：用朴硝、水银、硇砂之药，不惟使胎不长，又能使胎化烂，副以行血顺气之药，死胎即下也。这是因邪热而使胎死的理论。水银下胎，历来均有记载，总须审慎，不可妄用。

二是《傅青主女科》：用推送之法，补气使正气上升，补血则血能下降，死胎可出。用救母丹（人参、当归、川芎、益母草、赤石脂、芥穗）。他说："倘使用降子之剂以坠之，则死子未必下，而母气先脱矣。"

三是傅氏又用疗儿散（人参、当归、川牛膝、鬼臼、乳香），仍是以参、归补气血为先，川芎、益母、石脂的去瘀，牛膝、鬼臼、乳香的逐血为佐，据说"活人颇多"。

四是《济阴纲目》的桂心散（桂心、瓜蒌、牛膝、瞿麦、当归），虽是下生胎之方，温血、活血、滑胎，尚可借用。

五是《济阴纲目》牛膝汤（牛膝、瞿麦、当归尾、通草、滑石、葵子、桂心）云："服此药胞即烂下，死胎亦下。"

六是针灸法：南齐·徐文伯针妊妇脚肿：补合谷，泻三阴交，应手而下，男形而色黑。

七是明·楼英《医学纲目》有针灸催生、难产及死胎四穴：太冲八分，补，百息。合谷，补。三阴交五分，泻，立时分解；足小指节三壮。

八是《医宗金鉴》：关元刺之落胎。

最后须将仲景《金匮》下癥的桂枝茯苓丸提出一谈。此方《济阴纲目》改名夺命丸（牡丹皮、桃仁、茯苓、赤芍、桂枝改用桂心），"治胞衣不下，并治胎死"。又名催生汤："候产母腹痛腰痛，见胞浆下，即用本方水煎热服。"此方日本医家备加推重，如《类聚方广义》云："孕妇颠仆，子死腹中，下血不止，少腹挛痛者，用之胎即下。"雉闲焕云："此催生之佳方，凡妊娠中见血下者，此子死于腹中之征也。死胎见种种变征者皆主之。夫下死胎者，用他攻击剂甚不可，即促命期，大可畏哉。余屡有治验，且间见有忽略而误者，故委悉之。"方舆輗云："此方于产前则催生，又出死胎、下胞衣，胎前产后诸杂症，功效不可具述。"我们从仲景原方来看，是桂枝合芍药以调和营卫、和血温血、祛寒止痛，仲景习用的芍药当是白芍，而《济阴纲目》改桂枝为桂心、白芍改为赤芍，这对催生下死胎来说，桂心入血温血的力量更大。以《圣济总录》先用附子汤来温胞脏的方法，推想到"血得热则温而去之，得寒则凝泣而不行[1]"（《内经》语），则胎死血凝，正须用桂心、附子温热之品，才能推下。芍药、丹皮攻血而凉，可以和桂心协调寒温；桃仁攻而润下，相得益彰；茯苓和蜜（五药为末，炼蜜和丸）则是对脾胃的缓和，全方配合的意义大约如此。只是对补气养血方面尚付阙如，不能符合傅青主"补气使正气上升，补血则血能下降"的理论，我们可以适当地辨证以选用之。

● 【校注】

[1] 血得热则温而去之，得寒则凝泣而不行：语出《素问·调经论》："血气者，喜温而恶寒，寒则泣不能流，温则消而去之。"

● 【评析】

妊娠脘痛、腹痛、腰痛，尤其是小腹痛、腰痛是伤胎、堕胎的先兆，其病因多为血虚、气虚、脾虚、肾虚等，或夹有肝气、痰饮等。治疗主要有二法：一是和气血、调肝脾，方如《金匮》胶艾汤、当归芍药散；二是补肾、固奇脉，药如杜仲、狗脊、续断、桑寄生等最能补肾止腰痛，佐以独活、五加皮、草薢去下焦风湿，又是很好的腰痛"引经"药。如腹痛腰痠痛不止，则可见胎动与胎漏，甚则崩冲而下，胎也随之堕落，因此当早期及时地治疗，以转危为安。治取安胎止血，方如仲景胶艾汤，何时希认为方中地黄、阿胶的止血，是妇科经过千万次实验的妙药，十圣散、安胎散等亦可选用。胎萎虽然病因多种，但与胎漏密切相关，有漏止而胎遂不长而萎，治法总以大补气血为主，方用八珍汤。如胎萎不复，或胎漏盛，或胎受邪毒等因而致胎死，则治以下法为主，方如《金匮》桂枝茯苓丸、下瘀血汤等。

# 七、激经与乳泣

● 【原文】

　　《素问·上古天真论》："女子二七而天癸至，任脉通，太冲脉盛，月事以时下，故有子。"王冰注云："冲为血海，任主胞胎，二者相资，故能有子。"这是月经和怀孕的中医生理学说。《巢氏病源》说："冲任之脉，皆起于胞内，为经络之海。手太 [1] 阳小肠之经、手少阴心之经，此二经为表里，主上为乳汁，下为月水。"这些理论均能说明：冲任二经之血，在未孕之前为月经，孕时则去养胎，娩后则为乳汁，所以冲任二经在妇女生理上，成为重要的组成部分。激经和乳泣，则是违反怀孕生理的二种疾病。激经一名盛胎，《产乳集》中有产科熊宗古的理论，说是"血盛气衰，其人必肥"，他提出了"经来不多，饮食精神如故，六脉和缓，滑大无病者，血盛有余也"，作为症状的辨别；又强调说"所来者非养胎之血，若作漏胎治之，必服保养补胎之药，且胎不损，强以药滋之，乃所谓'实实'，其胎终坠"，指出了不必疗治的理由。

　　经验证明：激经确是在肥壮充盛之人才能见到，但一般均在妊娠四五月以前，胎儿需要不大，冲任之血除养胎之外还有余力，所以按月经期而见红，但量一定不多，也有不按经期而见者，仍是一月一行，不伴有漏胎或虚弱的腰痠腹痛等症象，才能作为激经。但至半胎以后，胎儿需要已加大，也就渐止，不须医治的。若是多而不止，或是过半胎而仍行，有症状者，则必须照漏胎的治法急予治疗，否则必致造成胎堕或胎萎的后果，不可忽视。另外尿血虽也是下部见血，但有其与胎漏、激经显然不同之点：即是尿血是尿时有血，不尿无血，兼有尿道烙热或涩痛的感觉，这是须予分别的。

　　　　　　　　　　　　　　　　　　　　何氏妇科专著校评

其原因：一是晋·王叔和《脉经》早已指出是"阳不足（包括气不足在内）"。二是《产乳集》则谓是"未必血盛，荣经有风，则经血喜动，以风胜故也"。这个风胜病因，沈尧封给补了治法，用华佗愈风散（一味荆芥穗炭，唐人用反切读音，改名巨卿古拜散，或简称古拜散），荆芥炒炭能入血，是凉血祛风剂。三是《巢氏病源》"有娠之人，经水所以断者，壅之以养胎，而蓄之为乳汁。冲任气虚，则胞内泄漏，不能制其经血，故月水时下，亦名胞阻，漏血尽，则人毙也"。这是因于冲任气虚者，与漏胎的原因相同，治法亦同。其他如虞天民、沈尧封、武之望等各家，将激经与胎漏并在一谈，由于这二病同有妊娠经来的情况，所以更不可麻痹大意，也就是说如果不是肥盛人，或漏诊了妊娠，认为是月经行少而通之，就铸大错。

关于乳泣：《坤元是保》说："妊妇未产而乳汁先下者，名乳泣，生子多不育。"这是气血大虚，不能固摄乳汁，必使营血耗损，不能下养胎儿而致胎萎、胎死，或则虽产而胎儿先天不足，将来不易长育。急用八珍汤、补中益气汤等大补气血。因此病大都见在九、十月或临产，必须抓紧治疗，或可保全。

# 八、子瘖与子鸣

《内经》所涉及的胎前病，只有子瘖一条，《素问·奇病论》："人有重身，九月而瘖，胞之络脉绝也。胞络者系于肾，少阴之脉贯肾、系舌本，故不能言。无治也，当十月复。"明·张景岳《类经》注说："胎怀九月，儿体已长，故能阻绝胞中之络脉。十月子生，而胞络复通，则能言矣，故不必治。"

但金·张子和《儒门事亲》以为："不若煎玉烛散（调胃承气汤与四物汤各半[2]），入蜜少许，放温，时时呷之，令肺火下降（有些书引作'心火下降'，恐误），肺金自清，则声复出，肺主声故也。"从玉烛散的药味来看，为润下之剂，是不相合的，但张氏所说的治肺之法，却很恰当。经验告诉我们：失音与肺确是最有关系，如外感风寒，内阻痰热的"金实不鸣"，可用金沸草散（金沸草、麻黄、前胡、荆芥穗、甘草、半夏、赤芍）、甘桔汤（生甘草、桔梗）、麻杏石甘汤（麻黄、杏仁、石膏、甘草）等方。多言耗气，或肺阴暗伤的"金破不鸣"，可用麦门冬汤（麦门冬、人参、甘草、粳米、半夏、大枣）、保和汤（天冬、天花粉、五味子、甘草、百合、阿胶、当归、地黄、知母、贝母、款冬、苡仁、杏仁、兜铃、紫菀、桔梗、紫苏、薄荷、百部）等方，很能恢复声音，正是张氏降火清金加以宣肺、润肺的治法。

另外马玄台以为"治之当补心肾为宜"，与《大全良方》相同，这是"舌为心苗""少阴之脉络舌本"的关系，陈修园用四物汤加茯苓、远志，即是此意，与张景岳"儿体已长，阻绝胞络"的理论相应。《妇人良方》陈自明用四物汤合保生丸（即达生散，又名束胎散：大腹皮、白术、紫苏、当归、白芍、人参、陈皮、甘草），其意是束胎使小，以减少对胞络的压阻而恢复声音，可谓是"隔一"之治。

应当说，阎纯玺《胎产心法》所用生脉散（人参、麦冬、五味子）浓煎，服六味地黄丸以"滋水清金"，实为最好的治法，这一类名为"水亏不鸣"，临床常能见到。不过这个"瘖"字，不当从完全失音设想，凡是声音嘶哑，音浊不扬，言语艰弱，发音无力，以及咽痛嗌干等，均是这一类的症状。我们以为既有症状，必有病因，也就是即须治疗，薛立斋迷信《内经》无治之说，而坚持"当调摄以需之（即等待之义），不必惊畏而泛用药也"的说法，是不切实际的。

与子瘖相反的症状是子鸣，《产宝》说是"小儿在腹中哭"，《妇人良方》说是"妊娠腹内钟鸣"，这是声音大小的分别，是个不常见的病症。《产宝》所谈病因为"腹中脐带上疙瘩，儿含口中，因妊妇登高举臂，脱出儿口，以此作声"，由此设想而用的方法："令妊妇曲腰就地如拾物状，仍入儿口，即止。"后人有很多医案提到这个方法，或说"撒钱一把"，或说"撒豆半合，令二人扶定妊妇，缓缓就地拾取，不待毕而儿鸣即止"，等等记载。《医林改错》的作者王清任是反对"脐带脱口"之说的，王孟英附和之，而张山雷则谓"确有是病，妊者拾豆，其声即止，颇觉《产宝》'儿含疙瘩'一说庶几近似"，这个问题尚待大家研究和证明，我个人无此经验。校至此，正读到八三年五月二十九日的《健康报》，记有怀孕三十八周，每每饥时则耳中闻腹中儿啼，旁人亦能闻之，四日后剖腹产双婴如常儿的报道，则真有此病的了。可惜在剖腹前未试用"撒豆"之法，以证明张山雷的经验。

至于治法，约有五种。一是《产宝》：用空房中鼠穴土，同川黄连煎汁饮，亦效。二是《本草纲目》：腹中儿哭，黄连煎汁饮，亦效。三是《大全》：用鼠窟前后土为细末，研麝香，酒调下，立愈。四是《傅青主女科》：怀胎至七八个月，忽然儿啼腹中，腰间隐隐作痛，是气虚之故。子失母之气，则拂子之意，而啼于腹中，似可异而不必异，病名子鸣，气虚甚也。治宜大补其气，方用扶气止啼汤（人参、黄芪、麦冬、甘草、花粉、当归、橘红），服一剂而啼即止，二剂不再啼。五是陈修园《女科要旨》：四物汤加茯苓、白术。

我们从这些治法中，可以找出有热、有寒、气虚、血虚和登高举臂等五种病因，而以傅青主的学说有副证、有病因，而且理法方药俱备，具有实际的意义。

● 【校注】

［1］太：原为"少"。据《诸病源候论·卷三十七·月水不调候》改。

［2］调胃承气汤与四物汤各半：原此句下有"加芒硝"，因调胃承气汤本有芒硝，故删。

● 【评析】

激经是指孕后仍按月行经，并无其他症状，又无损于胎儿，待胎儿渐长，其经自停。然临证需防误以为月经行少而漏诊了妊娠，亦须与胎漏鉴别。乳泣是指妊妇未产而乳汁先下，多发生于九月、十月或临产，多属气血大虚，不能统摄乳汁，宜用八珍汤、补中益气汤等大补气血，以防血不养胎而致胎萎、胎死或胎儿先天不足等不测。

子瘖是指妊娠期间出现声音嘶哑，或不能发声的病证，与肺气不利关系密切，治宜降火清金、滋肾润肺，方用生脉散、六味地黄丸出入。子鸣是指儿啼于腹中的现象，其原因和治疗，古人多主观臆想，何时希较赞同《傅青主女科》之说，认为本症乃气虚之故，治宜大补其气，方用扶气止啼汤，可资参考。

# 第六章　因胎而致病之类

## 一、恶阻

● 【原文】

### 1. 历代学说

祖国医学妇产科著作，在日人丹波元胤的《中国医籍考》中著录的有一百二十五种，日本冈西为人的《宋以前医籍考》又增十四种，见之国内著录的，实际当远远不止此数。现存而最早的当推仲景《金匮》中的三篇妇科，这是通过实践的真实记录。治疗恶阻，《金匮》有二法：①"妊娠呕吐不止，干姜人参半夏丸主之。"（《妊娠中毒症用方选辑》编号 <1>）干姜、人参温补脾胃，半夏化痰止呕，这是治疗恶阻病呕吐症状的祖方。②"于法六十日当有此证，设有医治逆者，却一月加吐下者，则绝之。"此条有人解释作"绝妊"，我想因恶阻而停止其妊娠，当然不必的，楼全善、尤在泾等均主张是"绝药"，楼氏用炒糯米汤代茶，以养胃气。这样，仲景的方法：辛甘苦合剂的干姜人参半夏丸，和不治之治、过期自安的绝药，同是从脾胃立法。另一方白术散 <2>，为甘苦辛咸合剂，比较复杂，不易取用了。

《巢氏病源》说："此由妇人元本虚羸，血气不足，肾气又弱，兼当风饮冷太过，心下有痰水夹之，而有娠也。"形寒饮冷则伤肺而停痰（古人所云"心下"，很多是指中脘或胃），其主要因素还在妊娠。这是总的病因。又说："经血既闭，水渍于脏，脏气不宣通，故心烦愦闷，气逆而呕吐也。"经血中亦有水分，所以或称经水，经停则水积，也就是恶阻呕吐痰水的病理。又说："血脉不通，经络痞涩，则四肢沉重。"把肢重属于血脉经络不通。又说："夹风则头目眩。"把眩作为外风，与后人指为肝旺、胎气者不同。又其"恶阻病者心中愦闷、头眩，四肢烦疼，懈惰不欲执作。恶闻食气，欲噉咸酸果实，多睡少起"，则正是恶阻总的症状，与临床很相符合。

以后，唐·孙思邈的《千金方》完全引用巢氏之论，说："觉如此候者，便宜服半夏茯苓汤数剂，后将茯苓丸，痰水消除，便欲食也。既得食力，体强气盛，力足养胎，母便健矣。"半夏茯苓汤（半夏、生姜各三十铢，茯苓、干地黄各十八铢，橘皮、细辛、人参、白芍、川芎、甘草、桔梗、旋覆花各十二铢——每二十四铢为一两 <3>）加减法："客热口疮，去橘皮、细辛，加前胡、知母。冷痢去地黄，加桂心。内热二便闭少者，去地黄，加大黄、黄芩。"从本方的剂量可以看出用药的主次，从加减法可以体会对客热（即外热）、内热和冷痢、二便闭少等用药的方法。（茯苓丸是茯苓、人参、桂心、干姜、半夏、橘皮各一两，白术、干葛、甘草、枳实各二两）这两方的主要组成，是"四君、二陈"和仲景治恶阻的"干姜人参半夏丸"，不过又比仲景扩大些。《千金》另外二方均以橘皮、竹茹为主，一方无名（竹茹、橘皮、茯苓、生姜、半夏），一方橘皮汤（橘皮、竹茹、人参、白术、生姜、厚朴 <7>），二方仍着重在脾胃，但竹茹甘寒，凉血止呕，与半夏茯苓汤加减法中的知母、大黄、黄芩，方法已兼顾热的病因了。我们对《千金》诸方，应当特别提出的是：地黄的补肾涵肝，桔梗、前胡、旋覆的宣通肺气，以及清热，是恶阻治法中，脾胃以外的三个重要方面。《外台秘要》有不少恶阻方，其中有《近效》竹茹方（竹茹、橘皮、麦冬、前胡、芦根。四肢烦蒸加地骨），是清肺养阴的一个方法。

宋·郭稽中《产育宝庆集》、朱端章《卫生家宝产科备要》恶阻理论均出巢氏，载有三方：①竹茹汤（比《千金》橘皮汤多麦冬、茯苓、甘草 <8>）。②人参散（人参、枳壳、厚朴、甘草 <11>）。③地黄丸（人参、干姜各一两为末，生地黄汁和丸 <28>）。这里可以提出的是：人参散系从唐南山道士的瘦胎方（枳壳、甘草）的宽气法而来。地黄丸是对《千金》半夏茯苓汤加以改制，用生地黄汁则比干地黄减少了黏腻，使呕吐者易于接受。而其治则是肾与脾胃两个方面，药不过燥，已转偏于凉了。

《妇人良方》因袭《千金》，无所发明。《济生方》在病因方面，有"此由妇人本虚，平时喜怒不节"一段，这个情志原因的发现很重要，对恶阻的"木旺克土、肝胆犯胃'理论，指出了一个线索。但严用和本人却未充分利用，仅说："理疗之法，顺气理血，豁痰导水，然后安平矣。"所出三方：①旋覆半夏汤，与《千金》半夏茯苓汤同意，地黄改了当归。②人参半夏丸即仲景干姜人参半夏丸。③缩砂散（砂仁、生姜汁）。他这三方均有生姜，前二方且有干姜。生姜散寒止呕很有效，如有胃热，亦可轻用作"反佐"，如姜川连、姜竹茹之类。但干姜温中而守，辛热内留，恐迫血妄行，还须慎用。

元·朱丹溪胎前治法，是主张用"养血、清热、健脾"三法的。他治恶阻，可概括为四类：①口苦厌食，四物汤加白术、黄芩、砂仁 <20>。②从痰治，多用二陈汤、一味白术为丸。③四物去地黄，加陈皮、半夏、砂仁、神曲、藿香、麦芽、苍术、白术之类。④有妊二月，呕吐眩晕，脉左弦而弱，此恶阻因怒气所激。肝气既伤，又夹胎气上逆，以茯苓半夏汤下抑青丸 <21>。他用抑青丸治怒气伤肝，正可作对严用和理论的补充。总结他的治法是：①养血，当归为主。②清肝清热，黄连为主。③健脾化痰（此痰乃为脾虚所生者），白术为主。理法方药，整然可从。

明代薛立斋治恶阻，方法很多，他灵活地运用了二陈汤加减，四君子汤加味，和《金匮》《千金》等方。在脾胃方面（包括虚、痰、食、气等）共有加减二十余法（详见《校注妇人良方》中 <4>），可见他对脾胃一门的深入研究。而于气恼、恚怒，木旺克土方面，也给提出了健脾与疏肝、清肝同用的治法，如归脾与逍遥加味的合法等。

李梴《医学入门》、王肯堂《证治准绳》所引《内经》"无阴则呕 [1]"一个病因，即是血虚的虚呕，症象是"左脉必弱，头疼，全不入食"，治法用理血归原散（四君、二陈、四物去地，加枳壳、桔梗、丁香 <41>），也只是补血健脾理气，不是新创的学说。明末清初的傅青主，他用顺肝益气汤治肝血太燥的恶阻，以为肾水养胎则无暇养肝，肝失养则急，肝急则火逆而动，以致呕吐；呕吐则伤气耗血。用药当于"平肝补血之中，加以健脾开胃之品，则气能生血，尤益胎气。"他正确地指出了"平肝则肝逆除，补肾则肝燥息，补气则血易生"三个治理，议论明畅，辨说透达。其方用人参、当归、苏子、白术、茯苓、熟地、白芍、麦冬、陈皮、砂仁、神曲 <40>，也很平稳，可谓是一个具有整套"理、法、方、药"的治则，也是对《内经》"无阴则呕"一句极有体会者。

清代诸名家在继承的基础上，也丰富了一些理论，如《医宗金鉴》的胎气上逆，用保生汤（砂仁、白术、香附、乌药、陈皮、甘草、生姜。与《妇人良方》<10> 不同）；胆逆用温胆汤（二陈加枳实、竹茹 <22、23、38>）。《女科辑要》说："痰塞胃口，肝阳过升。"以为呕吐不外肝、胃两经病，遵用《千金》半夏茯苓汤。《妇科玉尺》的"体肥恶阻痰必盛，用二陈汤；体瘦恶阻火必多，用二陈汤加山栀、连翘"。张山雷的"呕吐皆肝气上逆，纵无怒气激动，其病亦本于肝"，用药推许丹溪的"抑青丸"等等，不再多举了。

上面引述自张仲景至张山雷（公元205—1934）相当于一千七百余年间的恶阻理论。我们试加分析和综合，其牵涉的机体、脏腑为脾胃、肾、肝胆、肺、气、血、阴；病因方面为寒、热、痰、食、气（肝气、胎气即浊气）、火等，可谓理变多端，众法杂陈，丰富多彩了。


### 2. 总的恶阻病理

妊娠之后，血去养胎，肝木失去涵濡，以致肝体不足，而肝用反有余了（肝用即肝因失却平衡后的偏亢的作用。一般说包括肝气、肝火、肝风、肝阳四者），犯于胃则见呕恶、厌食。肝体既虚，则求助于外，所以喜酸。经停之后，其精华则聚而养胎，其浊气不得下泄，则上逆不平，或犯胃而致呕恶；或更上扰清空，则为头晕、头胀、头重，即是所谓"清气不升，浊气不降"的胎气。

肢体怠惰、多睡少起者，其原因大约有四：①因浊气中困，气血运行失其常度。②因肝气犯脾（肝气或犯胃，或犯脾，都是"木克土"的关系）。③脾为肝气所制，或浊气所因，则四肢无力，肌肉软重，因脾主四肢，又主肌肉也。④因饮食减少，营养不足之故。发病时期，一般都在月余至二三个月，乃肝、胆养胎之时。以疲懒无力为主症，故俗称为"懒喜"。

其他原因：如肝气横窜于肝络，则见胁胀胸闷。有肝火则口苦胁痛，因"胁乃肝之分野"，肝络分布于胁下之故。兼有胃热则口臭、渴饮，或牙浮龈肿等。兼有水、湿、痰饮，则脾气失于展舒，而见中满、痰多、身重，饮食不运等。兼心虚则见心悸、失眠等。兼肾虚则见腰痠、带多等。心、肾虚弱，则中无所主，下无所固，最易引起堕胎，须注意之。兼有肺气不肃，或风痰留恋，则见气逆，或咳嗽多痰。兼有肺热，则见舌燥而渴，痰黄不爽，甚且因肺不肃而影响到胃气不降，则呕恶更甚。兼有湿热，则带多色黄，小溲黄，纳呆多恶，胸闷不快。

### 3. 恶阻与五脏生克循环的关系

恶阻病理，一般虽说以肝胃为主，实亦牵涉于五脏；尤其当用常规治法不效，或屡用肝胃药而无效的，就当进一步去追究气、血、阴、阳，寒、热、痰、食、气、火等兼夹病因，或更进而探求五脏相生、相克，和其循环、胜复的病理。

恶阻与五脏生克循环的关系，略举如下。

①肝木的作用善升，如因肝体失涵、内热、胎中浊气、怒火等兼因则更升。

②胆木喜降，如因内热或肝升者，则胆也因之而不能降。此二者是木的本病。

③脾土喜燥也喜升，如果木旺侮土，或土为湿困，或中气虚，或胎水的浸渍，均使失其燥升之性。《内经》所谓"卑监之土，失其广化[2]"，也就使运化失其作用了。

④胃土以通为补，以降为顺，如被痰、湿、食、气等邪所阻，则痞而不通。加以肝胆之木邪侮之，胎中浊气干之，即致升而不降。呕吐最能耗胃气、伤胃阴，则气阴两伤，受盛无权。脾胃阴阳两土（脾为阴土，胃为阳土）既病，则水谷不能消化，精微无从化生，胎儿缺乏营养，母亦受亏，既给胎水肿满造成发病因素，甚至如汤建中所说，"脾土不运则生湿，湿生痰，痰生热，热生风"，又为子烦、子痫的发作创造了条件。

这是肝胆、脾胃的各自发病，接着是"虚则不能制人，而反受克；实则不受人制，而反克人"的问题。例如：

⑤木旺必克土。

⑥土实不受木之克。

　　　　　　　　　　　　　　　　　　　　　　何氏妇科专著校评

⑦土虚不能胜木之克（"虚"字作不足解，即"精气夺则虚"。"实"字应体会有两义：一是充实、壮实，而非不足；二是"邪气盛则实"的邪实）。

⑧土湿则木陷，犹如树木灌水太多，则失其条达升发的力量。

⑨土虚不能生金，金气弱则不能制木（金本克木），木气乃更旺，又克于土。

⑩肾水既去养胎，不能兼养于木（水本生木），母虚不能生子则木虚，肝体失涵，则肝用更强。

⑪肝体既虚，木虚不能生火（母虚及子），则心体失养而心用遂旺；心火不能得已虚之肾水相制（水本制火），则火更旺。

⑫水不制火则心火盛，与原有的肝胆之火互相纠结，则君相二火交炽，升逆更甚，而脾胃更不安了。

⑬火本克金，二火既旺，必致刑金犯肺；肺失治节之令，更不能制木了。

⑭脾胃既虚，则土不能制水，水湿泛滥，肾的排尿作用失司，可成水肿。

以上略举大概，当然不够完备，也有不妥的地方，但可以从这里找出一些早期妊娠中毒的恶阻与晚期妊娠中毒症发病机制的相互关系，从而寻觅防治的方法，也许是不无帮助的。恶阻病在胎前诸病中，看来虽不是严重疾患，但影响了孕妇生活、精神、饮食等各方面，使之不能安定或有所负担；在病理机制方面，又有如此错综复杂的变化。但由于旧社会所造成"勿药有喜"的习惯，使有些妊妇放弃了求治的机会，以致减弱了妊妇抗病的主观能动力；因恶阻失治的较长阶段，所造成的病理的习惯性；以及胎儿的营养问题等等。这一些对晚期妊娠中毒症的发作、产后的恢复力、孩儿将来的成长能力等一系列问题，都会引起不少变化。我们觉得有必要提请临床家对恶阻病予以注意，大力治愈的必要。（本节与上节，均参看第七章《早期妊娠中毒症发病机制图》）

### 4. 半夏碍胎说

《大全良方》对《千金》半夏茯苓汤、茯苓丸之用半夏，以为"有动胎之性，盖胎初结，虑其易散，不可不谨也"；而薛立斋则持异议，他说："半夏乃健脾气、化痰滞之主药也。"程国彭说："半夏虽为妊中禁药，然痰饮阻塞中脘，阴阳拂逆，非此不除，以姜汤泡七次，炒透用之，即无碍也。"高鼓峰也说："半夏损胎，可信乎？曰：独食半夏一味，虽非胎亦能损人，若与参、术同用，但著开胃健脾之功耳。"《本草纲目》引张元素之说："孕妇忌之，用生姜则无害。"现在我们所用半夏，已是用姜制过，没有生用的，也就是"无害"的了。另外王节斋说："治恶阻者必用二陈、六君、生姜、半夏之属而后效。"薛立斋又说："半夏、茯苓、白术、陈皮、砂仁，善能安胎气、健脾胃，予常用验矣。"有很多的经验告诉我们，半夏对恶阻的呕恶、痰多症象是有其优良的效果，可以证明它没有碍胎的副作用。

**5. 治法和方药归纳**

《普济方》是集录明初以前药方最多的方书（共有61739方），恶阻部分收有55方，除去胞阻、子烦误入的4方外，实为51方，再将《妇人良方》《济阴纲目》《女科辑要》《妇科玉尺》《证治准绳》等十余书所录的恶阻方综合起来，约共60余方。我们试分为四门：脾胃门最多，有40余方；肝胆门次之，有10余方；肺门、肾门各有5、6方。除在第一节各家理论中已择要介绍了些外，限于篇幅，不能备录（实际上也非全是可用之方）。这里将介绍一些临床用药的大概，以供参考。

①脾胃门：一般以辛、甘、苦味为主，主方如二陈、四君子加味、半夏茯苓汤、人参橘皮汤、保生汤、二香散等。辛能散寒，如有内热，则用少量作为"反佐法"；甘能和中补气；苦能降逆止呕。兼有胆热者加苦寒，兼肝气者加辛香顺气（均见下），兼胃热者可加知母、生甘草、芦根等。若丁香、肉桂等辛热活血，和一些气味香烈的药，能上升和走窜，均须慎用。

另外我们体会到古人脾胃门的用药，大都是香、砂、陈、半为多，但当浊气上干，胃气蔽塞不醒时，此类药的气味又嫌较厚，厚则重浊，影响了已弱之胃的吸收，须改用"清养胃气，轻香化浊"之法，选取"气味轻清，药汁平淡"之药。如清养脾胃的香稻叶、谷芽、粳米、炒糯米、小麦、芦根、生白术、生益智、扁豆衣、白茯苓等；轻香化浊的藿香、佩兰、砂壳、蔻衣、朴花、佛手等；清热如竹茹、竹叶、桑叶、丝瓜络等；稍带苦味者则有荷叶、荷叶边、橘白、枇杷叶、石斛等。此类药在胃反应过敏、苔薄腻而较浊、舌偏红、择食厌食、呕恶较重者，临床用之，自能见效。

②肝胆门：主方如竹茹汤（条芩、白芍、苏梗、枳壳、竹茹、茯苓、陈皮、广藿<8>）、左金丸<2>、逍遥散<24>、二香散（《妇科玉尺》<17>）、加味温胆汤（《金鉴方》：原方加黄芩、黄连、芦根、麦冬、生姜）等。

药的分析：疏肝气如香附、乌药、当归、柴胡（呕甚者忌升，柴胡勿用）、苏梗等。清肝胆如黄连、黄芩、山栀、竹茹等。通肝络如旋覆梗、薤白头、橘叶、橘络、丝瓜络、路路通等。胁胀甚，且舌红、脉细者，须合敛肝法同用，如乌梅、白芍、木瓜等。这里进一步的治法，又有下列三种：缓肝法（即是补土以御木邪）用甘药如四君子等。泻子法如黄连、知母、竹叶心、连翘心、灯心、莲子心等，使"木火勿合邪，子母勿同病"。补母法（即滋水涵木）参考肝肾门。

③肺胃门：主方如芦根汤<32>、近效方（青竹茹、麦门冬、前胡、橘皮、芦根）、人参木瓜汤<37>、加味温胆汤（见上）等。用药则以甘寒为主，润肺清金，助其清肃的作用，也可清降肺气、抑制肝胆，如白杏仁、苏子、冬瓜子、蛤壳、地骨皮、百合、麦冬、沙参、生甘草、桑白皮、枇杷叶等都可适宜采用，这种"资金平木"的方法很能收到"肃肺抑肝"的效用。

④肝肾门："补肾以安胎，滋水以生木"，与一般要求为填精益髓、滋腻厚补者不同。主方如傅青主顺肝益气汤（见前）、高鼓峰滋水清肝饮<26>、魏玉璜一贯煎<30>等。主要我们在用补肾之时，必须照顾到这是恶阻病，不要用滋腻而碍其脾胃，妨其饮食，所以用药不妨轻些，如料豆、生地汁、天冬、潼沙苑、熟女贞、旱莲草等较好。

前面谈过：恶阻与肝胆、脾胃最有关系，所以治法还是以此二门为主，肺与肾二门一般只是作配合治法，起辅助和间接的作用，也即所谓"隔一"或"隔二"之治。（参看第八章《妊娠中毒症用方选辑》）


● 【校注】

［1］无阴则呕：语意可参《素问·示从容论》："夫伤肺者，脾气不守，胃

气不清，经气不为使，真脏坏决，经脉傍绝，五脏漏泄，不衄则呕。"

[2] 卑监之土，失其广化：语出《素问·五常政大论》："土曰卑监……卑监之纪，是谓减化。"又："土曰敦阜……敦阜之纪，是谓广化。"卑监，指土不及；敦阜，指土有余。

## ● 【评析】

恶阻是指妊娠早期出现恶心、呕吐、择食或食入即吐，甚则呕吐苦水或血性物等症的病证。其病机以气血不足、肝木失养、肝旺犯胃、浊气不降为主，即以肝胃不和为要，但可牵涉于五脏。治法方药溯源《金匮》干姜人参半夏丸，取益气化浊降逆法；后世《千金》诸方有用地黄补肾涵肝，桔梗、前胡、旋覆宣通肺气；朱丹溪主张用当归养血，黄连清热，白术健脾化痰；明代薛立斋用归脾汤与逍遥散加味合法治疗等，临床可随证选用。

# 二、胎水肿满
## （子肿、子气、子满）

## ● 【原文】

### 1."肿属于脾"学说

胎水肿满虽有虚、实之分，但其主要关系属于脾脏，是无疑问的。《素问·至真要大论》说："诸湿肿满，皆属于脾。"张景岳《类经》上解说："脾主肌肉，故诸湿肿满等证，虚、实皆属于脾。"这是一般的内科理论，但如加上了妊娠因素，病理就比较复杂了，《巢氏病源》的"妊娠胎间水气，子满体肿"一条，有较多的理论："此由脾胃虚弱，腑脏之间有停水，而夹以妊娠故也。妊娠之人，经血壅闭，以养于胎，若夹有水气，则水血相搏，水渍于胎，兼伤腑脏。脾胃主身之肌肉，故气虚弱，肌肉则虚，水气流溢于肌，故令体肿；水渍于胞，则令胎坏。然妊娠临将产之月而脚微肿者，其产易，所以尔者，胞脏水血俱多，故令易产。而水乘于外，故微肿，但须将产之月耳。若初妊而肿者，是水气过多，儿未成具，故坏胎也。"这一大段说得很具体：脾胃虚弱的人，脏腑之间有停水，加上妊娠因素之后，血去养胎，而血中水分因脾虚而不能渗化，则一面下渍于胎，一面流溢于肌肉了。他所说临产则不妨，我们说还要结合心脏、肾脏和血压的情况，方可以下诊断。"初妊而肿，儿未成具，可令胎坏"一节，"水晶胎"预后不佳，这是个较早而宝贵的经验。

《金匮》妊娠水肿文字有二条："腹满不得小便，从腰以下重，如有水气状，怀身七月，太阴当养不养。"七月是手太阴肺养胎之时，所以注家说是"肺气不降之故"。但原文又说："此心气实，当刺泻劳宫及关元，小便微利则愈。"刺劳宫是泻心气，刺关元则《金鉴》说能"落胎"，这条治法不恰当，病理也有些杂乱，我们存疑吧。另一条："妊娠有水气，身重，小便不利，洒淅恶寒，起即头眩，葵子茯苓散 <48> 主之。"从头眩的症状来看，已有中毒的迹象，很可能转成子痫了（近人陆渊雷氏《金匮要略今释》也有此说）。这条正是属于妊娠中毒症的水肿，茯苓是治疗水肿的要药，而葵子则是滑胎的禁忌药，如临产或是肿势严重时，就不必顾忌了。方药只此二味，是妊娠水肿的祖方，其治法是运脾和利水，这葵子现在很少采用，而其治法则为我们现在常用的。从《内经》《金匮》和《巢氏病源》可以看出，古时肿满是不分的，外见为肿，自觉为满，所以巢氏拿"子满体肿"作为一个病名，也只是一个病理，找不出肿与满分割的理论。

《千金方》三个药方都很好：①治妊体肿有水气，心腹急满汤方（即《崔氏方》茯苓白术汤 <62>），苓、术各用四两，着重在运脾，次要在旋覆、杏仁的降肺（对《金匮》"太阴当养不养"所谓肺气不降补出了治法），又用苓、术配合，以安胎降热，也可说对毒血部分有了照顾，配伍很是周到。②鲤鱼汤"治妊娠腹大，胎间有水气" <49>，白术用至五两，茯苓四两，得姜的配合，更能运脾温脾[1]；鲤鱼甘平，是利水退肿的要药，得姜可以去腥，得茯苓则利水而不致伤脾；又加了归、芍养血，比之上一方，主法不动，又加了养血一法。③治妊娠手脚皆肿、挛急方（赤小豆、商陆根），肿满是气分病，如肿毒入血，则筋络拘急，这是危急之症，二药均是清解血毒，商陆更是泻水退肿的毒药，故为妊娠水肿的重剂。

唐·杨归厚《产乳集》："妊娠三月，足肿至腿出水，饮食不甘，似水肿，谓之子气。至分娩方消者，此脾胃气虚，或冲任经有血风。"未出治法，陈自明《妇人良方》引用此条，归入胎水肿满门，不另立子气一门。治法为天仙藤散<51>，此方出在宋代大画家李龙眠所传，《本草纲目》记载较详："妊娠水肿，始自两足，渐至喘闷，似水，足趾出水，谓之子气。乃妇人素有风气，或冲任有血风（血风二字的病理，似乎是瘀血夹风，但方中既无祛风，亦无祛瘀，后人对此理论也很少利用），不可作水，妄投汤剂。"服后"小便利，气脉通，肿渐消，不须多服"。我们再考《本草纲目》天仙藤的记载：性味苦温，功效是"流气活血"，现在配合香附、陈皮、乌药、紫苏等同用，可以肯定这是治疗因气滞而成水肿的主方，为现代遵用之方。这个气滞理论的提出，应当说是胎水肿满症整个理论中的重要组成部分，我们有加以重视和适当补充的必要。例如：①有因肺气不降，而致水道不利者。②因有肺气壅滞，而小便不通，如《内经》"上焦不行，下脘不通"之说，譬如滴管取水，按住上口，水就不滴的物理。③有脾气不运，而致停水者。④有风水相搏，玄府（指毛孔）之气闭塞而成肿病（如《金匮》风水病）者。⑤有鼻窍之气不通，风湿郁于头面者（《金匮》有瓜蒂搐鼻法）。⑥《内经》说："三焦者决渎之官，水道出焉。"又："上焦如雾，中焦如沤，下焦如渎。"如果三焦气机不宣，亦致停水。⑦有肝气横逆，失于疏泄，郁滞于中，而致气湿不化者。⑧有木旺侮土，肝气犯脾，而致脾湿停留者（天仙藤散主要对象是肝气的郁滞，所以用了香附、乌药、苏叶、天仙藤等大力疏气。而于脾的方面，也有陈皮、甘草、生姜、木瓜等，但化湿的力量较小，可见是次要的配佐法）。⑨有风冷水湿伤于筋骨，使关节之气血不利，而成历节痛者。⑩有因风寒湿三气杂至，袭于表分，使肢节之气血阻滞，而成痹症者。11 有肺脾气虚，中气下滞，而致停水者。12 有湿热停留，阻滞气机，使膀胱之气不化而水道不利者。13 有肾阳不足，火不生土，土气滞冷，失于运化而停湿者。14 有肾阳不温于膀胱，膀胱气化呆滞，气不化而停水者（肾阳虚的水肿，在内科较多，但与胎水肿满关系不大）。以上所举一些"气滞"的病理，虽不够全面，但可以看出气滞造成停水积湿和促成肿满的关系之重要了。

唐·咎殷的《经效产宝》有四方，均没有名，我们给择要综合一下：运脾仍是重用白术、茯苓，为四至六两；降肺则用旋覆、杏仁、葶苈、桑皮；有郁李、槟榔的泻水，泽泻的利水；枳壳的疏气，比之《千金方》没有多少进步。但其理论："脏气本弱，因产（孕）重虚，土不克水，血散入四肢，遂致腹胀，手足面目皆浮肿，小便秘涩。"他提出了"土不克水"的问题，可有二种解释：①脾土虚则水湿不能运化而停聚。②脾虚湿多，增加了肾的负担，而影响其排尿作用，是指脾与肾（土与水）五行克制的关系。

综观以上从汉至唐这一阶段的理论：仲景的肺、脾；巢氏的脾胃（胃不主要）；《千金》加了养血和逐水，用药温、凉均有；《产宝》于机制方面多了"土水"关系，也加了疏气一法。

### 2. 宋以后各家理论和治法

"全生白术散治妊娠面目浮肿如水气"（白术、橘皮、腹皮、茯苓、生姜 <50>），是治肿的名方，出在宋·王贶的《全生指迷方》，此方与五皮饮（《中藏经》<53>）同为"以皮行皮"之法，可以参合应用。（《妇人良方》五皮饮有木香 <52>）

薛轩《坤元是保》说："妊妇浮肿有二说：有水肿，有胎气，水肿者少，只是胎气，乃胎病也，名子肿，紫苏饮主之（紫苏、腹皮、川芎、白芍、当归、人参、甘草、陈皮）。腹胀小便不利，乃胎水病也，加白术、泽泻、木通治之。若三焦热者，加山栀、黄芩，利小便、退肿甚效。"在他理论上，似乎水肿和胎气划分很清，但其治胎气的紫苏饮，仍是"疏气利水"，与水肿治法也没多大分别。他另外两方：分气斡旋方（木通、苏叶、桑皮、陈皮、桔梗、草果、茯苓、五味、甘草），又泽泻散（泽泻、木通、桑皮、枳壳、槟榔、赤苓 <56>），也仍是疏气、利水二个法则。与薛轩同时的郑春敷《女科济阴要语万金方》内容与《坤元是保》大致相同，说："郑氏家传治胎前浮肿，用分气紫苏饮，必加木通一撮，盖木通，行小便之要药，人患浮肿及气急，脾肺胀，大便皆不能泄，亦不可泄，必利小便而后行散，水通引领之功，可胜言哉。"木通催生下胎，是值得斟酌的药，但他反对泄大便、主张利小便的理论，也是退肿的重要治则。而且泄泻伤脾，可使胎坠，比之内科水肿可用泄法者不同。

《产宝诸方》(此书序文为陈氏《妇人良方》所引用,《台州经籍志》定为宋·王卿月撰)有"治十种水气,逐阴固阳"的神仙紫金丸,用桂心、附子、三棱、莪术等,药味很杂,不足取法,但此方服法中,有"忌盐数月,若不忌盐,服此无功。病自小便去",文中"数月""无功""病自小便去"等语,对肾病的忌盐提出了很确定语气的指示,当然这个中医对水肿的忌盐学说恐还不是最早,但在1166年以前的妇科书中,却尚没有发现过。

《女科百问》的学说有三点可利用:①"妊娠至八九月腿脚肿者,不可为水病治之,恐导其真气。见此状者,则知其易产也,盖胞脏水血俱多,不致胎燥,当用顺气滑胎之药。"他指出导水药可伤真气,这个理论可以注意。②"初妊而肿者,儿未成具,诊其脉浮,腹满兼喘者,其胎必堕也。"文字比巢氏通顺,又补充了水肿胎堕的诊断法。③是瘦胎的枳壳散(枳壳、甘草),令子紧小的救生散(人参、诃子、陈皮、白术、大麦肉、神曲)。水渍于胎,则使胎肥满,也阻滞了气机的流通,如胎未损坏,胎肥也能影响生产,除了"去水"以外,让胎紧小些,也不能说没有意义。"瘦胎"的说法,在唐代以后,已为历来妇产临床家所津津乐道了。

《妇人良方》指出胎水肿满有四种原因:①有脾虚水气流溢;②或因泻痢,脏腑虚寒;③或因疟疾饮水,脾虚湿渍;④或因水渍于胞,不能分利。皆致腿足、肚腹肿症也。这些原因虽仍不离《巢氏》脾虚、停水二个范围,但能提出泻、痢和疟疾可以致于脾虚和造成水停的道理,让我们重视这些胎前内科病证,也可以对胎水肿满起了预防的作用。

朱丹溪说:"胎前宿有寒湿。"有用一味山栀法(炒、研,米饮调服),则是湿热的疗法。又说:"妇人怀胎,亦有气遏水道而虚肿者,此但顺气安脾,饮食无阻,既产而肿自消。"这也是气滞停水的理论,其理论较偏于实。明·薛立斋分出脾胃虚弱、脾虚湿热、脾肺气滞三种原因,则是以虚为本,以气滞与停湿为标。他的用法是补法较多,没有涉及全属实证的肿满。

### 3. 病理综合

我们对这些名家的胎水肿满病理,略加综合:一般都是虚中夹实为多,也即是大致同意于脾虚或气滞而有停水，病在气分。陈自明、薛立斋二家的理论比较全面，可以作为代表。偶有从《巢氏病源》"经血养胎，若夹水气，则水血相搏"之说，而牵涉到血分，如唐·杨归厚，宋·齐仲甫（陈良甫也有）、赵佶等，但没有专治血水的方药流传。也许所谓"血水相搏，血化为水"只是肿满的远因，及其既成肿满，水不能复化为血，只见有水，不见有血，治法只须治水，即可退肿，不必再去治血了。

胎水肿满的脏腑机制部分，在我们目前手边的一些文献资料，尚没有找到肾阳虚弱方面的"火不化水"和"火不生土"的二种关系，也很少看到治疗胎水肿满采用桂、附等温阳的药方，这和一般没有妊娠因素的内科水肿病在理论方面有些不同，尚有待于充实和进一步的探讨。

### 4. 治法体会

探讨上述许多名家的理论和其配用的方剂，让我们在治法方面得有如下体会。

胎水肿满的体征表现在浮肿，"退肿"应为第一要义。可分五个方法。

甲、致肿的病邪是水湿，而水湿之逗留不去，由于小便不利，如果小便利则水湿自去，当用"导水"法以利小便。用方如：①茯苓导水汤<55>；②泽泻散<56>；③防己汤<61>；④鲤鱼汤<49>。

乙、停水的部位在肌肉，肌肉中的停水非导水之药所能达到，当用"行皮"之法以辅助之。用方如：①全生白术散<50>；②五皮饮<53>；③五皮散<52>。

丙、脾主肌肉，肌肉的停水，很多由于脾气不运而来，还应"运脾"。运脾利水，以白术、茯苓为主药。我们从《千金》鲤鱼汤等二方、《产宝》的三方，均重用白术、茯苓四两至六两，剂量比他药为重，可以看出古人的经验。傅青主也对茯苓的长处作了评价："湿症而不以此药为君，将以何者为君乎？况重用茯苓于补气之中，虽曰渗湿，而仍是健脾清肺之意。且凡利水之品，多是耗气之药，而茯苓与参、术合，实补多于利，所以重用之以分湿邪，即以补气血耳。"事实证明，苓、术同用，不但不致耗气伤胎，而且虚实咸宜，利水而不伤正，补脾而不碍湿，就是不配人参，已有很高的疗效了。"运脾"法的用方如：①全生白术散 <50>；②鲤鱼汤 <49>。

丁、水湿渍于脏腑，溢于肌肉，使内外气机为之壅滞而失于流通，或者原有气机郁结，以致气不化湿，水湿停聚。则欲利其水，必须"疏气"。用方如：①天仙藤散 <51>；②木通散（《济阴纲目》：枳壳、槟榔、木香、紫苏、香薷、条苓、诃子皮、木通）；③鸡鸣散 <54>

戊、《内经》说："膀胱不利为癃。"所以小便的不通，其最近关系在于膀胱气化不利。但《内经》又云："肺为水之上源。"肺能"通调水道，下输膀胱"，这又说明膀胱之所以能利水，还须依赖肺气的通调和肃降，所以须加"肃肺"之品。用方如：①葶苈散 <58>；②崔氏疗水气方（茯苓、白术、旋覆花、杏仁、黄芩）。

以上是退肿方面的五种治法。应当提出，退肿利水的方药很多是碍胎的，我们认为在症势危急的时候，确是不应多所顾忌，但如在一般情况下，仍须谨慎为妥。

己、脾虚可以生湿（停水，这是"虚中夹实"）；湿胜亦能伤脾（这是"因实致虚"），这二种原因，说明退肿之外必须注意脾虚，也就是说"健脾"一法亦为与"退肿"同一重要的治则。不过在施用时，应当根据临床需要，有主次、先后、缓急、轻重的分别，这里就必须掌握辨证论治的原则，方能恰当。一般说："健脾"之法，在浮肿较重、小便不利时，不宜用得太早，因为实邪太盛，还是"急则先治其标"为宜。而且健脾的药大都有壅中碍气、滞湿妨食的副作用，于停水总是不利的。在健脾中也可分为三法。

①健脾补血：如归脾汤（人参、白术、黄芪、茯苓、当归、远志、枣仁、龙眼肉、木香、甘草、生姜、大枣）。②健脾助运：如四君子汤（人参、茯苓、白术、甘草）、六君子汤（四君子汤加陈皮、半夏）。③健脾补肺：如补中益气汤 <42、43>。

以上三法是对脾虚而兼有血虚，或运化不及，或肺虚者的治疗分别。

### 5. 病名解释

"胎水肿满"四字，即包括子肿、子气、子满三者而言，《妇人良方》《证治准绳》《济阴纲目》等均这样说法，远在《巢氏病源》上，病名为"妊娠胎间水气，子满体肿"。没有对肿、气、满三者严格的分别开来。我们从这些字面来解释："肿"是外现的症状，"满"是自觉的症状，均是"水"与"气"二种病邪为患，而加以妊娠关系所致。再分析得清楚些：水泛溢于肌肉，则表现为浮肿，气停滞于内脏，则感觉为胀满。从病因来说：气滞则水停，水停则阻碍气之流通，亦致气滞，是气与水有其相互关系。因此在症状方面，水肿的人也很多兼有胸闷、腹满、饮食呆少等气滞现状。

因为浮肿的部位有不同，可以分出几种病名。《医宗金鉴》比较简要：①头面遍身浮肿，小水短少者，属水气为病，名曰子肿。②自膝至足肿，小水长者，属湿气为病，故名曰子气。③遍身俱肿，腹胀而喘，在六、七个月时者，名曰子满。④但两脚肿而肤厚者，属湿，名曰皱脚。⑤但两脚肿而皮薄者，属水，名曰脆脚。又说："妊娠水肿、胀满、子气、皱脚、脆脚等证，皆由水气湿邪伤于脾肺为病也。"

沈尧封《女科辑要》也说："名色虽多，不外有形之水病与无形之气病而已。病在有形之水，其证必皮薄色白而亮；病在无形之气，其证必皮厚色不变。"这样把症状来说明"气"与"水"（包括"湿"）的分别，是最切于实用的。在临床上除了子气一病，其特征为足趾间出黄水，用天仙藤散有特效，其原因属气，与病名相符，尚有一定的意义。其他诸名，在病理及治疗方面关系不大。另外还有琉璃胎、水晶胎等俗名，我们可以不必多加深究了。

### 6. 坏胎问题

关于胎水肿满可致胎坏的文献，约有下列数类。

①《巢氏病源》："水渍于胞，则令胎坏""若初妊而肿者，是水气过多，儿未成具，故坏胎也。"这是初妊水肿可致坏胎的记载。

②《名医录》："徐文伯（南北朝宋废帝时人，公元 473—478 年）见一妊妇足肿，脉之曰：此鬼胎也，在左而黑。遂用针，针合谷，泻三阴交，应手而

下，男形而色黑。"本段文字系从《妇人良方》及《女科辑要》二书节其大意。文中"鬼胎"与"色黑"，说明此胎已坏。其催生针法，亦可参考。

③《女科百问》："子满若水停不去，浸渍于胎，则令胎坏。"没有提出妊娠月数。

④《济生方》："曾有妊妇腹胀，小便不利，胸肚不分，吐逆。诸医杂进温胃宽气等药，服之反吐转加，胀满奏心。诊之，胎死也。用鲤鱼汤，大小便皆下恶水，方得分娩死胎。盖怀胎腹大，人不知觉，皆谓胎娠如此，终不知胎死之患也，故著此以谕后人，当自省察。"此段文章《济生方》原书未见，乃万密斋《广嗣纪要》所引用者。这个告诫很好，孕妇异样的腹大，至少必须结合足肿与否、小便多少，应有的脉法和一切科学检验，以免引致像本文那样的因水肿而胎死。

⑤宋·陈良甫说："妇人胎孕至五六个月，腹大异常，胸腹胀满，手足面目浮肿，气逆不安。此由胞中蓄水，名曰胎水。不早治，生子手足软短，有疾，或胎死腹中。用《千金》鲤鱼汤治其水。"这节指出胎肿有"手足软短""有疾""胎死"等预后，所说发病在五六月，乃脾胃养胎的时候。

⑥汤建中说："若不早治，必然生子残疾，子母难保，常煮鲤鱼粥食之。"

综合上引文献，我们可以这样设想：水肿的胎儿，既因水湿的浸渍而受损，又因母体脾虚，运化不健而缺少营养。这一虚一实两方面的病因，必然会使胎儿蒙到伤害，所以⑦《圣济总录》"肿满必伤胎儿"的那句结论，是有其实际意义的。

在⑧《医宗金鉴》上又说："儿未成形，被水浸渍，其胎每致损坏。成形尚可调治，故在五六月后有是证者，多有生育者也。"这"成形尚可调治"一语，对我们启发很大，五六月以后，胎儿比较具有成长条件，如果水肿的日子不多，治疗及时，从临床实际来说，确是可以正常生产的。另外患过肿满而致胎坏的人，在下次怀孕二三个月时，预服白术、茯苓为主的健脾运脾之药数十剂，经验证明，可以避免再一次的肿满而安全生产。由于一般孕妇相沿成习，对水晶胎形成不加辨别的恐怖，而丧失了治病信心。以吾个人的经验来说，只要妊妇掌握怀孕日数（星期），经常了解体重增加的数字、胎位的高低，和自觉症状、肿的部位，而投以正确的治疗，效果是可以取得的。

● 【校注】

[1] 脾：原为"皮"。疑误。

● 【评析】

妊娠水肿，又名子肿，俗称琉璃胎，指孕至五六个月，出现两足浮肿，遍及下肢，甚则周身、头面俱肿，小便短少等症的病证。其病机多责之于脾虚失运而水气停留，又可兼肝肺气滞，使停水尤盛。治疗以退肿为第一要义，常用治法和方药有五种：利小便，方如《金匮》葵子茯苓汤；行皮，可用五皮饮；运脾，代表方四君子汤；疏气，有天仙藤散；肃肺，方如葶苈散。

由于本证以虚中夹实为多，因此常以数法合用为适，如运脾肃肺、安胎去热的《千金》茯苓白术汤；肃肺利气、运脾利水的《金鉴》茯苓导水汤；运脾利水的鲤鱼汤；疏气利水的泽泻散、紫苏饮等等。运脾利水，以白术、茯苓为主药，且剂量重用至四两或六两，这既是古人的经验，亦是何时希所赞赏和亲历的效验。

# 三、子悬

● 【原文】

### 1. 主要病因和证治

宋·许叔微《普济本事方》用紫苏饮治子悬的验案里，对"临产惊恐气结"的病因有较好的理论。他说："妊娠胎气不和，怀胎近上，胀满疼痛，谓之子悬""曾有妇人累日产不下，服遍催生药不验，予曰：此必坐草太早，心怀恐惧，气结而然，非不顺也。《素问》云：恐则气下。盖恐则精神怯，怯则上焦闭，闭则气还，还则下焦胀，气乃不行矣。得此药一服便产。"紫苏饮用紫苏茎叶至一两，是以疏气为君（大腹皮、人参、川芎、陈橘皮、白芍药各半两，当归三钱，炙甘草一钱），这以腹皮、陈皮协助苏叶，疏其逆乱之气；人参、甘草补其冲和之气；川芎、当归、白芍以养血。另一方除去川芎之行血，名七宝散，在使用时比紫苏饮更好。

很多妇科书都只抄录了许氏的原文，无所发挥。陈氏《妇人良方》说："妊娠将养如法，则血气调和，脾得其所，而产亦易。否则胎动气逆，临床亦难，甚至危也。"病名为"胎上逼"。说得虽较简略，但意思是说子悬的病因"将养不如法"，是生活起居的问题，也和许氏"惊恐气结"之说相类。症象方面，主要是心胸胀满、心烦不定，或腹部胀满胀痛，甚则"胎上逼心"或"子上撞心"而见胸胁烦闷作痛，甚则堕胎。

从许氏及各家所引用，子悬的主要病因是"惊恐"。关于惊恐二字，在《素问》《灵枢》上有很多解释。

恐的部分：①《素问·阴阳应象大论》："肾在志为恐。"②《素问·藏气法时论》："肝虚则目视䀮䀮无所见，耳无所闻，善恐，如人将捕之。"③《素问·调经论》："血不足则恐。"④《灵枢·本神篇》："心怵惕思虑则伤神，神伤则恐惧自失。"

惊的部分：①《素问·奇病论》："肾风而不能食，善惊，惊已，心气痿者死。"②《素问·举痛论》："惊则心无所倚，神无所归，虑无所定，故气乱矣。"

虽说惊怖的感人来得急，恐惧的感人来得缓，但其使人怵惕不安、情绪不定则是一样的。从上面这些经文看来，惊恐的来源由于心虚、肝虚、肾虚、血虚，而"怵惕思虑"则可以促成惊恐，使我们对子悬病的病机有进一步的了解。这个因素，在临床上我们遇到的初产、多产或年龄较大的妊妇，对生产有较多的顾忌和思虑（也许是无意识的顾虑），而致情绪不安，恐慌紧张，则气结不下而造成子悬，再加上一些发病原因，可进一步而为子痫，实际情况颇相符合。我们再从《素问·阴阳应象大论》"恐伤肾，思胜恐"二句来说，病人这种惊恐不安，如果我们能给以合理的解释，解除她的顾虑和紧张，让她通过理智，重行考虑，对问题有进一步的认识后，也就可解除和战胜这恐惧，从而避免和预防一些因情志而造成晚期妊娠中毒症的发病因素。"思胜恐"虽是"土克水"的旧说，如果用另一方面去体会它，也许有符合于产前思想教育的意义。

## 2. 发病月数

《普济本事方》原文是指临产发作，所举病例则说："六、七月子悬者，用此数数有验。"陈良甫说："在四、五月君相二火养胎之时。"其病例则是七月。《王孟英医案》是八月。沈尧封的例子是九月和临产。我们说：子悬发作应见在妊娠晚期而以临产为较多，一般在四、五月以后，胎儿正在长大，而"腹壁逼窄"（张山雷所说），此时如妊妇缺乏活动，又有忧思、惊恐等情志的触犯，则发作较易，也不限月数云。

## 3. 其他原因和证治

①陈良甫说："平素有热，故胎热气逆，上凑心胸，胀满痞闷，名曰子悬。法当补气血，疏壅滞，用严氏紫苏饮，加山栀、黄芩之类。"清·何松庵《女科正宗》说是"浊气举胎上凑"，也用此法。

②薛立斋："内热晡热，紫苏饮兼以逍遥散。"从晡热和用方看，乃是肝经郁热。

③薛立斋："若胃火所致，用四君加黄芩、枳壳、柴胡、山栀。"

④薛立斋："若脾郁所致，用归脾汤加柴胡、山栀、枳壳。"

⑤《景岳全书》："妊娠将理失宜，或七情郁怒，以致气逆，多有上逼之证。若气逆气实而胀逼者，宜解肝煎。"这是肝气的实证，所以方中没有紫苏饮的补气养血法，而只是疏气。如胸膈气滞，加枳壳、香附、藿香。解肝煎：陈皮、半夏、厚朴、茯苓、苏叶、芍药、砂仁。

⑥《景岳全书》："若脾肾气虚兼火者，宜逍遥散加黄芩、枳壳、砂仁。"此条只能作薛立斋②的补充，仍是兼有肝火，而没有什么脾肾虚的治法在内。

⑦清·陈士铎《石室秘录》："方用人参、茯苓、白术、白芍、生地、熟地、归身、杜仲、黄芩。此方纯利腰脐，少加黄芩佐之，则胎得寒自定。"谓"子悬乃胎热而子不安，身欲起立于胞中"，其理论颇涉玄虚，不一定可取，但不用疏气，只用补气养血清肝，其特出的是熟地、杜仲的补肾以安固下焦，却是

可采的一法。

⑧傅青主的肝郁理论，似比薛立斋说得透彻："肝气因忧郁而闭塞，则胎无血荫。夫养胎半系于肾水，然非肝血相助，则肾水实有独力难支之势，而胎安得不上升以觅食（此语与陈士铎'胎热而子不安，身欲起立于胞中，故若悬起之象'的解说，以及赵养葵的'就心取暖'一样，均属出于臆想），此乃郁气使然也。方用解郁汤，郁开则木不克土，肝平则火不妄动，又有健脾开胃之品，自然水精四布，而肝与肾有润泽之机，则胞胎自无干燥之患。"从方药来看：与紫苏饮意义相同，也是补气养血和疏气（疏气是紫苏饮的主法，解郁[1]汤则改用枳壳、砂仁、薄荷三味，相当于紫苏、腹皮、陈皮的性能），只是多了山栀的清肝法。解郁汤：人参、白术、茯苓、当归、白芍、枳壳、砂仁、山栀子、薄荷。

⑨胃实气实而逼者，用和胃饮（陈皮、厚朴、干姜、甘草）。

⑩如脾虚而气不行者，宜四君子汤，甚者八珍汤。

⑪脾气虚而兼寒者，宜五君子煎（四君子加干姜）。

⑫脾肾虚寒不行者，宜理阴煎 <29>。

以上四条见《景岳全书》，但病为临床所少见。不想多作介绍了。

⑬明·赵养葵说："此命门火衰，胎在腹中寒冷，不得已，上就心火之温暖，须理中汤。不应，八味丸作汤。"这一病理，后人多加反对。如萧慎斋《女科经纶》说："若命火衰，势必堕殒，岂有上就心火而为子悬之证。"张山雷斥为谬想："命门虚者，岂全腹皆寒，止有其心独暖耶。"的确，如肾寒胎冷，早已萎死或堕落了，只有下坠而不能上逼，也不致有子悬症了。八味丸的附子、肉桂，若用于肝火内热的子悬，只有助长内热，迫血妄行而造成事故。这条理论不切实际，是可以决定的。

⑭王孟英的医案二则："素属阴虚，内火自盛，胎因火动，上凑心胸，肺受其冲，咳逆，胸满，是不必治嗽，仍当以子悬治之。用七宝散（方见前）去参、芍、生姜，加生石膏以清阳明之火，熟地黄以摄根蒂之阴，投匕即安。"此条着眼在阴虚胃火。可作薛立斋③的补充。

⑮王孟英："八月之娠，悲哀劳瘁之余，胎气冲逆，眩晕、嗽痰、脘胀、

口渴，与蠲饮六神汤去胆星、茯神，加枳实、苏叶、大腹皮以理气开郁，黄芩、栀子、竹茹以清热安胎。凡子悬之因于痰滞者，无不应。"（蠲饮六神汤，《女科辑要》方：橘红、石菖蒲、半夏曲、胆星、茯神、旋覆花）

### 4. 小结

综合以上各家的学说和我们的体会：此症主因是情志，当以《本事方》为最先，而清·程国彭《医学心悟》所说"由于恚怒伤肝者居多，亦有起居不慎者，亦有脾气郁结者"，可为很好的补充，以及一些属于情志方面的学说，如闭经郁火、脾郁、郁怒、肝火、肝郁、悲哀等等。大要以七宝散、逍遥散为主方。其次是胎热浊气、胃火、内火痰滞（王孟英所说的痰滞，也是指由内热而生的痰热、悲郁而生的气滞）等等，则为兼因，可在七宝散、逍遥散、解肝煎、解郁汤、六神汤等诸方加减用之。可以看出，山栀、黄芩、石膏、竹茹等乃是这一类的要药。内热可自阴虚而生，但又能消烁阴液，故一般多兼阴虚，又须加入些养阴之品，熟地太腻，可以障滞气机，助生痰浊，不妨用生地和元参、麦冬、沙参、石斛、芦根等。最后，我们以为郁结有火者，补气即能助火（《内经》"气有余，便是火"），补气药又多性升，如人参之类还宜少用为妥，至于那些胃寒、脾虚、脾肾虚寒等等学说，则仅能作为参考而已，不属子悬主因。

● 【校注】

[1] 郁：原作"肝"，据上文改。

● 【评析】

子悬，又名妊娠胸胁胀满、胎气上逆、胎上逼心等，指孕后胎气上逼，出现胸膈胀满的病证。子悬多见于妊娠晚期而以临产为较多，其发作与忧思、惊恐等情志因素相关，病理变化多为肾阴不足，肝失所养而致肝火、肝郁，或肾阴不足，心火亢盛，或胎气上逆迫肺而兼见喘促等。治以理气安胎为主，常用方如紫苏饮、七宝散、逍遥散等，陈士铎《石室秘录》所用熟地、杜仲补肾养阴以涵肝降逆，亦是可采之法。

# 四、子烦

● 【原文】

### 1. 各家学说

巢氏《诸病源候论》："脏虚而热，气乘于心，则令心烦。停痰积饮在于心胸，其冷冲心者，亦令烦也。若虚热而烦者，但烦热而已，若有痰热而烦者，则呕吐涎沫（以上系泛指一般心烦症，分虚、实、寒、热、痰饮诸因）。妊娠之人，即血饮积聚，或虚热相搏，故亦烦，以其妊娠而烦，故谓之子烦也。"前半节指出因冷饮冲心而呕吐者，虽有烦闷的症状，但只如胸痞、胸痹之类，不是烦躁，也不属子烦。此条可以采取的子烦病因是虚烦或夹痰热。

从《千金方》二条来看："妊娠常苦烦闷，此是子烦，竹沥汤（竹沥、防风、黄芩、茯苓、麦冬 <65>）。"又："时时服竹沥，随多少，取差止。"二方均主用竹沥。"竹沥甘寒，主治胸中大热，止烦闷、消渴、子冒、风痉，能养血清痰。治风痰虚痰在胸膈，使人癫狂。"（见《本草纲目》）《小品方》《外台秘要》均极力推许竹沥能治子痫，确属清热化痰的妙品，佐以黄芩、茯苓（"梅师方"治子烦，只用竹沥、茯苓二味），可见《千金》是以痰热为主因，麦冬养阴，治虚热，则是副因佐治。

《产宝》（见《妇人良方》所引用）："是心肺虚热，或痰积于胸。"指出了巢氏所说的虚热是在心肺，也用《千金》竹沥汤，方中竹沥、黄芩能清心，麦冬养肺，原是心肺虚热恰切之方。

《坤元是保》有三条：①孕七、八月，伤暑热而烦，胎气逼近于上，咽喉窒碍，心腹胀满；下坠似痢，如厕，须一炊久，忽尔下气，方得大便一次。是名胎热子烦，用不烦汤 <82>。②头目昏重，不思饮食，用柴胡饮 <83>。③当暑伤热，渴甚，饮水不止者，势必不佳。急以黄芩四物汤治之 <84>。怀孕七、八月，适值暑热的季节，在临床上说，发病率是比较多些的，如果内有心肺之热，又加大便不通，浊气胎气上攻，热多则渴而饮水，但因阴虚，则饮水无济于事（照喻嘉言的说法：这是已虚之一水，不能胜暑热与内热之二火），所以指出预后不佳。这暑热和大便不通二个原因，值得我们重视而加以防治。

吴师爱《传信适用方》用一味知母丸（亦名益母丸、一母丸 <69>，知母炒为末，枣肉为丸，人参煎汤送下）。唐·陈藏器的《本草拾遗》、杨归厚的《产乳集》、宋·朱端章的《产科备要》均推许此方。知母凉心脾去热，治阳明火热，泻肺、膀胱、肾经火，治命门相火有余，安胎、止子烦（均见《本草纲目》），是子烦清热的要药。

《女科百问》用了犀角散 <64>，比竹沥汤力量较重，也是子烦主方之一。对子烦病因指出："妊娠面赤，口苦舌干，心烦腹胀者何？盖缘恣情饮酒，因食桃、李、羊肉、鸡、面、鱼、腥、膻、毒物等，致令百节痠疼，大小便结秘。"（按：此条书中原属"大小二便秘结不通"论）用归凉节命饮，根据症状，实是子烦的主症，凡是饮食不能清淡，尤其是饮酒的妊妇，确可造成这种发病因素。这也再一次提示我们对妊妇大便通顺的重要性，当然他指的是膏粱之体，一面饱食，一面无事，与我们新社会人民热爱劳动的情况，是有所区别的。

《妇人良方》："若母心惊胆寒，多有是病。"这是情绪方面的病因。又说："足太阴脾之经，其气通于口；手少阴心之经，其气通于舌。若脏腑不调，气血不和，以致内热乘于心脾，津液消烁，故心烦口干也。与子烦大同小异（按：陈氏《良方》将子烦与'烦躁口干'分为二门，后人引用时都给合并了。从其理论、症状、治法来看，实是不必分的），宜用益母丸。"这对《传信适用方》补充了心脾有热的病因。

朱丹溪说："子烦，二火为之，病则苦烦闷。"用《千金》竹沥汤方，但放弃了治痰热的竹沥而改了"凉心经，治热狂烦闷"（见《本草纲目》）的竹叶。全方的配合，兼有养肺，名竹叶汤 <66>。又说："子烦由胎元壅郁，热气上冲，以致烦闷，法当清热疏郁以安胎。犀角散主之（见前）。"这又进一步说明为胎元壅郁的热气所致，对妊娠中毒症的毒血因素，有所启发。丹溪这"二火"和"胎热"二个学说，很能概括地指出了子烦主要病因。

李梴《医学入门》："应天令五、六月间，君火大行，乘肺，以致烦躁。"又说:"单相火盛者知母为丸,单君火盛者黄连为丸 <21>。切不可以虚烦药治之。"他指的纯是实证,对《坤元是保》的暑热病因,补充了乘于肺脏;对丹溪的二火病因,又分出了单相火盛、单君火盛的分别治法。

万密斋《广嗣纪要》:"子烦之症,皆属于热,有虚有实,更宜分十二经养胎之月,各随其脏气治之,此吾家传之秘方也,诸书未载。"这个分经治法的提出,使我们在应有的对症治法以外,须再考虑一些归经药,如石膏入肺、胃,知母入心、肺、脾、肾、膀胱、胃,黄芩入肝、肺、胆,黄连入心、肝、胆,山栀入心、肺、胃、三焦,连翘入心、胃,竹叶入心等等,不胜枚举。十二经养胎,可参看第二章徐之才《逐月养胎方》。

傅青主"怀妊口渴汗出,大饮冷水,烦躁发狂",指出原因为"胃火太旺,必致烁干肾水,土中无水,则自润不足,又何以分润胞胎;土烁之极,火势炎蒸,犯心越脾,儿胎受逼。治法必须泄火滋水,使水气得旺,则火气自平,火平则汗、狂、躁、渴自除矣。方用息焚安胎汤 <85>"。生地重至一两,以建滋水之功。这种水亏土烁的子狂症,乃是子烦的重症,与《坤元是保》③条相似,可以参合之。清代萧慎斋的《女科经纶》对这一类"水亏火旺"的子烦作了些结论:"妊娠烦躁,本属肺、肾二经有火,仲景云:火入于肺则烦(烦当与心有关),入于肾则躁。胎系于肾,肾水养其胎元,则元气弱,不足以滋肾中之火(指肾中之相火)。火上烁肺,肺受火刑,变为烦躁。此金亏水涸之候,法当滋其化源,清金保肺,壮水滋肾为主。"这对傅氏"水亏土烁"学说作了"相火刑金"的补充,同样属于"水亏火旺"的病理变化,也就是说:一种病源(水亏),两种变化(烁土、刑金)。

### 2. 薛立斋学说的分析

上面许多名家的子烦学说,对我们都有启发,应当以薛立斋的分类较为全面些。他的妇科学说,总的说是偏于脾胃的,在胎前病方面则遵从丹溪,也很主张"胎前宜凉"的原则;在子烦病仍不例外,仍有六君子汤、补中益气汤、二陈汤、归脾汤等脾胃方,这在我们选用时,须注意到"补气能助火"的副作用。但另一方面他指出了不少滋阴、清热的各方,供我们取用。现将薛氏子烦和烦躁口干二论，综合地介绍一下：①胃经实火，用竹叶石膏汤（竹叶、石膏、麦冬、人参、甘草、半夏）。②胃经虚热，用人参黄芪散 <97>。③（气滞）用柴苏饮（方见子悬）。④肝经火动，用加味逍遥散（方见于悬）。⑤肺经虚热，用知母散 <96>，加山栀，治妊妇烦热，兼咽间作痛。⑥脾气郁结，用加味归脾汤（归脾汤方已见胎水肿满症，加柴胡、山栀 <101>）。⑦痰滞，用二陈汤加白术、黄芩、枳壳 <89>。⑧心肺虚热，用竹叶汤（见前）。⑨气郁，用分气饮 <90>。⑩肾经火动，加味地黄丸（即六味丸加知母、黄柏）。11 脾胃虚弱，用六君（方见恶阻症）加紫苏、山栀。以上十一证，热证较多，或兼虚，或是以虚为主而兼有热者。以下二证，则纯为脾胃气虚了。12 妊娠烦热，吐痰恶食，恶心头晕。此乃脾虚风痰为患，用半夏白术天麻汤 <103>。13 胃经气虚，用补中益气汤（方见胎水肿满症）。

### 3. 发病月数

子烦发病的月数，《三因方》《妇人良方》等均说在四月、六月，《济生方》则补充说："又有不拘此两月而苦烦闷者，由母将理失宜，七情伤感，心惊胆怯而然也。"指出只要妊娠生活、情绪方面有感触，均可发作，不拘定在四月、六月。这和我们临床所见相符，这种子痫的先驱症，临产前较多，而其他月数均能见之，尤其是大便闭结，或有内热，饮食或生活不节，情绪不安、性情急躁、抑郁不开朗，和不喜劳动的人，更易发作。

### 4. 病因的体会

我们对子烦病因总的体会是：阴虚为本，火旺为标，这是主要的方面。阴虚有上焦的肺阴虚、中焦的胃阴虚、下焦的肾阴虚之别。火旺有虚火（即上述三类阴虚所生之火），和另外的实火：以心火、肝胆火（即是君、相二火）为最多。

其他次要方面，则有胃热、脾热、郁火、痰热、暑热、血热（李太素说："烦者，心中烦乱不安也。由受胎后血热于心，心气不清，故人郁闷撩乱不宁。"可见血热之后，结果仍为心热），以及惊怯（心气本虚或因外界因素的惊恐所感）、风痰等。

### 5. 情绪问题

对于情绪不快一类原因，我们认为值得重视。因为抑郁不快，怒恼不平，则肝胆之火亢盛；火煅津液，聚而为痰；痰火相结，阻碍升降之路，则气机滞窒不畅；气有余，便是火，火以消水，津液愈亏而火愈盛，这是肝胆方面的病理。如果多思多虑，心血不足之人，妊娠之后，肝肾阴血已去养胎，不能复去养心，肾阴不足则心火亦旺，这是心肾方面的病理。加上肺素有热之人；大便不顺，肠胃有热之体；或血分素热的人，妊娠之后，浊气失于下降，胎热与诸火诸热等原因并合起来，扰乱清灵之官，心气不得安宁，子烦发作的机会就太多了。

这些病因如不能遏止或减退，则火动生风，即可进一步而成子痫。"预防为主"，是党号召我们医务工作者必须做好的一件重要事，我们为了更好地防治子痫，应该"两条腿走路"，中西医密切结合起来，先从认识子烦、重视子烦、掌握子烦、治好子烦着手，是一个很好的方向。当然我们也不要专恃药物治病，还须结合说服工作，解除妊妇情绪方面、思想方面的障碍，方是"治病求本"的办法。

### 6. 治法归纳

我们再归纳上述各家所用方药，可分为下列数类。

治本的：①养肺阴，②养胃阴，③补肝肾，④补脾，⑤补气，⑥补血等。

治标的：①清痰热，②清暑热，③清心脾，④清肝胆，⑤清胃，⑥凉营，⑦清肺，⑧安神，⑨舒气郁，⑩祛风痰等。

主方是：①知母饮（即知母散加桑白皮），②竹叶汤，③清宫汤 <76>，④重则犀角散等。

一般如：一母丸、一味竹茹汤、一味越桃散（焦山栀）、一味子芩丸等均可加入。兼阴虚部分：肺阴虚者可兼用麦门冬散（麦门冬、子芩、赤茯苓、茯神、赤芍、陈皮、人参、苦桔梗、桑寄生、甘草、旋覆花、生地黄）。胃阴虚者兼用竹叶石膏汤（方见前）、五汁饮 <134>，或用甘蔗浆、葡萄汁煎服亦可（见《本草纲目》）等。肾阴虚者兼用黄连阿胶汤 <94>，加生地、玄参等，或黄芩四物汤去川芎（方见前）、息焚安胎汤（方见前）等。

● 【评析】

　　子烦是指妇女怀孕后出现心惊胆怯、烦闷不安，或兼有烦热、口干、头晕、呕恶等症的病证。其病机多为阴血不足，或素有痰饮，复因郁怒忧思，而致火热乘心，神志不宁。何时希归纳认为本证以阴虚为本，火旺为标。阴虚有肺阴虚、胃阴虚、肾阴虚之别，火旺有虚火、实火之分，尤以心火、肝胆火为最多。治疗宜清热养阴，除烦宁神，方如竹沥汤、一母丸、犀角散、黄连阿胶汤、息焚安胎汤等。

# 五、子痫

● 【原文】

### 1. 外风病因

　　子痫病因的记载，虽首先见于《巢氏病源》，但与我们临床所遇到的不很符合，大致说："口噤背强，名之为痉。妊娠而发者，闷冒不识人，须臾醒，醒复发。亦是风伤太阳之经作痉也，亦名子痫，亦名子冒也。"他把子痫的病因属于外风。以后《妇人良方》亦宗此说，这个理论基础，可能是接受了仲景太阳病刚痉、柔痉的影响。

　　隋·陈延之《小品方》："主疗妊娠临月，因发风痉，忽闷愦不识人，吐逆眩倒，小醒复发，名为子痫。用葛根汤（不是仲景方 <120>）。"这"临月"二字，与我们临床发病月数相同。虽方中未涉及病因，但其他文字很多抄袭《病源》，药味又有葛根、防风、芎、桂、独活等很多祛风药，可知也是以外风为主的。再从葛根汤的配合来看：系参合仲景《金匮》痰饮篇木防己汤、五苓散的意义，则此条又有痰饮的病因在内，尤其方中有"若有竹沥可速办者，当先作竹沥；其竹远不可即办者，当先办汤，此二疗会得其一种。其竹沥遍疗诸痉，绝起死也。"对竹沥治子痫这样的强调，可证其主张外风兼痰饮的病因。

《产科备要》："妊娠四、五月以上，忽然仆地，手足抽掣，咽中涎声滚滚，口眼不开，如小儿瘈疭之状，名曰胎痫。""寸口脉伏，自关而下脉弦伏，盖伏者气不上升，弦者有饮在内。此必由胎肥流饮不化，注入胞宫，与血相搏，子不安静，故气不上升，乃胎触心络，遂有胎痫之证。""乃是血不循经，气不升降，气闭血壅。"在治法方面，他说："当导气而逐其饮，气通饮消，则血循经入养胎，安气则子安静矣，用夺命褐散子 <121>，累用经验。"毫无疑问，从药味来看，是攻痰、祛风、攻血的方法，其病因也可想而知了。书中又说："半月余，其病脱然。恐目昏不能视物，不必疑虑，气血凝静，自然光明，谨勿服眼药。"这段"目昏"的说法，倒是符合临床情况，子痫后确可有较长时期视物不清的后遗症，如果用一般治眼的祛风药，可能会引起肝热，这可说是很好的经验。

以上是子痫外风病因的学说，从《巢氏病源》算起，约盛行了五六个世纪。

### 2. 内风病因的初期

宋·薛轩的《坤元是保》所载子痫症状："眩晕冷麻，甚至昏倒仆地者为子痫。人不易识，但验其平日眼目昏乱，认白为黑、认黑为白者是也。"从"人不易识"一句，可知当时医家对子痫的认症还是不很明确的。他指出"平日"已有"头眩目昏"的症状，可见不是猝然所中的外风，而是早已有血虚或阴虚，和肝风、肝阳亢旺的内因存了。这一点很好，既指出与过去外风理论不同的内因问题，又说明子痫症是有其远因的，也许这头眩目昏就是近时诊断的慢性高血压症了。所用四方：①当归独活汤（即《小品方》的葛根汤 <120>）。②"孕妇忽然口噤吐沫，不省人事，而语言错乱者，四物汤合二陈汤加麦冬、竹茹、远志、石菖蒲主之。③钩藤散 <109>。④羚羊角散 <108>。虽说四方都仍着重在祛风、化痰，但已能兼顾到平肝息风（羚羊角）、安神开窍（茯神、枣仁、远志、菖蒲）、清肺胃（石膏、麦冬、竹茹、苡仁）等，其治法已逐渐倾向于内因的内风了。

齐仲甫《女科百问》所载："妊娠头目眩，腮项结核，太阳穴痛，呕逆，背项拘急，致令头晕生花，若加痰壅，危在片时。"指出其病因是由于"胎气有伤，肝脏毒热上攻"。这"肝脏毒热"与子痫内风病因的肝热、肝风相同，和近代妊娠中毒的毒血病因也相接近了。可惜所用消风散（荆芥、防风、川芎、羌活、僵蚕、藿香、蝉衣、人参、茯苓、甘草、川朴、陈皮）则仍是外风的方法，与理论不相配合，不足取法。

### 3. 薛立斋理论

子痫毕竟是胎前重病，在明代以前的许多妇科专书，很少能从其实际的经验，写出足够的病理和治法，以供我们学习。像朱丹溪那样渊博，对妇科有很多的贡献，但在其《脉因证治》一书的子痫条下，就坦率地注了"缺"字。一般前代著作，大都只是在以巢氏为首的"外风理论"上打圈子，不免"人云亦云"的空论，或者是理论相近了，治法又不相符，模棱两可，我们就不多举了。

主要我们企图从古人的理论来结合实践，再从实践来证实和丰富古人的理论，那末薛立斋的子痫理论和治法，是比较符合这个要求的。薛氏在他校注的《妇人良方》中，举出了十一个病因和治法：①心肝风热，用钩藤汤〈111〉加柴胡、山栀、黄芩、白术，以平肝木，降心火，养气血。②肝脾郁怒，加味归脾汤（方见子烦症）。③肝火风热，钩藤散〈109〉。④妊妇出汗口噤，腰背反张，时作时止，此怒动肝火也。用加味逍遥散〈93〉，渐愈，又用钩藤散而止（另一例用加味逍遥散加钩藤）。又妊妇因怒，忽仆地良久而甦，吐痰发搐，口噤项强，用羚羊角散〈108〉，渐愈，更用钩藤散始痊。⑤妊妇四肢不能伸，服祛风燥血之剂，遗尿，痰甚，四肢抽搐，余谓肝火血燥，用八珍汤（即四君、四物合剂）加炒黑黄芩为主，佐以钩藤汤而安。又妊娠五月，两臂或拘急、或缓纵，此肝火伤血所致，用四物汤加柴胡、山栀、丹皮、钩藤治之而愈〔这些发痫前症状的举出，对我们很有启发，妊妇月数较大时，常有上肢或下肢转筋（筋搐），薛氏说是血燥筋络失调，如用祛风的辛燥药，可以促成子痫，使我们可以在见到这些子痫先驱症状时，有先用养血清肝之法以作防治的必要]。⑥若风痰上涌，钩藤汤加竹沥、南星、半夏。⑦若风邪急搐，钩藤汤加全蝎、僵蚕。⑧肝脾血虚，加味逍遥散 <93>。⑨脾虚痰滞，二陈汤（方见恶阻症）加姜汁、竹沥。⑩亏损气血，用八珍汤加钩藤、山栀。⑪ 若无力抽搐，戴眼反折，汗出如珠者，肝气绝也，皆不治。

除了末条是说"肝绝"的预后外，有八条提到了"肝"的主因（包括火、风、怒、血虚等），四条是虚证（肝绝也是虚象），但在总的十一条中却没有牵涉到"太阳外风"的问题，也可以看出薛氏不同意陈氏《良方》因袭巢氏《病源》外风的理论。并且除了上面的校注外，薛氏又有自撰的《妇人筋脉瘛疭方论》附在《良方》第三卷，《妊娠瘛疭方论》附在第十四卷，其大要是引用了明·楼全善《医学纲目》的学说："瘛者筋脉急也，疭者筋脉缓也，急则引而缩，缓则纵而伸，或伸或缩，动而不止者，名曰瘛疭，俗谓之发搐是也。"又引了宋·骆龙吉[1]的理论："心主脉，肝主筋；心属火，肝属木；火主热，木主风，风火相炽，则为瘛疭也。"这从子痫主要症状（抽搐）来发挥，指出了风火交炽的病因、心与肝的病理关系，给我们对子痫的认识帮助很大。治法主要是"平肝风、降心火、养气血"，这三法很能扼要地为子痫临床各阶段进退应用。其中薛氏所举的"怒动肝火"三例、"肝火血燥"二例，共五例验案，可以有力地证实他子痫着重在肝的论据。

综合薛氏治疗子痫的方法，可分二类。①发作时的治标法有十二种，主要是上面所提三法中的前二法，即"平肝木，降心火"，略参化痰、安神、清胆、疏气、止痉等法，治其副因和兼症。主方是羚羊角散、钩藤汤、加味逍遥散等。②痫轻时的治本法有八种，主要是上面所提三法中的后一法，即"养气血"，但仍与前二法进退错综配合应用，不是单用补剂的。总是先在前二法缓解了痫症后，兼用补肾，或兼补气血，或兼养心，最后方能纯用补法，必须有阶段、有步骤，方不致助邪而"实实"。主方是四君子汤、四物汤、六君子汤、归脾汤等。这些补法在临床上我们感到尚不够应用，须在滋水方面加以补充的（见后）。在子痫发作时，薛氏所用柴胡的升散，南星的燥性，川芎的升行，以及补法中的参、芪补气助火，熟地腻痰滞气，均要在临床斟酌选用，不可固执的。

我们再从薛氏的病理方面所可体会的脏腑机制关系谈谈：他是以肝热、肝怒、肝火引起肝风为主的，①主要是木旺，②木旺生火，二火同病（心肝风热），③二木同病（肝、胆火升），④木旺克土（肝、脾郁结），⑤水不生木（肾虚肝旺），等等。这些关系，将在所附"病理机制表"中写进去。

### 4. 心肝风热理论出于《内经》

薛氏的"心肝风热"理论，他引用了骆龙吉、楼全善二家学说。我们说，这个最早的根据，应当从《内经》上可以找到，主要有下列四则：①《素问·至真要大论》[2]："诸风掉眩，皆属于肝。"②又"诸暴强直，皆属于风"。这个"风"是肝风，也就是由于肝体的偏虚，和肝用的偏胜，而所生之风是内风不是外风。振掉与眩晕，均是子痫的先驱症状。暴是忽然而起的，与慢性的关节强直病发作不同，强直或在四肢，劲强不软，如薛氏医案中所谓"四肢不能伸"和"两臂或拘急，或纵缓"的现状，其症轻。强直或在脊干，如角弓反张之类，其症重。明·张景岳《类经》说此条"设误认为外感之邪，而用疏风、愈风等剂，则益燥其燥，非惟不能去风，而适所以致风（虚风）矣。"万密斋《广嗣纪要》也说："医者不识，作中风治之，必致殒绝。"这是子痫和《内经·风论》的某些外风症、仲景《金匮》的"四中[3]"症最须区别的地方，以免误治。③《素问·至真要大论》又说："诸热瞀瘛，皆属于火。"④又"诸躁狂越，皆属于火"。烦躁不安是子烦主症，进一步则越失常度而发狂，变成热入心包[4]的昏瞀不清，热入筋络而生风的四肢瘛疭，而为子痫的主症了。《内经》这些风、肝、火（心）等指出，是薛氏所未提出的子痫主因。

### 5. 其他各家理论

明代李中梓《女科纂》说："子痫有因去血者。"我们遇到妊娠漏下失血时，须防血去太多，肝筋失养而成子痫。

万密斋《广嗣纪要》所载"妇人有妊，故服毒药攻胎，药毒冲心"的子痫，也给我们多指出了一个病因。

清代沈尧封也是反对子痫属外风的。他对妊娠总的病源，认为有三大纲：①阴亏：精血聚以养胎，阴分必亏。②气滞：腹中增一障碍，则升降之气必滞。③痰饮：津液聚为痰饮[5]。尤属阴亏不吸，肝阳内风暴动。他把子痫定名为"妊娠似风"，也是辨明虽似外风，实为内风的意思。（中风症有内风、外风、似风、非风等病名）

张山雷更因沈氏之学说而悟出脑神经的关系。他在《沈氏女科辑要笺正》和所著《中风斠[6]诠》中，均有关于内风方面（也即近代高血压学说）很多较好的中西医学相结合的理论。他的内风治法方面，于金、石、介类药的运用颇有心得。他掌握了金类药四味、石类药十四味来镇定（主要是心、肾方面），介类药五味来潜降（主要是肝、肾方面）。

近人程门雪先生于内风方面，对张山雷《中风斠全》一书有很多的发挥。他在所著《金匮篇解》中说："内风之症，原由肝肾阴虚，虚风内动，气火上升，冲犯脑经，木火之势盛者，痰随气升，多为闭症，目定口呆，牙关拘急，痰声曳锯，气粗息高，面红唇赤，脉息弦洪，宜用介类、金、石潜降，加入养阴恋阳、潜阳镇纳如生脉散 <133>、黄连阿胶汤 <94>、三甲复脉汤（龟板、鳖甲、牡蛎、白芍、甘草、麦冬、地黄、阿胶、麻仁）、大定风珠 <131>、小定风珠 <130> 之类。"这些症状与药方，均可对薛立斋"水不生木"方面很多的补充。程氏又说："阴虚之已甚者，阴不恋阳，多兼脱症（大约即子痫并发的虚脱症），如目合口开，气息微续，昏倦无神，面色转白，痰声隐约，脉象细微，皆是欲脱之象。其尤甚者，脉伏不见，自汗[7]如油，肢冷面青，撒手遗溺，更是极危之候矣。如用滋阴潜阳，则缓不济急，当用参附龙牡汤（即此四味）、生脉散等先回其欲脱之阳，阳气既回，再商养阴恋阳之法。"这一段对子痫并发虚脱症，有很多的启发。这是临床常有遇见的，值得我们注意。


### 6. 临床体会

从临床可得证明，子痫病因由于情志者很占多数，其中由子烦（先兆子痫或轻症子痫）转成者也不少，火盛则生风，木旺则生火，二症原因有其共同点，可能说即是程度上的轻重。由于子烦和子痫的心热因素，可能耗伤心血和

何氏妇科专著校评

心气，而造成心营不足，心气虚怯，这对妊娠后期的胎儿能否安固、临产的情绪能否稳定，有一定的关系。另一方面子痫发作以后，除了药物治疗以外，还是要靠妊妇自己主观能动性的抗病力量，这个力量，应当说即是她心脏的后备力量。所以我们在子烦或子痫的"治本"方法中，如复脉汤、生脉散、黄连阿胶汤等养心血、补心气之品，当然是重要的，而安稳其神志，镇定其惊恐，如介类、金石等药品，也是必须配用的。上述诸方中，如地黄、阿胶、五味子、麦门冬等或配合其他补肾药同用，可以收"滋水济火"之力，肾水既充，则水能济火，而心火不致炎亢，这是治本方面的一个要法。

补肾滋水的另一机制，则能清肝涵木。刘河间说："五志过极，皆从火化，将息失宜，肾水衰而心火旺，肝无所养，是非外中风邪。急宜滋其化源，泻南补北，壮水制火，则肝木自平。"张洁古也说："风本为热，热胜则风动，宜静胜其燥。"张山雷又说："凡是气火升浮，化风上激，扰乱神经，总属肝肾阴虚，浮阳陡动，必以滋养真阴，为善后必需之要。"这些内风治本之法，已可证明"滋水涵木"的重要性，在子痫发作，救急治标之后，必须进一步这样治本，方能巩固疗效，和防止再发。

### 7. 分型治法

我们为了临床研究，曾把子痫分为虚证三型、实证三型，共六型，比了薛氏是简要些，写在下面供大家参考。

①虚证

甲、血虚肝阳：眩晕、头痛、烘热、疲乏，舌淡红，脉细弦。治法柔肝潜阳。用一甲复脉汤（《温病条辨》方：炙甘草、干地黄、生白芍、麦冬、阿胶、牡蛎）、滋营养液膏 <135> 加石决、牡蛎。

乙、肾虚肝阳：眩晕、脑痛、耳鸣、腰痠、善忘、疲乏，舌红或有刺、或光剥，脉细弦，左尺弱。治法滋阴潜阳。用杞菊地黄丸（即六味丸加杞子、菊花）、滋水清肝饮 <26>，二方均须加石决、牡蛎。

丙、血虚肝热：头胀痛、烦躁火升、口燥、善怒、溲黄，苔薄，脉细弦数。治法养血清肝。用黄连阿胶汤、白薇汤（白薇、当归、党参、甘草）。

②实证

甲、肝热：面红、目赤、口干苦、善怒、暴躁、头胀痛、溲赤、便结，苔深黄，脉弦数或兼洪大。治法清热泻肝。用加味逍遥散、龙胆泻肝汤 <142>。

乙、心肝风热（此即先兆子痫）：眩晕目花、头痛头热加剧、烦躁、不眠、面红、目赤、耳赤、肢麻、筋惕、手指振掉，舌红有刺，苔黄糙，脉弦滑而数。治法泄风平肝，清热镇心。用钩藤散、清宫汤加入玳瑁片、石决、天麻、牡蛎等。

丙、心肝风火交炽（子痫重症）：神志昏迷、痉挛、口噤、角弓反张、四肢抽搐、气急、痰声，或时迷时醒，舌苔糙灰，脉弦滑洪数。治法息风清火，开窍豁痰。先用自制羚珀散 <115>，次用自制羚羊角汤 <116>。以上两方的使用先后，因羚羊角汤煎磨费时间，羚珀散则可先期预配备用。如症急者先散后汤，症缓者可单用汤。另外，昏迷甚者可加用至宝丹一丸研冲；痰盛者加安宫牛黄丸一丸研冲；热盛者加局方牛黄清心丸一丸研冲；至宝丹等三种丸药，方中虽不免有香窜之品，但为救急之用，现成可得，短期暂用，也所不忌。


**8. 用药配合**

我们将临床上子痫常用的药品，更简单扼要一些，约可分下列几类。

①清肝热：龙胆草、黄连、黄芩、山栀、知母、夏枯草等。

②平肝风（介类为主）：羚羊角、玳瑁片、紫贝齿、石决、牡蛎、天麻、蒺藜等。

③泄风：天麻、钩藤、菊花、炒薄荷、蝉衣、僵蚕、桑叶、蔓荆子等。

④安神（石类为主）：琥珀、紫贝齿、磁石、龙齿、茯神、远志、灯心、夜交藤、朱砂等。

⑤开窍：菖蒲、郁金、远志等。

⑥凉营：犀角、地黄、白薇、银花、地骨皮等。

⑦清心：犀角、连翘心、竹叶心、灯心、莲子心等。

⑧化痰热：竹沥、竹茹、天竺黄、川贝母、蛤壳等。

⑨清胃：石膏、知母、连翘等。

⑩引火下行：地龙、牛膝、知母、青盐等。

⑪清肺：桑叶、竹茹、冬瓜子、生甘草、鲜芦根、知母、石膏等。

⑫肃肺（助金制木）：桑皮、苏子、杏仁、枇杷叶、瓜蒌皮等。

以上这些药当然不够全面，在前面所举有关内风的药方中，我们仍须择要选用之。另外，妊娠因热病而昏迷，或痰厥、食厥等的昏厥，那是内科问题，与中毒的子痫病因不同，这里不再涉及。

## ●【校注】

[1]骆龙吉：宋代医生。著有《内经拾遗方论》8 卷。对于研究古代医学方药有一定参考价值。

[2]《素问·至真要大论》：原为"《素问·病机论》"。疑误。

[3]四中：据《金匮要略·痉湿暍病脉证并治》所载，当指中风、中寒、中湿、中暍。

[4]包：原作"胞"。疑误。

[5]津液聚为痰饮：原作"精液聚为痰饮"，据《沈氏女科辑要》改。

[6]斠（jiào）：古通"校"，即校正。

[7]汗：原作"汁"。疑误。

## ●【评析】

子痫，又名妊娠痉、妊娠痫症、子冒、胎风等，是指妊娠期间突然仆倒，昏不识人，四肢抽搐，少时自醒，醒后复发的病证。本证多由肝肾阴虚，肝风内扰，虚火上炎，引动心火，风火相扇所致，治宜滋阴清热、平肝潜阳，方如羚羊角散、天麻钩藤汤等。对于子痫重证，何时希有自制羚珀散、羚羊角汤，效果颇佳。他在实践中还体会到，子痫可由子烦发展而来，二者病因中的心热因素可耗伤心血和心气，而致心营不足、心气虚怯，这对妊妇的情绪以及主观抗病能力均有很大影响，因此在子烦或子痫的"治本"方法中，用复脉汤、生脉散、黄连阿胶汤等养心血、补心气之品是十分重要的。此外，补肾滋阴药同用，可以收"滋水济火"之力，亦是治本的一个要法。

# 第七章 图表

● 【原文】

## 一、早期妊娠中毒症发病机制图

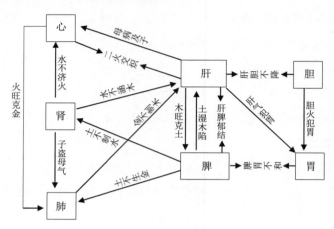

## 二、晚期妊娠中毒症发病机制图

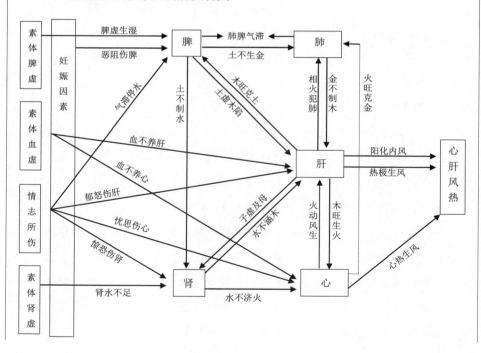

## 三、妊娠中毒症主要类型分类表（一）（二）（三）

| 苏联 | | 美国 | | 日本（一） |
|---|---|---|---|---|
| 早期 | 1. 呕吐<br>2. 剧吐<br>3. 流涎 | 急性 | 1. 妊娠恶阻（剧吐）<br>2. 先兆子痫轻症<br>　A. 水肿<br>　B. 蛋白尿<br>　C. 肾病<br>3. 先兆子痫重症<br>4. 子痫 | 1. 恶阻<br>2. 流涎<br>3. 浮肿<br>4. 妊娠性肾病<br>5. 肾脏炎<br>6. 子痫<br>7. 贫血<br>8. 皮肤疾患<br>9. 神经炎<br>10. 骨软化症 |
| 晚期 | 1. 水肿<br>2. 肾病<br>3. 子痫前期<br>4. 子痫 | 慢性 | 1. 高血压性血管症 | |
| 日玛金等著《病理产科学概论》 | | 真柄正直著《妇产科诊断之实际》引用 | | 久慈直太郎著《妇产科医师临床手册》 |

## 四、妊娠中毒症主要类型分类表（四）（五）（六）

| 日本（二） | | 天津中心附属医院 | | 昆明医学院 | |
|---|---|---|---|---|---|
| 前期 | 1. 恶阻<br>2. 流涎 | Ⅰ | 早期附属病：<br>1. 轻度呕吐<br>2. 剧烈呕吐<br>3. 恶性呕吐 | Ⅰ | 妊娠水肿：<br>1. 蛋白尿阴性或微量<br>2. 膝以上肿（夜间休息后不消失）（无高血压） |
| 后期 | 1. 水肿<br>2. 蛋白尿<br>3. 肾病<br>4. 先兆子痫<br>5. 子痫<br>6. 胎盘早期剥离<br>7. 其他<br>　A. 肝病<br>　B. 急性黄色肝萎缩症<br>　C. 皮肤病 | Ⅱ | 晚期急性病：<br>1. 预病<br>　A. 水肿<br>　B. 高血压<br>　C. 尿蛋白<br>2. 子痫 | Ⅱ | 妊娠肾：<br>1. 水肿<br>2. 高血压<br>3. 尿蛋白（三者全备或只2/3） |
| | | | | Ⅲ | 先兆子痫：<br>1. 具备Ⅱ条件<br>2. 伴有自觉症状：头痛、呕恶、视觉障碍 |
| 后发病 | 1. 高血压<br>2. 慢性血管痉挛症 | Ⅲ | 慢性并发病：<br>1. 特发性高血压<br>2. 肾炎 | Ⅳ | 子痫：<br>1. 具备Ⅱ的基础上<br>2. 发生抽搐、昏迷 |
| 真柄正直著《妇产科诊断之实际》 | | 柯应夔著《病理产科学》 | | 按苏联分类法（1954） | |

# 第八章 妊娠中毒症用方选辑

● 【原文】

这个选辑是 1959 年在卫生部中医研究院内外科研究所与北京协和医院妇产科、北京市妇产医院协作，研究妊娠中毒症时，辑成备用的资料。

分类为恶阻、子肿（包括子满、子气、子悬、胎水、胎气、胎肿、琉璃胎、脆脚等病名）、子痫轻症（子烦）、子痫重症（包括子冒、风痉、胎痫、瘈疭等病名）四种，此为中医研究院研究的范围。从书籍所载的胎前病种类看，虽似不够全面，但从本书第二章所述，并结合国内外对妊娠中毒症的分类和参看上章"妊娠中毒症发病机制图"和"主要类型分类表"而言，这种分型已可概括。而且治恶阻分脾胃（健脾化痰、升清降浊、和胃降逆、补土安中、温运脾气、补土御木、清养胃阴、芳香化浊、清香醒胃、温中化痰等法属之）、肝胆（清肝泄胆、疏气解郁、疏肝和胃、和肝运脾等法属之）、肝肾（抑木平冲、滋水涵木等法属之）、肺胃（清肺降胃、润肺清金、肃肺和胃等法属之）四门。治子肿又分补虚（补气、升提）、去水（疏滞气、利水气、运脾水、行皮气、肃肺气）二门。治子痫轻症又分治标（化痰滞、除烦热、清心脾、安神志、润肺金、舒郁气、清胃、凉营、祛风等法）、治本（补气、养血、育肾、润肺等法）二门。治子痫重症又分治痫（清风热、泄肝风、平肝阳、安心神、化痰涎等法）、调复（养心脾、补气血、滋水涵木、柔肝息风等法）二门。内含的治法还不少，共得 142 方。

我个人的意见，分类不宜太繁，简则易于辨症；治法则须准备多些，才有足够的武器，可以随机应变，从容对敌。另外，又必须拿古人的成方，在本书第四章的"妊娠忌（慎）用药物表"中去筛滤一下，删去其明确堕胎之药。当然，在症势危急时，又当遵从"有故无殒"的经旨，甚至作"去胎存人"的应急处理，通权达变，跳出框框，以免贻误病机，才符灵活运用之旨。

# 一、恶阻

## 1. 治脾胃

（1）干姜人参半夏丸（《金匮要略》）：干姜、人参、半夏，生姜汁糊丸。

按：此方有三药碍胎，但二姜作为半夏的炮制和制服法，则均不忌。对脾胃虚寒，有痰苔白者宜之。此为妊娠治疗恶阻的第一方。

（2）白术散（《金匮要略》）：白术、芎䓖、蜀椒、牡蛎。为妊娠主要养胎方，若心烦吐痛，不能食饮，加细辛、半夏；服药后更服醋浆水；不解者小麦汁服之；渴者服大麦粥。

按：此方芎、术[1]治腹痛，不是止吐。蜀椒辛温行气，牡蛎软坚消癥，近来殊不作安胎用。但此方用醋浆水酸以安胃生津，刺激收缩而止吐；小麦止渴调中，养心肝之气；大麦平胃止渴，益气调中。虽然醋浆水和小麦汁、大麦粥某些地区不习惯服，但从中启人思路。养胃安胃不能全恃苦、辛如黄连、半夏、生姜之类，酸如乌梅，甘如麦冬、小麦、甘草等药，对恶阻久吐之人反有积极作用，试读治肺法中唐代女科名著《产宝》诸方可知。

（3）半夏茯苓汤（《妇人良方》）：二陈加甘草。治妊娠呕吐，饮食不化。

按：《千金方》有十二味，较杂，不如本方平稳。

（4）六君子汤加味（《薛立斋医案》）：六君子加枳壳、苏梗、桔梗。治脾胃虚而饮食为痰，胸腹胀，吐痰不食。又加减二十余法。

按：六君子甘香而气浊，得枳、桔、苏相配，则疏气而上中二焦可通。

（5）生姜半夏汤（即此二药）合橘皮竹茹汤（《金匮要略》）：橘皮、竹茹、大枣、生姜、甘草、人参。治胸中似喘、似呕、似哕，彻心中愦愦然无奈者。又治哕逆。

（6）橘皮竹茹汤（《产宝》）：橘皮、竹茹、生姜、茯苓、白术。治妊娠三四月呕吐，恶闻食气。

（7）橘皮汤（《千金方》）：橘皮、竹茹、人参、白术、生姜、厚朴。治妊娠呕吐，不下食。

（8）竹茹汤（《产科备要》）：橘皮、竹茹、人参、白术、麦门冬、厚朴、茯苓、甘草、生姜。治初有妊，择食呕逆，烦闷。

(9) 青竹茹汤（《景岳全书》）：青竹茹、橘皮、茯苓、生姜、半夏。治同上。

按：以上五方组合基本相类，同是以橘皮、竹茹为降逆的主药；而以半夏、姜、朴温痰化湿；参、术、苓、甘诸方[2]同作调和脾胃之用；值得取法者是麦冬的润肺，能止逆下气。

(10) 保生汤（《妇人良方》）：人参、甘草、白术、香附、乌梅、橘红、姜。治恶阻少食呕吐，或兼吐泻作渴。

按：本方最令人可喜处，是在甘、辛、酸合剂，正是胃家最需要的三味，乌梅生津安胃，是仲景醋浆水进一步；但酸收易致滞气，恶阻本有痞闷惯惯的症状，得香附则滞气可行，痞闷能畅，纳食可下了。

(11) 人参散（《产科备要》）：人参、枳壳、厚朴、甘草、生姜。治初妊娠恶食呕逆。

(12) 人参厚朴汤（《产宝》）：人参、厚朴、茯苓、葛根、白术、橘皮、生姜。三月、四月多呕逆，肢节不能自举者，以此治之。

按：两方用意相类，参、术、苓、甘四君为一类，枳、朴、姜、橘为一类。突出的是葛根（宜煨用，生则堕胎），既清胃气，又升清气，合补中气、降浊气为一方，意义很是理想。

(13) 陈皮半夏汤（《济阴纲目》）：陈皮、茯苓、半夏、子芩、枳壳、紫苏、甘草。治怀妊胎气始盛，逆动胃气，恶阻呕吐，不进饮食。

(14) 旋覆花汤（《济阴纲目》）：旋覆花、白术、厚朴、枳壳、黄芩、茯苓、半夏、芍药、生姜。疗妊娠六七月间，胎不安常处（有类子悬症状），亦治阻病。

按：恶阻的呕恶，多关胆火之侵，胃火之逆，不能纯从半夏、厚朴着想，辛助其火，逆则难平。但兼用苦寒、甘寒以为反佐，仲景泻心诸方是最好的止呕法。然黄连之苦，大都为孕妇所不喜（孕妇纳食，忌腻苦而喜清淡，厌浓郁而好清香），所以前数方的竹茹、橘皮相配，是符合这个要求的。半夏与黄芩相配，可说是橘皮、竹茹的进一步。13 方枳壳与苏梗，芳香止逆，开上焦，宣中焦。14方旋覆与芍药配合，旋覆斡旋上中二焦，降逆下气；配芍药柔肝而敛肝经之逆气，使已逆之气能降，未逆之气能敛，是治吐的进一步方法，深可寻味。

（15）丁术汤（《太平惠民和剂局方》），即《妇人良方》的白术汤：白术、人参、丁香、甘草、姜。治胃虚恶阻吐水，甚至十余日粥浆不入。

（16）人参丁香散（《济阴纲目》）：人参、丁香、藿香。治恶阻胃寒吐逆，翻胃吐食。

（17）二香散（《济阴纲目》）：香附子、藿香叶、甘草。治妊娠胎动不安，气不升降（类似子悬病状），呕吐酸水，起坐觉重。

按：三方均用芳香止逆（但丁香是妊娠忌药，因能消癥癖、治难产，故须慎用），又与参、甘、术相合，则"辛甘发散为阳"，为胃家虚寒之治备此一法。又藿香叶的轻香醒胃，香附的香理气机，此二香则均为呕家所喜之药。

（18）加味六君汤（《医宗金鉴》）：六君子汤加枇杷叶、藿香、旋覆花、缩砂、枳壳。治痰饮恶阻吐痰水，心烦头晕。

按：六君子方中已有二陈化痰，加旋覆、藿香、枳壳以畅中都；枇杷叶气味清淡，肃肺气以降逆，若炒香用之，尤能降胃中浊气以止呕逆。

总说：胃司受纳，纳不能受，受而复出，责之于胃，所以治恶阻从脾胃立法，应为主论。从仲景"干姜半夏人参丸"创始，《妇人良方》以"胃气虚弱，中脘停痰"之说继之。王节斋谓"治恶阻必用二陈、六君、生姜、半夏之属而后效"，薛立斋从而阐扬之，列二陈、六君的加减法有十余条，这四家用药可说一脉相承，从脾胃立论，而以辛甘苦温为主法。薛立斋说："白术、半夏、茯苓、陈皮、砂仁，善能安胎气、健脾胃，予常用验矣。"但恶阻并非一个简单病症，发病机制涉及脾胃、肝胆、肝肾、肺胃各脏腑，气、血、阴（阳的关系比较少，虽有用桂心、干姜、丁香等少数药方，属于偶见病例）和六郁等，错综复杂，在中西医都没有把它等闲视之，难道薛立斋脾胃一法即能概括？还当进而博采各法，才能左右逢源。还有一点为中医古书中所未论及者：妊娠之后，肾气全力养胎，阴阳失却平衡，而造成内分泌失调的问题，从其情绪易动、肝胆之火偏旺而言，则仲景"妊娠常服当归散"中之芩、术，既为丹溪所奉行，又出抑青丸（一味黄连）一法，岂可加以非议。又如呕久则中馁，中失砥柱及斡旋之权，而造成清气不升；胎阻于下而致于浊气不降等问题，都须研究，也非脾胃一法所能尽赅者。

**2. 治肝胆**

（19）当归散（《金匮要略》）：当归、黄芩、芍药、芎䓖、白术，酒服。妊娠常服即易产，胎无苦疾。

按：《丹溪心法》对此方颇为推崇，曰："妇人有孕则碍脾，运化迟而生湿，湿而生热。古人用白术、黄芩为安胎之圣药，盖白术补脾燥湿，黄芩清热故也。"这是朱丹溪对仲景此方的实验提炼。从此又发明："胎前诸疾，只须以四物汤为主（本方即是以四物去熟地为基本，而加芩、术），看证加减调治（共有十一法）。"

（20）四物汤加味（《丹溪心法》）：四物汤加白术、条芩、砂仁。治胎前腹中烦闷，口苦厌食，不问月数多少。

按：本方突出在黄芩清肝胆；归、芍、地作为柔肝法；芎在此处因许多肝药的相制，亦作为疏肝之用了。

（21）茯苓半夏汤下抑青丸（《丹溪心法》）：茯苓、白术、半夏、神曲、大麦芽、陈皮、天麻、生姜（此系《济生拔萃》方，《女科辑要》改作半夏茯苓汤，恐非原意）。抑青丸方仅黄连一味，米粥糊丸。治"有妊二月，呕吐眩晕，脉之左弦而弱，此恶阻因怒气所激，肝气既伤，又夹胎气上逆。"

按：丹溪这则医案，一面用天麻以平肝止眩，一面用黄连以清肝息怒，二药真有"拔萃"之妙。至于麦、曲等碍胎，留之或去之，均无妨于大局，读古人方当得其大要、谅其小节，才有去芜（枝蔓之药）存精之益。

（22）加味温胆汤一（《医宗金鉴》）：半夏、橘红、茯苓、甘草、枳实、竹茹（以上温胆汤）、黄芩、黄连、芦根、麦冬、生姜。治热阻恶食，喜凉浆，心烦愦闷。

（23）加味温胆汤二（《沈氏尊生书》）：温胆汤加人参、柴胡、麦冬、桔梗、姜、枣。治心胆虚怯，触事易惊，涎与气搏，变生诸症。

（24）逍遥散（引《邯郸遗稿》）：柴胡、当归、白芍、白术、茯苓、甘草、生姜、薄荷。治恶阻食入即呕吐，先用此止呕；再用……甚者加左金丸。

（25）左金丸（引《邯郸遗稿》）：川连、吴萸。呕甚者加之，妙。

按：以上二方，赵养葵的理论是"三个月之时，相火化胎之候，壮火食气，上冲胃口，少阴肾水既养胎，少阳之火益炽（水无以涵木，应当包括厥阴之火上亢）"。这二方配合同用，以为效果更好，因柴胡得薄荷之辛凉，可散肝经之郁火；姜、萸得川连之苦寒，泄胆火而降逆；加以归、芍柔养肝血，使肝体不燥；苓、甘、术扶中，以缓厥阴之冲逆。二方参合，而肝胆、脾胃均能顾及。

治恶阻从脾胃论，大都偏于甘温而忽略了胃热、胃阴；从肝胆论，不但用苓、连，也须疏肝气如逍遥散；再当学习罗太元"肝脉夹冲脉之火冲上"一说，他用沉香磨水化抱龙丸，法虽怪僻，其理是可取的；还有赵养葵清肝滋肾一方（见后），从肾虚立论，亦可取法。至于《济阴纲目》，总结了十三家恶阻理论，而得出"总属血壅胎元，脏气不得宣通，停痰积饮，郁热壅滞，变而为火，有热无寒，致生诸证"的概括，我以为有偏见而不够全面。

### 3. 治肝肾

（26）滋水清肝饮（高鼓峰方）：六味丸加归身、白芍、柴胡、山栀、大枣。治阴虚肝气郁窒，胃脘痛胁痛，脉虚弦或细软，舌苔光滑鲜红者。

按：此方主治虽不言治恶阻，但阴虚于下，气冲于上，入胁窜脘，胃气当亦不安，正是恶阻的主要机理。所加归、芍等四药，也颇有加味逍遥散之意。并六味综合论之，地、萸、归、芍得柴胡之疏通，可补肾阴肝血，行血中之气，滋肝经之燥，散肝络之滞；枣与苓以和脾气；山栀清肝解郁（越桃散为解郁名方，即山栀一味），与柴胡的散结功能相配，一苦一辛，使全方上下灵动可喜。至于六味方中的丹、泽碍胎，可以置之不论。

（27）清肝滋肾汤加味（《邯郸遗稿》）：六味丸加柴胡、白芍。又加续断、杜仲。

按：此为前面24、25二方清疏肝胆之进一步治本法。意义与高鼓峰的滋水清肝饮同，但少了归身、山栀二药，剂型就小一些。

（28）地黄丸（《产科备要》）：人参、干姜为末，用生地汁和丸。治初怀妊醋心呕吐，腹痛不能食，或吐清水。

（29）理阴煎（《景岳全书》）：熟地、炙草、当归、干姜（炒黄）。治脏寒呕恶，胎气不安。

按：二方结构相类，都是以滋养肝肾、甘温安中为主。我意《产科备要》方尤为简练，人参之力强于炙草（不必用人参，可以党参、孩儿参、沙参代之）；生地汁轻清，也优于熟地的滋腻，于[3]呕吐者不宜。

（30）一贯煎（《柳州医话》）：沙参、麦冬、生地、归身、杞、川楝子。口苦燥者加酒炒川连。主治肝肾阴虚，津液桔涸，血燥气滞，变生诸证。

按：魏玉璜此方极为驰名，他避去叶天士人参固本丸、王秉衡集灵膏二方的重浊，而师其法，改趋轻灵。试以该二方举例以比较（人参固本丸：人参、生熟地（有痰均用姜汁炒）、天麦冬。集灵膏：西洋参、杞子、牛膝、天麦冬、生熟地、仙灵牌），便觉一贯煎即在呕恶之人亦可接受，而能补肝肾，养肺胃，柔肝理气，清肝降逆，正是符合阴虚恶阻之最好需求。从杞、地、归滋水出发，则能涵木柔肝，水以制火，使木、火均不侮土，免于犯胃而呕恶；从沙、麦补肺出发，则金旺能制木，使木受制而不能犯胃；金旺则不须母养，使土气可以安和；金旺又使子有余荫，以涵木制火。楝子之苦，以疏泄其已逆之肝气；黄连之寒，以泻其上炎之肝火，且以止吐。此二味是治标，平恶阻的见症；前五味是治其阴虚的根本。这样七味药，五行生克、标本胜复之法俱全，真有"一以贯之"的妙用。

（31）抱龙丸（《心印绀珠》）：麝香、胆星、天竺黄、雄黄、辰砂、甘草。治孕妇三月，呕吐痰并饮食，每寅卯时作，作时觉少腹有气上冲，然后膈满而吐。此肝脉夹冲脉之火冲上也。用沉香磨水，化抱龙丸，一服膈宽，气不上，吐止。

按：此方麝香、胆星、雄黄、辰砂、沉香均属妊娠忌药，病也少见，写在此聊备一格而已。

### 4. 治肺胃

（32）生芦根汤（《产宝》）：生芦根、橘皮、生姜、槟榔。治妊娠呕吐不食，兼吐痰水。

（33）生麦门冬汤（《产宝》）：生麦门冬子、人参、橘皮、茯苓、生姜、甘草、大枣。治妊娠阻病，心中愦闷，见食呕吐，憎闻食气，肢节烦疼，身体沉重，多卧嗜睡，黄瘦。（本方重用麦冬，为人参、橘皮的二倍半，即二十比八）

（34）竹茹麦冬汤（《济阴纲目》）：青竹茹、麦门冬、前胡、橘皮、芦根。如体热、四肢烦热，加地骨皮。治妊娠恶食，心中愦愦，热闷呕吐。

（35）芦根汤（《济阴纲目》）：生芦根、橘红、生姜、槟榔、枇杷叶。治妊娠呕吐不食，兼吐痰水。

（36）麦门冬汤（《金匮要略》）：麦门冬、半夏、人参、甘草、粳米、大枣。原治肺痿火[4]逆上气，借用为止逆下气。

按：以上五方综合说，以麦冬、芦根清养肺胃，竹茹、前胡、枇杷叶清疏肺气，以人参、茯苓、橘皮、生姜、甘草、槟榔疏和脾胃。而以竹茹、枇杷叶、生姜、橘皮、半夏配合，作为降逆止吐之主药，对肺胃阴伤者，可取其平稳不燥。

（37）人参木瓜汤（《妇科玉尺》）：人参、木瓜、橘红、枇杷叶、麦冬、藿香、竹茹。治孕妇病儿。

按：本方重在木瓜一药，酸能止呕，于《金匮》养胎白术散中提到"醋浆水"二次，可以知之。这不但在于酸性的刺激作用，尤可想呕多则伤其胃液，胃中干燥，致成神经性的逆上，则酸性可润燥而安胃气，与参、麦相配，更符合《内经》"甘酸化阴"之旨。

（38）温胆汤加味（《医宗金鉴》）：方已见前22，治呕吐心中热烦、愦闷，喜饮凉浆。

按：温胆加芩、连，治肝胆；加芦根、麦冬，则治肺胃，我意此方可分作两用。

（39）加味六君汤（《医宗金鉴》）：人参、白术[5]、茯苓、甘草、半夏、陈皮（以上六君子汤）、枇杷叶、藿香、旋覆花、缩砂、枳壳。治恶阻吐多痰水，心烦，头目眩晕，必其人平素胃虚，中停痰饮也。

按：此症当如痰饮症"脾虚则为生痰之源，肺虚则为贮痰之器"的病理，故用四君健脾胃，杜其生痰之源；二陈化其已生之痰；藿、砂、枳芳香宽中和胃；于是枇杷叶、旋覆花才能以其轻扬之力，建其降逆止吐之功。此外尚有补气血之法如下。

（40）顺肝益气汤（《傅青主女科》）：八珍去甘、芎，加苏子、麦冬、陈皮、砂仁、神曲。治妊娠恶阻、困倦欲卧，致于气血耗伤者。

按：傅氏理论，以为呕吐伤气，气虚则血不易生，肝血既耗，肝气愈逆。所以用健脾和胃以生气益气，气旺则生血，血充则能养肝，而肝逆除、肝燥息，他以为"有益于妊妇，其功更胜于四物"。

（41）归原散（《证治准绳》）：二陈、八珍去熟地，加丁香、枳壳、桔梗、姜、枣。治恶阻呕吐不止，左脉必弱，头痛，全不入食，服诸药无效者。

按：本方补气血与上方同，二陈化痰和胃亦同。枳、桔宽胸下气，早期偶用则可，若多服则于胎气不利。

● 【校注】

［1］术：原作"芍"，上文所言乃"白术散"，据其组成改。

［2］方：从句意看，当作"药"是。

［3］于：原作"与"，作"于"义胜。

［4］火：原为"大"。据《金匮要略·肺痿肺痈咳嗽上气病脉证治》改。

［5］白术：原作"白芍"，与六君子汤组成不合，疑误，据六君子汤组成改。


# 二、子肿

● 【原文】

### 1. 补虚为主

（42）加减补中益气汤（《傅青主女科》）：人参、黄芪、甘草、当归、白术、升麻、柴胡、陈皮（以上是原方），加茯苓一两，甘草减去五分之四。治妊娠五个月，肢体倦怠，饮食无味，先两足肿，渐至遍身头面俱肿。

按：傅氏认为此系气血两虚，脾肺失职，所以饮食难消，精微不化，势必气血下陷，不能升举，而湿邪即乘虚积而成肿。又说："且凡利水之品，多是耗气之药，而茯苓与参、术合，实补多于利，所以重用之以分湿邪。"

东垣用药的剂量过轻，人多疑之，或以为其中称"分"者为汉唐的衡量，即一两作为四分，等于二钱半。则《脾胃论》补中益气汤的黄芪与甘草各五分是一两二钱五分，已觉过量。黄芪下注曰："病甚劳役热甚者，一钱。"是乃"甘温能除大热法"，故倍加黄芪，病甚才一钱，则常用量肯定是五分。或者疑其太轻，实则东垣的用法是"咬咀，作一服"，一次服全剂八味药共二钱七分（倍黄芪则为三钱二分），粗末为散剂而煮之，药力易于煮出，称为"煮散"，是古人常用之法，也相当于吞丸三钱之量。这是过去我与同事赵锡武、岳美中二位讨论的结论，可供参考。

补中益气加茯苓方，早见于《妇人良方》的薛己按语中，但不如傅青主加减的细致。傅氏是甘草减至一分，以免湿重者壅中；人参、白术增至五钱，与一两之茯苓相配，可见着重在化气运脾之意。薛氏尚有本汤加山药、麦冬方，亦治肺脾气虚者。

（43）补中益气汤朝服，六君子汤加苏梗夕服（《薛立斋医案》）：治妊娠五月，肢体倦怠，饮食无味，先两足肿，渐至全身，后及头面。此是脾肺气虚。凡治妊娠，毋泥月数，但见何经症，即用本经为善。

按："毋泥月数"一语很是。临床见子肿一般都在七月之后，可有几种理解：一则特异的羊水太多而泛溢；二则胎重压迫膀胱，致宣化失司；三则七月为手太阴养胎之时，金气虚弱，伤及母气（脾土）；四则肺虚之后，尤不能通调水道，下输膀胱，均致水气潴留而作肿。如此则与薛氏脾肺气虚的病因及所用方药皆相符合。若五月，虽属足太阴养胎，但胎儿尚不重坠，无碍于膀胱，小便亦不艰少，水气无从积聚，故五月见肿者少于后期。

（44）用鲤鱼汤而脾胃虚弱，佐以四君子（《薛立斋医案》）。

（45）用天仙藤散而脾胃虚弱，兼四君子（《薛立斋医案》）。

按：此补虚与去水同用，虚实兼顾法最为稳妥。鲤鱼汤、天仙藤散见后"去水"门。

（46）加味归脾汤佐加味逍遥散（《薛立斋医案》）：治脾肝气滞。（《医学大成》本作"脾肺气滞"，则与逍遥无关，故改脾肝）

按：加味归脾汤即加柴胡、山栀，此二药为加味逍遥散中所已有，应云"归脾佐加味逍遥"为简洁。

（47）肾着汤加杏仁（《妇人良方》）：茯苓、白术、炮姜、甘草、杏仁。治妊娠腰脚肿。

按：《金匮要略》[1]"肾着之病……身劳汗出，衣里冷湿，腰以下冷痛，腹重如带五千钱，甘姜苓术汤主之"，又名肾着汤，谓腰为肾府，冷湿之气着于此，故有此病名。仲景茯苓、炮姜[2]重至四两，为甘、术之一倍，可见其温肾去水的方意。肿在腰脚，病不关肺，《妇人良方》加杏仁，殊无深意。

### 2. 去水为主

（48）葵子茯苓散（《金匮要略》）：葵子、茯苓。治妊娠有水气，身重，小便不利，洒淅恶寒，起即头眩。小便利则愈。

按：冬葵子利水而滑胎，非水急时不可妄用。此症洒淅恶寒属于卫阳被水气所遏，若用五苓散，似可表里兼顾，行卫阳而输膀胱，诸妇科书均未引用此方者，记此以备参考。

（49）鲤鱼汤（《千金方》）：当归、白芍药、白茯苓、白术、橘红，鲤鱼一尾（去鳞肠）。白水煮熟，去鱼，用汁，入生姜再煎。空心服，胎水即下，如未尽，腹闷未除，再合一剂服之。治妊娠腹胀满，或浑身浮肿，小便赤涩。

按：我用鲤鱼汤合《全生》白术散、五皮饮治疗子肿，治愈率之多和疗效之速，已不胜枚举。仅记1981年所诊一例。

孕七八月，体重日增半斤，一月之间已增十余斤，足肿难以步履，腹肿胸高，坐则挺胸，行则凸肚，气喘吁吁，颇有水渍于胎，水气凌心之虑。投以生白术、带皮苓各一两，佐用桑皮、苏子、杏仁的肃肺；大腹皮、陈皮、冬瓜皮、淡姜皮的行皮；参以天仙藤散中的香附、乌药、木香为使；嘱用一尺左右鲤鱼浓煮，饮其汤汁；渴则以冬瓜连皮及子煮汤为饮。一日夜间小便极多，明日诸肿尽失，体重降至正常。至预产日期安全生产一男，其间肿亦未起。我方中未用一味逐水药，仅恃鲤鱼及冬瓜以行水，设想肃肺气、疏脾气、行皮水，和苓、术二药大剂，已有健脾利水之力，取效还在于配合。事实上此例水势很骤，已近于《经效产宝》用葶苈郁李汤的遍身洪肿程度，但我虽采此方的桑皮、苓、术，而不用葶苈、郁李，也能奏效。

对这一病种的经验取得，当追溯到1946年，我在浙江女科名医虞老师家代诊，遇一妊娠洪肿病例，已有气急、呕恶、心悸症状，当时想用葶苈散（即葶苈郁李汤方）的葶苈和鸡鸣散的吴萸而未决，正在磨墨迟疑、执笔沉吟之际，侍诊的学生即上楼问老师，回告用全生白术散，苓、术须一两。于是灵机顿开，迅笔疾书，以前例处方付之。以后能对子肿一病应付裕如者，得益于此，因记之以供参考。此方优点在十分平稳，毫无副作用，而且疗效持久，主要是大量苓、术的健脾利水，起了维持作用。因将连类诸方记于下面。

（50）白术散（《全生指迷方》）：白术、茯苓、陈皮、生姜皮、大腹皮、桑白皮。

（51）天仙藤散（即宋代名方香附散，《妇人良方》）：天仙藤、香附子、陈皮、甘草、乌药（一方有木香）、生姜、木瓜、苏叶。治妇人有水气而成胎，两足自脚面渐肿至腿膝，行步艰难，喘闷妨食。甚至足指间有黄水出者。

（52）五皮散（《妇人良方》）：大腹皮、桑白皮、生姜皮、茯苓皮、橘皮、木香。治胎水肿满。

（53）五皮饮（《中藏经》）：前方无木香。

（54）鸡鸣散（《证治准绳》）：槟榔、陈皮、木瓜、吴萸、紫苏、桔梗、生姜。治脚气肿重疼痛，或挛急上冲，甚至胸闷泛恶。

按：脚气病多见于南方，凡初到异地，水土不服者多患之。麻冷过膝，则冲心而危，与子肿水气凌心同样急剧。

（55）茯苓导水汤（《医宗金鉴》）：木香、槟榔、木瓜、大腹皮、白术、茯苓、猪苓、泽泻、桑皮、砂仁、苏叶、陈皮。治子肿喘而难卧，胀满难堪。

按：本方肃肺利气，运脾利水药较多，但选药均尚平稳。又有加枳壳、防己、苦葶苈等三方。

（56）泽泻散（《坤元是保》）：泽泻、桑白皮、木通、枳壳、槟榔、赤茯苓。治妊娠遍身浮肿，上气喘急，小便赤涩。

（57）生料平胃散[3]（《妇人良方》）：姜、枣水煎服；或为末，用苏叶汤调下二钱。治妊娠脚浮肿，因脾衰血化成水。又《女科正宗》作每服二钱，入盐一捻，水煎服。又《邯郸遗稿》苍术作生白术，较稳妥。

（58）葶苈散（《产宝》方无名，《济阴纲目》引为此名）：葶苈子、白术、茯苓、桑白皮、郁李仁。治妊娠遍身洪肿。

按：此方原以白术二十分（五两）为主要，葶苈二两半次之。方中既有泻肺利水之猛药，又有健脾利水之和药，其力已不小。若除去郁李之攻便泄水，便较平妥，因前后分消，恐非妊娠所能堪。

（59）泽泻葶苈汤（《产宝》）：泽泻、葶苈、白术、枳壳、茯苓。治症同上。

按：此比上方减桑皮，而专任葶苈之肃肺，增为三两；枳壳易郁李，改泄便为宽气，予葶苈有助力；又苓、术均增为六两，配合遂比上方为佳。

（60）茯苓杏仁汤（《产宝》）：茯苓、杏仁、槟榔仁、旋覆花、郁李仁。治妊娠身肿有水气，心腹胀满，小便少。小便通即差。

按：用旋覆、杏仁通肺气以利小便，为《内经》"开鬼门、洁净府"法，故云"小便通即差"。却又以郁李、槟榔泄便利水，自相矛盾，不足为法。

（61）防己汤（《济阴纲目》）：防己、桑白皮、紫苏、赤茯苓、木香。治妊娠脾虚，遍身浮肿，腹胀喘促，小便不利。

（62）茯苓白术汤（《崔氏方》）：茯苓、白术、旋覆花、杏仁、黄芩。疗妊娠体肿有水气，心腹急满。

按：此方和平可喜，既君苓、术各四两，又以旋覆、杏仁通肺气，却用黄芩与白术相配以安胎。虽逐水之力较薄，但健脾清热，可使胎气安和。

（63）猪苓散（《子和方》）：即此一味为末，调服方寸匕，日三。治妊娠从脚上至腹肿，小便不利，微渴。

按：若以此方与茯苓、白术合用，以为两全其美。

总按：关于子肿用泻法确当与否，利弊如何，我有这样体会：凡碍胎、胎忌之药或食物，总在五六月前最须注意；迨至五六月后，胎气成长，或较巩固，"有病则病当之"一语，运用于此时较为适合，然亦非"多伐无辜"之意。若既已利其小便，又用快药荡其大便，前后两夺，吾亦未见其可以适用之义。

又《医宗金鉴》有"大凡水之为病多喘促，气之为病多胀满，喘促属肺，胀满属脾"二语，使人领会到治法方面，肃肺可以定喘，运脾可以舒胀。又肺肃则能通调水道，下输膀胱，使水有出路之处；脾运则能充行肌肉，宣通腠理，使湿无停留之地，启发不少。

子肿选方如上，其已见于本书第三章中者不赘。

附录《胎前水肿危殆歌》："水肿伤肝唇定黑，背平伤肺脾脐凸。缺盆平也已伤心，足底平伤肾脏格。"（见《邯郸遗稿》）

● 【校注】

［1］《金匮要略》：原作《伤寒论》。但据今本《伤寒论》，其中并无"肾着"病名，而是出于《金匮要略》，故改之。

［2］炮姜：仲景原方用"干姜"，其方意同。

［3］生料平胃散：《普济方》生料平胃散组成为苍术、陈皮、厚朴、草果、半夏、白芷、乌梅、藿香、前胡、草豆蔻、甘草。《妇人大全良方》中未见生料平胃散。

# 三、子痫轻症
## （子烦）

● 【原文】

### 1. 治标法

齐仲甫，宋人，著有《产宝百问》[1]《产宝杂论》等，以为心中烦、胸中烦、子烦、虚烦属于妊娠烦闷的四证，事实上这是文字上的互词，是一证，不必分为四，故《经效产宝》以"妊娠常苦烦闷"即明确指为"此是子烦"，简洁扼要，今人可学。至《妇人良方》所谓"妊娠苦烦闷者，以四月受少阴君火以养精，六月受少阳相火以养气，若母心惊胆寒，多有是症"。临床上四月此症少见，多在六七月以后，为子痫之先驱症状，与少阴、少阳之说似不必强为牵合。此症发生的病理，由妊娠自然发展，体质偏胜而成者较少，外来的刺激属于精神因素、情绪压力者较多，例如：生男生女的要求，使妊妇造成思想负担；产前不负责任的猜男疑女，甚或求神问卜的烦扰，使妊妇较久的处于这种患得患失不安情况之中。或者则是妊妇对分娩知识不够，过早的愁虑或恐怖（这就是先兆子痫的原因）。这样烦郁伤肝、生风、生热，又使津液聚而为痰，血液留而为瘀，所谓停痰积饮，留瘀滞气，以及肺风、心火、气郁等等，皆为情绪致成副因，其主因则《妇人良方》"母心惊胆寒"一语最为得之。治法方面，当以清心除烦、解郁安神为第一，至于其他化痰、舒气等系治其副症，而养血、生津、育阴、补肺等则系调整其机体的偏胜和维持其平衡。知此三者的区别，则治疗的缓急、标本便可掌握了。

（64）犀角散（《女科百问》）：犀角尖、地骨皮、条芩、麦门冬、赤苓、甘草、竹沥。治子烦。

（65）竹沥汤（《经效产宝》）：茯苓、防风、知母、竹沥、生门冬。治妊娠常苦烦闷，此是子烦，宜服此方。（按：此原是《千金方》）

（66）竹叶汤（《济阴纲目》）：白茯苓、麦门冬、防风、竹叶、黄芩。治妊娠心惊胆怯，终日烦闷，名曰子烦。

按：《丹溪心法》先用此方，主治为"子烦，二火为之，病则苦烦闷"。

（67）又方（同上）：有人参，无黄芩。

（68）麦门冬汤（《济生方》）：麦门冬、防风、茯苓、人参、生姜、竹叶。治妊娠心惊胆怯、烦闷。子烦。

按：在《千金方》竹沥汤的基础上，后人发展的三方，竹叶、黄芩、知母均有清心作用。惟《济生方》加人参而无黄芩、竹叶[2]、竹沥，则清心之力最少。

（69）益母丸（《妇人良方》）：知母炒为末，枣肉为丸，人参煎汤下。

一母丸（《济阴纲目》）：药同上。治妊娠因服药致胎气不安，有似虚烦不得眠，巢氏谓之子烦也。医者不知，作虚烦治，损动胎气。

（70）知母饮（《济阴纲目》）：知母、麦冬、赤苓、黄芩、黄芪、甘草、桑白皮、竹沥。治妊娠心脾壅热，咽膈渴苦，烦闷多惊。

（71）知母饮加犀角（《医宗金鉴》）：治孕妇时时心烦，胎中郁热上乘于心。热甚者加犀角。

（72）知母饮加人参（同上）：气虚加人参。

（73）知母饮加石膏（同上）：口渴加石膏。

（74）竹茹汤（《妇人良方》）：淡竹茹一两，水煎（《济阴纲目》作淡青竹刮茹）。治妊娠烦躁，或胎不安。

（75）安神丸（《妇科玉尺》）：朱砂、黄连、生姜、当归、甘草。治子烦。

按：妊娠六七月后，见到头晕、头痛、面热、口干、项颈热赤、枕席转侧、眠睡不安、性情焦躁等症状，此时即是子烦，也可谓是子痫先驱阶段，失时不治，很多转成子痫。根据上引十二方而分析之，治疗子烦主因主症的药不外犀角、黄芩、地骨皮、麦冬、知母、竹沥、竹茹、竹叶、桑白皮、石膏、黄连、甘草等清其心、肺、胃三经的气血。但我以为温热传经的上焦药、清心药、清营药甚多，正可补充。

（76）清宫汤（《温病条辨》）：元参心、莲子心、卷心竹叶、连翘心、犀角尖、连心麦冬。

按：吴鞠通谓药之心能入心，清秽浊而补心气，清心火而通心窍。

（77）清宫汤加味一（同上）：热痰盛，加竹沥、梨汁、瓜蒌皮。

（78）清宫汤加味二（同上）：热毒盛，加金汁（即陈久之粪清）、人中黄。

（79）清宫汤加味三（同上）：渐欲神昏，加银花、荷叶、石菖蒲。

（80）清营汤（《温病条辨》）：犀角、生地、元参、竹叶心、麦冬、丹参、黄连、银花、连翘。

（81）清心莲子饮（《和剂局方》）：黄芩、麦门冬、地骨皮、车前子、甘草、石莲肉、白茯苓、黄芪、人参。清心火，养气阴。

（82）不烦汤（《坤元是保》）：阿胶、黄连、枳壳、大黄、乌梅、生姜、白蜜。治孕七八月，伤暑热而烦，胎气逼近于上，咽喉窒碍，心腹胀满。下坠似痢，须炊久，忽尔下气，方得大便，是名胎热子烦。

（83）柴胡饮（《坤元是保》）：柴胡、麦冬、赤苓、枇杷叶、人参、橘皮、甘草。治妊娠头目昏重，不思饮食。

（84）黄芩四物汤（《坤元是保》）：四物汤加黄芩、甘草、陈皮、木通。治妊娠当暑伤热，渴甚饮水不止者，势必不佳。

（85）息焚安胎汤（《傅青主女科》）：生地、青蒿、白术、茯苓、人参、知母、花粉。治妊娠口渴汗出，大饮冷水，而烦躁发狂，腰腹疼痛，以致胎欲堕者。

按：傅氏论此症乃胃火炎炽，犯心越神，儿胎受逼。治法必须泄火滋水，用生地至一两。但花粉乃是忌药。

（86）黄连温胆汤（《妇科玉尺》）：温胆汤加黄连。治子烦内热心烦，闷闷不乐，阴虚火扰，但夹痰者十恒七八。

（87）蠲饮六神汤（《女科辑要》）：橘红、石菖蒲、半夏、胆星、茯神、旋覆花。治同上。

（88）二陈汤加味一（《女科辑要》）：二陈汤加黄芩、竹茹、旋覆。治子烦因痰，胸中满。

（89）二陈汤加味二（《妇人良方》）：二陈汤加白术、枳壳、黄芩。治子烦痰滞。

（90）分气饮加川芎（《妇人良方》）：陈皮、茯苓、半夏、桔梗、大腹皮、紫苏梗、枳壳、白术、山栀、甘草。治子烦气郁。

（91）紫苏饮（《本事方》）：紫苏、大腹皮、人参、川芎、陈皮、白芍、当归、甘草。原治子悬惊恐气结。兼治子烦。

（92）葱豉汤（《济阴纲目》）葱白、豉。治妊娠心烦热不止。

（93）加味逍遥散（《妇人良方》）：逍遥散加丹皮、山栀。治妊娠心烦口干，肝经火动。

按：自柴胡饮以下十一方，都属治痰、气、郁结之方。以上子烦实证选方比较多，因为若能处理及时，可以遏止成为子痫，故详之。

## 2. 治本法

（94）黄连阿胶汤（《伤寒论》）：黄连、黄芩、阿胶、芍药、鸡子黄。原治少阴病心烦不得卧。治子烦阴虚火甚，无痰滞胸满者。

（95）人参散（《妇人良方》）：人参、麦门冬、赤茯苓、地骨皮、干葛、黄芩、犀角、甘草。治子烦热乘心脾，烦热干渴。

（96）知母散加山栀（《妇人良方》）：知母、麦门冬、黄芪、子芩、赤苓、甘草。治妊娠烦躁闷乱，口干。

（97）人参黄芪散（《妇人良方》）：人参、黄芪、葛根、秦艽、赤茯苓、麦门冬、知母、甘草。治妊娠身热烦躁口干。

（98）补中益气汤加味（《妇人良方》）：加麦冬、山栀。治妊娠烦热，小便自遗。补肺气，滋肾水。

（99）当归饮（《济阴纲目》）：当归、川芎、阿胶、桑寄生、豆豉、葱白。治子烦。

（100）六君子汤加味（《妇人良方》）：加紫苏、山栀。治子烦脾胃虚弱。

（101）加味归脾汤（同上）：加柴胡、山栀。治妊娠烦躁，脾气郁结。

（102）补中益气汤加蔓荆（同上）：治子烦头晕，以升补阳气。

（103）半夏白术天麻汤（《脾胃论》）：半夏、白术、天麻、人参、黄芪、苍术、泽泻、橘皮、茯苓、大麦芽、干姜、黄柏、炒曲。《妇人良方》薛氏治子烦吐痰恶食，恶心头晕，属脾虚风痰为患。

（104）沙参麦冬汤（《温病条辨》）：沙参、玉竹、生甘草、桑叶、麦冬、生扁豆、花粉。原为温病阴伤，甘寒生津法，借用为子烦阴虚津伤之治，但花粉是忌药。

（105）加减生脉散（同上）：沙参、麦冬、五味子、丹皮、细生地。原为温病伤阴，甘酸化阴法，借用为子烦津伤之治。但丹皮须忌。

（106）利气泄火汤（《傅青主女科》）：人参、白术、甘草、熟地、当归、白芍、芡实、黄芩。治怀妊之后，性急怒多，壮火食气，火动堕胎。

（107）加味地黄丸（《妇人良方》）：即知柏八味。治妊娠心烦口干，肾经火动。

总论：子烦之症，以心火、肝热、郁结、痰阻之故，燥性之药，如二陈、六君、补中益气汤、分气饮、半夏白术天麻汤，究须慎用。

还有一要点，则是精神负担者，心肝之气抑郁，五志之火亢盛；火烁津液，必致聚而为痰；痰阻升降之路，气机因而痞塞；气之有余，复以生火。如或心血虚耗、肺胃有热之体，则受妊之后浊气失于下降，上干清空，心烦虑乱，子烦发作的原因以此居多。可知解郁化痰，通其升降之路，是治疗必须照顾者（如二母丸、白金丸、蒌贝养营汤、温胆汤类、导痰汤等皆可选用）。从心火而推广其治法，则清胃可以泻子而益母；清肝则泻母而养子；滋水一法，能涵木以平相火，又熄火以平君火；清金一法，也能有助于平肝，这些都是子烦善后应用之法。因为情志之病，不清其源，则可以复作，故于治本、治标方法多予选列，以裕应用。

● 【校注】

[1]《产宝百问》：原题"元·朱震亨纂辑，明·王肯堂订正"，实际本书系书商将宋·齐仲甫《女科百问》更改书名，托名朱氏而刊行。

[2]竹叶：《济生方》麦门冬汤有竹叶。

# 四、子痫

● 【原文】

### 1. 治痫法

痫症表现为痉与瘈两种症状，病因与治疗，两者应有区别。痉，依《金匮》为病在太阳之经，其症状由头项强痛渐重为项背强几几然、头动摇、辗转反侧、口噤、背反张、脚挛急、角弓反张、卧不着席。妊妇尤有凸腹之不便，视平人病痉者为苦痛。瘈，依温热传变属于厥阴，其症状由手指蠕动渐重为循衣摸床，为手指撮搦，为四肢抽搐瘈疭。临床上痉、瘈常同见，观子痫病员反张、抽搐与昏迷相间而发，重者日发数十次，痛苦万状，未有不恻然者。

所以治疗方面，项背症重者须佐泄风，四肢症重须佐平肝，这是两大纲领，倘治疗及时，也颇多痫止而得顺产。因为古人制方，常有表、里、风、火、痰、食、气、血一方兼顾，以致混乱主次，使人迷惑方向，故提出了痉、瘛之别。其他副治之法，应作为佐使之列。

（108）羚羊角散（《坤元是保》）：羚羊角、酸枣仁、当归、川芎、独活、五加皮、薏苡仁、防风、杏仁、茯神、木香、甘草。治妊娠冒闷，角弓反张，名曰子痫风痉。

（109）钩藤散（同上）：钩藤、防风、菊花、陈皮、半夏、茯苓、茯神、人参、麦冬、石膏、甘草。治肝厥风热，妊娠风痉发搐，口噤项强。

（110）钩藤散加味（《妇人良方》）：加山栀、柴胡。治因怒发作。

（111）钩藤汤（同上）：钩藤、当归、茯神、人参、苦桔梗、桑寄生。治妊娠风痉，心肝风热。

（112）钩藤汤加味一（同上）：加柴胡、山栀、黄芩、白术。平肝木，降心火，养气血。

（113）钩藤汤加味二（同上）：加竹沥、南星、半夏。治风痰上涌。

（114）钩藤汤加味三（同上）：加全蝎、僵蚕。治风邪急搐。

按：以上诸方大都外风、肝风同治，对认症和病理均不明确。制方者总是跳不出《巢氏病源》《小品方》及陈良甫外风之说，徘徊两端。如今日得西医妊娠高血压的诊断，便可豁然开朗，是内风而决非外风所致了。我们在专题研究中曾自制二方及备用三种成药，颇为简便，也易于掌握，收得救急的疗果。介绍如下。

（115）羚珀散（自制）：天竺黄、天麻、羚羊角、琥珀、蝉衣、地龙。研极细末，每服一钱，重则每日可服三五次。

（116）羚羊角汤（自制）：天竺黄、鲜石菖蒲、郁金、地龙、黄连、全蝎，水煎；羚羊角三分，磨冲；竹沥二两，冲。（因此汤煎、磨费时，羚珀散可以预制，先服散，后服汤）

（117）至宝丹：昏迷甚者研服一丸。

（118）安宫牛黄丸：痰盛者研服一丸。

（119）牛黄清心丸（《局方》）：热盛者研服一丸。

按：以上三种成药以备急用，虽中有香窜之药，暂用无妨。

下面提出四张古方，请比较观之，不过使我们知道古人对子痫曾有这样的认识过程而已，似无实用必要。

（120）葛根汤（《小品方》）：贝母、葛根、丹皮、木防己、防风、当归、芎䓖、肉桂、茯苓、泽泻、甘草、独活、石膏、人参。治妊娠临月，因发风痉，忽闷愦不识人，吐逆眩倒；小醒复发，名为子痫。

（121）夺命褐散子（《产科备要》）：甜葶苈、芫花、郁李仁、沉香、地榆、钩藤钩子、防风、人参。治妊娠四五月以上，忽然仆地，手足抽掣，咽中涎声滚滚，口眼不开，如小儿瘈疭之状，名曰胎痫。

（122）芎活汤（《济阴纲目》）：川芎、羌活。治子痫。

（123）羌活酒（同上）：羌活、防风、黑豆，好酒浸。治妊娠中风痉，口噤，四肢强直，角弓反张。


**2. 调复法**

（124）加味四物汤（《妇人良方》）：四物汤加柴胡、丹皮、山栀、钩藤。治妊娠五月，两臂拘急或纵缓，肝火伤血所致。

（125）六味丸（《妇人良方》）：补肾水，生肝木。

按：子痫后调复法，古书论者极少，薛立斋方法总不脱归脾、四君、六君、八珍之类，凡涉及参、芪，总不免有助气生火，促其复发之虑。我们又选用下列诸方，比较稳妥，以供参考。

（126）加减复脉汤（《温病条辨》）：炙甘草、地黄、生白芍、麦冬、阿胶、麻仁。

（127）救逆汤（同上）：即上方去麻仁，加生龙骨、生牡蛎。

（128）二甲复脉汤（同上）：即加减复脉汤加生牡蛎、生鳖甲。

（129）青蒿鳖甲汤（同上）：青蒿、鳖甲、细生地、知母、丹皮。

（130）小定风珠（同上）：鸡子黄、阿胶、龟板、童便、淡菜。

（131）大定风珠（同上）：生白芍、阿胶、生龟板、地黄、麻仁、五味子、麦冬、炙甘草、生牡蛎、鸡子黄、鳖甲。

按：上二方中的龟板可去之，因能开交骨而堕胎。

（132）犀角地黄汤（同上）：地黄、白芍、丹皮、犀角。

（133）生脉散（《内外伤辨惑论》）：人参、麦冬、五味子。

（134）五汁饮（《温病条辨》）：麦冬、藕、梨、荸荠、鲜芦根，取汁。

（135）滋营养液膏（薛一瓢[1]方）：女贞子、旱莲草、桑叶、黑芝麻、甘菊、杞子、当归身、白芍、熟地、黑大豆、南烛叶[2]、茯神、葳蕤、橘红、沙苑、炙甘草、阿胶、白蜜。加石决、牡蛎。

（136）护阳和阴汤（《温病条辨》）：白芍、炙甘草、人参、麦冬、干地黄。

（137）六味地黄丸（《小儿药证直诀》）：加麦冬、五味子。

（138）加甘杞子、菊花。

（139）加当归、白芍。

（140）加当归、白芍、蒺藜、石决明，名明目地黄丸。凡子痫重症以后常有视觉减弱或模糊不清、或视久则眩的后遗症，用此方对视力恢复很有利。

（141）竹叶玉女煎（《温病条辨》）：生石膏、干地黄、麦冬、知母、牛膝、竹叶。

（142）麦冬麻仁汤（同上）：麦冬、火麻仁、生白芍、何首乌、乌梅肉、知母。烦热阴伤，酸甘化阴法。

总按：以上所选方，在具体处方时还须照顾忌用、慎用药物，非至救急而不拘小节之时，不要疏忽以造成不必要的事故，也是医务工作者神圣的职责。再，从115—119方又125—142方而言，大都是内科方中借用，不见于女科书中者，这是鉴于古来女科医家缺乏这方面的资料，而我们有机会与西医院协作研究这一课题，吸收了长处来补自己的短处和丰富认识，这内科部分也是女科应该吸取的方面。

胎前病尤其是子痫重症，历来医家大都摆不脱外风的旧说，这和内科的中风学说一样，千百年来纠缠于外风、痰、气、郁、火、食等副因，即使理论上触及了内风，而治疗又跳不出续命汤的阈限，到近代张伯龙才使中风症的内风学说从理论上到治疗上得有系统的阐明和跃进了一步，见于《中风斠诠》一书。

子痫症到薛立斋，虽推崇羚羊角、钩藤等方，但至调复时却仍不离乎参、芪，终有补气、助火、生风之弊，我们何不跳出女科的范围，而到内科滋养阴液的广大领域中去寻觅宝藏呢，从肺、胃到肝、肾，真是琳琅满目，美不胜收，大有方法存在。

## ● 【校注】

［1］薛一瓢：即薛雪（1681—1770），字生白，号一瓢。清代著名医家。江苏苏州人。因母多病而究心医学，精于医术，与叶天士齐名，常互相抨击。一般认为《湿热条辨》为薛氏所著，亦有医家（如王孟英）认为尚难确定，该书对湿热之辨治有发挥，丰富并充实了温病学的内容。

［2］南烛叶：药名。出清·陈士铎《本草新编》。为杜鹃花科植物乌饭树的叶。酸、涩，平。有益精气、强筋骨、明目、止泻等功效。

# 参考书目

| | | |
|---|---|---|
| 二难宝鉴 | 明·李荣 | |
| 十全博救方 | 宋人 | |
| 三因极一方 | 宋·陈言 | 1174 |
| 三因方评 | 吴锡璜 | 1920 |
| 三国志·魏书 | 晋·陈寿 | 233 |
| 上海常用中草药 | 上海 | 1970 |
| 卫生家宝产科备要 | 宋·朱端章 | 1184 |
| 大生要旨 | 清·唐千顷 | 1762 |
| 大明本草（即日华本草） | 唐·日华子 | 968—975 |
| 丸散膏丹集成 | 郑显庭 | 1958 |
| 千金要方 | 唐·孙思邈 | 652 |
| 千金翼方 | 唐·孙思邈 | 682 |
| 万金方秘书 | 宋·郑春敷 | 1165 |
| 子母秘录 | 唐·张杰 | |
| 子和方 | 金·张从正 | 约 1232 |
| 广嗣纪要 | 明·万全 | 1549 |
| 小儿药证直诀 | 宋·钱乙 | 1119 |
| 小品方 | 晋·陈延之 | 约 618 |
| 女科正宗 | 清·何松庵 | 1664 |
| 女科百问 | 宋·齐仲甫 | 1220 |
| 女科切要 | 清·吴道源 | 1773 |
| 女科要旨 | 清·陈修园 | 1802 |
| 女科指掌 | 清·叶其蓁 | 1724 |
| 女科一知集 | 何时希 | 1983 |
| 女科秘诀大全 | 清·陈莲舫 | 1909 |

| 二难宝鉴 | 明·李荣 | |
|---|---|---|
| 女科粹言 | 清·何书田 | 1840 |
| 女科经纶 | 清·萧埙 | 1684 |
| 女科歌诀 | 清·邵登瀛 | 1815 |
| 女科纂 | 明·李士材 | 1664 |
| 女科辑要 | 清·沈尧封 | 约1700 |
| 女科辑要按 | 清·王孟英 | 1850 |
| 女科辑要笺正 | 张山雷 | 1922 |
| 女科济阴要语万金方 | 宋·郑春敷 | 1165 |
| 女科精华 | 严鸿志 | 1920 |
| 女科医案 | 清·竹林寺僧 | |
| 女科仙方 | 清·傅山 | 约1607 |
| 内外伤辨惑论 | 元·李杲 | 1231 |
| 黄帝内经素问 | 黄帝（传） | 上古 |
| 方剂学 | 上海中医学院 | 1974 |
| 内科摘要 | 明·薛己 | 1529 |
| 历代人物年里碑传综表 | 姜亮夫 | 1959 |
| 心印绀珠 | 元·罗知悌 | 1325 |
| 计划生育中医药六百余种资料研究 | 何时希 | 1972 |
| 丹溪心法 | 元·朱震亨 | 约1281 |
| 丹溪纂要 | 元·朱震亨 | 约1281 |
| 格致余论 | 元·朱震亨 | 约1281 |
| 仁存方 | 元·朱震亨 | 约1281 |
| 仁斋直指方 | 宋·杨士瀛 | 1264 |
| 太平圣惠方 | 宋·王怀隐，等 | 992 |
| 太平惠民和剂局方 | 宋·许洪 | 1208 |
| 开宝本草 | 宋·刘翰 | 973 |

| | | |
|---|---|---|
| 二难宝鉴 | 明·李荣 | |
| 日华本草（即大明本草） | 宋·日华子 | 968～975 |
| 日本药局方药物学纲要 | 陈存仁（引） | |
| 日用本草 | 元·吴瑞 | 1328 |
| 王孟英医案 | 清·王士雄 | 1850 |
| 中草药单验方汇编 | 昆明 | 1970 |
| 中草药展览资料选编 | 云南省 | 1971 |
| 中风斠诠 | 张山雷 | 1917 |
| 中藏经 | 汉·华佗 | 234 |
| 中国药物大辞典 | 陈存仁 | 1936 |
| 中草药学 | 上海中医学院 | 1974 |
| 中医入门 | 秦伯未 | 1959 |
| 中医图书联合目录 | 中医研究院，等 | 1961 |
| 中医图书目录 | 上海中医学院 | 1980 |
| 中医验方汇编 | 昆明 | 1971 |
| 中国医学大辞典 | 谢观，等 | 1921 |
| 中国医籍考 | 日本·丹波元胤 | 1819 |
| 东方朔别传 | | |
| 东垣十书 | 元·李杲 | 1529 |
| 汉书 | 汉·班固 | 1 世纪 |
| 甲乙经 | 晋·皇甫谧 | 215 |
| 圣济总录 | 宋·赵佶 | 1117 |
| 史记 | 汉·司马迁 | 公元前 86 |
| 史载之指南方 | 宋·史堪 | 约 1085 |
| 本草求真 | 清·黄宫绣 | 1773 |
| 本草图解 | 明·李中梓 | 1637 |
| 本草拾遗 | 唐·陈藏器 | 739 |

| 二难宝鉴 | 明·李荣 | |
|---|---|---|
| 本草纲目 | 明·李时珍 | 1530 |
| 本草纲目拾遗 | 清·赵学敏 | 1719—1805 |
| 本草衍义 | 宋·寇宗奭 | 1118 |
| 本草会编 | 明·汪机 | 1519 |
| 本草集注 | 梁·陶弘景 | 432～536 |
| 本草经读 | 清·陈念祖 | 1752—1823 |
| 本草经疏 | 明·缪希雍 | 1625 |
| 本经逢原 | 明·张璐 | 1695 |
| 叶天士女科医案 | 清·叶桂 | 康熙间 |
| 台州经籍志 | | |
| 古今录验方 | 唐·甄立言 | 6世纪末 |
| 古今图成集成·医部全录 | 清·蒋廷锡,等 | 1723 |
| 石室秘录 | 清·陈士铎 | 1687 |
| 永类钤方 | 元·李仲南 | 1331 |
| 玉楸药解 | 清·黄元御 | 1754 |
| 龙江茅氏女科 | 清·茅氏 | |
| 生生宝箓 | 清·袁于江 | 1825 |
| 外台秘要 | 唐·王焘 | 752 |
| 外科全生集 | 清·王维德 | 1740 |
| 正俗方 | | |
| 妇人大全良方（妇人良方） | 宋·陈自明 | 1237 |
| 妇人良方校注 | 明·薛己 | 1547 |
| 妇人规 | 明·张介宾 | 1624 |
| 妇人心镜 | 明·徐春甫 | 1556 |
| 妇科玉尺（沈氏尊生书之一） | 清·沈金鳌 | 1774 |
| 妇科秘方 | 清·竹林寺僧 | 1819 |

| | | |
|---|---|---|
| 二难宝鉴 | 明·李荣 | |
| 妇科病中药疗法 | 彭静山 | 1959 |
| 妇产科诊疗之实际 | 萧怡仙（译） | 1958 |
| 产宝百问 | 元·朱震亨 | 约 1281 |
| 产经 | 隋人 | 581～618 |
| 产孕集 | 清·张曜孙 | 1830 |
| 产育宝庆方 | 宋·郭稽中 | 约 1107 |
| 产宝诸方 | 宋·王卿月 | 1166 |
| 产宝杂录 | 宋·齐仲甫 | 1279 |
| 产鉴 | 明·王化贞 | 万历间 |
| 产家要诀 | 明·金世英 | |
| 伤寒论 | 汉·张机 | 219 |
| 传信方 | 唐·刘禹锡 | 772—842 |
| 传信适用方 | 宋·吴师夔 | 1180 |
| 信效方 | | |
| 全生指迷方 | 宋·王贶 | 1119 |
| 全国中草药新医疗法展览会技术资料选编 | | 1970 |
| 后汉书 | 宋·范晔 | 5 世纪 |
| 名医录 | 明·李时珍（引） | 元明间 |
| 名医别录 | 梁·陶弘景 | 432～536 |
| 百一选方 | 宋·王璆 | 1196 |
| 朱氏集验方 | 宋·朱端章 | 约 1184 |
| 达生编 | 清·亟斋 | 1716 |
| 汤液本草 | 元·王好古 | 1298 |
| 农村医生手册 | 湖南省 | 1969 |
| 医学入门 | 明·李梴 | 1575 |
| 医学心悟 | 清·程国彭 | 1732 |

| | | |
|---|---|---|
| 二难宝鉴 | 明·李荣 | |
| 医学心法 | 清·高鼓峰 | 1725 |
| 医林列传 | 清·赵学敏（引） | |
| 医心方 | 日本·丹波康赖 | 984 |
| 医林集要 | 明·王玺 | |
| 医学纲目 | 明·楼英 | 1565 |
| 医宗己任编 | 清·高鼓峰 | 1725 |
| 医林改错 | 清·王清任 | 1830 |
| 医方妙选 | | |
| 医宗金鉴 | 清·吴谦 | 1749 |
| 医垒元戎 | 元·王好古 | 1237 |
| 证治要诀 | 明·戴思恭 | 1443 |
| 证治准绳 | 明·王肯堂 | 1609 |
| 寿世保元 | 明·龚廷贤 | 1581 |
| 近世妇科中药处方集 | 叶橘泉 | 1956 |
| 近效方 | 唐人 | |
| 彤园女科 | 清·郑玉坛 | 1855 |
| 张文仲方（即随身备急方） | 唐·张文仲 | 701 |
| 宋以前医籍考 | 日本·冈西为人 | 1936 |
| 杜正论 | | |
| 吴氏本草 | 魏·吴普 | |
| 延寿诸方 | | |
| 灵枢经 | 黄帝（传） | 上古 |
| 饮膳正要 | 元·忽思慧 | 1330 |
| 金匮要略 | 汉·张机 | 219 |
| 金匮要略今释 | 陆渊雷 | 1934 |
| 金匮篇解 | 程门雪 | 1927 |

| 二难宝鉴 | 明·李荣 | |
|---|---|---|
| 坤元是保 | 宋·薛轩 | 1165 |
| 明医杂著 | 明·王纶 | 1549 |
| 诗义疏 | 晋·陆机 | 2世纪 |
| 范汪方 | 晋·范东阳 | |
| 经心录 | 隋·宋侠 | 581～618 |
| 经效产宝 | 唐·咎殷 | 852 |
| 邯郸遗稿 | 明·赵献可 | |
| 河间六书 | 金·刘完素 | 1186 |
| 备急肘后方 | 晋·葛洪 | 约341 |
| 杨氏产乳方（产乳集验方） | 唐·杨归厚 | 约806 |
| 简便方 | 宋·杨起 | |
| 图经本草 | 宋·苏颂 | 1061 |
| 采药书 | 清·汪连仕 | |
| 昆明市中医验方汇编 | | 1971 |
| 济生方 | 宋·严用和 | 1253 |
| 济生秘览 | 明·李时珍（引） | |
| 济阴纲目 | 清·武之望 | 1629 |
| 济世良方 | 明·万表 | 正德间 |
| 济生拔萃方 | 元·杜思敬 | 1315 |
| 胎产大通论 | 梁·杨子建 | 552 |
| 胎产心法 | 清·阎纯玺 | 1730 |
| 胎产证治 | 明·王肯堂 | 1602 |
| 胎产合璧 | 清·永思堂 | 1862 |
| 胎产护生篇 | 清·李长科 | 约1829 |
| 胎前病讲义 | 何时希 | 1960 |
| 胎产指南 | 清·单南山 | 1856 |

| 二难宝鉴 | 明·李荣 | |
|---|---|---|
| 胎产指掌 | | |
| 胎产秘书 | 清·越中钱氏 | 1796 |
| 胎产救急方 | 元·李拱辰 | 1318 |
| 类聚方广义 | 日本·尾台榕堂 | 1762 |
| 类经 | 明·张介宾 | 1624 |
| 脉经 | 晋·王叔和 | 约 280 |
| 脉因证治 | 元·朱震亨 | 约 1281 |
| 脉诀汇辨 | 清·李延昰 | 1666 |
| 珍珠囊 | 金·张元素 | 1186 |
| 胡氏百病方 | 隋·胡洽 | 581 ～ 618 |
| 便产须知 | 明·颜汉 | 1500 |
| 便民图纂 | 明·邝璠 | 1544 |
| 食疗本草 | 唐·孟诜 | 约 704 |
| 食性本草 | 宋·陈士良 | 约 10 世纪 |
| 食鉴本草 | 清·费伯雄 | 1883 |
| 药性本草 | 唐·甄权 | 539 ～ 643 |
| 药物治疗手册 | | 1971 |
| 炮炙大法 | 明·缪希雍 | 1622 |
| 政和经史证类本草 | 宋·唐慎微 | 1108 |
| 柳州医话 | 清·魏之琇 | 1770 |
| 重庆堂随笔 | 清·王秉衡 | 1808 |
| 诸病源候论 | 隋·巢元方 | 610 |
| 海上方 | 宋·钱竽 | 1165 |
| 海上名方 | 明·李时珍引 | |
| 海上集验方 | 唐·崔元亮 | 8 世纪 |
| 海药本草 | 唐·李珣 | 756 ～ 763 |

| 二难宝鉴 | 明·李荣 | |
|---|---|---|
| 逐月养胎方 | 北齐·徐之才 | 约 560 |
| 难经 | 周·秦越人 | 公元前 |
| 唐本草 | 唐·李勣等 | 657 |
| 简明中药学 | 成都 | 1971 |
| 简要济众方 | 宋·周应 | 1051 |
| 素问病机气宜保命集 | 金·刘完素 | 1186 |
| 调经受胎护产保赤宜忌各方书 | 徐世本 | 1925 |
| 秘传妇人科 | 清·汤锡三 | |
| 素问注释音文[1] | 隋·全元起 | 762 |
| 健康报 | | 1983 年 5 月 29 日 |
| 常用中草药图谱 | | 1970 |
| 常用新医疗法手册 | 南京 | 1970 |
| 崔氏方（应验方） | 宋人 | |
| 梅师集验方 | 宋齐间僧 | 4 世纪 |
| 郭稽中方 | 宋人 | 大观间 |
| 铜人腧穴针灸图经 | 宋·王惟一 | 1026 |
| 盘珠集胎产症治 | 清·严洁，等 | |
| 傅青主女科 | 清·傅山 | 约 1607 |
| 喻选古方 | 清·喻昌 | 1648 |
| 普济方 | 明·朱橚 | 1376 |
| 普济本事方 | 宋·许叔微 | 1133 |
| 景岳全书 | 明·张介宾 | 1711 |
| 集验方 | 梁·姚僧垣 | |
| 集效方 | 明·孙天仁 | |
| 集简方 | 明·李时珍 | 1530 |
| 温病条辨 | 清·吴瑭 | 1798 |

| | | |
|---|---|---|
| 二难宝鉴 | 明·李荣 | |
| 葛祖方 | 清·赵学敏（引） | |
| 辍耕录 | 元·陶宗仪 | 12 世纪 |
| 韩氏医通 | 明·韩懋 | 1522 |
| 塞上方 | 明·李时珍（引） | |
| 摄生众妙方 | 明·张时彻 | 1550 |
| 新华字典 | | 1980 |
| 新医药疗法和中草药 | 湖南 | 1970 |
| 辞海 | | 1980 |
| 辞源 | | 1915 |
| 雷公炮炙论 | 刘宋·雷敩 | 4 世纪 |
| 摘玄方 | 明·李时珍（引） | |
| 嘉祐本草 | 宋·掌禹锡 | 1058 |
| 颐真堂经验方 | 明·杨氏 | |
| 儒门事亲 | 金·张从正 | 约 1228 |
| 薛一瓢方 | 清·薛雪 | 1764 |
| 薛立斋医案 | 明·薛己 | 1547 |
| 霍乱论 | 清·王士雄 | 1838 |

● 【校注】

［1］素问注释音文：未查到全元起此书，后标注时间为 762 年，为唐代。唐代王冰有《校正注释音文黄帝内经素问》十二卷，疑是此书。

六合汤类方释义

何时希 著

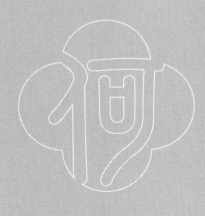

# 本书提要

作者何时希为何氏二十八世医家。本书所述的六合汤组方法，是从其50余年的读书、临床、教学、科研实践中摸索到的读方、选药之法。在血分病、妇科病主方四物汤的基础上，根据古人"药对"的选药法，在数十种主要妇科和内科著作中，选得280组针对某病或某症有特效的药对（即二味药），以适应于各种病症。本书分为四卷，280首六合汤类方分属于妊娠、产后、经病、带下、杂病等门类，并加按语评释，或专题议论，有理有节，褒贬中肯。本书辨治清晰，简便实用，是妇科临证选方用药所不可或缺的参考书。本书按节分门，对内容作【校注】和【评析】，便于读者学习、领会。

本次整理以学林出版社版本1985年6月出版的《六合汤类方释义》为底本，为何时希手抄影印本，对其中存在的一些舛误进行了修正，包括目录与正文不合、标注条目方序的数字统一改为阿拉伯数字、引用文献问题等。对于错别字、通假字、异体字则直接改正，不出校注。

# 六合汤类方释义代序

中秋前夕接奉瑶章[1]，知时希兄在客邸力赶著作，肩负着绵续八百四十余年文化的使命，并为二十八代世医的经验推广流传，敬佩之余，喜赋七绝二章，以表彼此同在清明之世的感受，即以代序。

人逢喜气精神爽，月到中秋分外明。

接奉华章欣力作，羡君忘老赶征程。

长沙大论尝闻教，杂病心传更有聆。

久仰华亭[2]多作述，绵绵世泽万年青。

癸亥中秋吴克潜并书于苏州信孚里[3]

● 【校注】

[1]瑶章：对他人书信的美称。

[2]华亭：上海古称华亭。

[3]信孚里：苏州十梓街五卅路口。

# 前记

　　十余年前偶读王海藏《医垒元戎》，见其中六合汤三十余方而喜之，其于四物汤增加二药之法，予我启悟不少，乃着意搜求海藏之前及元明以后，凡方名六合或四物加二药之方，见辄录之，触类旁收，寻根追索，比岁以来，竟得二百八十余方，虽罣[1]遗之必多，亦裒[2]然成四卷矣。

　　尝思《千金》《外台》制方，以药多胜，率在四味、六味以上，姑不论《太平圣惠方》妇人十三卷，有方2312道；《圣济总录》妇人十七卷，亦有1568方；皆无四物汤之名，亦不见以此四药为主治者，遑论六合。如此名方，乃不受此二种宋代官方巨著之重视。后百余年，《局方》始刊见四物汤；又百年，加减四物及六合汤之名乃见于《济生方》，此皆前乎王海藏者。

　　夫读万方千方而求为我用，人既无此精力，亦不必作此骇[3]事，是必有选精取优之法。历代名医皆能之，而其法或不流传，故师徒父子传授之为贵也。吾得师授一法，曰读经方，仲景《伤寒》113方，《金匮》方262，此当可精研深习者。又悟得一法，曰谙[4]加减，以《金匮》言之，有加减一十八法。减者，病有变化，何症已罢，则减此药，新见何症，则加他药以治之。减者又是某症相忌药，而加者必是某症特效药。此一加一减、一进一退之际，凝聚仲景多少经验！示人奥妙法则，从而深思之，领悟之，更推此法于他书，盖无往而匪适。于是进而求诸医案，自《史记·扁鹊仓公传》《后汉书》及《魏志·华佗传》以下，历代名家医案又何止数百家，少亦千百万字，欲酣沉于此医案之巨帙中，以求特效之方药，又不知须耗多少精力，何殊皓首以穷经，我故见此六合汤而大喜也。

　　六合汤一类名方，即是于四物汤外加二味药，此二药已具相辅相济、相制相从、相反相成、相为反佐、引经报使，自成为古法之"药对"；又与四物汤中之某药，同样具此相辅相从等等作用。此六味药既可形成两组药物，又各混成一体，例如四物为血药，而加二味为气药，则气可以行血；四物为补而加者为和，则和可以助补；四物治妇女诸疾，而二药治兼症，则大都为内科病；如四物治本，而加者治标，本固则标亦去；四物治里，而加者治表，里和则表自解，曾变化之无穷，乃协同而为用。得此二百八十余六合方，是无异觅得二百八十余特效之药对法也。因略加释义，并予臧否，以公于世之持此好者，同为一喜。若进而增补之，则为用将无匮，岂徒囿于女科哉？

余偶得此读方选药之法，写既成书，不觉喜气拂拂[5]自毫楮[6]间出。

癸亥中秋何时希于东吴旅次

## ● 【校注】

［1］罫（guǎi，拐）：方的网眼。

［2］裒（póu，抔）：聚集。

［3］騃（ái，挨）：愚，无知。

［4］谙：熟悉。

［5］拂拂：风轻吹的样子。

［6］毫楮（háo chǔ）：毛笔和纸。

何氏妇科专著校评

# 目次

卷
一

# 一、妇科六合汤类方序论

● 【原文】

## （一）四物汤之主治

四物汤为治疗女科疾病之主方，其专于血分，殆无或致疑者。其方源于宋代《太平惠民和剂局方》，但《普济方》则谓出于《产经》之四物散，而改散为汤者，则为隋代人所撰矣。《产经》国内已佚，朝鲜《医方类聚》中有之。四物汤之主治，略考诸书综合之：一是[1]益营滋血，凡属营血亏少之病皆治之（内、女科）。二是或血虚发热，肝邪升旺（内、女科）。三是或痈疽溃后，晡热作渴（外科）。四是治血水不调，脐腹疼痛，妇人经病或前或后，或多或少，疼痛不一，腰足腹中痛，或崩中漏下，或亡血不止（女科调经）。五是妊娠腹痛下血，胎不安（女科胎前）。六是或半产恶露过多，或停留不出，产后血块不散，或恶露不止（女科产后）。

## （二）四药之配合作用

当归味甘辛，性温，入肝、心、脾经，功能补血和血，调经止痛，润肠通便。芎䓖味辛，性温，入肝、胆经，功能活血行血，祛风止痛。熟地性微温，味甘，功能益血滋阴，补肾生精。白芍味苦酸，性微寒，功能养血柔肝，敛阴抑阳，和营止痛。此四物单用之主治也。若错综而配伍之，则功能大不同，约可有如下之特点：一是归、芍同用，则补血而能行。二是地、芍同用，则补血而能守。三是归为冲任血海之主药，得芎可上升至头目，而上下兼顾。四是地主补肾，芍主补肝，地、芍同用，可滋水以涵木，育肾而柔肝，则母子并补而有相生之义。五是归、芍同用，和肝运脾，特疗腹部诸痛。六是芎、芍同用，则祛风活血，则又养血柔筋，对外风及肝气入络而又肝血本虚者，可标本同治，虚实兼顾。七是归辛行而芍酸敛，归得芍则补血而不致过行。八是芍得归亦不失于过敛。九是地滞而芎行，地得芎佐，可补血而不致腻滞碍胃。十是芎得地制，亦不致行散过甚。十一是冲任之脉皆系于肾，熟地为补肾主药，得归则尤能引入血海；归者，子宫之引经药也。十二是地守而归行，补血虽同而性不一，合用则血虚能补，血瘀能行。十三是芎以升散为长，芍以收敛为主，芎得芍则升而不致有害头目，散亦不致迫血妄行。十四是芍得芎亦不虞酸敛太甚，而有筋缩膜胀之患。以上仅举其配合作用之大概言之耳。具体施用于临床，左右逢源，妙趣横生，难以殚述。然总言之，四物汤乃是精血营阴之补方，与气阳，与卫，能起平衡之作用，而非其所主也。

### （三）四药之炮制

用四物汤时，从一般习惯而言，每药亦各有其监制配伍，及加强或减弱等炮制之宜，试略举之：当归尾行而不补，身补而不行，全当归则二者兼之，且补且行。当归须用以引入肝络，走于胁下。又，生者气香而味烈，炒则力杀而味易煮出，酒炒则温行，炒炭则入血。当归有油，能滑肠，大便不实者用土炒之。

川芎可炒用，或醋炒以制其辛，或用童便浸之。白芍生用则取其酸柔，畏其酸则炒之，或用姜汁炒及酒炒以制之。又可藉酒、姜以温寒而治腹痛也。用桂枝炒则调和营卫，且暖下焦寒痛，若仲景桂枝汤法，芍以制桂之过汗也。以吴萸炒芍，则泄厥阴寒气之痛，且以止吐。凡失血者可用醋炒，或血热者则改赤芍。

地黄一药，可分鲜、干、熟三种，《神农本草经》仅著地黄，殆指干地黄（大、小生地属之）；仲景方中生绞取汁者，为鲜生地；蒸熟用之则为熟地，而以用干地黄时最多。盖鲜者滋阴凉血，生则补血，细小者则取其丝。而以干地黄九蒸九晒之则成熟地，药力较浓，性稍温，味偏腻，为填精补血之上品，而其憾则为滋厚碍胃，故历代各创种种配佐、制使之药，用炒、拌、和、捣，或则相辅而益彰，或则相反而相成。记忆所及，有如下举者：一是砂仁研末，同拌捣。二是木香研，同捣拌，并助开胃。三是丁香亦开胃，而能治上下虚寒之呃逆。四是生姜捣汁同炒，以去寒止呕，而免泥膈。五是佐苍术则燥脾湿。六是佐肉果以温脾止泄。七是佐五灵脂以温下止泻，并治痛经。八是佐肉桂则肾阴阳并补，助膀胱之气化，可治下元虚冷腹痛，而有利于排尿。九是佐干姜则温脾去寒。十是佐紫石英则温肾纳气，而治肾虚冲逆。十一是得鹅管石则温肾化饮，而治虚寒之痰喘。十二是佐五味子可涩精止遗，固带止泻，亦平喘逆。十三是佐朱砂以安神。十四是佐沉香以降气。十五是佐代赭石以和胃降逆，止呕平呃。十六是佐丁香以温寒止呃。十七是佐蒲黄炭以安崩漏。十八是佐海蛤粉以滋水清金，化肺中痰热。十九是佐海浮石，治效同上。二十是佐青黛，可以滋水清肝。二十一是佐秋石以清降阴虚之相火，而治尿痛肺血。二十二是佐琥珀以治肾虚之尿血。二十三是佐滑石以清热利尿。以上佐用之药，石类须先研粉，植物类则先研作细末（若五灵脂，则研细后酒漂净，以去腥秽之气），然后与熟地同拌捣。鲜生地与生姜各捣取汁，然后以生地汁拌姜渣，以姜汁拌地黄渣，焙干为末，服之。此陈自明交加散法也。生地取汁服之，可治衄血及血热之崩漏，古方常以生地取汁和丸，如《济生方》人参半夏丸即是。此归、芎、地、芍四药配合炮制之法，不能详尽也。

四物汤原方之剂量，据《局方》所载，地、归各三钱，芍二钱，芎一钱半，总为九钱又半，研粗末，水煎，即煮散法。

### （四）单方、复方与君臣佐使

单方一味，气煞名医。单味药独奏奇功，信有之也（单方或称偏方，然非锤炼升华之丹药方），若遂谓复方可废，而独任单方，则容或未然。岐伯七方：轻、重、大、小、奇、偶、复，可指为单方者，惟一奇方。然奇亦可指为单数药而言，复者凡六，又谓多则九之，少则二之，二味药即非单方，而况三味以上之奇数乎。古来单味名方，如海藏古拜散（荆芥）、丹溪抑青丸（黄连），及子芩丸（黄芩）、一母丸（知母）、越桃散（山栀）等。吾尝稍以汇录，仅得百数，比之《普济方》之万数者，可谓渺其少矣。全国八家中医学院编辑之《方剂学》教材，亦云汤剂的疗效比之单味药要好得多，它是药物治疗上的一个跃进，可知中医之特长在于复合治疗，全面照顾也。夫孤军深入则孤立无援，孤军独出则孤掌难鸣，盖孤军作战乃兵家之所大忌，其何以能收掩护、配合、犄角、侧翼、前锋、后备、支援、夹击、先后、主次等等之利哉？

至于君臣佐使之制，见于《素问·至真要大论》者，有君一臣二、君一臣三佐五、君一臣三佐九、君二臣三、君二臣四、君三臣六等六法。洁古《珍珠囊》有引经报使，假若以一病或一经用一使（通俗称为药引）而言，小方君一臣二使一，为四味；大方则君一臣三佐九使一，为十四味（有谓君臣二字殊封建，或可改为主辅），故单方与复方当并存而不悖。若治表里、上下、虚实、寒热夹杂之症，则惟复方是尚矣。四物汤若君归、臣芍、佐地而使芎，则行血而能补；若君地、臣芍、佐归而芎作使，则补血而能行。主次改则效用亦变。

妇科六合汤则是以四物汤复用为主之基础上，加二味药以为辅佐，以兼治另一病或另一症者。余谓于此可学取古人治一病一症之专药，以悟此药对某病某症有良效（即近今所谓之特效药），亦治学者可取之法，故汇而录之。

### （五）海藏六合汤方义

自元·王海藏《医垒元戎》妊娠伤寒六合汤十五法始其端，海藏又自有其他六合，治妇人经、带、内、外诸病十九方，或名六合，或为四物汤加二药，而未有定名者亦取之，都为三十四方。然略早于海藏之严用和《济生方》中，已有治妇人经事不行之六合汤一方，又有室女天癸至之加减四物汤（加香附、生姜，减熟地，加生地），后人踵而效之，成方特多，触处可见，今已得二百余方，遗漏必当多也。虽然海藏原方亦非完美无憾者，妊娠伤寒汗下后咳不止，加人参、五味，若有肺邪，奈何？又脏秘涩者加大黄、桃仁，又滑泄者加官桂、附子，则卤莽[2]从事者，必致偾谬，启人以不可悉遵矣。

又仲景胶艾汤，即胶艾六合加甘草，《得效方》奇效四物汤即胶艾六合加黄芩，又荆芩四物汤，即荆芩六合加香附，比海藏增一药，更见复合之妙，法赡理奥发人思，如是者甚多，则是六合之复方，不在六合之例，容他日别论之。其四物加一药者亦不少，则如前谓之单方，少变化，亦舍置不论云。至六合汤定名，盖指四物合二药而为六之义；若循王好古所云上下四方之陈说，余无取焉。或有本已名为增损四物汤、加味四物汤、加减汤等名，余仍存其名，而纳入之，均略附释义，备参考焉。

方200余首，先录《医垒元戎》，以《济方拔萃》为本，次后所见，以渐录入，悉为编号，以备查索。同一方也，所见多书，而主治有不同者亦收之，故一方而有数编号也。中有 10 余方，系牡丹十三方<sup>[3]</sup>（旧抄本）。明代《茅氏女科》百病香附丸之加味，余赏其加药之美，故收之。以原方非四物也，则舍之。其呃逆九法，则我所自增也。末附索引，以加药之前一药之笔画为序，注以编号。方剂编号之例：以 1 至 100 属妊娠，101 至 200 属产后，201 至 300 属经病，301 以下则统属于杂病。其不足百数者，暂空之，俟他日读书复见六合时，作补录也。

上古雷公、魏·吴普、北齐·徐之才皆有药对，书虽失传，海藏加二味药为六合，殆其遗意，故加一味或三味诸方虽佳，皆从舍耳。

● 【校注】

［1］是：原无此字。据文意加入。以下同。

［2］卤莽：亦作"鲁莽"。

［3］牡丹十三方：《竹林寺妇科秘方》后附别本秘方仙传牡丹十三方。

● 【评析】

四物汤作为妇科六合汤类方之主方，在此基础上加二味药以为辅佐，以兼治另一病或另一症，此法简明扼要，便于应用。作为基本方的四物汤适用于营血亏少或血虚肝旺之证，在内、外、妇科等疾病中均可应用，然尤多主治女科月经、胎前、产后等病证，如症见月经不调、妊娠腹痛下血、产后恶露不畅或不止等。四物汤中当归补血和血，川芎活血行血，熟地滋阴生精，白芍养血柔肝，四药配伍后可起作用颇多，何时希归为 14 项，总之全方具有活血、补血、调经作用。此外，四药的炮制不同则功用亦有异，尤其是地黄，何时希列举了 23 种炮制法，通过各种不同药物的配伍佐制，以适用于相应的病证，可资参考。

# 二、妊娠方 38 道

● 【原文】

1. 妊娠伤寒中风，表虚自汗，头痛项强，身热恶寒，脉浮而弱，太阳经病，宜表虚六合汤。四物四两（按：四物汤一剂，依《局方》为九钱半，假定为一两，则此为四剂之量。以下十五方皆同为四两，不再录），加桂枝、地骨皮各七钱。——《医垒元戎》

按：地骨皮退阴虚发热，若以白芍与桂枝相配，可和营卫而敛表虚之汗。

2. 妊娠伤寒，头痛身热无汗，脉浮紧，太阳经病，宜表实六合汤。四物汤加麻黄、细辛各半两。——《医垒元戎》

按：麻黄得细辛，两辛相合，最能宣发肺邪。仲景射干麻黄汤、厚朴麻黄汤、小青龙汤、麻黄附子细辛汤等皆是也。

3. 妊娠伤寒，中风湿之气，肢节烦疼，脉浮而热，头痛，宜风湿六合汤，太阳标病也。四物汤加防风、苍术（制）各七钱。——《医垒元戎》

按：防风祛风，且引苍术入表，苍术燥脾湿，脾主肌肉，其气又是能走表也。近则常用苍术皮以治表。

4. 妊娠伤寒下后，过经不愈，温毒发斑如锦纹，宜升麻六合汤。四物汤加升麻、连翘各七钱。——《医垒元戎》

按：二味为治温毒发斑之专药也，又皆入阳明，如化斑汤、化斑解毒汤、升麻膏、连翘升麻汤、连翘败毒散等，皆以为主药。

5. 妊娠伤寒，胸胁满痛而脉弦，少阳也。宜柴胡六合汤。四物汤加柴胡、黄芩各七钱。——《医垒元戎》

按：柴、芩二者，乃小柴胡汤中要法，柴以和解少阳经邪，黄芩清足少阳胆热，尤为安胎之主药。

6. 妊娠伤寒，大便硬，小便赤，气满而脉沉数，阳明、太阳本病也。急下之，宜大黄六合汤。四物汤加大黄半两、桃仁二十个（去皮尖，麸炒）。——《医垒元戎》

何氏妇科专著校评

按：此得玉烛散及桃仁承气二方之要。

7. 伤寒汗下后，咳嗽不止者，宜人参六合汤。四物汤加人参、五味子各半两。——《医垒元戎》

按：《济生拔萃》本凡半两皆作五钱，虽无出入，以元·杜思敬与海藏年代最近，宜较可信。病经汗下，可知表里之邪已撤，则此咳乃属肺气之上逆，故用参、味以补敛肺气，当知此是为虚咳设法，若有肺邪未解者，勿轻用也。

8. 妊娠伤寒汗下后，虚痞胀满者，阳明本虚也，宜厚朴六合汤。四物汤加厚朴、枳实（麸炒）各半两。——《医垒元戎》

按：既经下后而致虚，何必又以朴、枳之攻导药，与症、理均不甚合，况可碍胎，须慎之。

9. 妊娠伤寒汗下后，不得眠者，宜栀子六合汤。四物汤加栀子、黄芩各半两。——《医垒元戎》

按：芩、栀除心胆之热，大能除烦而安眠。

10. 妊娠伤寒，身热大渴，蒸蒸而烦，脉长而大者，宜石膏六合汤。加[1]石膏、知母各半两。——《医垒元戎》《元戎》另有一条"若大渴者，加知母、石膏"，语简。

按：是白虎汤法也。仲景用膏一斤而知六两，为八与三之比，此等分用之，石膏质重，于是嫌轻。

11. 妊娠伤寒，小便不利，太阳本病，宜茯苓六合汤。四物汤加茯苓、泽泻各半两。——《医垒元戎》

按：此节取五苓散之二味。利渗多，及桂枝之温血，皆能碍胎，海藏选药，甚有深意，故舍彼而取此。

12. 妊娠伤寒，太阳本病，小便赤如血状者，宜琥珀六合汤。四物汤加琥珀、茯苓各半两。——《医垒元戎》

按：琥珀为血尿要药，然近今用量不逾一钱也，以合芎、归，则能止痛，得茯苓相佐，则收畅尿之益。

13. 妊娠伤寒，汗下后，漏血不止，胎气损者，宜胶艾六合汤。四物汤加阿胶、艾各半两。——《医垒元戎》

按：此仲景芎归胶艾汤去甘草也。《金匮》文曰："有妊娠下血者，假令妊娠腹中痛，为胞阻。"故以胶、地止漏红，归、芍、芎、艾相合，温经止痛。若以艾炒炭，则尤有止血之能。

14. 妊娠伤寒，四肢拘急，身凉微汗，腹中痛，脉沉而迟，少阴病也，宜附子六合汤。四物汤加附子（炮，去皮脐）、肉桂各半两。——《医垒元戎》

按：妊家忌桂，著于唐宋以下妇科各书中，况用至半两乎，不可法。又附子合于四物，虽挽救虚阳之力，可因地、芍之阴柔而减杀，则或加人参，或减桂之量以用之。

15. 妊娠伤寒蓄血证，不宜堕胎药下之，宜四物大黄汤下之。四物汤加生地黄、酒浸大黄主之。——《医垒元戎》

按：此兼桃仁承气、桂枝茯苓丸二症，此方乃不用桃仁、桂枝、芒硝、丹皮等损胎之药，仅用生地以凉血，大黄炒炭入血，则祛瘀而无碍于胎，意甚可取。

海藏妊娠六合汤十五方止此。另有杂疗十四条，经带五条（其中有仅加芍药一条，而《准绳》本则有黄芪，因亦收入），各归其类，编录于后，皆六味药，故曰六合汤类方。

● 【校注】

［1］加：据上下文体例，"加"前当有"四物汤"。下同。

● 【评析】

本节论述妊娠伤寒外感的辨治，四物汤所加二味药的选择方法基本遵从《伤寒论》六经辨治，如太阳病可加桂枝、地骨皮，或麻黄、细辛；阳明病可加石膏、知母，或大黄、桃仁；少阳病可加柴胡、黄芩；少阴病可加附子、肉桂，何时希认为宜用参而减桂，对胎儿更宜。如温热病邪入血分，可加升麻、连翘，或生地、大黄。

16. 若妊娠胎动不安，下血不止，疾势甚者，以四物汤四味各半两，细锉，以水四盏，熟艾一块如鸡子大，阿胶五七片，煎至两盏半，去滓，分作四服，一日令尽。——《证治准绳》

按：既云疾势甚，则熟地、当归宜以炒炭，而川芎辛行，以不用为宜。阿胶片有大小，可以五钱为准。而艾性温，即使炒炭，得引血归经之用，亦当少用为妥。

17. 胎前产后气虚，血海不调，宜四物汤加阿胶、艾叶煎服，名六物汤。——《证治准绳》

18. 受胎小肠气痛，四物汤加木香、茴香。——《证治准绳》

按：二香温香通气，于疝有特效，若加醋炒柴胡，尤能引入厥阴之经。

19. 妊娠胎动不安，下血不止者，四物汤加葱白、黄芪。——《图书集成·医部全录》

按：胎漏下血多而久，则气虚不摄为主因。黄芪举气升胎，益气帅血，为至要之药。若葱白则祛寒治腹痛而已。斯时又当忌川芎，以初妊试胎法，即是用川芎三钱，服之则胎动，今四物汤芎量亦一钱半也。

20. 催生，治横生逆产，四物汤加枳壳、蜀葵子。——《证治准绳》

按：枳壳宽胎下气，本为缩胎易产方中之主药；葵子能滑胎，如滞留太久，羊水干涸者，则四物汤有增液行舟之用。

21. 子痛，血少胎痛，加味四物汤，即四物加香附、紫苏。——《女科粹言》

按：二药乍见似嫌其轻，然轻则灵活，香附舒展气机，苏梗助川芎、当归以理痛而散寒，血少则恃四物已足矣。

22. 妊娠气血相干，胎动腹痛，呕吐，急服顺气安胎之剂，用四物汤加阿胶、苎根[1]，方名如圣饮。——《龙江茅氏女科》

按：胶、苎二味，皆安胎之主药，惟其效在止漏红，不是顺气。

23. 妊娠伤食，胸膈不快，用百病香附丸，木香、砂仁汤下。——《龙江茅氏女科》

按：百病香附丸，出《龙江茅氏女科》，统治妇科经胎产诸症。方为童便浸香附八两，炒乌药四两，生甘草一两。葱白头八两捣汁，与醋半碗为丸，有药引十五法，此其一也。本非六合范围，为选存妇科特效之药对，故不忌弃。

香、砂消食顺气，合于百病香附丸同用，则理顺之力多，恐为妊家所虑，若合四物同用，则相须相成矣。

24. 受胎小肠气痛，四物汤加木香、银器。——《世医得效方》

按：银器乃安胎止红之要药，古方常与葱白、苎麻同用。

25. 大率妇人妊娠，惟在抑阳助阴，妇人平居阳气微盛，无害；及其妊子，则方闭经隧以养胎；若阳盛，搏之则经脉妄行，胎乃不固。《素问》所谓"阴虚阳搏谓之崩"也。抑阳助阴之方甚多，然胎前药惟恶群队，若阴阳交杂，别生他病。惟是枳壳散（枳壳、甘草二味）所以抑阳，四物汤所以助阴故尔。——《普济本事方》

按[2]：枳壳散犹有数方，其药各异。《病机气宜集》为枳壳、黄芩、白术；《丹溪心法》为枳壳、苏梗；《产鉴》为枳壳、大腹皮。

26. 凡妇人胎前诸疾，只须以四物汤为主，看证加减调治，如觉腹中烦闷，口苦厌食，不问月数多少，本方加白术、条芩、砂仁煎服。

凡妊娠调理，以四物去地黄，加白术、黄芩为末，常服甚效。

产前安胎，白术、黄芩为妙药也。条芩安胎圣药也，俗人不知，以为寒而不敢用，反谓温热之药可养胎，殊不知产前宜清热，令血循经而不妄行，故能养胎。——《丹溪心法》

27. 催生四物汤治横生逆产，四物汤加枳壳、葵子。——《妇科玉尺》

按：枳壳束胎宽气，与甘草合用，名瘦胎饮，亦名枳壳散，为唐代名方，丹溪亦信用之。冬葵子尤为滑胎利产之要药，自《千金》以下，皆有冬葵子滑石散，则与瞿麦、车前等为伍矣。

28. 滑胎煎，临月宜常服数剂，以便易生。四物汤去芍，加杜仲、枳壳、山药[3]。——《妇科玉尺》

按：余谓加杜仲以补奇脉，壮腰膂，为妊妇产家之要药也。山药于胎产，未识其美，以为无所胜于芍药，何必易之。

29. 小营煎治胎衣不下，临月服之亦易生。四物汤去川芎，加山药、杞子、炙草。——《妇科玉尺》

按：既欲利产滑胎，又下胎衣，方中去此川芎，则六味皆为呆滞药矣，未见其可。

30. 安胎，芩、术为要药；血虚，则合四物汤以补血。——《医宗金鉴》

按：原注云："形瘦之人多火，如火盛则当倍芩以清火；肥盛之人多痰，痰盛则当倍术以消痰。"此语可为丹溪之说作注。

31. 胎前尿血，则是膀胱血热，宜四物汤加血余、白茅根以凉之。——《医宗金鉴》

按：二药皆有祛瘀之能，为妊娠所忌，须慎用之。

32. 胎前，肺受风邪，频致泪下，因气血养胎，津液不能充润而肺燥，当补其母，四物寄生汤[4]。四物加桑寄生、羌活。《胎产症治》[5]

按：云补其母，却以寄生补水，殆由肾而生肝，肝开窍于目也。羌活所以祛风，亦用以引四物所生之血，以上充于目。

33. 尿血胎漏，属热者多，四物、山栀、发灰。——《胎产证治》[6]

按：尿血与月事异，而与胎漏则所下无时，或有不自觉，以致不可分者，故王肯堂以二症并为一题也。焦山栀止血，有清心之义；发炭则引血归经也。然血余炭能祛瘀，亦为妊娠忌药。

34. 大便不通，若大肠血燥，四物加条芩、桃仁。——《胎产证治》

按：桃仁能润燥，究属攻血之品。又无引经之药使其必归于大肠，概桃仁非润便专药也。此条亦见《妇人良方》薛己按。

35. 子鸣者，妊娠腹内儿有哭声，四物汤加茯苓、白术。——《女科要旨》[7]

36. 子瘖者，妊娠八九月间，忽然不语，用四物汤加茯苓、远志，一二服亦可。——《女科要旨》

按：是症见于《素问》，节之曰："人有重身九月而瘖，胞之络脉绝也；胞络者，系于肾，少阴之脉贯肾系舌本，故不能言，无治也，当十月复。"意者九月则胎儿重，压迫胞络之脉，使肾精不能上荣于舌本，故娩出则脉络自通。治之者，或助其营养，升其胎气，以减其压迫，且以通少阴之脉上营舌本，此法也，刘河间地黄饮子除桂、附，其庶几乎？饮中通舌为茯苓、远志、菖蒲，今陈修园以四物汤加苓、远，盖得之矣。

37. 胎前吞酸者，此乃火也，以四物汤加黄柏、知母。——《邯郸遗稿》

按：黄柏究属下焦药，治胆胃火升之逆，不如山栀、黄芩、黄连，即竹茹之轻清，或亦胜之。

38. 小便闭，以四物汤加木通、赤茯苓治之。——《邯郸遗稿》

按：症因颇多，而以心移热于小肠，治以导赤法者，余谓较少。盖以胎气肥满，或气虚失于提举，致膀胱受压，而失其宣化之因者为多。故或开肺，或取嚏，或倒提双足，或以手托胎，或用补中益气汤，皆所以助其升提也。若《金匮》所谓"胞系了戾，转胞不得尿，但利小便则愈，宜肾气丸主之"，亦颇多见。有肺感风邪，肺间风痰壅塞，致失通调之力者，开鬼门则上下两通，《古今录验》有一味紫菀二钱，吞服一方，设想亦颇中肯。

## ● 【校注】

［1］苎（zhù，住）根：苎麻根。

［2］按：原无此字。据义补。

［3］四物汤去芍……山药：此12字原在"按"之后"余谓"之前，据上下文义移前。

［4］胎前……四物寄生汤：《胎产症治》原作"胎前，脏躁。属性，因气血养胎，津液不能充润而肺燥，当补其母。肺燥欲哭数欠伸，甘草大枣汤、八珍汤、淡竹茹汤。寒水攻心而悲泪，五君子汤加砂仁。肺受风邪，频致泪下，四物寄生汤"。

［5］《胎产症治》：即《盘珠集胎产症治》，清代单南山著。

［6］《胎产证治》：明代王肯堂著。

［7］《女科要旨》：清代陈修园著。

## ● 【评析】

何时希推崇妊娠期治宜抑阳助阴。抑阳如枳壳散，助阴即四物汤，尤其是四物汤加白术、黄芩，养胎安胎甚佳。如妊娠胎动不安，下血漏红势甚，宜用四物汤加阿胶、艾叶，或葱白、苎麻根，何时希认为此时熟地、当归宜以炒炭，而川芎辛行，以不用为宜。

# 三、杂论

【原文】

## （一）四物汤方义（原载 15 条下）

《医垒元戎》有论四物汤方义，且附于此。

四物汤益营卫，滋气血，月水不调、脐腹疞痛等症，并见《局方》。熟地黄补血，如脐下痛，非此不能除，乃通于肾经之药也。川芎治风，泄肝木也，如风虚头痛，非芎不能除，乃通肝经之药也。芍药和血理脾，如腹中虚痛，非此不能除，乃通脾经之药也。当归和血，如血刺痛，非此不能除，刺如刀刺，乃通肾经之药也。上为粗末，水煎。

## （二）妊娠宜抑阳助阴（原载 25 条下）

妊娠宜"抑阳助阴"四字，盖由许叔微发其端，后由丹溪翁继而光大之，乃成安胎圣药。但取药不同，许氏用枳壳、甘草，乃瘦胎、滑胎之法，而丹溪之白术、黄芩，则真具安胎之义也。许氏所谓"胎前药惟恶群队"一语，诚妙乎其言，岂胎前为然，凡治一切内科、妇科，无不宜然，《素问》大方不过十三，即具君臣佐使四义，过此则寒热错杂，攻补纠互，五角六张[1]，义理多端，叠床架屋，层见重出，如是者非徒药自牵掣，亦生不能预料之变化（或即化学作用）。故古今来称选药工夫，厥在简练。我今搜聚此二百余方排比而义释之，正欲学习古人以二药之增，成为药对，从而探索其特效之理。小试其端，初得其倪，奈已老矣，故急以就正于世云。

## （三）妊娠腹内儿啼（原载 35 条下）

陈修园解儿哭之因，亦无殊于别家，曰"乃脐上疙瘩，儿含口中，因孕妇登高举臂，脱出儿口，以此作声。服前方，仍散钱于地，令其曲腰拾之，一二刻间，疙瘩入儿口，其鸣即止"。此不过前人旧说耳。《妇人良方》引《产宝》谓：令妊妇屈腰就地如拾物状。不言散钱也。然或言儿在腹中哭，或云腹内钟鸣，其治法，《产宝》有二：一用空房中鼠穴土，一则黄连浓煎饮之。《妇人良方》"治妊娠腹内钟鸣，用鼠窟中土为末，入麝香，酒调下三钱，立愈。或黄连浓煎汁，母常呷之"。而据《济阴纲目》所载，似较陈良甫、薛己为明晓，曰："用空房下鼠穴中土一块，令孕妇噙之即止；或为末，入麝香少许，酒调下二钱，立愈。"至黄连浓汁，乃《补遗》方，非出于《产宝》。而曲腰拾物，乃不服药之另一法也。今得陈修园四物加苓、术，则是第四法矣。总之，皆无义理可解。清热如连，香窜如麝，秽浊如鼠穴土，养血化痰如四物苓术，皆治之。其症或为子鸣，则此非儿哭之时；若谓钟鸣，则试思唐宋时代，非暮鼓晨钟之寺院，即钟鸣鼎食之豪门，将为何等声响耶？予于此忽发研讨之兴者，盖缘八三年四月，江苏省启东县大丰公社正有子鸣（儿啼）之症，旁人皆可就孕妇之耳闻之，云于母饥时儿啼尤甚。孕已三十八周，剖腹而产。惜未知上引四法治之有效否，详见拙著《妊娠识要》一书中。今记此，证古人之诗"博学诚不易，勤笔以补阙"，盖治学之必要也，吾留志之。由于该胎剖腹，系发生男子，而饥时啼甚，或为母气血虚，不足以荣胎之故，当用补气血之法，可乎？

● 【校注】

　　[1] 五角六张：角，角宿。张，张宿。古时以为五日遇角宿、六日遇张宿是不宜行事的日子。

● 【评析】

　　《素问·阴阳别论》谓"阴虚阳搏谓之崩"，故妊娠养胎安胎常遵抑阳助阴之旨，具体取药有不同，何时希较崇尚丹溪法，喜用白术、黄芩，并主张妊娠用药宜简，故倡导以四物汤加二味药对之六合汤法，既简便又特效。对于妊娠腹内儿啼一症的病因和治法，古人旧说多不可取，何时希认为或是母气血虚，不足以荣胎之故，当用补气血之法。可参。

卷
二

# 一、产后方70道

● 【原文】

101. 产妇若热与血相搏，口舌干渴饮水，加栝蒌、麦门冬。——《医垒元戎》

按：天花粉、麦冬大生肺胃之阴津，为渴家之上品。

102. 若腹中刺痛，恶露不下者，加当归、芍药。——《医垒元戎》

按：一本作"腹下"，作"倍加"。二药固能治痛，但下恶露则芍药不如川芎，生化汤之主力，在于川芎、桃仁也。

103. 若头昏项强者，加柴胡、黄芩。——《医垒元戎》

按：项强不属少阳，知非取夫小柴胡之意。盖为肝胆风火上升之症，另一本加人参、黄芩，则以项强属肝火，头昏属气虚，为虚实夹杂之症。又有"身热脉躁"四字。（《胎产证治》言：加柴、芩以定寒热。）

104. 若血崩者，加生地、蒲黄、黄芩。——《医垒元戎》

按：此方生、熟地、当归、蒲黄均当炒炭，惟川芎终非所宜。查《局方》四物原炮制法，逆血川芎用童便浸，逆者上逆之血，故可用咸寒以润降之。今血已崩，何不舍之？医者有活用之权，不死于方下也。

105. 若脏秘涩者，加大黄、桃仁。——《医垒元戎》

按：大便秘，虚老人多为肠燥失润，治以润下，如玉烛散、脾约麻仁之类为稳。今产后大便难，仲景列为新产三大病之一，或用枳实芍药散以化滞，或大承气汤以攻之，或下瘀血汤以去新产之恶露，今海藏撷取后二方中之各一。

106. 若滑泄者，加官桂、附子。——《医垒元戎》

按：是殆产家里虚且寒之泄。《活人书》作"泄泻"二字。

107. 若大渴者，加知母、石膏。——《医垒元戎》

按：是为阳明胃热矣。《活人书》大渴上有"烦躁"二字。

108. 呕者，加白术、人参。——《医垒元戎》

按：一方有生姜，是中虚之逆也，非关痰食。

109. 产后虚烦，四物汤加茯神、远志。《妇人良方》

110. 产后闷乱，加茯神、远志各半两。——《图书集成》

按：二药合枣仁同用，为治失眠之主药。远志尤解郁除闷。

111. 产后发热头痛，四物汤加石膏、甘草各一两。——《图书集成》

按：从症言，安知不是表邪，而清其阳明，何耶？如误用之，将犯产后忌凉之戒，而恶露凝滞矣。

112. 产后腹痛，血块攻肠，加大艾、没药、好酒。——《世医得效方》

按：《内经》云：血得热则温而去之[1]。艾与酒正能温血去瘀。浙江宁绍一带风俗，初产妇饮赤砂糖炖好黄酒半月，甚得其妙。若妊妇不能多饮酒者，则当归、白芍皆以酒炒之。没药则于止痛有特效者。

113. 产后心腹膨，四物汤为细末，炒姜、酒下。——《世医得效方》

按：炮姜温经化瘀，略同于艾，而尤有引血归经之长。

114. 产后血气，四物汤为细末，艾、醋汤下。——《世医得效方》

按：醋一名酢，又曰苦酒，一般乃黄酒所制，故其用一如酒，特其刺激收缩之能。艾、醋同用，温经化瘀，与上方亦相似。吾特喜此三方之艾、姜、酒、醋四物，皆乡间咄嗟[2]能办者。农家端阳应节，家家门口挂蒲、艾，日之久，则自干，贮之为陈艾，可以为灸，亦备为女子经痛及产后之需云。

115. 因产劳伤血气，盖血属阴，气属阳，血气一伤，阴阳不和，以致乍寒乍热，四物汤加干姜（炮）一两、甘草四钱。——《世医得效方》

按：此《内经》甘温能除大热[3]之法也。

116. 治产后儿枕痛[4]，四物汤加玄胡索、苦楝实各一两。——《证治准绳》

117. 加味四物汤治产后恶露不尽，腹痛，加香附、五灵脂各一钱。二味加为末，临服调入。——《济阴纲目》

按：海藏亦有四物汤加玄胡索、没药、白芷，治产后败血作痛。没药止痛亦妙，白芷则去风消肿，以七味药不收，附记于此。我因知六合之外，大有遗珠在。

118. 产后腹胀（或本作腹痛），四物汤加枳壳、肉桂各三钱。——《证治

准绳》

按：以桂配枳，温运气机，必气痞有寒者宜之，而不适于虚气下坠之作胀。

119. 产后腹胀，四物汤加厚朴、枳实。——《证治准绳》

按：此则气为次而食滞为主，甚则应以通腑。

120. 产后寒热往来，四物汤加柴胡、麦冬各半两。——《证治准绳》

按：既佐麦冬，则为阴虚发热矣。柴胡太劫，五钱嫌重，或可改用银柴胡。

121. 产后败血筑[5]心，四物汤加地骨皮、芍药。——《证治准绳》

按：此时宜以下瘀血为急，地骨之寒凉，芍之酸敛，非其时也。

122. 产后因热生风，四物汤加川芎一分、柴胡五分。——《胎产指要》（抄本）

按：产后因热生风，若发痉挛，是仲景列为三大病之一。治当退热生津，柔其筋络之燥，川芎与柴胡则辛行更虑劫液矣。

123. 产后有痰，四物汤加橘红、半夏。——《龙江茅氏女科》（抄本）

124. 产后闷乱，加茯神、远志。——《龙江茅氏女科》，又《证治准绳》

按：十方[6]下按语，意犹未尽，复申之曰：产后失眠，未可等闲视之。盖一则其闷，有无败血上冲、扰乱心神之故，则治在下瘀血当先，安眠不是主法。二则其乱若由于心阴虚而心火烦乱，则火动风生，提防痉厥为急，又宜清心除烦，如人参、竹叶、黄连、阿胶之类，安神仅为辅助之法。

125. 产后气血不调，加吴茱萸、甘草。——《龙江茅氏女科》

按：吴萸、甘草仅作调和肝胃之用，不胜气血之大任。

126. 产后有食，四物汤加山楂、麦芽。——《龙江茅氏女科》

按：恶露不净而腹痛，古方有独胜散，用楂肉、沙糖和服，于祛瘀为特效，以消果积、肉积、油脂为最良。麦芽能消米、面、乳、果诸积。二者祛瘀之力虽弱，但为孕家之所忌，而为产后所喜，喜其克伐之力亦弱耳。

127. 产后有风，四物汤加防风、荆芥。——《龙江茅氏女科》

128. 产后虚热口干，加麦冬、黄芩。——《龙江茅氏女科》

129. 产后血滞不通，加桃仁、红花。——《龙江茅氏女科》

130. 产后头风痛，加藁本、甘草。——《龙江茅氏女科》

按：藁本清上焦之风，为治偏头痛妙药，历来皆推重之。今有白芍之敛肝，配芎以助辛行，更为相得。

131. 产后多汗，四物汤加牡蛎、桂枝。——《龙江茅氏女科》

按：牡蛎敛营分以止虚汗，磨为粉，可外扑以罨汗。桂与芍合，调和营卫，固汗后之恶风；牡与芍合，同折营分之过强，此法可以记取。

132. 产后一月余，身热未除，四物汤加人参、陈皮。大抵产后不宜便用参，恐补住瘀血故也。若瘀血已住，新血已生，故不忌用参，而必用广皮兼制为当。——《龙江茅氏女科》

"故也"下，《胎产证治》作"半月后恶血已尽"。

按：满月而后用参，尤以陈皮和胃通降，以免壅中，设想细慎可取。以目前言，不妨先以南沙、太子、潞党以为试探。

133. 治肝不行血，恶露不行，面青气喘，用四物加郁金汤。生、熟地、赤、白芍同用，加郁金、炙草各一钱。——《生生宝箓》

按：郁金为舒肝解郁之要药，今合芍、归，则疏肝气、行恶血之力益彰。

134. 产后外感久而便闭者，或四物汤加大黄、芒硝暂服，即调补之。——《女科粹言》

135. 败血冲胃呃逆，用生姜、柿蒂汤，下百病香附丸。——《龙江茅氏女科》

按：百病香附丸统治妇科经、胎、产诸症，药为香附子童便浸八两，炒乌药四两，炙甘草一两，葱白头八两，与醋半碗，捣汁为丸。盖以理气为主，与四物汤之理血者不涉。惟其药引数则，谓有"药对"意义，或可借鉴也，故亦录附于此。

136. 血运刺痛，血积血瘕，用良姜、赤芍、醋水各半煎，下百病香附丸。——《龙江茅氏女科》

按：良姜温脾胃，为止痛之要药；赤芍祛瘀，醋为酒属，皆取以活血温运也。

137. 血满便闭结，用枳壳、青皮汤下前丸。——《龙江茅氏女科》

按：血满设因气滞而胀满，若悉由于瘀，则枳、青之宽胸下气而利便，亦不能通瘀，仍须治瘀乃可。

138. 伤风，牡丹十三方加防风、天麻。——（失记书名）

按：产后牡丹十三方，原方为归身三钱，益母草（酒炒）、玄胡各一钱，今遗记其书名，亦是手抄孤本，与《秘传妇人科》、《胎产指要》、《龙江茅氏女科》、《女科粹言》（先六世祖何书田原稿）同。惟载牡丹十三方一书失之劫中，《粹言》则已整理，付之影印公世云。

天麻与羚羊角，昔时为常用之品，且量亦都在一二钱，不以为奇，故治偏头痛及眩晕取效胜于今日。

139. 血晕，牡丹方加五灵脂、荆芥酒炒黑。——（失记书名）

按：古拜散用一味荆芥炭，治产后郁冒及感冒风寒，今配以五灵脂之去瘀，宜为实症之治。

140. 四肢厥冷，牡丹方加肉桂、干姜炭。——（失记书名）

按：血去多则血中之温气消亡，轻则气脱，重则阳亡，皆为危候，此用桂而未用附子，则阳亡之轻者。

141. 饮食不进，牡丹方加楂肉、麦芽。——（失记书名）

按：二味不但开胃助化，若炒炭则尤可入血去瘀。

142. 产后有热汗多，四物汤加黄芩、浮麦。——《图书集成》

按：此与131方之牡蛎、桂枝，为止汗温、凉之二法，佳方也。

143. 产后头痛，恶寒而发热者，属外感，不当从伤寒治，惟宜用四物加柴胡、葱白服之。——《医宗金鉴》

按：虽云不当从伤寒治，然二药仍是伤寒法也。（又见157条）

144. 产后热痢，热者清之，宜槐连四物汤。四物加槐花、黄连以清肠而坚肠也。——《医宗金鉴》

145. 发寒热，加干姜、牡丹、芍药各半钱。——《普济方》引《产经》

按：如是者凡十一条，其首条云："四物汤治大产小产，对证合服立效。"考《产经》一书，据日本丹波元胤著《中国医籍考》，其非唐人时贤撰，乃隋人所著。如《医心方》及《普济方》所录皆是也。时贤《产经》尚存于彼邦，故可授知也。若此十一则确属于《产经》，则一可证四物汤不始于宋之《太平惠民和剂局方》，二则六合汤加味法，亦非元代王好古首创，而继躅于隋人，躔事之而益增华彩耳。

干姜与牡丹一温一凉，以治产后寒热，已为良好之"药对"，加重芍药以调和之，尤见苦心。

146. 虚烦不得眠，加人参、竹叶各半钱。——《普济方》引《产经》

按：人参补心气之虚，竹叶除心经之烦，于黄连、知母、山栀等诸苦寒之法外，自有甘淡轻清之妙。人参之外，若与炙甘草、沙参、麦冬、石膏、西洋参、淮小麦、大枣、芦根等药相伍而用之，亦为"药对"之法。

147. 头痛或发热，加柴胡、黄芩各半钱。——《普济方》引《产经》

按：以黄芩清肝治头痛，柴胡和枢机而退热，与海藏第二方药同而症亦同，因以其为《产经》方，故采之。

148. 身热脉躁，头昏项强，加柴胡去苗[7]、并黄芩各半两。——《产科备要》引《活人书》

按：《活人书》四物为等分，每服四钱，则每药各为一钱。而此加柴胡为五钱，何其主客轻重悬殊耶。余谓读古人方，其用量可于其本方诸药作比较，以知其制方主次之意，而为用方之参考。当以今日之常用量为主，不必刻舟以求，跬步不离也。

149. 血崩，加地黄、蒲黄各一两。——《产科备要》引《活人书》

150. 产后血气虚损，阴阳不和，阴胜则乍寒，阳胜则乍热，宜服增减四物汤。——《经效产宝》

按：方为减地而增人参、干姜（炮裂）、甘草（炙），惟甘草四两，余皆二两，每服二钱。此方制重甘草，合干姜，则《内经》甘温能除大热之法也，或可进而用参附法。

151. 产后气虚，血海不调，宜四物汤加阿胶、艾叶煎服，名六物汤。——《证治准绳》

按：方治产后血虚，可谓极妙。芎、艾相合，不患留瘀；胶、地相辅，尤能止血。朱端章[8]引古方云："产前安胎四物，产后补益建中。"余谓产后补益，以血为先，治妇人血虚，须能补而能止，能止而又不凝滞，则惟此六物汤是尚，何事他求。

152. 凡产妇发热，脉虚大无力，内无痛，气血去过多，或产时用力，或早起劳动，乃血虚发热耳。用四物汤去芎，加参、苓、术。盖去芎者，以酸寒伐生发之气也，加参、苓、术，以甘淡渗泄其热也。——《伤寒辨类》[9]

按：方解甚佳，其甘淡泄热一语，尤见气血虚损之发热，不当以耗折为事也。惟白芍一药，历来颇多以酸主涌泄，故伐生气为虑，其实既补肝体，何伐生气？以配合论：有当归之行，川芎之升，已足助其生气，行一酸收之品，正收颉抗之妙耳。熟地之黏，恐碍虚人之胃气，则去芍不如去地。

153. 产后血虚气弱，痰癖寒厥，皆令头痛。如有汗者，是气弱头痛也，四物汤芎药、桂枝[10]。——《妇科玉尺》

按：谓是气弱，却用桂、芍以入营卫。

154. 如痰癖[11]头痛，加半夏、茯苓。——《妇科玉尺》

按：既痛且眩，发则呕痰水也。

155. 如寒厥头痛，加天麻、附子。——《妇科玉尺》

按：《素问·厥论》云："阳气衰于下，则为寒厥。"痛发或有寒气上，面青肢冷而呕吐。

156. 产后恶露不下，有因产时去血过多，无血不行者，面色必黄白，腹必不疼，以此辨之。无血者用圣愈汤（四物汤加人参、黄芪），补而行之。——《医宗金鉴》

按：产后决无面色红润者，内有恶露，虽以无血而不行，必有恶血着于腹下，岂有不胀痛、不拒按之理？当以面㿠，脉虚而涩，腹胀痛，且拒按为征。

157. 产后头痛，恶寒而发热者，属于外感，不当作伤寒治，惟宜用四物加柴胡、葱白服之。——《医宗金鉴》（文与143条重出，惟按语可参考）

按：产后表分疏，邪袭易，停于募原，故以柴胡和解，则外不过汗，内不过凉，而自有辛解之能，以为最合。若寒束甚者，此合葱白，亦可得汗，以为比桂枝为易于制使。

158. 产后血虚，心烦短气者，宜人参当归汤，即人参、麦冬、肉桂合四物去川芎也。——《医宗金鉴》

按：加参、麦以治虚烦短气，是至为确切之治，何必用肉桂？既非引火归元，亦不是反佐法，心既烦矣，交肾水以济之犹不暇，乃拨动其相火何哉？

159. 产后血虚而渴者，宜四物汤加花粉、麦冬。——《医宗金鉴》

按：产后当以血虚为主，加麦冬以养肺阴，花粉以生胃津，合之四物则阴血俱润，有效之方也。

160. 产后大便出血，有因大肠热者，宜芩连四物汤，黄芩、黄连俱酒炒黑用。——《医宗金鉴》

按：芩、连炒黑，凉血而止血，清肠而厚肠，为便血下使之良药。

161. 产后乳汁少，因去血过多，血少不行者，宜四物汤加花粉、王不留行。木通、猪蹄熬汤，煎药服。外用葱白煎汤，时时淋洗乳房，以通用其气。——《医宗金鉴》

按：一般习惯，通乳但用木通、猪蹄熬汤，多食面条，及外用旧黄杨木梳轻轻梳其乳房即可。今用花粉发乳，留行子活血，佐入四物汤中，以生血而化乳，尤妙矣。

162. 乳汁乃气血所化，故人冲任之脉盛，脾胃之气强，则乳汁多而浓，衰弱则淡而少。宜加味四物汤，可补血以通乳汁。四物汤加花粉、木通、猪蹄。先以葱汤洗乳房。——《胎产症治》

163. 产后外感寒热，用芎、归、芍、芩、荆芥、紫苏。——《胎产证治》

按：外感当去热，此四物汤退一进三法，亦荆芩四物汤减地加苏法。苏梗辛温，去头面及腹中之寒，与防风不相上下，而性少和平，南人颇喜之。

164. 胁痛者肝虚也，宜四物干姜汤。当归、干地黄、芍药各三钱，川芎、干姜各一钱五分，枣五枚。——《产孕集》

按：芎、姜通络，归、芍以缓痛，尚少芳香入络之佐使，青皮、香附之类是。

165. 产后目肿赤而痛者，以四物汤加生地、黄连治之。——《邯郸遗稿》

166. 产后小便闭者，以四物汤去地黄，加入赤茯苓、木通、竹叶之

类。——《邯郸遗稿》

按：此亦退一加三法，木通与竹叶治在清心热，所谓心移热于小肠也。

167. 产后大便闭者，四物汤加枳壳、青皮。——《邯郸遗稿》

按：仲景承气法，以大黄寒下泄热，芒硝咸下软坚，枳实消滞导下，而厚朴宽气化湿，似非下药，然气痹则肠回不通，使上气能下，坚积可松，则庶恃夫厚朴。今用之产后，当减一等，则枳实改枳壳，而厚朴减为青皮也。

168. 产后阴肿烦疼，用四物汤加藁本、防风。——《邯郸遗稿》

按：藁、防大能祛风消肿，此处用四物，兼有引经作用，以藁、防若无四物之导引，必不能直入下部也。

169. 武叔卿曰：产后阴虚血弱，发热，四物加茯苓，热甚加炮姜。——《济阴纲目》

陈修园曰：此方全不用气药，是血虚气不虚也，加茯苓者，使天气降则阴自生，阴生则热自退，热甚加炒干姜者，取其从阴引阳，亦可从阳引阴，微乎微乎。——《女科要旨》

按：《内经》有甘温能除大热法，是气虚阳虚之治，今修园谓此方全不用气药，茯苓入脾胃，终不能作血分之药用也。姜已炮黑，姑作血药，若与芩炭同用，则有苦寒与辛温相拮抗，苦辛合化，反佐从治，与引阳从阴之义。或炮姜与白薇，则可兼清虚热；或炮姜与牡蛎同用，则更能与白芍同敛阴分，以咸寒之品，从阳以引阴，引阳以入阴，或者义更深长乎。

170. 治产后暴下血多，亡阳发热，四物汤加炮姜、肉桂。——《女科歌诀》

按：姜、桂皆温阳入血，此从治固阳之法，亦引阳以入阴之又一例。

● 【校注】

[1] 血得热则温而去之：语出《素问·调经论》："血气者，喜温而恶寒，寒则泣不能流，温则消而去之。"

[2] 咄嗟（duōjiē）：霎时，片刻之间。

[3] 甘温能除大热：语出《素问·至真要大论》："热化于天，寒反胜之，治以甘温，佐以苦酸辛。"

［4］儿枕痛：病名。指产后败血未尽，或恶露未尽者，症见小腹硬痛拒按，或可摸到硬块。

［5］筑：打，击。

［6］十方：指前第110条所出四物汤加茯神、远志各半两方。

［7］柴胡去苗：南、北柴胡皆以根入药，北柴胡清热力胜，南柴胡偏于疏肝解郁。

［8］朱端章：生卒年不详，宋淳熙间（1174—1189）主管江西南康郡。生平喜好方书，有《卫生家宝产科备要》8卷传世。

［9］《伤寒辨类》：作者是清代何元长，何氏二十二世医，何氏青浦重固支的始祖。

［10］四物汤芍药桂枝：《妇科玉尺》作"加减四物汤加芍药三两、桂一两五钱，生姜煎。"否则，四物汤中原有芍药，加芍药、桂枝为五味药，不能称作六合汤。

［11］癣：原为"厥"。据《妇科玉尺》改。

## ● 【评析】

对于妇人产后病的治疗用药注意点，何时希认为一是忌凉，以免恶露凝滞；二是克伐力不宜过大，以免重伤气血。这两点原则在选用六合汤中二味加药时有充分体现，如治疗产后发热，证属外邪所致者，可加柴胡、黄芩；证属阴阳不和者，则加干姜、甘草；尤其是干姜配丹皮，一温一凉，于解寒热时作甚妙。治产后汗多者，可加牡蛎配桂枝，或黄芩配浮小麦，此一为温，一为凉，又非温热或寒凉过度。治食积者，宜加山楂、麦芽，既能消食，又能祛瘀，克伐力亦小。同理，如要通腑治便秘，可加枳壳、青皮，此有承气汤厚朴、枳实导滞之意，但力减一等。此外，对于一些产后常见病证的用药，何时希亦有自己的观点和经验，如腹痛，恶露不下，有加艾叶、没药，他认为炮姜温经化瘀，功同艾叶，尤有引血归经之长。且甚喜用艾、姜、酒、醋等常备易取之品，以获祛瘀止痛之效。产后血崩，不宜用川芎，可用生、熟地黄炭，当归、蒲黄炭；或加阿胶、艾叶，补血止血且不留瘀。产后虚烦失眠宜加茯神、远志，此二味加枣仁则为治失眠主药；加人参、竹叶甘淡清轻，亦是佳配。然又告诫产后失眠当辨别仔细，或因败血上冲，或因阴虚火动生风，则治当下瘀血，或滋阴清心息风，此时安神仅为辅佐。

# 二、杂论

● 【原文】

## （一）儿枕痛（原载116条下）

儿枕痛，宋·陈自明《妇人良方》列为专论而未出方，薛立斋以失笑散当之，蒲黄、五灵脂去瘀止痛，又名一笑散、紫金丸。《盘珠集》[1]主以黑神散，君为蒲黄、肉桂以止痛。《胎产指南》治以玄胡索散（肉桂、玄胡索）。上求之《产宝》则曰："疗产后余血作疼痛兼块者，桂心、姜黄为末，酒服方寸匕。"又《本草纲目》亦载《产宝》方："儿枕作痛，五灵脂慢炒，研末，酒服二钱。"又《灵苑方》："治血气刺痛，五灵脂生研，三钱，酒一盏，煮沸，热服。"由上引数书考之，当以五灵脂、蒲黄为上选。即《济阴纲目》失笑散主治下，亦明言"治儿枕痛，一服可愈"也。其次肉桂、蒲黄与肉桂、玄胡索，若玄胡索与苦楝，仅止痛而不能温经去瘀，效当最差。余于儿枕痛所见甚多，取效亦捷，故复拾诸家所载而记之。郭稽中产后二十一论，其第三论云"胎侧有成形块者，呼为儿枕，枕破有败血"，乃血包也。

恶露与儿枕作痛之辨，前下恶血未畅而拒按者，实也，续当下之。若始似护痛不令按，以触手有痛，但按之则缓而渐安，又恶露已得畅下，黄水见者，此儿枕痛也。盖儿头往曾枕于此处，久则肌膜神经或有障滞，儿娩出而一时未得恢复，即俗谓之空痛也。大疮疡脓血腐肉排空后，亦有此感者，久而不治，亦渐可自复。治则温经活血，以助其气血之流行，或气血虚甚者，则不能自复，故立斋又有八珍汤加姜、桂之法也。

## （二）产后用防风、荆芥（原载127条下）

旧有独圣散治妇人崩中，即一味防风炭也。治产后受风，自宋人始，即以清魂、古拜二散有名。请先考古拜，原名荆芥散，出于曾公《谈录》，此前则后周姚僧垣《集验方》早名之曰如圣散，以一味药而能治多种症疾，又有特效，未免惊世骇俗。陈无择《选方》[2]中乃隐其名，以"荆"字切音为"举卿"（或作巨卿），"芥"字切音为"古拜"，称作举卿古拜散，或简之，则曰古拜散。贾似道称为再生丹。萧存敬方中为一捻金，戴原礼《证治要诀》为独行散。荆芥一药耳，乃自九世纪后周起有七名之多，真可以气煞名医矣。又《本事方》为愈风散，则有八名。尝捡《千金方》及昝殷《产宝》不见诸荆芥方，《产宝》产后中风论中十五方，用防风者有七方之多，而无独用荆芥者。然许叔微谓《产宝》有之，则近日影印本殆有遗缺乎？《本事方》谓："愈风散治产后中风口噤，牙关拘急，手足瘛疭，荆芥细末二钱，温酒调下，委有奇效神圣之功，医云服之睡，睡中必以左手搔头，觉必醒矣。果如其言。"文中连用三个必字，是确有把握者之语。《本事方》者，许叔微亲验或信而可征之实录、实历来具有说服力之方书也。《卫生家宝》《产科备要》及《妇人良方》（薛氏）全录其文，此亦妇科之权威医著也。《图书集成》又并李时珍语而录之，则名以华佗愈风散矣。《产科备要》犹有荆芥散，云："治产后一切难治之症，荆芥不以多少，为细末，每服一钱或二钱，温酒调下，立效。有急疾及风候，宜速为之，此方绝妙，家中常用之，产妇虽无病，每日进一服。"言之何等神奇！清魂散始见于《产宝续编》，郭稽中产后二十一论之第四论："治产后血气暴虚，未得安静，血随气上攻，迷乱心神，眼前生花，极甚者令人闷绝。宜服清魂散：泽兰叶、人参、荆芥穗、芎、甘草。"洎[3]后《产科备要》及《妇人良方》产后血晕论中均著之。以上略可见荆芥、防风二药，为产家血晕及内风二症之需要。《准绳》的奇散，治产后恶露不行，余血渗入大肠，洞泄不禁，及下青白黑色者，即荆芥炭、麝香，研调。

　　余治学喜涉猎，而乏强记之能，读时了了，折角夹片，颇欲为日后汇辑之用，然粟[4]久而未成，既遭劫乱之失，又有易半之痛，每念崇祯挥泪斩宫娥之事，我则挥泪对《书估》[5]也。自是每一构思作文，常忆某书某人于此有理论，或有胜于我者，不见原书，纵敷衍成文，常自不慊[6]于心。故有句云"握管方惭书读少，行文渐觉忘遗多"也。今老矣，书失不能复还，即得新书，已无折角夹片，不啻从头读起，则七十年光阴为虚度矣。亟欲乘此眼明手健之时，惩其前失，捡得一事，即聚而录之，殆亦未为浪费笔墨，如此荆芥一例是也。——时希记产后荆芥一味散，治血噤中风等疾，取效为快。无疾服之，能顺气益血清神。荆芥穗晒干，不见火，为细末，每服二钱，童子小便调下。七日后（指产后），沸汤调，以当饮茶，甚佳。又：愈风散治产后中风口噤，牙关紧急，手足瘛疭，荆芥穗轻焙过，一两为细末，每服二钱，温酒调下。——《产科备要》（该书此方凡三见）

### （三）呃逆药对法（原载 135 条下）

柿蒂甘平降气，为止呃之要药，惟呃亦有虚实寒热，当辅药以为对，试举常用者言之：此与生姜为配，又与干姜、与丁香、与肉桂四法，皆寒症也。与黄连为热症，与半夏则夹痰，与人参则中虚。又刀豆壳、胡桃中隔，性略同于柿蒂，而力似稍逊，则相辅可以相成而不悖。又吴萸与川连、与石莲子，则寒温相颉颃[7]，以苦者能于降浊，而最与噤口痢为适。

● 【校注】

　[1]《盘珠集》：即《盘珠集胎产症治》。

　[2]《选方》：即《三因极一病证方论》。

　[3] 洎（jì，暨）：到，及。

　[4] 栗：通"历"。经历。《仪礼·聘礼》："栗阶升，听命，降拜。"

　[5]《书估》：唐代张怀瓘著，成于天宝十三载（754），《书估》仅有 1200 余字。

　[6] 慊（qiè，且）：满足，满意。

　[7] 颉颃（xié háng，携航）：泛指不相上下，相抗衡。

● 【评析】

儿枕痛多指产后败血未尽，或恶露未尽者，症见小腹硬痛拒按，或可摸到硬块，治以活血祛瘀，五灵脂、蒲黄二药为上选。然本节所述另有一说，乃因儿头往曾枕于此处致肌膜神经或有障滞，儿娩出后一时未得恢复，即俗谓之空痛，亦渐可自复，或治则温经活血，或气血虚甚者不能自复，可予调补气血治之。

　　妇人产后体虚易感外邪，或出血不止，或头晕、肢体痉挛等症，可加用防风、荆芥二药，甚或独用，其效颇佳。防风、荆芥既能祛风解表，又能止血，防风还能解痉。

卷
三

# 一、经病方 97 道

● 【原文】

201. 气冲经脉，故月事频，并脐下多痛，宜芍药六合汤。四物汤倍芍药，加黄芪一两。——《医垒元戎》（此早见于《河间六书》有后五字）

按：《济生拔萃》本无后五字，若仅芍而不加芪，则为五药，海藏何以自称为六合，今从《证治准绳》。

以芍药和肝治腹痛，黄芪举其下坠之气，芪与当归合，亦能缓虚痛也。

202. 若经水过多，别无余证，宜黄芩六合汤。四物汤加黄芩、白术各一两。——《医垒元戎》（此亦早见于《河间六书》）

按：经行多则用白术健脾以统之，肝热而血妄行，则加黄芩以清之，芩且以与芎约制也，此方清纯之至，令人可喜，历来称为抑阳助阴之名方。丹溪从此四字得有深悟，以治妊娠恶阻。

治殖[1]：仲景干姜止呕，半夏化痰水，人参补虚，及昝殷三方，避去半夏，仍是人参、甘草、厚朴、橘红之类；或《产科备要》仅出生地汁和人参、干姜为丸一方，可谓不能越出雷池者。（《产宝》三方无名，《产科备要》亦三方，曰竹茹汤、人参散、地黄丸）丹溪乃能逾越此苦辛甘补治阻之旧规，而从轻苦甘淡着力，虽聚讼纷纷，然用之者多，我尤遵之，其说已见前妊娠方及拙著《妊娠识要》一书中。

洁古《珍珠囊》言黄芩之用有九，妇人产后养阴退阳，亦居其一。以危氏《得效方》奇效四物汤而言，经多用胶、艾，且入黄芩为反佐，海藏以与白术之统血为配，意尤可取。

203. 若经水暴下，加黄芩一两；若腹痛者，加黄连。如夏月不去黄芩。——《医垒元戎》

204. 若经水如黑豆汁者，加黄芩、黄连各一两。——《医垒元戎》

按：经色黑如豆汁者，血热之甚也。故芩、连同用，则熟地亦当改用生地矣。（此条早见于《河间六书》，惟汁字为"水"字，余悉同）

205. 腹痛作声，经脉不快，加熟地一倍，添桂心半倍，煎。——（失记书名）

按：倍熟地当为六钱，增液以行舟，裕其源也，又寓止血于补血之中。桂心为温经止痛之要药，以其温行，正可借川芎之使，以救熟地呆滞之弊。其半倍不知与何药为倍，通常用桂，不过五分至八分耳。

206. 经水少而色和者，四物汤加熟地、当归各一两。——《医垒元戎》

按：色和量少，此血虚之要征也。（《河间六书》此条于四物汤下有"四两"二字，余悉同）

207. 经水涩少，宜四物汤加红花、血见愁。——《医垒元戎》

按：涩者瘀血，少者血虚也，以四物治其虚，红花、血见愁（为铁苋菜、地锦草、茜草三药之别名，一般指为茜草，其用皆为凉血止血与祛瘀，异名而同功）则治其瘀也。此条海藏另一法是四物加葵花，亦为活血之品。

208. 若血脏虚冷，崩中去血过多，四物汤加阿胶、艾。——《医垒元戎》

按：此与妊娠胎漏同法。

209. 经黑成片者，四物汤加人参、白术。——《世医得效方》

按：参、术补气健脾，则气有帅血之能，脾有统血之权。血成片而非块，可知不是瘀凝，然黑血尚非气虚的据也。

210. 经水成片者，四物汤加生地黄、藕节。——《世医得效方》

按：凉血止血，可知不是留瘀。

211. 月水不调，血崩或多少，或前后，呕逆心膨，四物汤加陈艾、黄芪。——《世医得效方》

按：多少前后无定，然多则血崩。若色鲜淡无准，尤为气血交亏，即使色黯成片，亦属虚寒之征。芪以举气，艾以温血，诚合法也。

212. 经水五色者，四物汤加麝香，研，好酒吞。——《世医得效方》

按：经凡五色，须作妇科检查，虽近有麝香治宫颈肿瘤之说，贸然用之，尚觉卤莽。

213. 经水鲜红，四物汤加温酒，盐汤。——《世医得效方》

按：虽浙江宁绍一带，有产后饮赤砂糖、黄酒之习，然用以祛恶露也。若经水已见鲜红，非热即虚，何堪复以温行？盐能润下，于此亦未解其配合，或危氏此方乃元代南丰地方之验方乎？

214. 加蓬莪术、官桂各半两，名六合汤，治经血凝滞，潮热，腹中癖块，疼痛，尤快。——《产科备要》

215. 六合汤治妇室经事不行，腹中结块疼痛，腰痛腿痛，四物汤加官桂（去皮）、蓬术（炮），各等分，每服四钱。——《济生方》

216. 经血凝滞，腹内血气作疼，四物汤加广莪[2]、官桂等分治之。——《证治准绳》（《邯郸遗稿》有通经六合汤，治气滞血凝，腰腹刺痛，以此方改生地黄、赤芍药）

按：《医垒元戎》有腹痛六合，亦加莪、桂，以其语似非专指调经，故此不录，而入于杂疗门方。

此症血与气交凝，盖先由于血虚而寒，寒则阳气痞而不通，血得寒则凝泣而不行也。莪术攻血，得桂则温而去之，得四物则润而能行矣。

217. 王石肤云：上方熟地黄滞血，安能止痛，不若以五灵脂代之。——《证治准绳》

按：五灵脂治血气凝滞之痛，具有特效，失笑散以此为主，谓痛者服之，可其痛若失，失声而笑也。

218. 血气不调者，四物汤加吴茱萸一两、甘草半两。——《证治准绳》

按：不调当视凝滞为轻，故辛苦以温经，甘以扶气。

219. 血滞不通，四物汤加桃仁、红花各二钱半。——《证治准绳》

220. 若血多有块，色紫稠黏，乃内有瘀血，用四物汤加桃仁、红花破之，名桃红四物汤。——《医宗金鉴》

按：此留瘀之常规治疗，惟与川芎三者相合，力已不小。

221. 血气成劳，四物加荆芥、柴胡。——《证治准绳》

按：上所谓"血气"二字，多指血气相结，或气血不调，或气血凝滞而言。如产后，多意为恶露及败血；而经病，则意为瘀血也。今以血气而成劳，当属因实致虚，虚中夹实，如《金匮》干血劳之类，用荆芥炒炭以入血去风，柴胡凉营退热，乃表散和解之法，以治其偶感之外邪耳。

222. 若平常些少虚眩，肢体疲倦，月信不通，只用四物汤加生姜、薄荷，此是妇人常服之药，盖味寡而性缓，效迟而功深。——《女科粹言》（虚眩，原本写作"虚肮"）

按：此为血虚之症，但已至于经停，既觉其血虚之匪浅，且虑其怀孕之可能，以症似乎恶阻也。方用生姜以疏表气、和胃气，薄荷以醒头目、升清气，四物则于血虚及怀孕两属要剂，得轻清灵巧之妙。

223. 抑阳助阴，调理经脉，治经水过多，别无余症，四物汤加白术、黄芩各一两。——《女科粹言》（《河间六书》亦有此条，无首八字，余同）

224. 血多因热者，用四物汤加黄芩、白术和之，名芩术四物汤。——《医宗金鉴》

按：加二药之说，已屡见前矣。惟一曰调理，一曰和之，确可说明抑阳和阴，如黄芩、白术者，是复法而不是胜法。

225. 过期色紫有块，血热也，四物汤加香附、黄连。——《证治准绳》

按：血热经当先期，今反过期者，气滞故也，必兼有腹胀、胁胀、乳痛，或经行发热等象，连以配附，清气火之有余。

226. 腹痛，加玄胡索、苦楝实各一两。——《证治准绳》

按：二药名金铃子散，为治痛经之专药。

227. 治室女[3]下血，四物汤四钱，加香附钱半、姜七片。——《中国医学大辞典》

228. 血崩淋漓，用四物汤加炮附子、赤石脂。——《龙江茅氏女科》

按：此是温摄下焦、重镇涩纳法，颇有南岳魏夫人震灵丹之遗意，但须慎夫阴虚有热之症。

229. 治经后疼痛，用补血养血汤，即四物汤加蒲黄、炒阿胶一钱。——《秘传妇人科》

按：蒲黄去瘀止痛，与川芎、归、芍相配，同为止痛之要药。

230. 经来膈肋气痛，肋内痞块如杯大，经血黄淡，宜治块为先，用沉香四物汤。四物汤加沉香二钱、玄胡一钱。——《萧山竹林寺妇科验方》

按：此方《妇科秘方》名为四物元胡汤，药同，惟有"药熟加绍酒一杯"。

沉香理气降血，玄胡疏肝止痛，与川芎、当归（用须）颇相得。近今则颇有加青葱管、郁金、路路通之类，以引入胁络者。

231. 妇人经水过期，血少也，四物加参、术。——《丹溪心法》

按：此必有经色素淡、头晕目花、脉细、色㿠诸血虚之象，故加参、术健脾，以裕其化生之源。

232. 过期紫黑有块，血热也，四物汤加南星、半夏。——《女科粹言》

按：二则同为过期，而有血少与血热之辨。其曰血热者，实为多痰，亦有体丰面白、舌胖有苔诸症。其有多痰而痛者，吾尝加白芥子治之，甚效。

233. 崩漏气虚血虚者，皆以四物汤加参、芪。——《女科粹言》

234. 崩漏紫黑成块者，血热，四物汤加黄连、柴胡。——《女科粹言》

235. 过期紫黑有块，血热也，必作痛，四物汤加香附、黄连。——《女科粹言》（原出《丹溪心法》）

按：上二则同为紫黑有块，而前者用《证治准绳》柴胡清肝饮，清肝而散郁火，后者理气与清肝；火一也，故同用黄连；唯气之郁者宜达之，气之滞者须理之，稍不同耳。

236. 经行滑泄，加官桂、附子。以四物治泻，人所未信，学者须知。——《女科粹言》

按：此下焦虚寒之体，常与痛经同见之症，我治之，多以理中汤或合四神丸，不待桂、附，亦即愈矣。

237. 经病潮热，四物汤料，加童便炒黄芩一两、四制香附一斤，蜜丸服。——《女科粹言》

按：此血虚而夹肝气之治，黄芩得童便，则能引火下行。

238. 加味四物汤治冲任虚损，血水不利，肌肤发热，如劳瘵状，四物汤加柴胡、黄芩。——《女科粹言》

按：此是以四物补虚损，小柴胡法退虚热，方极明简。

239. 如经行骨蒸，加地骨皮、丹皮。——《女科粹言》

按：此名地骨皮饮，不独治妇人经期发热，即虚劳发热，及一切原因不明之低烧、阴虚发热，无不宜之。

240. 经行寒热往来，加炮干姜、牡丹皮。——《女科粹言》

按：用炮姜入血，以祛瘀血之寒，牡丹凉营，以折阴分之热，相与拮抗，视上一方地骨皮与丹皮同一凉营者，意义为深一层。

241. 经行若心腹胀满，四物加枳壳、青皮。——《女科粹言》

242. 经行若虚汗多，加麻黄根、浮小麦。——《女科粹言》

243. 若赤眼头风疾，加薄荷、清茶。——《女科粹言》

按：此川芎茶调散之意也，而撷取其二味清凉开泄之品，却摒方中川芎、防风、白芷、细辛诸辛温药而不用，深有见地。用古方贵在知其义而选其药，可随各人之经验传授，以及好恶而取之，若硬套全方，则削足适履，为履所困，行不得矣。

244. 若赤眼生风，加防风、黄芩。——《女科粹言》

按：二药一散一泄，一辛温、一苦寒，用以外解风邪，内清肝胆，相反相成之意甚佳。

245. 血寒者，四物汤加桂心、牛膝。——《医学心悟》

按：牛膝作痛经之引经药，与桂相配，可以直祛子宫之寒者。有喜用两头尖者，古称撞红之痛经[4]，此为要药，然气味俱浊，不如牛膝、肉桂之下行也，唯逊两头尖能去败精之特长耳。

246. 经既行而腹痛喜按者，加人参、白术。血少色淡者，亦并如此。——《医学心悟》

按：经既行，则若有瘀血者亦已行矣；而复腹痛者，则非瘀矣；而喜按，喜按为中虚之之证，故宜益气补中。

247. 经行发热，四物加黄芩、柴胡。——《丹溪心法》

按：此则比237条语为明简。

248. 经行紫色成块者，热也，四物加黄连、柴胡。——《丹溪心法》

按：此云经行，则较234则所云崩漏为常见，且严格别之，漏者，点滴淋漓也，便不成块。

249. 血枯经闭者，四物加桃仁、红花。——《丹溪心法》

按：前记加桃仁之法，《准绳》云"治血滞不通"，《金鉴》云"治内有瘀血"是也。若无滞无瘀，何必用攻，而此云血枯经闭，尤为合拍。盖血枯则用四物以养血，桃仁之性，既润且攻，合四物则润泽其枯，同红花则为润攻，与山棱[5]、莪术之峻攻，不可同日而语也。

250. 经水过多，四物汤去熟地，加生地，或只加黄芩、白术。——《丹溪心法》

按：此比《河间六书》《医宗金鉴》《女科粹言》三则，别有一改生地之法，意尤可取。

251. 经行身热，脉数头昏，四物汤加柴胡、黄芩。——《丹溪心法》

252. 经候不调，当以四物为主。经水涩少，四物汤加红花、葵花。——《丹溪心法》

按：《医垒元戎》亦有文曰："若经水涩少，宜四物汤加葵花煎，又加红花、血见愁。"多本均引作两条，为或加葵花，或加红花、血见愁也，而此丹溪文则作葵、红二花，三药其效皆同，惟葵子用者尚多，花则施用者少。

253. 经水色紫者热也，四物加香附、黄连汤主之。——《妇人秘科》

254. 经水来太多者，不论肥瘦，皆属热也，四物汤加芩、连主之。——《妇人秘科》

255. 脉数紫黑为内热，四物汤加黄芩、黄连。——《医方考》

256. 经水先期而至，属热而实者，用四物汤加黄芩、黄连清之，名芩连四物汤。——《医宗金鉴》

按：读古人书，当学韩愈所谓"牛溲马勃，败鼓之皮"，悉入网罗无遗，勿存入主出奴、我是人非之想，则见一方一法即能得其长而知其短，增我见识，广我思路，此所以兼听则聪，偏听则狭也。同一芩连加法，而三家不一，然我则归纳为一，而不论其是非，曰经行先期，量多、色紫黑、脉数者，属实热，不论肥瘦也。

257. 脉迟血凝结者，为寒，四物汤加官桂、附子。——《医宗金鉴》

258. 后期气虚，加参、芪。——《医宗金鉴》

259. 后期气实，加枳、朴。——《医宗金鉴》（三条并见《医方考》）

按：吴崑《医方考》中，有调经用四物汤论，已录于前（见杂论），**然观**

此虚实寒热加味四方，既不辨症，施治亦疏，此殆理论家，非有得于经验，而率意之想耳。

260. 治崩漏，四物汤一两，人参二钱，吴茱萸一钱，锉散，每服半两，姜、枣煎，食前，五六服。——《图书集成》

按：谓崩漏为气血虚而下寒乎，则吴茱萸不如艾炭、炮姜，盖崩漏总宜温而止血，未喜苦泄也。

261. 女子十四而天癸至，若禀阴血不足，用四物、参、苓。——《校注妇人良方》

按：既加参、苓，当是气血不足，则八珍亦佳。

262. 经事来而腹痛者，经事不来而腹亦痛者，皆血之不调故也。欲调其血，先理其气，四物汤加吴萸半钱、香附子一钱。——《证治要诀》

按：王旭高善治肝疾，吴萸佐白芍，又加香附，即泄肝理气法也，但旭高不甚用香附，多以金铃理气。

263. 素虚，形瘦口燥，善食厚味，郁为痰火，有潮热者，四物汤加桃仁、红花。——《医学入门》

按：形瘦口燥，未必是善食厚味之人，即使郁为痰火，亦岂活血破血如桃仁、红花所能疗。方药与病理并不切合。

264. 后期三五日者，为血虚，瘦人只是血少，四物汤倍当归、地黄，少加桃仁、红花。——《医学入门》

按：此处用桃仁，是顺水推舟，必须先在补血，增液方可行舟也。

265. 来多或日多五六日以上者，内热血散也，四物汤加苓、术。——《医学入门》

按：以量多、日多为内热血散（意为血热妄行），若无其他主征，难以遽断。

266. 经水不调，就中潮热疼痛，尤为妇女常病，潮热有时，为内伤为虚；无时，为外感为实，热者四物加柴、苓。——《医学入门》

267. 思伤心血，火炎脾亏，肺燥肾枯，而血闭成劳者，十分难治，宜四物汤加黄芩、柴胡。——《医学入门》

按：肾枯则水不足，无以荣肝，此五脏俱虚之劳症也，岂四物一汤之补血、柴芩二味退潮热所能疗者。浅言之，当八珍、归脾、人参养营之类，仲景小建中汤为五脏俱虚者，独取其中之治;《千金》黄芪建中汤，则合黄芪、人参二味。《内经》曰劳者温之，此症非干血劳可比，不必治其血闭，况可以苦寒之品斤斤于退热乎?

268. 治妇人体虚经闭，肌热如瘵，四物各一两，柴胡五钱，黄芩一分（古量一两为四分，此一分即二钱半）。——《御药院方》

按：如瘵则犹非瘵也，与238方同义，若上条则劳瘵之甚者矣。

269. 五心潮热者，四物汤加黄连、胡黄连。——《医学入门》

按：二连清热解毒，后《杂疗方》有治口舌生疮者，李梴乃隶之于经行潮热中，实则胡连不专治经病也。

270. 后期经行，如曾服辛热之药者，四物汤加知母、黄柏。——《妇人秘科》

271. 崩血漏血，如属热多者，宜用知柏四物汤清之。——《医宗金鉴》

按：血热则经行不止，又何以致后期? 若以热阻瘀积，又岂清下之品所能祛? 万全所谓"曾服辛热之药"，可成下焦蓄热，知、柏投之虽合，但何以解其后期而行，不如《金鉴》之文，明简无惑。

272. 经脉不行，四物汤加好红花、苏木。——《加减灵秘方》

273. 加减四物汤治室女下血，四物汤加香附钱半、姜五片。如血色鲜，去熟地，加生地。——《妇科玉尺》

按：旧礼教闺女足不出户，故性情多郁，治之重在理气疏肝，不知郁则生热，气有余便是火乎。

274. 调经证治，四物汤乃妇人经产一切血病通用之方，故主之也。风感太阳卫分，发热有汗，本方合桂枝汤，以桂枝、甘草解之，名桂枝四物汤。——《医宗金鉴》

按:《金鉴》以经产时外邪里热所病，均以四物合三阳经腑病诸伤寒方同用，与古人以小续命汤治中风外有六经经症，合伤寒方同用，皆言之似易，而临床症象，如此胪列如眉、层次井然者，未易遇也，肺腑而能言，为医亦太易矣。

又云：经来时身体痛，若有表证者，酌用麻黄四物、桂枝四物等汤以发之。

275. 若无表证者，乃血脉壅阻也，宜用四物汤加羌活、桂枝以疏通经络，名羌桂四物汤。——《医宗金鉴》

按：羌、桂皆太阳经药，辛温入络祛风，则能去痛。

276. 经事先期而至，属热而虚者，用四物汤加地骨皮、丹皮凉之，名地骨皮饮。——《医宗金鉴》

按：二皮相合，治用极效，不徒适之于调经也（即肺劳发热），瘦人无原因低热，及一般咯血（则去川芎，改生地或鲜生地），取用均有佳效。

277. 血多无热者，用四物汤加阿胶、艾叶止之，名胶艾四物汤。——《医宗金鉴》

按：此方比之《金匮》芎归胶艾汤，即通常所称之胶艾四物汤，少炙甘草一味。余尝谓以六味血药之中杂入炙甘草，既非和中，又无须解毒（如附子、半夏与甘草合，则可具此意），若谓补气，则力弱不足以任之，故常舍而不用也。

278. 若虚甚者，则当用四物汤加人参、黄芪补之，名圣愈汤。——《医宗金鉴》

按：参、芪之补气，四物之补血，皆治法中所谓"极则"也。二者相合，自能化阳生阴，以比八珍、十全，功无逊色，而反无甘温助火之嫌。

279. 经后发热，乃血虚内热，用四物汤加黄芪、地骨皮，补而凉之，名六神汤。——《医宗金鉴》

按：以黄芪与四物补其气血，使营卫得以调和；夫阴虚发热，营分过强，则地骨与芍药相合，遂见育阴柔营之功，盖妙乎哉此配合也。六神汤本《御药院方》，用治脾气不足，肌热体倦食少，盖但从黄芪而言，置四物与地骨于不论。四物与地骨，岂脾气药耶？即《金鉴》亦仅言经后发热，而六神之适应，诚何止于妇科？

280. 加减四物汤治室女二七天癸至，亦有当时未至而后至者，有卒然暴下，淋沥不止，有若崩漏者，失血过多，亦生诸症，悉宜服之。四物汤加香附、生姜，如血色鲜而不止者，熟地改生地。——《济生方》

按：《妇科玉尺》及《中国医学大辞典》均有治室女加香附及姜之文，然此又最先，文又最详，故复载之。

281. 加味四物汤治妇人冲任不调，脐腹疼痛，或月事失常不来，及冲任太过，致使阴阳不和，或发寒热，渐减饮食，欲成劳病，四物汤加紫菀半两、黄芩二钱半。——（失记书名）

按：此条方意未见佳处，然冲任太过者，可致阴阳不和一因，却少经人道。

282. 宋人避孕方，四物汤加黄柏、知母，连服三个月，确能有效。——《简明中医妇科学》引陆士谔云

按：陆丈我同乡，又忘年友也，少年时为小说家言，专记武侠事，后乃折节为医，多识奇闻异事，月二会饮，雄谈惊座，尝时尚有施济群等十人，为友声医学社，而予年最少，每七日一次电台广播，及医药常识刊物，十人迭为之主，是三十年代后期事也。此避孕方，曾于闲谈中闻陆丈言之，乃宋代宫女所传，于经净后连服七天。

283. 避孕方，四物汤加芸薹子[6]一两，煎，麝香一分，冲服，经来时连服二付。——《常见病验方选编》

按：麝香渗透香窜之力过猛，非月经正行时所宜用，恐宫室大开，崩冲之势难遏也。我闻之虞氏，用麝当于经净后七日内，宫室未闭，则温性可留于内，且常用量不过三至七厘之间，一分已过多，况又价昂难得，不如仲景温经汤入《千金》五石泽兰丸之类，多用取温宫之效，并非难事。欲求此法，《千金》最多，如承泽散、白薇丸，大、小五石，大、小泽兰，紫石、麦冬之类，不下数十方，可以俯拾即是，但恐宫暖反易孕耳。

284. 以后倘欲受孕，四物汤加黄芪、肉桂，连服三月有效。——《简明中医妇科学》引陆士谔云

285. 若腹中刺痛，恶物不下，加当归、芍药各一分（二钱五分）。——《活人书》

按：加芍以缓痛，当归加多，盖补血以行瘀，而非攻下法也。

286. 若血崩者，蒲黄、黄芩，加生地各一两。——《活人书》

按：蒲黄为止血通用之药，性平，故不拘寒热均可配适，今与生地、黄芩为伍，则治血热之崩矣。《普济方》引隋人《产经》亦有此法，文曰：血崩加地黄、蒲黄各一钱。却少黄芩一味。

287. 经将来，腹中阵痛，乍作乍止者，血热气实也，四物加川连、丹皮。——《丹溪心法》

按：痛在经前，实热为多，然乍作乍止，即有休时，则虚象亦有之，此症未足为据，当以脉舌他症为断。

288. 四物汤治妇人室女补血调经之要药，痰多加贝母、茯苓。——《女科正宗》

按：芩、贝化痰热而解郁，气郁化热，聚津成痰者，尤合。余治肥人痛经，常用白芥子、莱菔子，近又加山楂以去脂肪。

289. 崩漏夜不眠，四物汤加枣仁、茯神。——《胎产证治》

按：此二药不眠之正治，亦归脾汤中要药也。崩漏气血俱失，心脾两伤，归脾汤所以补心脾，而方中于安眠一法大为致力，如茯神、枣仁而外，远志、龙眼肉、炙甘草，交心肾、补心血、养心气，皆为安眠之必需。

290. 过期腹不痛者，为血热，宜四物汤加黄连、香附。——《邯郸遗稿》

按：血热用连，是也，加香附则气亦滞，血热而气滞，则致留瘀而过期，能不腹痛乎？症状未确。

291. 血滞者，腰腹疼痛，胸膈饱满，宜四物汤加醋炒香附、延胡索。——《邯郸遗稿》

按：此二药，气滞血阻而腹痛之要品也。

292. 经水过多，以六合汤治之。——《邯郸遗稿》

按：方为四物加黄芩、白芷，治血热夹风，盖风性鼓动振荡，与血热相合，则迫血而妄行，确有此病理。白芷与荆芥、防风炒炭，其义同。

293. 血崩，若气血俱虚，四物汤加人参、黄芪。——《邯郸遗稿》

按：前有《金鉴》一条，治后期气虚者加之，此气血俱虚，则加参、芪为更恰当。

294. 若崩漏连日不止，宜四物汤加黄芩、荆芥。四物汤加荆芥、条芩，止血尤效。——《邯郸遗稿》

按：吾尝数剂而止数月不止之崩，其效自有不可思议者。今偶设一想，莫谓荆芥炭取效亦在凉血，则人家或用芩、连，或用知、柏，或用龟甲、丹皮，或用龙胆泻肝，而皆不应，而必待夫荆芥，恐在入血祛风之义。举卿古拜前人已甚重之（考见产后127条），《本事方》非谓其服后必以手搔头而愈乎，正言其能祛血虚之风。崩漏久，则血虚亦同于产后，其取得捷效也宜矣。

295. 后期而至，实者加陈皮、枳壳。——《女科要旨》

按：是乃气实，故用疏通，此陈修园所揭示之治经病加减套法，虚、实、寒、热、湿、痰、气、食等，凡十八种，均言症简，而治法用药疏浅，未敢许为要旨也。此仅择其四物加二味录之。

296. 经行而腹痛拒按者，加延胡、木香。——《女科要旨》

297. 若恶寒发热，头痛无汗，加麻黄、细辛。——《女科要旨》

按：此修园所谓"详于海藏六合汤不赘"者。若此用细辛，本同于海藏之妊娠伤寒表实六合，但临经与怀孕不同，病不是伤寒两感，邪与少阴无干，而不从外解，反用细辛以引之，不虑其热入血室乎？此则促成《金匮》所谓"妇人伤寒发热，经水适来，昼日明了，暮则谵语，如有所见者[7]"非乎？治温病者，皆知当见循衣摸床、郑声多言之营分症状时，若用桂枝，必致邪入心包，昏蒙随之矣。则治临经发热者，亦当惕夫引邪入室，其理盖自相同。

● 【校注】

［1］治菹（zū，租）：菹，同"葅"。肉酱。此处治菹意为经验、心得、体会。

［2］广茂：莪术的别名。

［3］室女：旧指没有出嫁的女子。

［4］撞红之痛经：指因妇女经期同房而导致之痛经。

［5］山棱：三棱的别名。

[6] 芸薹子：为十字花科植物油菜的种子。《本草纲目》载："辛，温，无毒。行滞血，破冷气，消肿散结。治产难，产后心腹诸疾，赤丹热肿，金疮血痔。"

[7] 如有所见者：原为"如见鬼状者"。据《金匮要略·妇人杂病脉证并治》改。

## ● 【评析】

月经病的表现总不外乎经期的超前或落后，经量的多或少，经行腹痛或经后腹痛等病况，治疗以调经为主，四物汤是基本方，而所加二味药当以辨证为据。大凡辨证可以寒、热、虚实为纲。如经迟寒凝量少，可加桂枝、附子，或吴茱萸、甘草。月经先期有热，经量较多，黄芩、白术是常用药对；如色紫黑、热甚，可加黄芩、黄连；如色红、血热，可用生地、藕节。月经量少，气血虚者，加人参、黄芪，或人参白术。属实证者，病邪各异，有因瘀滞而月经涩少，或痛经，宜加莪术、桂枝，或桃仁、红花，或五灵脂、蒲黄；因气阻经迟，或有腹痛者，可用香附、柴胡，以理之、达之，或金铃子散；因痰多者，可用南星、半夏，或贝母、茯苓，何时希喜用白芥子、莱菔子。此外，血崩者亦有虚实之分，可用附子、赤石脂温涩，或人参、黄芪固摄，抑或黄连、柴胡清热。

# 二、杂论

● 【原文】

## (一) 四物汤方义四篇（原载 201 条前）

四物汤统治妇人胎产经带诸疾，而以调经为合拍，今以宋·许叔微《活人书》《普济本事方》、朱端章《卫生家宝产科备要》及明人吴崑《医方考》中所论，次第录之，以知昔人如何推重及认识四物者。（序论中已录《医垒元戎》语）

通用四物汤治妇人女子月事或多或少，或前或后，妊娠腹痛，胎气不安，产后血块不散，或亡血过多，或恶露不行。凡妇人之疾，无不主治。本方及加减法如后：当归去芦，须切片焙，川芎洗锉，熟干地黄切焙，雪白芍药锉。上等分为粗末，每服四钱，水一盏半，煎至八分盏，澄取六分清汁，带热服。平常产乳服至三臈（即腊字，言一腊为一年），虚弱人服至一月。——《活人书》，见朱端章所引

按：有加药十五则，六合类方十三，已入各门，盖多为海藏所采，而入其六合方中也。

四物汤治妇人营卫气虚，夹风冷，胸胁膨胀，腹中疗痛，经水衍期，或多或少，崩伤漏下，腰腿痛重，面色青黄，嗜卧无力，安胎止痛，补虚益血。当归去芦洗，薄切，焙干秤，芎䓖、熟干地黄酒浸，九蒸九曝，焙秤，白芍药各等分，上粗末，每服四钱。——《普济本事方》

大抵四物汤为妇女要药，无所不治，稍知药性者，皆可随病加减，治血方未有不本此汤，因而增损以成者。——《卫生家宝产科备要》

又产后当归建中汤条下云：古方云"产前安胎四物汤，产后补益建中汤"。

按：有加味二方，一六合，已录入。

当归辛温能活血，入心肝；芍药酸寒能敛血，入肝；熟地甘温能补血，入肾；若川芎者彻上彻下，而行血中之气者也。此四物汤所以为妇人之要药，而调月者必以之为主者也。气弱几微者，不宜川芎，恐其辛香，盖散真气也。大

便溏泄，不宜当归，恐其濡滑，盖增下注也。脉迟腹痛，不宜芍药，恐其酸寒，盖增中冷也。胸膈痞塞，不宜地黄，恐其黏腻，益增泥滞也。——《医方考·调经用四物汤论》

### （二）室女崩漏及二仙汤（原载 227 条下）

自南齐·褚澄《褚氏遗书》中，发明师、尼、离、弃、孀寡、室女之病多郁结之后，女科书竟相引载，凡遇此类妇女病，率用理气，如此方之香附是也。近今二仙汤一方出，又当重视内分泌学说，调其阴阳，斯为得之。余尝治一未婚经绝期崩漏，兼特异高血压病，投以复方二仙汤，效如桴鼓。又治经绝期狂躁病，已至骂詈不避亲疏者，予二仙汤合甘麦大枣汤、百合地黄汤复方治之，亦无不得捷效者。此理也，古今儳[1]有及之。可见学古不能不化，知古亦必须通今，今与古相辅而行，其用乃敷。

### （三）师承套方（原载 243 条下）

为医用药，有师承即有套方，即父师常用有效之药，知其然而不甚知其所以然。如以上枳壳与青皮之治满，麻黄根、浮小麦之止虚汗，薄荷、清茶之明目，似乎是治标症、治兼症，殊未涉于根本，然取效甚捷。又如茯神、远志、枣仁之安神，丝瓜络、桑枝之治骨痛，牛膝、威灵仙之治足疾，滑石、车前子之利尿，能治轻症，或未究原因之标，却非根本之图，但医者须有此本领，实亦为解除病人一时痛苦之手段也。若此者，六合汤类方中最多，我故喜而愿从事于此也。

### （四）紫菀补肺与冲任不调（原载 281 条下）

夫太冲与任脉，乃奇经中最与月经相关。冲任太过，殆血气太盛，以致阴阳偏胜而不和，此临床所常见，如丹溪大补阴丸或知柏四物汤即可，亦未致于成劳也。方中紫菀，细考之亦有意味。《太平圣惠方》治产后下血，用紫菀末，水服五撮；《名医别录》谓补不足，五劳体虚；王好古谓益肺气；《指迷方》载有史载之治蔡丞相大便闭固，诸医不能通，盖蔡元长不服大黄等药也，史往诊之，请二十钱买紫菀以进，须臾即通，元长惊问其说，史解之谓，大肠传导不行，则肺气浊，紫菀清肺气，所以得通也。又《千金方》治妇人小便卒不得出者，井华水[2]服三撮即通。又小便血者，服五撮立止。凡此可知紫菀能补肺气及五脏之劳，又通大小便，止尿血及产后下血，效应甚溥[3]，我初不悉，仅谓仲景用于射干麻黄汤、泽漆汤中，不过治咳耳。故记之以广见闻。

**（五）两分铢考**（原载 286 条下）

关于一钱之量，据古书药用量与新秤对比算法（见一九五七年《浙江中医杂志》一月号），略云：唐以前用汉秤，即两、铢、分三种，此可于仲景方及《千金》《外台》中见之。宋以后用库平[4]，即相当于十六两及钱、分、厘制。则此一钱必《普济方》所改也。

又《东垣十书》曰："古之六铢，即今之二钱半，古云三两，即今之一两，或谓可照汉时分量三折一，古之一两约当今三钱。"然《济生方》《局方》及《医垒元戎》等，其所载分两与今同，不在折算之例。东垣药量常在二三分，人颇轻之，不知此是煮散法，每剂三四钱，煎一次，一服而尽，与仲景之大剂、分数服、可不尽剂者不同。或谓东垣一分，系二钱半，则清暑益气汤全方十四药，总为七钱，而青皮二分半，将如何计算？

● **【校注】**

[1] 尠（xiǎn，显）：同"鲜"。

[2] 井华水：指早晨第一次汲取的井泉水。

[3] 溥（pǔ，普）：广大。

[4] 库平：旧中国部库征收租税，出纳银两所用的衡量标准。清康熙时制定，库平一两等于 37.301 克。

● **【评析】**

四物汤方义及主治如卷一序论所述，此节有四物汤应用禁忌，可参。何时

六合汤类方释义

希善用二仙汤以调阴阳而治妇女内分泌失调，此乃中西相参识病证之范例。用紫菀利肺气以调冲任，于理于证均为适合，此说原载 281 条下，其证表现为月事不来、脐腹痛、发寒热、减饮食、欲成劳病，四物汤加紫菀、黄芩以清肺利肺，肺气降则气血和、阴阳和，而冲任亦平调。

卷
四

# 一、带下方 10 道

● 【原文】

妇人病分门，陈良甫有九，仲景凡三，曰妊娠、产后、杂病。以经病与带下皆属于杂病，今经病分立，故为四。

301. 若赤白带下，宜香桂六合汤。用四物汤四两，肉桂、香附子各半两。——《医垒元戎》

按：所谓赤白带下者，大都是经漏未尽而夹带下。带下是分泌物，不致自变红色，此红色（所谓赤带）乃子宫未闭。此未闭之原因或属虚寒，或属血热，或由脾虚之失统，或乃气虚之失摄，当于崩漏门中求治法。若异色、异味、异状，皆须排除肿瘤，勿迷信中医能治五色带下之旧说，而致噬脐之憾[1]也。若漫谓赤白带乃寒气相结，而遽[2]投温香理气，如海藏此条，我终以为孟浪。

302.《元戎》六合汤又名元戎四物汤，治赤白带下，脉沉微，腹痛，或阴中痛。四物汤各一钱，加肉桂、附子各五分。——《妇科玉尺》

303. 另一方加茴香、肉桂。——《妇科玉尺》

按：茴香意同于香附，而尤能暖宫；附子则更加于肉桂。其无益于赤白带下，意同上条。

304. 胶艾四物汤治妇人赤带，四物汤加阿胶、艾叶。——《妇科玉尺》

按：此方以赤带为名，而治漏下之实，是可法也。若前二条则又不同，无白带，仅漏下淋沥，且有脉沉微、腹中痛，正属一派虚寒之象，艾、姜已嫌其轻，桂、附遂不嫌重。今赤白俱下，结合腹痛、阴中痛，便不能作单纯之想矣。

305. 带下，四物汤加荆芥穗、地榆。——《龙江茅氏女科》

按：此亦是治赤带，然祛风以胜湿，凉血以止血，正是漏下需要之方。凡带下之属湿者，用风以胜湿法，如荆芥、防风、白芷等甚有效。

306. 赤白带下，腹中痛，阴中亦痛，经来衍期，子宫寒冷，不能受孕，脉沉微者，宜元戎六合汤。——《中国医学大辞典》

按：此文比海藏及《玉尺》二条多"经来衍期"三句，可知漏下不已，则冲任虚寒，无以荣于经水矣。若子宫严闭，漏血从何而来，故知肉桂、香附之温通而不涩止，为不合矣。

307. 四物加芩连汤，带下热盛者用此，四物汤改赤芍、黄芩（炒）、黄连（炒）各一钱，甘草生五分。——《图书集成》

按：读古人方，当理解其法则，而允许变通其用药，如带下热盛用芩、连，则连不如柏，以黄柏可直达下焦，苦以燥湿，寒以渗热也。如虚寒用桂、附，则香附不如茴香，以茴香可温经入奇脉也。甘草可用以解苦，以缓中，以渗下，然不倚为主药，舍之亦无碍于大局也。

308. 带下如腰腿疼，四物汤四钱，加羌活、防风各一钱。——《济阴纲目》

按：此以腰腿疼不依寻常肝肾虚论治，而祛其风寒，确有此病理。治带下者不可不备此一法。

309. 白带，四物汤加龙骨，酒下。——《世医得效方》

按：首二字《证治准绳》作"白淫白浊者"。龙骨止涩，亦治带重要之一法，推而广之，则《局方》震灵丹用禹余粮、赤石脂、代赭石、紫石英等诸石，温涩下焦，亦其俦[3]也。

310. 带下日久滑脱者，四物汤加升麻、柴胡举之。——《医宗金鉴》

按：此补中益气汤之义也，或脾气之不升，或中气之下陷，以致于滑脱而失固。单求升举，而不事补中益气，是任佐使而遗其君臣，升举之法是也，无参芪恐难见功。


● 【校注】

[1] 噬脐之憾：同成语"噬脐莫及"义。比喻后悔也来不及。

[2] 遽（jù）：仓猝，匆忙。

[3] 俦（chóu）：等、辈，同类之意。

● 【评析】

带下一证，何时希认为需仔细辨证，如赤带需与漏下鉴别；赤白带下需排除肿瘤所致，不可率用温香理气治疗。大凡带下属湿者，可加荆芥、防风；属热者可加黄芩、黄连，然何时希认为黄柏尤适；属虚寒者可用桂、香附，但何时希觉得香附不如茴香；滑脱者可加龙骨、赤石脂类止涩，或升麻、柴胡举陷，但何时希主张需与参、芪同用乃效。

# 二、杂病方 65 道

● 【原文】

311. 春六合，若春则四物加防风，倍川芎。——《医垒元戎》

312. 夏六合，若夏则四物加黄芩，倍芍药。——《医垒元戎》

313. 秋六合，若秋则四物加天门冬，倍地黄。——《医垒元戎》

314. 冬六合，若冬则加桂枝，倍当归。——《医垒元戎》

按：春日易感风邪，邪从头面，故用芎、防以祛风。夏则触热口渴，故用黄芩、芍药，苦以泄热，酸以生津，酸苦合化则涌泄也。秋气苦燥，故用天、地二味，甘以润燥也。冬寒凛慄，法当温血补血以祛寒，则用桂枝、当归。观此四季分用四物，可知海藏之意，盖以川芎为风药，芍药为救热济阴药，地黄以润燥，而以当归为温血药也。

315. 若血虚而腹痛，微汗而恶风，四物汤加莪（蓬莪术）、桂，谓之腹痛六合。——《医垒元戎》

按：此条早于海藏，《济生方》先已称为六合汤，用治经血凝滞矣。此用桂枝祛表里之寒，以治恶寒、腹痛二症，最为恰切。若莪术以攻瘀为特长，既云血虚，便不的当。

316. 若风眩运，加秦艽、羌活，谓之风六合。——《医垒元戎》

317. 若妇人筋骨肢节痛，及头痛，脉弦，憎寒如疟，宜治风六合。四物汤加羌活、防风各一两。——《医垒元戎》

按：风六合与治风六合，有何区别？海藏亦巧立名目耳。此皆治血虚之体而受风邪者。

318. 损伤气血，乘虚而晕者，四物汤加羌活、防风各一两。——《证治准绳》

319. 气血虚而眩晕者，加羌活、防风。——《证治准绳》

按：血虚而眩，用养血柔肝，可略佐升清之品，则荷叶、升麻之类而已，如无风邪，则不必辛温以燥血。况气虚而眩者，大都为清气之不升，东垣有补中益气汤、半夏白术天麻汤之类，恐亦非羌活、防风之事。

320. 若气虚弱，起则无力，眩[1]然（或作怔然）而倒，加厚朴、陈皮，谓之气六合。——《医垒元戎》

按：气虚而致颓然欲倒，当用补气明然，而乃无端用化湿宽气之品，夹入补血之四物汤中，虚实不分，重虚其气，可谓非其治也。

321. 上方主治气不足，而用泄气之药可乎？当以参、芪易之。——《证治准绳》

322. 若中湿，身沉重无力，身凉微汗，加白术、茯苓，谓之湿六合。——《医垒元戎》

按：此湿在肌表，术与苓取皮用之更佳，表阳已衰，加桂亦宜。

323. 若发热而烦，不能睡卧者，加黄连、栀子，谓之热六合。——《医垒元戎》

按：连、栀清心除烦，是安眠妙药，妊娠方栀子六合，亦治不得眠，可见海藏于山栀一药之经验。

324. 若虚寒，脉微自汗，气难布息，清便自调，加干姜、附子，谓之寒六合。——《医垒元戎》

按：虽未至虚阳外脱，然虚寒之象甚显，用四逆汤极当。

325. 血气上冲，心腹胁下满闷，宜治气六合。四物汤加木香、槟榔各一两。——《医垒元戎》

按：槟榔降气，气下则血亦随之可降，而满闷可松矣。

326. 若脐下虚冷，腹痛及腰脊间闷痛，小腹痛者，宜延胡六合。四物汤加延胡、苦楝（碎，炒焦），各一两。——《医垒元戎》

按：二药名金铃子散，所谓理血中之气，气中之血。实为止痛之要药，但与下焦虚冷不相干也。

327. 补下元，四物汤加干姜、甘草。——《证治准绳》

按：甘温合化，则温中而守中，不入下焦也。

328. 虚热口干，四物汤加麦门冬、黄芩各一两。——《证治准绳》

按：麦冬治渴，黄芩除烦，皆阴虚烦渴之专药也。

329. 虚而多汗，四物汤加煅牡蛎、麻黄根各半两。——《证治准绳》

按：此是虚汗特效，不问寒热，用皆见功。盖虚而表寒卫弱者，牡蛎合于桂枝龙牡汤中；虚而营强阴亢者，则麻黄根合于当归六黄汤中。二汤皆治汗之名方也。惟牡蛎质重，可用至一二两。

330. 血气成劳，四物汤加荆芥、柴胡。——《证治准绳》

按：血气二字，一般解作血气不调，或气血凝滞，以此成劳则虚中必夹实者，是以四物补虚，荆、柴治其虚热。别本有作"治血风成劳者"，则荆芥炒黑，入血祛风，治亦恰切。

331. 寒热往来，四物汤加炮干姜、牡丹皮各一分。——《证治准绳》

按：若属少阳症，当以柴胡六合汤为宜，然亦有血虚而内热，烘热阵作，热后感寒者，则炮姜引虚热归阴，而丹皮清其虚浮之热，四物补血以治本，使虚浮之热有所依恋矣。

332. 心腹胀满，四物汤加枳壳、青皮。——《世医得效方》

按：此心字是指胸脘而言，则枳壳之治也。

333. 虚汗汗多者，加麻黄根、浮小麦。——《中国医学大辞典》

按：前曾言牡蛎、麻黄根不问寒热皆可用，然牡蛎尚略有咸寒之性，若浮小麦则真性平矣。

334. 若虚烦不得睡，四物汤加竹叶、人参。——《医垒元戎》

按：竹叶除烦，气质轻清，合人参之大补心气，二味相合甚妙。

335. 女人赤眼头风疾，四物汤加薄荷、清茶。——《世医得效方》

按：治风热上攻，头目昏重，《局方》有川芎茶调散，薄荷、清茶皆为要药。此方四物之芎，尤能协同祛风。

336. 赤眼生风，四物加防风、黄芩。——《世医得效方》

按：方意同上条，而防风则为辛温以散头面之风，略与薄荷之辛凉轻清者有别。而黄芩清肝胆之火，则力加于清茶，法同而药力轻重稍异。

337. 治打损眼目，四物汤加荆芥、防风各等分，咬咀，每服三钱，水煎。

按：荆、防与川芎，用为引经，合四物之补血以养目。

338. 血痢不止，疼痛难忍者，四物汤加阿胶、艾叶煎服，名六合汤。——

《证治准绳》

按：仲景治下血之黄土汤，亦以阿胶、地黄为止血之主药。然此是血痢，虽不止而须止，但有疼痛难忍之症，安知非有积滞瘀热，则胶、地重浊黏腻，恐有扦格[2]。

339. 虚劳壮热似伤寒者，四物汤加人参、柴胡。——《证治准绳》

按：入人参于四物，补气血以退热，人参尤合于《内经》甘温能除大热之旨。芍药与柴胡，一以收营虚之热，一以退阴分之热，酸之与辛，相拮抗而不悖。

340. 治妇人血虚，五心烦热，昼则明了，夜则发热，四物汤加黄连（炒）五分、胡黄连三分。——《证治准绳》

按：二连非能独退虚热，必得四物滋阴补血乃可。发热日晡而作，或日轻而暮甚者，斯为阴虚之主型。

341. 二连四物汤治虚劳烦热，热入血室，夜间发热。——《医方歌括》（又见《医门法律》《医方考》）原注云：二连四物汤血中有实火者相宜，阴虚胃弱者不可服。——同上

按：夜间或日晡发热，是阴虚之兆，若热入血室，则自有谵语如狂之主症，当下瘀血，如桃仁承气或桃红四物者，本非二连之所能治。至注谓阴虚胃弱者不可服，阴虚血中有火，正须服此，以有四物之滋阴血者；胃弱，则改熟地为生地可矣。

342. 四物二连汤治血虚发热，或口舌生疮，或昼安夜热。——《图书集成》

按：二连清心降火，于口舌之病正为适合。

343. 若妇人或因伤酒，或因产亡血，或虚劳五心烦热者，宜四物二连汤。四物汤内用生地黄、黄连、胡黄连真者，温饮清服。——《医垒元戎》

按：以二连解酒热甚妙。

344. 若虚劳气弱，咳嗽喘满，宜厚朴六合。用四物汤四两，厚朴（姜制）一两，枳实（麸炒）半两。——《医垒元戎》（《活人书》以治腹胀）

按：枳、朴既不补气，亦不治咳喘，其宽胸行气之功，惟痰湿满实之症始宜之，而无济于气弱之喘满。

345. 便血及带下，四物汤加荆芥穗、地榆。——《龙江茅氏女科》

按：若带下色赤，二药炒炭用之，极是对症。

346. 血气不足，肌体烦热，四肢倦怠，不进饮食，用四物汤加黄芪、地骨皮各一钱。——《女科粹言》（《图书集成》名六神汤，治同）

按：黄芪退气虚之发热，地骨皮退阴虚之发热，即此二药，已有特效。又芪与归合则补气血，与芍合则益营卫；芪与地黄，大补气阴；二地相合，则助阴退阳，此诚一极妙配合之方。

347. 治劳症血郁发热，用四物汤加青蒿、胡黄连。——《汪石山医案》

按：青蒿外透，胡连内清，二味退虚热极妙，可取也。

348. 阴虚咳嗽，坎离丸。四物汤加知母、黄柏，血中有实火者相宜。阴虚胃弱者不可服。——《医方歌括》

按：阴虚之咳由于火炎，而致肺失肃降，治不当在肺，而当寻其火炎之源，则滋阴而清相是矣。旭高谓是血中有实火，实则应是阴虚之虚火。四物滋阴血，知、柏清相火，何尝治实？必滋阴、清相同用，然后坎离能济。胃弱可改生地。

349. 治脾虚不足，肌热体倦，食少，四物汤加黄芪、地骨皮。——《御药院方》（《医垒元戎》曰治妇人骨蒸）

按：此元人方，脾虚则虚热不摄，溢于肌肉，又体倦食少，皆明白为脾家之症状。

350. 大便秘结，加桃仁、大黄。——《加减灵秘方》

351. 血气痛，五心热，加天台乌药、官桂。——《加减灵秘方》

按：五心烦热非为热象，盖血虚之所致，故用四物也。乌药与桂实治胃脘痛之良药。

352. 小便闭涩，加泽泻、木通。——《加减灵秘方》

353. 胁肋胀满，加枳实、半夏。——《加减灵秘方》

按：此当胸中有痰湿之痞阻，故采仲景桂枝枳实汤、小半夏汤及胸痹栝蒌薤白三法中之枳实、半夏用之。

354. 潮热加黄芩、桔梗。——《加减灵秘方》

按：可能有咳嗽之症。

355. 无子息，加附子、苁蓉。——《加减灵秘方》

按：温血室、补奇脉是也。

356. 头眩，加羌活、细辛。——《加减灵秘方》

按：是血虚而受风也。

357. 虚劳者，阴虚十常八九，丹溪著阳有余、阴不足之论，而定大补阴丸、四物加知母黄柏汤二方。——《医门法律》

按：嘉言不择知柏八味丸，而取四物知柏汤，可见是指妇人血虚者用之。

358. 四物桔梗汤治咳嗽，有黄柏。——《医门法律》

按：是又阴虚火炎之咳也。

359. 有疮疾者，四物加荆芥，酒煎常服。——《证治准绳》

按：活血祛风，于疮肿甚合，可改生地、赤芍。

360. 凡治血，通宜四物。凉心血加黄连、犀角。——《伤寒海底眼》[3]

按：由心火之炎而失血，犀角为极品，黄连为上品。

361. 凉肾血，加知母、黄柏，名坎离丸，治阴虚血嗽。——《伤寒海底眼》

362. 凉小肠，加山栀、木通。——《伤寒海底眼》

363. 清肝气，加柴胡、青皮。——《伤寒海底眼》

364. 清胃气，加干葛、石膏。——《伤寒海底眼》

365. 清膀胱，加滑石、琥珀。——《伤寒海底眼》

按：以上六条，可知诸经引经之专品。

366. 暴出血，加薄荷、元参散之。——《伤寒海底眼》

按：此上出血也，薄荷所以解泄其上焦之郁热，所谓郁者散之也。元参则凉阴而清其郁热。

367. 血不止，加炒蒲黄、京墨。——《伤寒海底眼》

按：以上诸凉血止血法，川芎宜去之，熟地亦可改干或鲜者，而芍药亦可用赤芍，贵在临机变通之耳。

368. 加羌活、防风名治风六合汤，治风虚眩晕，风秘便难，蜜丸名补肝

丸。——《伤寒海底眼》

按：所谓补肝丸，养血柔肝而祛风，羌、防未必能润便，盖在蜜与四物，增液以行舟也。

369. 四物加羌活、天麻，蜜丸，名神应养真丹。治肝经风寒暑湿、瘫痪不遂、语言謇涩，及血虚脚气。——《伤寒海底眼》

按：此颇似中风之后遗，其祛风通络、养血润络之功，似非小活络丹所能及。

370. 桂附六合汤治结阴便血，阴气内结，不得通行，血气无宗，渗入于肠，则下血也。四物汤加肉桂、附子。——《伤寒辨类》

按：结阴便血，出于《素问·阴阳别论》，今用桂、附以消阴，而统其血。

371. 若因热生风者，加川芎、柴胡、防风。——《医垒元戎》

按：此风若因热盛而生，当加羚羊、天麻；因血虚而生风，则宜于归、芍、地制重之。今加柴、防，殆以血虚之体，重感表邪，郁而发热，热则筋燥而生风，如产后郁冒发痉之因是也。

372. 痰火阴虚，补阴降火，四物加枳壳、半夏。——《伤寒辨类》

按：阴虚生火，火煅津液而为痰，用补阴降火之法是也。枳壳、半夏颇有温胆汤之意。

373. 加味四物汤治疮毒入目，血热不散，两眦皆赤，兼治疮疖，加荆芥、防风，疮毒用生地。——《证治准绳》

按：尝读目科方，消红肿、散瘀血之法，不一意于苦寒，颇多用辛散上行之品，盖含有载诸药以至目而行其消散之用也。

374. 血虚则痰火流注于左，而为左瘫，治宜补血，兼散痰火。用四物汤加姜汁、竹沥。——《伤寒辨类》

按：姜汁、竹沥实为中风化痰之上品。

375. 发寒热，加干姜、牡丹皮、芍药各一分。——《活人书》

按：丹皮、芍药酸苦合化，颇清阴分之热；干姜，别本作炮姜，则合四物以引浮虚之热而归于阴。

[1] 尪（wāng，汪）：同"尫"。跛。

[2] 扞（hàn）格：相互抵触，格格不入。

[3]《伤寒海底眼》：作者是明代何渊，是何氏六世医。此书是现存何氏医书之最早者。

● 【评析】

由于妇人以血为本，而四物汤和血、活血、调经，因此如患有他证，亦可以四物汤加二味药之六合汤治之。加药可因时、因邪、因证、因所病脏腑而有异，而有不同的六合之名，如春六合、夏六合；风六合、湿六合；寒六合、热六合。凉肾血加知母、黄柏，清肝气加柴胡、青皮，凉小肠加山栀、木通，清膀胱加滑石、琥珀等，或可据证而加药。总之，灵活多变，对证用药，效应颇佳。

# 三、杂论

● 【原文】

### （一）带下病考（原载 305、310 条下）

《素问》之论带下，与后世之说带脉失于约束者不同，却谓为"任脉为病，女子带下瘕聚"（《骨空论》）。其意盖与月经诸疾同经而同源。《巢氏病源》论带下三十六疾候，其中九痛、七害、五伤、三因，皆与带下不涉。"十二癥者，是所下之物，一者如膏，二者如青血，三者如紫汁，四者如赤皮，五者如脓痂，六者如豆汁，七者如葵羹，八者如凝血，九者如清血，十者如米汁，十一者如月浣（浣洗月布之色），十二者经度不应期也。"既明言带下三十六候，而都不似带下症状者，何也？盖古人统言妇科病为带下疾，如扁鹊过邯郸，闻贵妇人（谓风俗尊重妇女），即为带下医，即女科医生之互词也。此亦出于仲景《金匮·妇人杂病篇》所言"三十六病，千变万端"，上文亦有"此皆带下"句语，谓此皆妇女病也。其三十六病未列名目，即巢氏所举者是，《千金》引自巢氏，《外台》又袭于《千金》，可勿论。《产宝》《产科备要》专论胎产，故不涉于带下。宋人亦未予重视，如《妇人良方》草草小论，不足百字，亦有五色如青泥、红津、白涕，黄如烂瓜，黑如衃血。《太平圣惠方》却以五色带下与漏下五色、崩中下五色并列。综上粗考，带下殆与《难经》伤寒有五，与《素问》所谓"热病者皆伤寒之类也"，作为外感病之统称。而易言之，妇人病者皆带下病之类也。带下病作为妇女病之总称，而白带亦居其一。

从其色与状言（诸书未及气味），白是其主征，如涕，如米汁，如膏者本色。若湿热肝火之郁，可致变黄，自黄白二色以外，当从巢氏十二癥之论，一归于癥瘕痃癖之列，作肿瘤之怀疑而检验之。虽《图书集成》聚方一百四十五，又单方五十，似我浅陋之见，以为可用殊不多耳。

带下二字，或为妇女病之总称，或为一病之专名，今先从《金匮》考之。《脏府经络先后病篇》有"妇人三十六病"一语，未及病症；《妇人杂病脉证篇》似皆言及带下三十六病，今略引之曰："妇人之病，因虚、积冷、结气，为诸经水断绝，至有历年，血寒积结，胞门寒伤，经络凝坚。在上呕吐涎唾，久成肺痈，形体损分。在中盘结，绕脐寒疝，或两胁疼痛，与脏相连；或结热中，痛在关元，脉数无疮，肌若鱼鳞，时着男子，非止女身。在下未多，经候不匀，令[1]阴掣痛，少腹恶寒；或引腰脊，下根气街，气冲急痛，膝胫疼烦，奄忽眩冒，状如厥颠；或有忧惨，悲伤多嗔，**此皆带下**（按：此为包括以上诸病之总称，意甚明显），**非有鬼神**。久则羸瘦，脉虚多寒，三十六病，千变万端。"此中无症状明确之带下病，而曰"此皆带下"。其所未言之三十六病，见之于《**巢氏病源**》，其带下三十六疾候者，是十二癥（名见前305则后），九痛（阴中痛伤，阴中淋痛，小便即痛，寒冷痛，月水来腹痛，气满并痛，汁出阴中如虫啮痛，胁下皮痛，腰痛），**七害**（害食，害气，害冷，害劳，害房，害妊，害睡），**五伤**（穷孔痛，中寒热痛，小腹急牢痛，藏不仁，子门不正引背痛），三固（月水闭塞不通，其余二固，文阙不载）。**虽不知二家之说是一是二，然非谓有三十六种白带病，则皆同。**

今复就手边资料，对古人妇科三十六疾不同记载，引述于下，使从事兹科者略知源委，或亦不无小助欤。《千金方》与《病源》巢氏略有不同，简录如下。

诸方说三十六疾者，十二癥是所下之物状如膏、如黑血、如紫汁、如赤肉、如脓痂、如豆汁、如葵羹、如凝血、如清血血似水、如米泔、如月浣[2]乍前乍却、经度不应期也。

何谓九痛：阴中痛伤、阴中淋沥痛、小便即痛、寒冷痛、经来即腹中痛、气满痛、汁出阴中如有虫啮痛、胁下分痛、腰胯痛。

何谓七害：窍孔痛不利、中寒痛、小腹急坚痛、藏不仁、子门不端引肾痛、月浣乍多乍少、害吐。

何谓五伤：两胁支满痛、心痛引胁、气结不通、邪思泄利、前后痼寒。

三痼不通：羸瘦不生肌肤、绝产乳、经水闭塞，病有异同，具治之。

以上所据为影印北宋本。其七害五伤二类，纠缪错乱之处甚显。《图书集成》引录无所匡正。

又《集成》所录《产宝方》，似非唐·咎殷《经效产宝》，以查无此文也，悉从巢氏，而有二处不同，九痛中"六、气满来时足痛"，巢氏为"气满并痛"；五伤中"一、窍孔痛"，巢氏窍为窍。以上见《千金》七害之害吐，与二本之害睡有异。

《千金》女人腹中十二疾曰："经水不时、经来为清水、经水不通、不周时、生不乳、绝无子、阴阳减少[3]、腹苦痛如刺、阴中痛、子门相引痛、经来冻如葵汁状、腰急痛。"《千金》腹下十二病绝产曰："白带、赤带、经水不利、阴胎、子脏坚、脏癖、阴阳患痛、内强、腹寒、脏闭、五脏酸痛、梦与鬼交。"

《济阴纲目》有地榆主带下十二病："多赤、多白、月水不通、阴蚀、子脏坚、子门澼、合阴阳患痛、小腹寒痛、子门闭、子宫冷、梦与鬼交、五脏五定。"此与《千金》腹下十二病颇有同者，盖引自《本草注》，查无此三字之书名，亦不见于《本草纲目》，想传写书名有误耳。其"五定"二字亦恐有误。

## （二）引经药（原载365条下）

尝就洁古《珍珠囊》引经报使诸药得一体会曰：引经之药多辛温，如心细辛，肾独活，肺葱白，脾升麻，肝柴胡、小肠藁本，膀胱羌活，大肠白芷，胃葛根，包络柴胡，胆亦柴胡，辛走气，故入经络也。其归脏腑之药则多寒凉，如心黄连，肾知母，肺桔梗，脾白芍，肝青皮，小肠黄柏，大肠、胃均石膏，胆青皮，心包丹皮，膀胱无。

今得此六条凉血入脏腑之药[4]，可以补《珍珠囊》之遗缺。

● 【校注】

[1]令：原为"冷"。据《金匮要略·妇人杂病脉证并治》改。邓珍本《新编金匮方论》亦作"令"，为是。

[2]月浣：即月经。

[3]阴阳减少：指同房减少。《济阴纲目》有"合阴阳患痛"语。

[4]六条凉血入脏腑之药：指录自《伤寒海底眼》所述："凉心血加黄连、犀角；凉肾血，加知母、黄柏；凉小肠，加山栀、木通；清肝气，加柴胡、青皮；清胃气，加干葛、石膏；清膀胱，加滑石、琥珀。"（参见360-365条）

## ● 【评析】

带下二字，或为妇女病之总称，或为一病之专名。对此二义，何时希作了较详尽的论述，可资参考。引经药向为医家所重视，然《珍珠囊》引经报使诸药中无膀胱一经，《伤寒海底眼》所述："清膀胱，加滑石、琥珀。"是为补缺。

# 附：引见书目

《医方考》：明·吴崑

《丹溪心法》：元·朱震亨

《河间十书》：金·刘完素

《妇人秘科》：明·万全

《女科粹言》：清·何书田

《龙江茅氏女科》：明人

《证治准绳》：明·王肯堂

《医宗金鉴》：清·吴谦

《医垒元戎》：元·王好古

《医方歌括》：清·王旭高

《济生方》：宋·严用和

《卫生家宝产科备要》：宋·朱端章

《古今图书集成·医部全录》：清·陈梦雷

《伤寒海底眼》：明·何渊

《伤寒辨类》：清·何元长

《产经》：隋人

《太平惠民和剂局方》：宋代

《金匮要略》：汉·张仲景

《伤寒论》：汉·张仲景

《世医得效方》：元·危亦林

《邯郸遗稿》：明·赵献可

《普济本事方》：宋·许叔微

《素问》：（传）黄帝

《妇人良方》：宋·陈自明

《经效产宝》：唐·昝殷

《本草纲目》：明·李时珍

《灵苑方》：宋·沈括

《产后二十一论》：宋·郭稽中

《济阴纲目》：明·武之望

《胎产指要》：清人

《证治要诀》：明·戴原礼

《千金要方》：唐·孙思邈

《生生宝箓》：清·袁于江

《南阳活人书》：宋·朱肱

《济生拔萃》：元·杜思敬

《中国医学大辞典》：谢观

《秘传妇人科》：清人

《医学心悟》：清·程国彭

《珍珠囊》：金·张元素

《萧山竹林寺妇科秘方》：清人

《医学入门》：明·李梴

《女科要旨》：清·陈修园

《御药院方》：元·许国桢

《加减灵秘方》：明·胡嗣廉

《汪石山医案》：明·汪机

《妇科玉尺》：清·沈金鳌

《简明中医妇科学》：近代

《常见病验方选编》：近代

《普济方》：明·朱橚

《校注妇人良方》：明·薛己

《太平圣惠方》：宋·王怀隐

《圣济总录》：宋·赵佶

《指迷方》：宋·史堪

《诸病源候论》：隋·巢元方

《本草注》：济阴纲目引

《产宝方》：图书集成引

《素问病机气宜保命集》：金·刘完素

《产鉴》：明·王化贞

《女科正宗》：清·何松庵

《医门法律》：清·喻昌

《盘珠集胎产症治》：清·严洁

《胎产证治》：明·王肯堂

《女科歌诀》：清·邵登瀛

何时希

著

女科三书评按

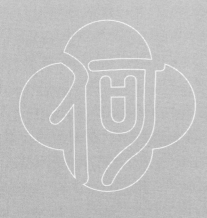

# 本书提要

　　本书作者何时希（1915—1997），名维杰，字时希，号雪斋，以字行，是何氏自南宋以来第二十八世医。他勤于读书，善于思考，本书即反映了其读《经效产宝》《产科备要》《女科经纶》三书，又加之与同事岳美中等相与商榷，所获的心得、见解与评论。

　　本书分四卷，卷一是《经效产宝》考略与专题评按 44 篇，卷二是《卫生家宝产科备要》考略与专题评按 36 篇，卷三、卷四是《女科经纶》专题评按 84 篇。《经效产宝》和《产科备要》二书偏于症治方药，《女科经纶》偏于理论。本书各篇均先列原文，后作按语。由于何时希理论根基深厚，临床经验丰富，并坚持理论结合实际的作风，因此，对女科三书的评按有理有节，有褒有贬，亦有自立新意，以为补充，对临床学习应用颇有指导参考价值。本书按篇归类，对内容作【校注】和【评析】，便于读者学习、领会。

　　本次整理以学林出版社 1985 年 4 月版《女科三书评按》为底本，为何时希手抄影印本。今编写出版对书中有些舛误作修正，主要包括目录与正文标题不合或错误；书中引用文献错误。对于错别字、通假字、异体字直接改正，不出校注。

# 女科三书评按序并诗

　　庚子春夏间，赵君锡武、钱君伯煊、岳君美中与余四人，同休养于西苑医院，院距颐和园仅一箭地，于是或步山塘七里，或登西堤六桥，陟[1]巍巍之华阁，临渺渺之绿波，观落日于昆明湖畔，晞[2]清露于谐趣池边，湖亭论古，海淀搜书，屐痕杖迹，几无虚日。余年最少，美中长于予十余龄，而游兴最高，常结伴也。夜则批校古书，义有未安，多所商榷。二十四载忽焉往矣，北线阁[3]同僚渐已风流云散，唯三君与余，轮囷[4]可向，意气能通，三君皆早有医集行世，熠耀人间，余书成独迟，颇惭对也。前尘常劳萦想，诗以记之。

　　三书按罢兴初阑[5]，往事如潮上笔端。北线同僚今剩几，西郊共学昔曾欢。

　　知春论古朝霞散，谐趣听荷玉露残。最忆平京专带下，陈言廿载帙[6]斯完。

时在甲子元夕何时希于东吴客次初稿

## ● 【校注】

　　[1] 陟（zhì）：登高。

　　[2] 晞（xī）：晒干。

　　[3] 北线阁：北京地名。

　　[4] 轮囷（lún qūn）：屈曲盘绕的样子。囷：回旋，围绕。

　　[5] 阑：将尽。

　　[6] 帙（zhì）：整理书籍。

# 目录

何氏妇科专著校评

何氏妇科专著校评

卷
一

# 《经效产宝》评按

## 一、影宋本《产宝》缺文补录

影宋本《产宝》不知何人编次，比之朝鲜《医方类聚》、日本《医籍考》所存录者，已缺经闭、带下、坐月三门，如依现存之产后方一百四十一方原属下卷而例推之，今本产难仅存方三十五道，妊娠方仅有八十道，似比下卷产后差数太远。皆缘上卷缺经闭、带下而存妊娠，中卷缺坐月而存难产，如是则今见之影宋本仅存原本三之二耳。编次者乃析为三卷，故卷帙轻重悬殊，方数多少不侔[1]（卷上一二五道，卷中九十三道，卷下四十八道）也。

今于《校注妇人良方》中得见三则，并参校王肯堂《女科准绳》，亦未著此，是虽少，亦足珍也。元·陶九成有《辍耕录》，明·陈眉公有《珍珠囊》《书蕉》等著，皆得一事辄书而存之，积久成书。故我喜而录存，不以其少而弃之也，乃以为补遗。

（一）大率治病，先论其所主。男子调其气，女子调其血，气血者，人之神也。然妇人以血为基本，苟能谨于调护，则血气宣行，其神自清，月水如期，血凝成孕。若脾胃虚弱，不能饮食，营分不足，月经不行，肌肤黄燥，面无光泽，寒热腹痛，难于子息，或带下崩漏，血不流行，则成癥瘕。（此见《良方》卷一）

（二）古人治妇人，别著方论者，以其胎妊、生产、崩伤之异。况郁怒倍于男子，若不审其虚实而治之，多致夭枉。（见《良方》卷二）

（三）《良方》卷十六坐月门，有《产宝方》周颋[2]序一篇，存一百六十字。经与《中国医籍考》对校，此大删节仅得十分之二耳。此盖薛立斋文人痼疾，性喜窜改古人原文，以意增减，致失周序之真耳。薛氏文笔俚俗，变易陈自明《大全良方》，读者一目了然，已无宋人笔意，遑论唐文气息哉。

## 二、妊娠下血方

**原文：**疗妊娠三四个月，腹痛，时时下血方：续断，艾叶，当归，竹茹，干地黄，阿胶，鸡苏。

**按：**艾叶温经止痛，竹茹凉血止恶；用艾炭以合阿胶，竹茹以合生地，则止血之功相得益彰。续断固冲任以止漏，当归配艾，尤为腹痛之要药。鸡苏味辛微温，专于理血，止吐衄、崩漏诸血，又能理气解恶，除胃间酸水，一名龙脑薄荷，然李时珍谓方药多不录用。此方药仅七味，而配合甚佳。

## 三、胎动下血方

**原文：**治妊娠六七个月，忽胎动下血，肠（疑是腹字）痛不可忍方：芎䓖、桑寄生、当归。

**按：**川芎为动胎之主药，初妊未确诊时，古方以此试胎，服三钱而胎动者为有妊，此法本极愚拙可笑，久无人用之矣。此症今已下血腹痛，且见胎动而复用芎，何能安胎。又旧说谓妊娠乃血凝成胎，故芎、归在所不忌。在《金匮》芎归胶艾汤、当归芍药散二方，皆治腹痛；又当归散为妊娠常服方，均芎、归同用。仲景何以并用而无动胎活血之虑，则有白芍、阿胶、地黄、茯苓、白术、黄芩等为之缓和也。从古方用川芎以试胎，又从得诸药相制，能缓川芎之活血（仲景诸方），则知《产宝》此方，芎用八分，归用十二分（四分为一两，音读如份，一分为一两四分之一，即二钱有半），芎、归合化，又加以酒，活血之力倍增，而固腰安胎之桑寄生，则量仅及川芎之半，其何能起监制缓和之用哉。是当减芎而增寄为妥。

## 四、妊娠时时漏血地黄酒

**原文：**治妊娠下血，时时漏血，血尽子死方：生地黄汁，清酒。

**按：**此视上一方为胜，以生地汁最能止血也。然血得热则妄行，酒与地黄汁量各三升，决非反佐之意，则颇生顾虑。

自仲景方以下，常用酒为引，炙甘草汤、栝蒌薤白诸方，则以酒为要药矣。间尝考酒之为用，苏颂《图经本草》谓："唯米酒入药用。"寇宗奭《本草衍义》谓："医家所用入药佐使，专用糯米，以清水、白面曲所造为正。"汪颖《食物本草》谓："入药用东阳酒最佳（浙东名酒），唯用麸面、蓼汁[3]拌造，假其辛辣之力，蓼亦解毒，清香远达。"李时珍《本草纲目》亦谓："东阳酒甘辛无毒，用制诸药良。"（李氏制字似指炮制法，非仲景之论升合入煎，或为温酒服之类）陶弘景曰："大雪凝海，唯酒不冰，明其性热，独冠群物，药家多用以行其势。"王好古《汤液本草》云："酒能引诸经不止，与附子相同（虞抟《医学正传》：'附子能引补气药行十二经'），味之辛者能散，苦者能下，甘者能居中而缓，用为导引，可以通行一身之表，志极高分。"综上诸家之说，知入药之酒，米为上，麦次之，取以为引，则以少为宜，李时珍所谓"少饮则和血行气，壮神御寒"是也。

### 五、妊娠胁满方

原文：治妊娠心头妨懑[4]，两胁胀，不下食方：槟榔、人参、柴胡、枳壳、桑寄生、生姜、肉豆蔻。

按：此方有槟榔化浊气，人参益中气，柴胡升清气，枳壳宽胸气，生姜疏胃气，肉果温脾气，方与此症之满闷贴合。唯温脾已有槟榔，若以肉豆蔻改白豆蔻，则能疏上焦之气矣。

### 六、妊娠腰痛下血方

原文：治妊娠胎动腰痛，及下血，安胎方：当归、芎藭、葱白、艾叶、茅根、鹿角胶。

按：此方茅根与艾叶，一凉一温，止血甚妙。葱白原为安胎之要药，《杨氏产乳方》治六月孕动，困笃难救者，仅用葱白一大握煎服；《深师方》治胎动下血，用葱白煮浓汁饮之，已死即出，未死即安。又有用银器、葱、米煮粥方。鹿角胶（一名白胶）安胎，乃《神农本草经》安胎四药之一，余三药则桑上寄生、阿胶、紫葳也。

### 七、妊娠损动鲤鱼臛

原文：治妊娠损动，安胎：鲤鱼一斤，粳米一升，作臛食之佳。

按：鲤鱼行水消肿，大利小便，为安胎退肿而不伤正气之上品。《千金》鲤鱼汤为子肿病主方之一，有苓、术、归、芍、橘红、生姜等为配。《证治准绳》有鲤鱼臛方，有阿胶、橘皮、葱白、生姜等为配。其"如有所伤"一句，殆与此条"损动"二字同义，谓为夫所伤也。其橘皮、生姜、葱白等，皆有调味去腥之意，亦五皮饮中退肿之要药。葱白尤能安胎，用鲤鱼者，幸勿忘之。臛与臛同，皆煮汤之意。

### 八、恶阻方

原文：治妊娠呕吐不食，兼吐痰水：生芦根、橘皮、生姜、槟榔。

按：此方用芦根以清肺胃之气，金清则肃降之令能行，而胃清则呕吐之逆能平。生姜与芦根相合，尤有反佐之意，比之生姜、川连之苦辛合化者，为有甘寒清润之妙，尤为恶阻所能受。

### 九、妊娠满胀方

原文：治妊娠胁满腹胀，心胸烦，见饭即吐，渐加赢瘦：赤茯苓、前胡、小半夏、生姜、白术、大腹子、麦门冬、槟榔、紫苏。

按：方用前胡、紫苏疏上焦之肺气，以开胸胁之满烦，生姜、半夏、紫苏相合，开郁满而化痰浊，亦吐恶之要药也。麦冬甘润肺胃亦佳，吾尝治恶阻吐多，损及胃气者，用沙参、麦冬、甘草、茅根等，颇多安胃养胃之功。大腹子，近皆作为槟榔，此方两用之，不解其故。

### 十、子烦方

原文：治妊娠常苦烦闷，此是子烦，宜服此方：茯苓、防风、知母、竹沥、生门冬[5]。

按：妊娠胎气壅滞，则清气不升，浊气难降，清浊不分，郁而化热，热气熏胸中而烦，则为子烦。治宜清心除郁热，使气化热清，清窍不烦。失治则热聚津液而为痰，痰与热煅，可以生风，则进而为子痫。故见子烦，治之宜早。此方以知母、竹沥为君，即后来《产科备要》之一母饮（一味知母）、《妇人良方》知母散（知母、麦冬、黄芪、子芩、赤茯苓、甘草）等方之滥觞。竹沥亦为清痰除烦之要药，如《梅师方》治孕妇子烦，仅茯苓、竹沥二味；李时珍则独用竹沥一味，频频饮之；《证治准绳》变竹沥、知母为竹叶、黄芩，名竹叶汤，以治子烦，皆由《产宝》此方以化裁。茯苓佐竹沥以化痰，麦冬佐知母以清肺胃，而防风用以泄热生之风，若改天麻、钩藤，则有先平其肝，防治子痫之意。

### 十一、妊娠胎动烦闷方

原文：治妊娠胎动不安，烦闷方：当归、芎藭、阿胶、葱白、豉、桑寄生。

按：此方可取者仅葱、豉二味，所以去胸胃间陈腐之气，而除其烦闷也。无腹痛则不必归、芎，况川芎为胎动所不宜；无腰痛下血，则桑寄生、阿胶亦属虚费；既有烦闷，亦当用清烦，如知母、子芩、竹沥之类；阿胶之腻，不更增其闷乎？竹沥若与葱白相伍，正可治其胎动。

### 十二、润胎诃子丸

原文：润胎益气，令子易生，诃子丸：槟榔、芎藭、吴茱萸、诃子皮。自七八个月服至分解[6]。

按：方为疏气快脾，活血温中，似乎与润胎易生之意不符，当解作气疏快，内自松畅，胎气有转旋余地。着重在诃子一味，酸涩以缩胎，使之紧小。以七八月服之，尤为正确之期，早则胎之长成未足，不须疏快，更忌夫紧缩也。

### 十三、三四月阻病之候

原文：夫阻[7]病之候，心中愦愦，头旋眼眩，四肢沉重懈怠，恶闻食气，好食酸咸果实，多卧少起，三月、四月多呕逆，肢节不能自举者，以此治之：

人参、茯苓、厚朴、葛根、白术、橘皮、生姜。

按：茯苓、白术量倍于他药，可见诸症状皆属脾气不运，中土无权，而致下焦浊气得以上干也。又二药色白味淡，又启人以恶阻应用之药，须避厚浊矣。妙在得葛根于中升其清气，生姜开气而降浊，一凉一温相配，尤具巧思。厚朴、橘红辛开苦降，佐使于其间，开浊降浊，辟升清之道路也。

### 十四、恶阻通用方

原文：治妊娠三四月，呕吐，恶闻食气方：橘皮、竹茹、生姜、茯苓、白术。

按：此乃治恶阻平稳通用之方也。生姜、竹茹合则温凉相拮抗，为止呕之上品。橘皮与白术配，则健脾能运；苓、术扶脾健中，使中有砥柱，浊气不得上犯。若得黄芩与白术相配，则健脾泄肝，为安胎止恶之妙药。芩与竹茹，共清血热，尤为胎前所喜，是许叔微所创之抑阳法也。

### 十五、恶食者任意食之

原文：凡妊娠恶食者，以所思食任意食之，必愈。

按：《金匮》有"设有医治逆者，则绝之"之法，与《内经》"临病人问所便"同义，盖怀妊性情躁急，稍忤其意，则气火升动，呕恶拒食。而嗜酸咸果实，任意噉之，酸则补肝而制其升，果则生津而清其火，使胃气暂安，亦治恶阻之一法。

### 十六、数落胎方

原文：疗胎数落而不结实，或冷或热：甘草、黄芪、人参、白术、芎䓖、干地黄、吴茱萸。

按：本方若加当归、白芍，则合后人八珍之法，气以摄胎，血以营胎。合吴萸以暖子宫，宫暖则胎不萎而能长，亦有所恋而不落矣。

### 十七、银葱羹

原文：治胎动不安：好银煮取水，着葱白，作羹食之佳。

按：葱白作羹，南人多不善调煮。苎麻根、白银煮酒，吾少时犹常用之，今则舍银而仅用苎入药为便。

### 十八、胎不动论

原文：胎不动，不知子死生者，但看母唇口青者，儿死母活；口中青沫出者，子母俱死；口舌赤，青沫者，母死子活也[8]。

按：胎死而至唇口青，吐沫，甚或口中有秽气者，大都在大热病或筑伤之后，胎已腐烂者，始有此象。书谓用平胃散加芒硝治之者也。若一般血去太多，或母体营血不足，胎不得养而萎死者，有阴胎、鬼胎、胎不长、胎萎、瘕胎等名，虽胎死数月，亦不见唇青吐沫之象。记有医案载干萎至数年，下之干硬如核桃者，此《金匮》所谓"癥痼害"之所成也。

### 十九、胎动下血芎归酒

原文：治胎动下血，心腹绞痛，儿在腹死活未分，服此药，死即下，活即安，极妙：当归三两，芎劳六两，酒三升。

按：归、芎本为试胎之法，通常量只三钱，今归十倍，而芎又倍于归，加之酒煮，死胎自可即下，如萎弱者得此大剂灌溉，可以激活，然动而不安于宫者，或更不能安。

余治漏红，胎虽不动，仍以止漏固胎为先。漏止仍见呕恶，脉仍弦滑者，胎可生，休养之后，胎可复动。若脉象不起，尺尤弱，三部毫无弦滑，呕恶截然而止者，下焦之生气索然，胎必死矣。可用芎归汤，否则不可妄试。

### 二十、妊娠抢心下血方

原文：治妊娠抢心（作痛），下血不止，腰腹痛不可忍：上银、芎劳、当归、阿胶、生地黄。

按：漏红见腰痛，最为禁忌，以肾虚甚者，无以固冲任而维督带，胎易坠矣。此时，杜仲、续断、桑寄生、金狗脊等必须重用，而非芎、归之事矣。见漏红而投芎、归，是必须慎重者。

### 二十一、胎动艾葱胶等二方

原文：治胎动不安：熟艾、葱白、阿胶。又方：芎䓖、葱白。

按：葱白合阿胶，有安胎止漏之功；葱白合艾，则二者皆辛通之品，恐难有安胎止漏之力。故此方若不得阿胶，则无益也。

### 二十二、劳动惊胎方

原文：治妊娠经八九个月，或胎动不安，因用力劳乏，心腹痛，面目青，冷汗出，气息欲绝，由劳动惊胎之所致也：钩藤、茯神、人参、当归、桔梗、寄生。若烦热加石膏，临月加桂心。

按：妊娠八九月，正是子痫好发之时，既经劳力疲乏，又受惊恐，惊则气乱，惊气入肝，故既有冷汗、气息欲绝之虚脱现象，又有面目青之发痫先兆，此方用药先顾其虚，虚则易脱，兼顾其惊，颇具缓急轻重之制。人参、桔梗以提虚气；茯神、钩藤以安心肝；烦热加石膏自佳；而临产之月则加桂心，谓以止痛，抑温下以催其生乎？古人用方，常有一二未易理解处。

### 二十三、漏下芪米方

原文：疗妊娠忽黄汁下如胶，或如小豆汁：粳米、黄芪。

按：黄汁或如赤豆汁，犹未见纯血，宜急止之。黄芪升提中气，以帅血固胎，诚是也。若漏红或小便多时，尤须升举，则升、柴、术、甘皆当加入矣。此言补气一法，未及止漏。

### 二十四、胎动欲落银茅酒

原方：治妊娠胎动欲落，肚痛不可忍：上银、茅根、清酒（银一斤，茅根二升，酒一升）。

按：纹银入药，《子母秘录》亦用之："治妊娠腰痛如拆。"此是开拆之拆，非折断之折也。腰痛如拆一症，于妊娠极重要，因分娩时必见骶骨如拆开之感觉，方为交骨开也，而漏红见此，若兼小便频数，则堕胎可必，殆难保全矣。李时珍谓："生银煮水，入葱白、粳米作粥食，治胎动不安，漏红。"《妇人良方》银苎酒："用白银五两、苎根二两、清酒一盏，水煎，治胎动欲堕，痛不可忍者。"《叶天士医案》妊娠门有银、苎、人参、北沙、茯神一方，合补气安神同用，其意尤备。《产宝》此方，上银用至一斤，尤见重视之意，茅根凉血止血，义亦同于苎根。（安神一法甚要，心慌则气乱而血不守也）

### 二十五、妊娠下血地黄干姜酒四方

原文：治妊娠下血不止，胞干即死，宜急治之：生地黄汁一升，酒五合。

又：治妊娠下血不止，血尽子死：生干地黄为细末，酒服方寸匕，日三服，夜一服，即愈。

又：治妊娠下血不止，及腹内冷者：生地黄、干姜等分，同煎。

又：疗妊娠下血如月信来，若胞干则损子伤母：干地黄五两，干姜五两，水煎，下蜜少许。

按：鲜生地汁止血，不论上下之失，其效神妙，令人信服。古人治漏红，不废干姜、艾、酒，与仲景用川芎同。然吾数见妊娠因饮酒而致漏红者，胎前究当忌夫温行，无或疑焉。

● 【校注】

［1］侔（móu）：等；齐。

［2］周颋（tǐng）：唐代人。公元897年，对昝殷所撰《产宝》3卷作补充并序。现传本作《经效产宝》3卷，是我国现存最早的妇产科专书。

［3］蓼汁：辣蓼榨取的汁。

［4］妨懑（mèn）：疑作"烦懑"。烦闷，生气。

［5］生门冬：即"生麦门冬"。

［6］分解：此处意指"分娩"。

［7］阻：原作"菹"。疑误。

［8］胎不动……母死子活也：《备急千金要方·卷二·妇人方上》子死腹中第六作："凡妇人产难，死生之候，母面赤，舌青者，儿死母活。母唇口青，口两边沫出者，母子俱死。母面青，舌赤，口中沫出者，母死子活。"

## ● 【评析】

本节所列为《经效产宝》中诊治妊娠下血、胎动不安、恶阻、子烦、数落胎等病证的内容，何时希按语褒贬中肯可参。如他赞赏妊娠下血方之配伍，茅根与艾叶相配，一凉一温，止血尤妙；艾炭合阿胶止血，再配以竹茹、生地，则其效可增。并认为妊娠见腰痛不可轻视，如兼见漏红，须重用杜仲、续断、桑寄生、狗脊等药以补肾安胎。又葱白可安胎，如合以阿胶，则可安胎止漏。恶阻方中芦根与生姜合用，甘寒清润而降肺胃之气，尤为恶阻患者所能受；恶阻通用方中，黄芩与竹茹相配，亦为胎前所喜。并介绍其治恶阻吐多损伤胃气者，常用沙参、麦冬、甘草、茅根等药以安胃养胃。对于子烦，治之宜早，以恐发展为子痫重证，治宜清心除郁。子烦方中用竹沥甚佳，为清痰除烦要药，可配以知母或茯苓，亦可佐以麦冬、黄芩、天麻、钩藤等药，以平肝防子痫。至于数落胎者，治取八珍汤法调补气血，可合以吴茱萸暖宫，以增受孕固胎之效。他不赞同者，诸如胎动下血用川芎、临产三月加桂心；方中用酒，如取以为引，则以少为宜等。

## ● 【原文】

### 二十六、胎水上冲方

原文：治妊娠遍身痛，或冲心欲死，不能饮食：白术五两，黄芩二两，芍药四两。缘胎有水致痛，兼易产。

按：术、芍相配，能治内外之痛，内谓肝脾不和，血虚脾虚之痛；外则脾主肌肉，肝主筋络，二脏不足，则其所主者失养而痛也。芩、术相得，为安胎之要药，朱丹溪最推崇之。芩与芍合，则酸苦可以泄热，降胎气，裕饮食，而缓其上冲之势。

水胀作痛，白术能消胎水，运脾而去之，故君之以五两，诚妙品也。唐秤准于汉，汉秤折今才三分之一，约一两七钱。余治妊娠洪肿遍身，用苓、术各一两，已能收奇效矣，去水而不伤正，毋顾虑也。水渍于胎，亦能伤胎而流产，即所云易产之象。媪老相传，见子肿则色喜，谓既肿则腹宽，儿在内绰裕便利，可不忧难产，其说不为无本。

### 二十七、腰背痛鹿角酒

原文：治妊娠腰背痛，反复不得：鹿角淬酒饮。

按：鹿角温补督脉，止冷痛，治腰背痛是为特效。然《本草经》安胎指为鹿角胶，若鹿角屑，则大都作产后去瘀，或主胎死，及堕胎瘀血不下之主治，如《孟诜本草》《子母秘录》《杨氏产乳方》《太平圣惠方》等皆载之。究竟胶与屑之功用，在妊娠何以歧二如此，殊不可解[1]，心既有疑，遇妊娠吾常避不用，漏下独任阿胶耳。鹿角胶最妙，然处方不易配得，南北皆缺。

### 二十八、妊娠腰痛二方

原文：治妊娠疼痛不可忍（当是腰痛），或连胯痛。先服此散：杜仲、五加皮、阿胶、狗脊、防风、川芎、细辛、芍药、萆薢、杏仁。

又：治妊娠两三月，腰痛不可忍者。先服前散，后服此丸：续断、杜仲、芎䓖、独活、狗脊、五加皮、萆薢、芍药、薯蓣、诃子。

按：前方用细辛、芎、防以祛风，五加、萆薢、杏仁以去湿。次方风湿已减，仅用芎、独、五加、萆薢四药，是减等法；而增续断、诃子、山药，以补虚而安胎，方治重点总在肝肾腰脊，而虚实进退，颇见法度。

### 二十九、动胎腰背痛

原文：治触动胎，以致腰痛背痛：杜仲、五加皮、当归、芍药、芎䓖、人参、萆薢。

按：触动是不内外因，非外感风湿可比，加皮、萆薢不免分利，可勿用也。补气血、肝肾诸药尚佳。《产宝》另有一条曰："治妊娠因夫所动，困绝，取竹沥饮一升，立愈。"则以凉润为主矣。

### 三十、妊娠伤寒壮热

原文：治妊娠伤寒，骨节疼痛，壮热，不急治则胎落：葱白、前胡、葛根、石膏、青黛、升麻、栀子仁。

按：骨节疼，外邪犹在表，故以外解三阳之经邪为主，虽壮热而不取大辛大温；内以清阳明厥阴之里，而不犯攻下；解表重于清里，而着重尤在阳明（葛根与石膏同用）。又葱白、升、葛均有安胎之功，设想可谓周密矣。

### 三十一、妊娠时气壮热

原文：治妊娠时气，头痛，腰背强，壮热：升麻、青黛、前胡、黄芩、山栀、葛根、石膏。

按：此比上方，退葱白而加黄芩，则清里重于解表，进退之法可学。

### 三十二、妊娠伤寒热入腹

原文：治妊娠六七月，伤寒热入腹，大小便秘结不通，蒸热：前胡、大黄、石膏、栀子仁、知母、黄芩、茯苓、生姜。

按：邪热鸱张，势已入腹，膀胱热结，燥屎里结，谵妄之变在即，故以大黄下之；合以膏、知、芩、栀诸凉药，盖非大寒则不能去邪热，去邪热即所以安胎，《内经》"有故无殒"之义也。胎已六七月，渐入稳固，亦堪任受攻下，本方于大队凉下中，加一味生姜以为反佐，如此观之，昝殷亦深通于内科理论矣。

### 三十三、妊娠伤寒斑出

原文：治妊娠伤寒，苦热不止，身上斑出，忽赤忽黑，小便如赤血，气欲绝，胎欲落（出字下，连续五句作韵语）：栀子仁、升麻、青黛、石膏、葱白、生地、黄芩，忌热物。

按：斑见赤黑，知血分热毒之盛，若斑不透，防有内陷心包之危，生地与石膏同用，凉血透气，有气血双清之力；加升麻则尤能解毒化斑，并有举胎之义。此后人升麻汤、白虎化斑之法也。

读此四方，妇科家治伤寒，竟有此应变手眼，出人意表，既用大力以退壮热，又处处照顾其胎（如葱白、升麻、葛根、知母、黄芩之类），能攻亦能慎守也。

### 三十四、妊娠痢脓血薤白方

原文：治妊娠患痢脓血，状如鱼髓，小腹绞痛难忍：薤白、地榆、榴皮、黄连、阿胶，忌生冷油腻。

按：薤白宽肠中之气，气调则后重自除；黄连清肠中之热，热清则腹痛可减，皆痢疾之要药也。石榴皮之酸涩，阿胶之黏滞，乃久痢积滞已清之治，此时正痢脓血，而早用之为不合，治痢当通因通用，不可塞也。

### 三十五、妊娠痢脓血黄连方

原文：疗妊娠下痢，腹内痛，脓血不止：黄连、厚朴、阿胶、当归、艾叶、黄柏、干姜。

按：连、柏、当归最为血痢所喜，然艾、姜温下，助血中之热，岂血痢之所宜。痢疾腹痛，痛在肠，与妊娠漏红之腹痛，不可混同施治也。厚朴理气，少用尚可宽肠运滞，若与姜、艾合化，气宽而血乱，与孕有妨矣。

### 三十六、妊娠水泄

原文：疗妊娠痢黄水不绝：厚朴、黄连、肉豆蔻。

按：此乃水泄，是利而非痢也，拙著《妊娠识要》中，以此条纳入泄泻门中。颇多注家，仍作痢看，又斤斤黄水之辨，痢有下黄水者乎？既为水泄，便非滞下矣。肉果温脾健肠，颇有止泻之功。

### 三十七、妊娠身肿

原文：治妊娠身肿有水气，心腹胀满，小便少：茯苓、杏仁、槟榔仁、旋覆花、郁李仁。小便通即瘥。

按：旋覆、杏仁通肺气以利水道，《内经》"开鬼门，洁净府"法也。既开且降，二药配合已妙。用茯苓利膀胱之水，加槟榔、郁李以快气利水，利水之药不为轻矣。故曰小便通即差也。

### 三十八、妊娠遍身洪肿方二道

原文：治妊娠遍身洪肿方：葶苈子十分，白术二十分，茯苓二两，桑白皮二两，郁李仁八分[2]。小便利即瘥。

又方：泽泻、葶苈子各三两，白术、枳壳、茯苓各六两。

按：茯苓、白术相合，以治子肿，可谓至妙之品，运脾健脾，行皮去水，补轻（白术生用佳，茯苓宜连皮）而不泄利，原为安胎之要药，今用药重至五六两（平时治子肿，吾用一两，见效已甚捷，不必加利尿逐水，自然尿多肿退。若渗利反恐有坠胎之虑，故葶苈、郁李，以为不用亦足已矣。唯须佐以行皮之品，如五皮饮即可），可谓极矣。综此二方，可得数法：降肺一也，桑皮、苏子、杏仁为主，葶苈吾不喜之。开肺二也，枳壳可用，不如桔梗，以其能升提胎元耳。运脾三也，苓、术为佳，无庸他药，他药无如此效佳而平稳者。利水四也，茯苓、猪苓为上，泽泻少用，而郁李不取。清金五也，肺为水之上源，金清则水洁，肺气清肃，通调水道，下输膀胱，意义深长，尤堪采用，则以芦根、桑皮为上，苡仁、滑石则渗利碍胎，须忌也。此二方方义极足宗法，唯枳壳与葶苈合，则开泻上焦之力过大；枳壳与郁李合，则倍增其泻腑之能；而葶苈与泽泻合，则上下渗透、泄水之功相得而益猛。凡此数者，萃合则前后两夺其水，妊娠堪忧，虽有洪肿，不可孟浪。

### 三十九、胞衣不出方二道

原文：胞衣不出方：槐子[3]、蒲黄，酒煎温服。

又方：槐子、瞿麦、牛膝、通草、白榆[4]、冬麻仁[5]。

按：综合二方七药，本破血堕胎，故能下胞衣，瞿麦、通草为利水，榆白皮、麻仁则润以滑之，盖欲水与血俱下，则胞之着者可去。

### 四十、易产方二道

原文：易产方：榆白皮、通草、葵子、滑石、瞿麦。

又方：滑石、葵子、榆皮、牛膝。

按：以上四方，药同功，方同义，所以举之者，于以可知古人处方，惯以群队取胜之法，诸药协力以攻一端，则取效必速，唯不可施于内外、上下、虚实、寒热错杂之症耳。

### 四十一、预服散[6]

原文：《小品》预服[7]散，令易产。母无[8]疾病，未生一月以前服，过三十日，行步不觉儿生：甘草八分，粳米一合，大豆黄、黄芩、干姜、桂心、吴茱萸、冬麻仁各二分，为末，空腹暖酒服方寸匕。

按：方以姜、桂、萸温而行之，麻仁滑之，药虽强而量小，又服于一月以前，而见效在一月之后，能在行步之间不觉而自生，古人有此远效预期之经验乎？心窃疑之。

### 四十二、滑胎易产方

原文：滑胎易产：白蜜、苦酒、猪脂相和，煮三四沸，临腹痛时，以热酒调下三四钱匕，不过五六服，即出。

按：前易产诸方，通利为多，而此方以滑润为主，意最可取。苦酒者即米醋，亦名酢，以其酸而能缩胎，而饮以热酒，取其温行之助，而后得猪脂滑润之力，则水顺而舟推矣。其佐合之意既佳，三物又皆居家庖厨手头易得，仓卒能解，不烦医药者，故尤可喜。

### 四十三、胎死腹中方

原文：疗妊娠经五六月，胎死腹中，或胞衣不出：生地汁、牛膝、朴消、杜心（疑是桂心）、芎藭、大黄、蒲黄。

按：朴消软坚，大黄以下之，用生地、芎藭、牛膝增其液、补其血以行舟也。后世平胃散加朴消以下死胎，以为剂既轻小，平胃散快气何如枳实、厚朴，胎既死矣，下之为快，不能缓也。

### 四十四、衣半水半不出方

原文：治衣半水半不出，或子死腹中，着脊不下，数日不产，血气上冲：牛膝、葵子、榆白皮、地黄汁。

按：胞衣残破未全出，水亦未流尽，或血水去而胎死不下，着字形容干涩黏着之意甚明。则滑胎之外，尤当补血为要，由地黄汁而广之，宜用四物、归、芎行血，正有推送之意，或努坐久而气弱无力者，又当八珍、当归补血及圣愈之类乃可。

### 《经效产宝》考略

我尝搜辑得已佚珍本女科医书八种，刊于何氏历代医学丛书中，其中《产经》最早，非唐人时贤本，乃隋人所著，次则张杰《子母秘录》、杨归厚《产乳集验方》，皆唐人也。宋人则有王岳《产书》、郭稽中《产育宝庆集》等。

《经效产宝》三卷，唐人昝殷著，则岿然幸存于世，有影宋本刊行，是为近见女科最早之书也，有论四十一，方 266 道。尝考各家著录，宋·赵希弁《读书后志》称为二卷，278 道；元·马端临《文献通考》称为二卷，378 道；又唐人周颋原序，称为五十二篇，371 道（影宋本存四十篇）；朝鲜《医方类聚》则存有 320 余方，诸书所记方数不一，则影印所宗北宋本，当非全本也。

考昝字从外从日，音潜，影宋本作晷殷，误矣。元·马端临考曰："蜀人，唐大中六至十一年（公元 852—857），白敏中守成都，其家有娩乳死者，访问名医，或以殷对，敏中迎之，殷集备验方药 378 首以献（日人《中国医籍考》疑三乃二字之误）。其后周颋又作三论附于前。"宋·陈自明谓："《产宝方》乃朱梁时节度处官昝膺所撰。"（按此语亦出《中国医籍考》，而《校注妇人良方》中未见）赵希弁谓为："伪蜀昝殷撰。"考朱梁据蜀年代为公元 907—923 年，而孟知祥称后蜀，在公元 933 年，皆后于昝殷献书之年远甚，知陈、赵二氏之误记也。又昝氏别撰有《食医心鉴》一书，《通志略》作三卷，职称为成都医博士，此书撰年，《中国图书目录》作公元853年，则与咎殷献《产宝》之年甚近。又影宋本《产宝》首页作节度随军咎殷撰集，以上为咎殷年代及官职之考。

周颋丁巳秋八月之《产宝》序，为影宋本所无，以有助于对咎殷之认识，根据《医籍考》节录之："医之中唯产难为急，子母命悬在片时，颋勤志方书，常思救疗，每览名医著述，皆志于心。后见咎殷《产宝》，深入医门，乃大中岁（不冠唐字，可见颋亦唐人）相国白敏中伤弦妇人多患产难，询访名医，思救人命。或人举殷，相国迎召，问其产乳，殷乃撰方三卷赘于相国，相国重其简要，命曰《产宝》。此方虽存，得者甚少。颋志在愈疾，常恨不家藏一本，故辄敢序之，盖欲开其众听。凡五十二篇，三百七十一方，兼拾咎氏之遗，作小论三篇，次于序末（序末乃次序之末，即最后也，马端临乃作'附于前，极误'）。庶几妊娠之家，自得览斯，为家内明师尔。时丁巳岁秋八月序。"此序《校注妇人良方》卷十六引之，仅存百余字，面目全非，泯灭前迹，割裂旧文，此薛立斋之故技也。

复考周颋，颋伪蜀人，《通志略》著录：有《产宝》三卷（即咎殷书也），《保童方》一卷，颋则为挺。《崇文总目》亦著录：有伪蜀周挺《保童方》一卷。《中国医籍考》谓："颋为唐季遗民。颋序《产宝》之岁为丁巳，乃建宁四年。"考建宁乃汉灵帝年号（建宁四年为辛亥年），必为乾宁四年，正是丁巳（公元897年），与唐季遗民四字适符。朱端章《卫生家宝产科备要》卷五有"胎前所忌药物，庐医周鼎集以为歌"语，不知鼎与颋是否一人耳。

——甲子岁首第二日，时希于东吴校读记


● 【校注】

　[1]关于鹿角与鹿角胶：《本草纲目·兽二·鹿》："鹿角，生用则散热行血，消肿辟邪；熟用则益肾补虚，强精活血；炼霜熬膏，则专于滋补矣。"

　[2]八分：原为"二两"。疑误。

　[3]槐子：槐角的别名。

　[4]白榆：榆白皮的别名。

［5］冬麻仁：火麻仁的别名。

［6］预服散：原为"颜服散"。据《小品方》改。《小品方》第七卷治妊胎诸方："预服散，令易生。母无疾病，未生一月日前预服，过三十日，行步动作如故，儿生堕地，皆不自觉。甘草散方：甘草八分，粳米、大豆黄卷、黄芩、干姜、桂心、吴茱萸、麻子仁各二分。上八味捣散，酒服方寸匕，日三。"（见《外台》卷三十四）

［7］预服：原为"颜服（二字义未解）"。可见何时希亦对"颜服"二字有疑。

［8］无：原无此字。据《小品方》加入。

● 【评析】

本节所列妊娠伤寒外感四方，何时希赞其既大力祛邪以退壮热，又处处照顾其胎，且治有步骤，凡邪犹在表，用葱白、升麻、葛根；如兼里热，可加石膏、知母、栀子，或去葱白，加黄芩；如腑实大便闭结，可用大黄下之；如邪入血分发斑，则生地与石膏同用，佐以升麻，以收气血双清、解毒化斑之功。所用葱白、升麻、葛根、黄芩之类均有安胎作用。妊娠下痢脓血，虽有薤白方、黄连方以清肠热治血痢，但过早用阿胶、石榴皮等药，恐滞涩邪气而反不利。从所列治妊娠水肿方中，何时希归纳出降肺、开肺、运脾、利水、清金等数法，然以其自己的经验而言，重用茯苓、白术各一两，既有运脾、利水之功，又不伤正，如合开肺、清肺药，则以芦根、桑皮、桔梗为上，而葶苈、滑石、薏仁、泽泻、郁李仁等有渗利滑胎之弊，不足取用。

妊妇临产服用易产方，有以通利为主，药如滑石、葵子、桂心、麻仁等；或以滑润为主，药如白蜜、醋、猪脂等，可资参考。胎死腹中，或胎衣不下，破瘀通下为要，根据妊妇体质，可稍佐补益气血之药，以增体力而利于推送，祛除滞留。

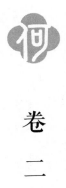

卷
二

# 《卫生家宝产科备要》评按

● **【原文】**

**考略**

朱端章，福建长乐人，宋淳熙十一年甲辰（公元 1184 年）官南康郡守，出其先世所传及手录之方书，嘱州从事徐安国为之增广成书，《卫生家宝方》六卷，《卫生家宝产科备要》八卷（钱曾[1]《读书敏求记》记其藏书亦同此名，而《宋史·艺文志》则作《卫生家宝产科方》，已云未见），又《卫生家宝小儿方》二卷（宋志著录，云已佚）。《卫生家宝方》，日本残存抄本二至五卷，徐安国补有《卫生家宝方药件修制总例》，未得见。今所最可喜者，则唯《产科备要》八卷，得存影宋淳熙甲辰之原刊本，而普见于世。

"朱端章官南康时，能辨四时寒暑燥湿之气，处方治药，家访庐给，旦旦以之，全活者众"，语见《卫生家宝方》徐安国序，可知朱瑞章秉其家传，亦属能医者。则《产科备要》中章次淆乱、门类不清、方药复出诸弊，皆徐安国之事也。本书采集宋以前有名胎产著作，及方书有关胎产之名论，凡十有三书，今依次叙其引书如下。

## 一、《产鉴》

一卷，唐中书侍郎崔知悌著，新、旧《唐书·艺文志》著在五行，可见多迷信文字。《宋史·艺文志》《崇文总目》（独作《产鉴图》）、《通志·艺文略》等皆著录，均称已佚，今得于《产科备要》中读之。其纯属迷信者七：日入月安产图、体玄子借地方、禁草法、禁水法、逐月安产并十三神行游法、催生符、符贴式。其产前将护法、产后将护法二论，并论中涉及之当归丸、当归建中汤又保生丸等三方，皆为有用之学，刈其迷信，此即可存。又涉及之滑胎榆白皮散、四顺理中丸，则后又重见，可以参考。

产后将护法中，颇多谆谆之戒，如曰："勿以产时无他，乃纵心恣意，无所不犯。犯时微若秋毫，感病重于嵩岱[2]。且才得分娩，切忌问是男是女（此忌诚是也，问产女而忧愁悲郁致病者，比比也，或留下病根者，所见多矣）。满月之内，尤忌任意饮食，触冒风寒，恣情喜怒，梳头用力（谓两手挽臂向后，易致酸楚），高声、作劳、工巧之类，及上厕便溺（此指室外露厕者言，南方此忌较少）。一月之后，渐加滋味（月内唯食淡粥），或以羊肉（当归生姜羊肉汤为仲景治产后虚寒之要方）及雌鸡煮取浓汁，作糜粥。两月之后，方得食糜烂肉食，以至百晬[3]，始得气血和调，腑脏平复。设不依此，即致产后余疾（俗说百朝方脱产后之影响，产后得病，治之宜早，须于百日内治愈，过此则留为根株，深而难拔，盖千百年来相沿之习也）。"

崔知悌，唐高宗时人（约公元 618 至 626 年）。又著有《灸骨蒸方》一卷，尚见于《外台秘要》中，又有《纂要方》十卷，已佚，此方或称为西晋崔行功撰，然方中引隋·胡洽方、唐·苏游，知决不出于西晋人者，其《灸方》自序语，皆深入医理也，此为《产科备要》第一卷。

### 二、《孙真人养胎方》

出于《千金方》卷二，录有论二首、禁忌一首、内禁忌食物十五种。（拙著《妊娠识要》中，辑存各家妊娠禁忌食物一百六十一种，可以参考）

### 三、《徐之才逐月养胎方》

凡论二十首，方十八首，后则临月滑胎方五首，其次第与文字悉同于《千金方》，略有讹误，可按《千金方》而校之，此属第二卷。

### 四、《产论二十一篇》及《十八论》

第四卷首，有大观三年（公元 1109 年）九月五日濮阳李师圣所述："余所收《产论二十一篇》，议论精确，无所不究，盖国医博极方书所得之妙，惜乎有其说而无其方。"可见李师圣乃是收藏者，而非撰论者，《产宝续编》称为李师圣施，至绍兴辛亥刻本，则明言镂板印施矣。

"郭稽中为时良医，长于治产，切脉用药，屡奏奇效，愿以所收家方附于诸论之后，遂为完一，真集众益之异书也。"（见李师圣述）是知郭稽中亦非制方之人。宋·郑汝明于嘉定元年（公元 1208 年）以此论与唐·时贤《胎前十八论》合为《胎产真经》，注云"郭稽中集，不知何人作"，此语甚确。

此《二十一论》或简称《产论》，宋代诸妇产书竞为收录，如李师圣之《产育宝庆》、杜蓗之《宝庆集附益》、冀致君之《宝庆集校附》、赵莹之《产乳备要》、郑汝明之《胎产真经》《产宝续编》，以及朱端章此书皆是也。而周颋于《产宝续编》中，方仅十四道。

以文字校，《产宝续编》所收似较简古，但仅有十九论，或此时已不全矣。又周颋为唐季遗民，其《济急方论》仅一序四方，未有撰年。《产宝》有周序（见《中国医籍考》），年为丁巳，即唐乾宁四年（公元 897 年），人与书当早于李师圣三百年，则《二十一论》何得续于唐人《产宝》之后，此盖宋人刻印《产宝》时集合之耳。至于《乌金散十八论》与宋人沈炳《产乳十八论》是否一书，当俟考。（唐·时贤《十八论》系胎前）

### 五、《经效小儿方》

有《经效小儿名方》四道在四卷中，盖出庐江助教刘宝者。五卷产科杂方内，有催生如圣散、妊娠伤寒罩胎散、产后血竭散三方，皆明注为刘宝《经效名方》，是不同于一般收方，刘盖医家之能者也，其生平无可考。

### 六、《累用经效方》

方在四卷后，出于隆兴府学谕张世臣，大圣泽兰散、夺命褐散子等五方，及杂单方十八首，张世臣无可考。

### 七、《蒲黄黑神散十八论》

五卷亦有治产前产后十八论，与四卷之作一问一答，每论两段者不同，症状、病理与文字亦有多于卷四者，可以相互参看。

### 八、《乌金散十八论》

《目录》曰：续添产前产后十八论乌金散功效，从"续添"二字可见系后补者，其论比四卷为详，但亦有简略处，亦当参看。

乌金散组合，三方不同，此为头发灰、鲤鱼鳞、当归、延胡索、好墨、肉桂、麒麟竭、赤芍药、百草霜。（按：余读严氏《济生方》如圣丸，见鲤鱼鳞而未知其用，今见乌金散，遂复考之。《苏颂本草》："主治产妇滞血腹痛，烧灰酒服，亦治血气。"《普济方》："鼻衄不止，烧灰，每冷水服二钱。"《本草纲目》："治吐血崩中漏下。"李时珍谓："古方多以皮鳞烧灰，入崩漏痔瘘药中，盖取其行滞血耳。"十灰散或丸，方甚多，通常为丝绵、藕节、棕榈之类。《证治准绳》有十灰散，方中用鲤鱼鳞及鲫鱼鳞，尤近在眉睫，手头常用之方，而乃忽之，甚矣，读书不广，不宜[4]妄加可否也）此卷五方。卷六虞沇《备产济用方》乌金散，为大豆、生姜、蓬莪术、当归、黄连、棕皮。卷七陆子正方同之。他见清人《济阴纲目》有二方：一即鲤鱼鳞方；一则发灰、熟地、赭石、阿胶、姜、牛角腮、马蹄甲。马蹄甲亦是冷僻药，《本草经》用治乳难；《名医别录》止衄内漏赤白崩。然与鲤鱼鳞同，恐药房中不易得，不若牛角腮为通用也。

### 九、产前药忌歌

卷五之末，有"产前所忌药物，庐医周鼎集以为歌"，集录药六十七种，食物十种。此"蚖斑水蛭地胆虫"二十四句之歌，历代沿袭，如《太平惠民和剂局方》《妇人良方》《图书集成·医部全录》等皆著而录之，影响甚大，后有继作，大都删其罕用之药，加入自己常用，又剔去其食物，如《便产须知》存药四十六种，《医学心悟》仅存十二句、三十四种，尤为扼要矣。拙著《妊娠识要》中选录歌诀五首，可以参考。

### 十、《备产济用方》

首有三吴外士余杭虞沇于绍兴庚申（公元1160年）重阳日序，谓："初虞世（字和甫，于绍圣丁丑，即公元1097年，著有《古今录验养生必用方》）常谓：妇人生产，须使之自能通晓，方为尽善。"此八百余年前之学说，有似乎无痛分娩，先解除妊妇精神方面之顾虑，岂唯免痛，将亦减少子烦、子痫之发作也。

有妊娠、入月、临产、产后、妊娠食忌等十论，其忌食物十种，悉同于《千金方》，有注二句云："已上并妊娠五个月之后，则当忌食。"为他书所未有。又胎前、产后、难产、逆产、横产、胎衣不下、产前后痢疾方等，共七十三道，此属第六卷。

### 十一、《普济本事方》

许学士产科方，盖录自许叔微《普济本事方》卷十，胎前、产后之方凡十有六，唯许氏抑阳助阴之胎前名论，原为四物汤、内补丸、滑胎枳壳散三方，配为一套，今未录四物汤，仅存二方，而犹曰"上三方诸集皆载之"，是无异买椟而遗珠矣。又比《本事方》少"治血运吹鼻半夏散"一方。

### 十二、《胎产经验方》

卷七中，除去《活人书》四物汤加减法三十七行、行十五字外，似全是陆子正《胎产经验方》，凡录胎孕方十六、产前方十二、产后方二十六，其中有录王贶《指迷方》、庞安常《伤寒总病论》者各一道，末有陆子正题，又嘉禾寓庵周澄跋谓："此本皆撮诸家精要之方，累试累验，乃庐倅陆子正手抄之书也。"则是书乃陆子正抄藏，而周澄校注者。

### 十三、《活人书》

此四物汤加减法（后《保命集》称为增损法），杂在陆子正方中，标题为通用四物汤，系抄自朱肱《南阳活人书》者（宋大观二年，公元 1108），其跋曰："大抵四物汤为妇女要药，无所不治，稍知药性者，皆可随病加减，治血方未有不本此汤因而增损以成者。"又曰："近时名医，有加香附子，功用殊胜；又有加蓬莪术、官桂各半两，名六合汤，治经血凝滞、潮热、腹中癥块疼痛尤快，皆以意加之也。"读此跋，知子正亦是颇达医理之人。

六合汤方见此，论年代甚早，四物加莪、桂，亦见于《济生方》（公元 1267），然后于此《产科备要》（1184）者八十余年。王海藏《医垒元戎》

（1297）又后于《济生方》三十年。万事有启其先者，然后有发扬光大者，一医方亦何不然，以四物加二药成六合，海藏有妊娠三十四方，《证治准绳》（1607）踵事增华，远迈前脩。（王肯堂《准绳》女科首篇治法通论，即揭四物汤增损，采方既多，文长达五千字，见其崇爱四物，故于六合亦荟萃独多云。拙著《六合汤类方释义》初未及于此，故附记之）

### 十四、《形初保育》

此儿科书，殆失传已久，为历来目录家所不载，于是科佚失之书，保存之功匪浅。亦系集录前代名论而为之分类者。凡葛氏《肘后方》、巢氏《病源论》、《千金方》及《翼方》、《外台秘要》、崔氏《崇文总目》（《宋史·艺文志》有杨全迪《崔氏小儿论》一卷，已佚；《崇文》又载有杨全迪《李氏寿集产后论》，已佚，既次于时贤《产经》之后，又为《外台》所录，则崔氏必唐人也）、姚和众《童子秘诀》、张杰《子母秘录》、《太平圣惠方》、《婴孺论》、张涣《小儿医方妙选》、栖真子[5]《婴童宝鉴》《万全方》、钱乙《小儿药证直诀》《小儿集验方》《秘要指迷》《集验方》等十六家，殆以张涣（靖康元年，即公元1126）距朱端章之时为最近。共小儿论四十四则，方七首，是为《产科备要》之第八卷。

以上盖朱端章集录妇幼诸书之概况。于以知诸卷中当归建中汤二见，乌金散三见，荆芥散（或名荆芥一味散，或名愈风散）四见，缩胎枳壳散（或称汤）三见，黑神散五见，佛手散九见（或名琥珀散，或名圣功川芎汤），皆缘各书互见，未加裁剪，故致复出也。

### 十五、朱端章方

卷三首有小序曰："今采摭[6]诸方论中将护要法，及预备经效要用汤药，名曰《产科备要》，务从简易，以救仓卒。"是指所集之方言也。徐安国序谓："此书传自先世，或经手录，无虑百方。"则指朱氏方也。今考卷三有论初妊娠、论欲产并产后，共二论；自竹茹汤至玉露散共十三方，卷四有论临月将息、论初生小儿，及防晕备急单方黑神散（与郭稽中十八论中黑神散、蒲黄黑神散及黑神圆皆不同，用护驴干（疑是肝）[7]，桑柴火烧后，刮取黑煤，入麝香少许，童便、热酒服），其余未注录自何书者，皆当属之朱氏，然不足三十方，按之徐安国序所谓无虑百方者，似不称。或者如书末三行文字“长乐朱端章以所藏诸家产科经验方编成八卷，刻版南康郡斋淳熙甲辰岁十二月初十日”，则朱氏家藏者即诸家经验方，当时刻印者少，传抄不广，故家藏数方，即视为珍异，刻书者未必即撰书人也。

## 【校注】

[1] 钱曾：清代藏书家、版本学家。生卒年代为 1629—1701 年。字遵王，号也是翁，又号贯花道人、述古主人。虞山（今江苏常熟）人。

[2] 嵩岱：嵩山和泰山的并称。

[3] 百晬（bǎi zuì）：指小儿出生满一百天所举行的宴会。

[4] 宜：原作“易”。疑误。

[5] 栖真子：即施肩吾（780—861），字希圣，号东斋。唐代著名诗人、道学家。民间开发澎湖第一人。

[6] 摭（zhí）：拾起，摘取。

[7] 护驴干：当指“驴护干”。《太平圣惠方》穿山甲散有“驴护干”，《圣济总录》有“马护干散”。

## 【评析】

朱端章《卫生家宝产科备要》采集宋以前有名胎产著作，及方书有关胎产之名论，凡书有十余种，何时希对这些引录书目及录用内容逐一作了介绍，或考证，或评价，对读者学习了解颇有裨益。

## 【原文】

### 十六、当归建中汤

原文：产后虚羸不足，腹中疞痛，吸吸短气，或小腹拘急，痛引腰背（另一方此下有"时自汗出"句），不能饮食。凡产后一月内，服三四剂为善，令人丁壮。古方云：产前安胎四物汤，产后补益建中汤者，谓此也。当归二两（锉，去芦，秤），官桂一两半（削去皮，秤），白芍药三两，甘草一两（炙）。上为粗末，每服二钱，水一盏半，生姜五片，枣二个，同煎七分盏，去滓，入饧[1]少许，再煎微热服，空心食前，日三次。如喜呕人，不用入饧。

　　按：药四味，可自为进退，以作倚重：如气血虚者，归、甘为君；血虚者，则归、芍为君；少腹拘急，则君桂合归，以温疏厥阴；短气者，君以甘、饧，然甘草补中之力不足，则宜有参；汗出者桂（枝）、芍为君，以调营卫；腹中疼痛，桂心、归、芍皆当重用，以温脾和肝，而寒胜者君桂，肝强者君芍，而归则重在血虚也。若为瘀血留滞，则当归所以引入血室，得桂心则温而去之，而芍则缓腹痛也。

　　此本是《千金》方，方后又云"若其人去血过多，崩伤内竭不止，加地黄六两，阿胶二两"（按：《产科备要》此方前四味药量减《千金》之半，则若用胶、地，亦当半之），则纯以补血止血为主矣。用古方当善师其法，不拘之于药味剂量以刻舟求剑，如补中气则参，固卫气则芪，健脾则术，温血室则姜、艾，固奇脉则杜仲、续断，不能饮食者香砂，皆可随证加减也。

　　关于粗末，即古方之㕮咀，锉如麻豆大，亦即煮散法。若服散，则当研为极细末，或且过罗。粗末煮之，药味易出，滤滓易净，煮一次即弃，一日可煮二三服，每服三四钱，日不过一两也。吾在北京中医研究院时，同事岳美中前辈酷喜煮散之法，彼专题研究胃肠病，我则研哮喘，同欲试之，盖效用相等，而可省药材四分之三。煎药亦二次，汁皆浓，不似汤药之头汁浓而二汁淡也，甚至水沏而闷之，药气味俱全，尤宜于发散之用，亦节人力。岳先试之，余则以哮喘用小青龙法时，麻黄、细辛皆量少而质轻，若有感冒，尤有先煎后下之别，技术稍复，故稍待。岳后相告：彼治胃肠，颇仿东垣，故剂量无问题，而药房锉粗散，为多一工序而不便。而病家之习惯与思想骤难扭改，以一两之粗散，十四包可服七日，一次同煮，亦不为多，今乃一次煮一包，故颇轻视。而一传众咻[2]，同院他医皆不用此法，亦不利于推行，于是我遂未试。

　　此必须蔚成风气，群起行之，以煮汁之浓淡，药效与汤剂作比较，经科学鉴定，以取信于病家。吾不信古人取用有效而无效于今日，盖习从之故耳。煮散法可节省大量药材，使浪费者止，乃不致匮缺，又减少劳保负担，而取效则同，集三得于一举，愿拭目以俟夫创行。

### 十七、黄连汤

原文：若曾伤二月胎者，当预服黄连汤。黄连、人参、吴萸、生姜、生地黄。一方用阿胶。一方用当归，则不用生地。以酢浆水煮。若颇觉不安，加乌梅，不用浆，只用水耳。

按：此徐之才逐月养胎方，方与主治不甚合，今录其方：姜、连合为泻心法，萸、连合为左金丸，皆所以降逆止呕恶，是为主法；人参于此不为主，乃治久逆后之胃气受伤，作为安胃法；生地以滋水柔肝，为恶阻法中含有治本之义之药，血去养胎，则无以濡肝而肝亢，头晕善怒，躁烦不安，疲乏无力（经云"肝者，罢极之本，魂之居也[3]"，营不养肝，则疲极而不振），皆肝虚肝亢之征也，故许叔微主以抑阳助阴，抑其亢而柔其体，许氏治用四物汤、内补丸以助阴，然而川芎主升而熟地病腻，头既晕矣，忌升其阳，纳既减矣，忌在厚味，实不如单用生地之为清润。古方有用鲜生地取汁糊丸，以治恶阻者，则更不碍胃矣。治恶阻，当归之香犹非可喜，况阿胶之腻乎（除是蛤粉炒成珠），皆不若生地与白芍也。

仲景养胎白术散，治"心烦吐痛，用细辛、半夏及醋浆水服之"。又曰："若呕，以醋浆水服之。"反复重言用醋浆水治吐呕，而不提常用之泻心法，可见仲景于治恶阻别有心解，不甚喜苦辛，而信任以粮食制品之醋浆水，酸能安胃，亦稍有营养，曾经发酵，则入胃易于接受，与巢氏所谓唯噉酸咸果实者，其意相同，此云酢浆，酢即醋也。

徐之才此方，加乌梅则不用酢浆，而改水煎，加减之间亦细慎。

### 十八、茯神汤

原文：若曾伤三月胎者，当预服茯神汤。茯神、丹参、龙骨、阿胶、当归、甘草、人参、赤小豆、大枣，酢浆煮。腰痛者，加桑寄生。

按：此方安养心脏，设想甚密，不仅治妊娠也，茯神、丹参、龙骨，合用则安神定志，分言之，则龙骨收浮越耗散之神，丹参化菀滞郁结之血，助心脏以行血之瘀，有郁金、远志、菖蒲之能，而特有活血之长。神、丹、龙三药之配合，不下于茯神、远志、枣仁之相偶，而茯、远、枣最为有名，尝粗摭之，得钱氏养心汤、古方归神丹、局方镇心丹、琥珀养心丹、宁志丸、薛氏归脾汤、济生养营汤、百一神效方、吴又可安神养心汤、薛一瓢心脾双补丸等（古方多用茯苓安神，乃和胃化痰之义，义似胜于茯神，茯神为后起之药），何止二十余方，而枣仁、五味子、柏子仁供应又常绌缺，若用茯、远、枣而遗此柔润养心药，似觉配合不全，或以当归、生地代之，则乏归经之性。究竟枣仁与龙骨各具特长，不眠者枣胜，惊惕梦多者龙骨为上。又丹参与远志亦自有别，血郁成瘀者（近时所谓冠状动脉粥样化者）丹参为合，而心气不舒、心肾不交者，则当让远志也。

阿胶、当归养血以归心，阿胶且以安胎，人参、甘草、大枣养心气而振怯，桑寄生则腰痛之专药，与阿胶为《神农本草经》安胎四药之二也。独方中赤小豆二十一粒清热毒、排脓血，仲景治狐惑及黄疸，《产宝》治难产，用赤小豆七枚生吞，皆不利于妊娠。《千金方》用治"频致堕胎，赤小豆末湿服方寸匕，日二服"，略可为安胎之根据，然终未以为佳也。

### 十九、菊花汤

原文：妊娠四月，寒热往来，有时胎上迫胸，心烦不得安，卒有所下。

菊花汤：菊花、麦门冬、麻黄、阿胶、甘草、当归、人参、生姜、半夏、大枣。

按：徐之才逐月养胎方之文法，每月之下，常分有寒、有热两类症候，而症候中又总有"卒有所下"一句，似当所举每月必有漏红，而治方亦必须止此漏红，然以症论方评药，常不贴切。此菊花汤当就药以论之。菊花性寒气香，为呕家所不受，此症前有"心下愠愠欲呕"句，何必用之；麻黄不去节，服法又有"温卧当汗，以粉粉之，护风寒四五日"。此段深可启发：陶弘景用麻黄法，须折去节根，水煮十余沸，以竹片掠去上沫，沫令烦，根节能止汗故也。李时珍曰："服麻黄，自汗不止者，以冷水浸头发，仍用扑法即止。凡服麻黄药，须避风一日，不尔，病复作也。"今药房中麻黄，皆悉去根节，则不适于发汗之求矣。故徐之才此方，明注不去节，则以不欲妊娠之过汗也。又避风（至少一日）之嘱，亦须遵之。扑粉法相传甚多，徐之才未附方，考明·何渊《伤寒海底眼》书中有温粉扑汗法，曰："汗出不止，用此扑之，露足于外，白术、藁本、川芎各二钱半，米粉一两半，为末，绢袋盛，周身扑之。"又有二方：一，"牡蛎、龙骨、糯米等分，为末扑之"；二名"止汗红粉，麻黄根、牡蛎各一两，赤石脂、龙骨各五钱，为末，绢包扑之"。在李时珍《百病主治篇》有麻黄根外扑、粳米粉外扑及雷丸同胡粉外扑三法。连类记，此以为虚人当汗而畏过汗及汗多症之备。

### 二十、葱白汤

原文：妊娠七月，忽惊恐摇动，腹痛，卒有所下，手足厥冷，脉若伤寒，烦热，腹满短气，常苦颈项及腰背强，葱白汤主之。葱白、麦门冬、生姜、甘草、当归、黄芪、人参、阿胶、黄芩、旋覆花、半夏。温卧当汗出，若不出者加麻黄，若秋后，勿强责汗。

按：此方当三分以解之。旋覆、生姜用以斡旋肺胃闷满之气；半夏、黄芩用以疏理胆胃升降之气；麦冬于此，既安抚逆伤之胃气，又清肃濡养其肺气，斯为一类。参、芪、归、阿则为补气血、安胎气之类。葱白与旋覆、生姜相合，则以发汗，用此汗不出，可加麻黄，此又一类也。恐其过汗，则有参、芪固表，此比麻黄不去节、温粉法尤为合法，欲发汗而制其过汗，本有玉屏风散、桂枝加黄芪汤、桂枝加龙骨牡蛎汤、参苏饮之类，凡防风合芪、桂枝合芪、桂枝合龙牡、紫苏合参，与此方之葱白合芪，皆发汗有利有节之义也。

"脉若伤寒"一语，殆谓用麻黄而见浮紧之脉，而实非伤寒，故曰若然既有惊恐摇动之因，又有颈项及腰背强之症，可不为子烦（有烦热短气症状）、子痫之虑乎？若"秋后勿强责汗"一语，甚妙，逾夏至秋，玄府渐密，虚人及瘦人，汗之亦无汗也，强责之，徒耗其阴，增其热而虚其表，以汗药必辛也。

### 二十一、滑胎易产五方

按：以上四则，皆徐之才逐月养胎方。此滑胎五方则可议，古书标目不清，引他书者，尤缺起讫之标识，目录亦无低行空格之规定，又多窜改原文之习，故转辗引录者，常有不可信之处，而原书已佚，莫从而校雠，学者引为苦事。若薛立斋之《校注妇人大全良方》则变易章节，删削原著，一切唯己意是适，无复本来面目。然后世明眼人不多，读者又无暇事此考校之学，唯王肯堂有慨于此，大事搜辑，亦仅得《大全良方》十之六七，薛己有损于陈自明如此。

即以逐月养胎方言，徐之才原著不可见，巢元方已大加删乱，且有论无方，遂唯《千金方》为可信，后此诸书所引，殆悉出于《千金》。然此滑胎易产五方，主治杂乱不明，剂量忽有二方用铢（每两二十四铢），而徐之才逐月方十八方则均用两也。滋惑甚久，令从其炮制法细加对比，则均符合徐法，或者以论铢二方去之，余三方可信为徐之才，遂释疑焉。

目前，产娩有科学方法接生，可无恃此滑胎易产之方，然于中可以悟得药能滑胎，必当为正常妊娠之忌焉，五方中如丹参、川芎、蜀椒、大豆黄卷、桂心、大麦芽、麻子仁、贝母、大黄、车前子、滑石、生蒲黄等皆是也。古书所记妊娠忌药，虽不可尽信，其必有所师承与经验，且群队用之，药多则力猛，即易生变。当就古书辑得四百十八种，盖欲先稔[4]知之而后能慎用之，知彼斯能知己，而后无所畏惧耳。参见拙著《妊娠识要》。

### 二十二、阿胶散

原文：胎藏不安，腹中微痛，心意烦闷，四体昏倦，宜服安胎顺气阿胶散。

阿胶散治妊娠不问月数深浅，因顿仆，胎动不安，腰腹痛，或有所下，或胎奔上刺心，短气，安胎。熟干地黄、艾叶、当归、甘草、芍药、阿胶、芎、黄芪。

按：此乃仲景芎归胶艾汤加黄芪也。仲景此方之甘草，人常漠然视之，以为调和之品，可有可无，颇有去之者，如胶艾四物汤、陈氏六物汤既然，《兰室秘藏》则以丁香易之。余谓甘草于此，有补气以帅血之义，若以甘草炙炭，正可引血而归于脾统，从而制大其剂，则参、芪是也，故此阿胶散之甘、芪同用，吾颇喜之，补气以安其胎动，止其漏红；四物、胶、艾皆能抚和胎元，使安于囊室；有芪、甘以升提之，则胎不下坠矣。

### 二十三、保安散

原文：近难月，即服顺胎保安散，治妊娠胎气不安、心腹疼痛、胎动，安胎极妙。当归、人参、甘草、阿胶、葱白。

按：难月者，入月也。古人称临产为难月，本人生日为母难日，谓生产为妇人之大厄。夫重视产娩，可也，若视为厄难，而临产惊慌，心寒胆怯，预事而恐，适足为子痫发病之因，难产之基，甚不可也。

方仅四味，已备补气益血之能事，但少芎、艾，似欠灵活，食之易闷，幸得葱白通和内外上下，而无辛温耗气之弊，又能安胎，止心腹之痛，治胎动下血，此方得葱白，则全局灵活，诸症兼顾矣。

### 二十四、大安胎饮子

原文：治妊娠胎气不安，腹胁刺痛，经脉适来，气急上喘等疾。当归、干地黄、川芎、赤芍药、地榆、阿胶、熟艾、黄芩。

按：此方若以地榆易荆芥炭，能凉营止血，祛血中之风，则后人奇效四物汤之类也。所谓经脉适来者，盖是漏红，则芍、地之凉，合地榆以止血，黄芩宜炒炭以为助，《证治准绳》奇效四物汤下所谓："心主血，得热则行，得寒则止，黄芩可以清心而凉血也。"于漏红症宜不用芎，以其辛，得艾则温行更甚；赤芍祛瘀，亦当舍之。

### 二十五、吴白术散

原文：吴白术散安胎养气，常服。十月中胎气安定，无诸疾苦。白术、人参、茯苓、甘草、阿胶等分，㕮咀，每服三钱。

按：此方以四君加阿胶，补气血而安胎，不犯四物一味，纯从脾胃着力，设想极妙。以脾胃安则呕恶不生；又性味甘平，色淡气和，妊者易受；每药量仅六分，少则药淡，常服十月，持之以恒，自有胎气安定之效。吾于妇科常用四物汤，每有地黄腻、川芎辛、当归香、白芍酸之嫌，若用首乌、料豆、女贞、旱莲之属，则力不足媲[5]四物，引为憾事。四物之美，殆无他药足以易之（拙著《六合汤类方释义》，乃四物汤加二味古方之辑，凡得二百法），乃常以甘草、白术佐之，使甘淡入脾，脾则能运耳。

此方无四物之碍胃，而有阿胶，然亦无碍。一则量仅六分，二则"锉散，蛤粉炒，泡起，去粉用"，炒泡则胶之黏坚者已变松，故不为嫌也。往日常用之阿胶珠即然，炮制渐以失传，为可惜耳。


**二十六、产后将护**

原文：产后所进粥药，不得犯生水，以至碗器之类并须用沸汤洗、火炙干，方可用。

按：宋人注意饮水卫生，并及食具消毒，近时一般家庭恐亦不过如此也。

原文：产后七日内时进白粥，七日后方可进少醇酒，并些小烧盐，不可用生盐（谓土制之盐不洁也）；二七日后渐进些小淡煮极糜烂脔肉；三七日渐食滋味（谓调五味）；一月后渐进面食；一百日后方可食果实生冷等物。产后五脏百脉，率皆伤动，一百日后方始如旧，常人不自爱惜，才到满月，便称平复，或不谨饮食，或触犯风冷，或喜怒高声，或劳动用力，气血未定，情欲不常，此皆致病之由也。

按：以胎儿十月之剥损，欲产母于一月内休养生息，以至平复，宜如何裕饮食、节气力而后能臻耶？故以自理生活、稍劳力者言，百日亦不为过也。习俗产后罹病，早则月内治愈，迟则百日，失治则植成根株，归为产后病。此虞沆《备产济用方》所列致病原因皆允合。又云："妇人禀受虚实，皆缘生产而能移易，若能一一如法将息补养，则有平生虚怯多病，而遂盛实无病者；若不能如法将息补养，则有平生盛实无病，而遂致虚损瘦瘠，成缠绵不可起之疾者。"此说尤觉切当。又关于七日后之食物，朱端章于卷三中云："七日外，恐吃粥无味，或虚乏无力，即煮烂羊肉汁、黄雌鸡汁作粥，未可吃肉。"此可与虞氏之说参合应用，务使饮食甘美乃得。

### 二十七、产后诸证用药例

原文：产后恶血攻心，药如干熟地黄、生姜、芸薹子、当归、蒲黄、没药、桂心、延胡索、赤芍药、牡丹皮、牛膝、川芎、麒麟竭之类。

恶血攻心，慌言乱语，惊怕，或啼或笑，药如琥珀、远志、茯神、朱砂、麝香之类。

恶血不绝，如牡蛎、当归、干熟地黄、艾叶、阿胶、厚朴、干姜之类。性凉药不可服之。（按：上二条于蒲黄下皆注一"凉"字）

恶物下不尽，桂心、当归、牛膝、虎杖、牡丹皮、蓬莪术、延胡索、赤芍药之类。

按：虞沆产后用药四例，悉属于血分药，所谓破恶血、养好血者，均平稳可取。

### 二十八、胎死候

原文：产妇面赤舌青者，子死母活；面青舌赤沫出者，母死子活；唇口青、两边沫出者，子母俱死。

按：此条自《妇人良方》以下，诸妇产书都载之。以赤者为生，谓生气尚旺也；以青及沫出者为死，死胎及阴冷之气上冲，故主死。此文原出于《巢源》卷四十三产难候及《产宝》胎动不安论中。

原文：身更重而热，舌下脉青黑及胎上冷者，子已先死。

按：身重之症甚要，常问医院工友言，死者躯极重，此是也。然身热之象须辨，一则由壮热而坏胎，则胎腐烂之气上冲口舌，口中可闻尸臭之气，舌上垢浊，有如霉花黄黑，下之早则诸象去而热自退。一则腐胎之热毒流入血液而发热，则当依毒血症处理之。舌下脉青黑，乃瘀积之表现。胎上冷，谓腹部当胎处其冷如冰，《脉经》言其胎一死一生，"冷在何面，冷者为死，温者为生"。死胎之脉则为"少阴微紧，血即浊凝"。附症有"少腹冷满，膝膑疼痛，腰重起难"。腰重即上文身重之互词，而以腰重、腹重为确。以胎死重处在下部，不在全身也。又胎萎者与此不同，盖以气血不足，下焦虚寒，故未待长成，早就萎缩，或下之，见如核桃之硬物，或用温煦气血之品，亦能自出，盖不腐烂也。

### 二十九、木贼草安胎

原文：胎不稳，坐卧不安，可服：木贼草（去节）、川芎等分，入金银器同煎。

按：木贼草大都用以止风泪、退翳膜，尝见有通肝气、治黄疸之说，遂试用于疸病后目倦，效极佳，亦可为肝区胀痛之通络药也。用作止崩漏、安胎气，则《嘉祐本草》《圣惠方》《医垒元戎》《圣济总录》（即虞氏此条所本）皆录之。

然以本方论，川芎至三钱，可使胎动（古验胎法），况一两乎。生银可以安胎，《子母秘录》《妇人良方》皆著之。而生金有毒，为妊娠忌药。

### 三十、紫苏饮

原文：治妊娠胎气不和，怀胎近上，胀满疼痛，谓之子悬。兼治临产惊恐气结，连日不下：紫苏茎叶一两，大腹皮、人参、川芎、陈橘皮、白芍药各半两，当归三分（一分为二钱半），甘草一分。细锉，分作三服，每服生姜四片，葱白七寸。

按：此许叔微《本事方》，君以紫苏，合橘、腹、姜、葱，则通内外上下气分之滞；归、芍、芎行血分之滞，方极平稳。上海妇科前辈蔡氏常以红苏全（兼子、叶、梗）一味为妊娠首药，余尝从之学而酷喜之，以其能通表气、疏胸气，宣肃肺气，和胃降逆，温腹而止痛，轻清灵动，可达上中下三焦也。

方中参、甘二味，既已气结惊悬，何可复壅上中二焦之气？故当不用。若加杏子、桑皮、枇杷叶之类，极有效也。

原文：曾有妇人累日产不下，服遍催生药不验。予曰（许叔微语）：此必坐草太早（旧俗产娩则坐稻草蓐上以避污秽，产毕则弃之。然中上人家则坐棉蓐，不坐草也。蓐热，蓐劳之名，至今仍通行之），心下怀惧，气结而然，非不顺也。《素问》云：恐则气下。盖恐则精却，却则上焦闭，闭则气还，还则下焦胀，气乃不行矣。得此药一服便产。及妇人六七月子悬者，予用之数数有验，不十服，胎便近下也。

按：许氏此论极佳，不仅子悬为然，即子痫之作，亦多以惊恐不安、忧思不解、郁结不开、恼怒不节、急躁不静、心神无主为大因，及其心气不展，浊痰不降，肝胆之火必升，气火既旺，火动风生，而子痫成矣。情志之于妊娠，可不重视欤。


### 三十一、木香丸、白术散

原文：经云：“饮食自倍，肠胃乃伤。”又云：“阴之所生，本在五味；阴之五宫，伤在五味。”若任子饮食不节，生冷毒物，咨性食啖，致脾胃之疾。故妊娠伤食，难得妥药，唯此二方最稳捷。

木香丸：木香、京三棱、人参、白茯苓。

白术散：白术、干紫苏、白芷、人参、川芎、诃子皮、甘草、姜。

按：妊娠伤食，消、黄、枳、朴、楂、曲、麦芽固须禁忌，然亦未尝无妥药，如鸡内金、莱菔、香、砂、橘、蔻等，皆无所忌。此许叔微二方中三棱、川芎、青皮等，岂是可喜之药。求之于薛立斋，其常用之香砂六君、左金、平胃、二陈、枳术之类，不犯下焦，不动血分，反为平善。


### 三十二、下死胎方

原文：桂末二钱，麝香当门子一个。同研，暖酒服，须臾，如手推下。比之用水银等，此药不损血气。

按：胎死则腹冷而舌青，非大温之品不能动之。吾常疑生料平胃散煎送芒硝，凉性如何能下；又有吞水银如弹丸大，不虑其入胃而洞穿肠腑乎？此方用麝香则善走关窍，无孔不入，与桂相合，诚得《内经》“血得热则温而去之 [6]”之旨，大胜于芒硝、水银。而患在价昂，是当求于刮宫之法为得。

### 三十三、佛手散及加味共八方

**原文：**（一）治妇人妊孕五七月，因事筑磕着胎，或子死腹中，恶露下，疼痛不已，口噤欲绝，用此药探之。若不损，则痛止，子母俱安；若胎损，立便逐下。此药催生神妙。当归六两，川芎四两。粗末，每服三钱，水一盏煎，候相次欲干，投酒一大盏，止一沸，去滓，温服。（许学士《本事方》）

（二）琥珀散，临月缩胎催生，兼治产后诸疾。川芎一两，当归一两半。每服三钱，水一盏，酒半盏，煎。（《产科备要》）

（三）圣功川芎散，治产后血虚迷闷，旋晕耳鸣，不省人事，胸膈不快，恶心呕逆。化恶血，生好血，治病甚多，此产家之要药也。大芎半两，当归一分。细锉，作一剂，水一盏半，酒一盏，同煎分二服。如新产血未定，及平常饮酒少人，但只用水二盏，煎成两个六分盏，却将童子小便添成二个八分盏服之。

又云：治胎动，若胎已死即下，未死即安。及治血下心腹满者，如汤沃雪。方即用圣功川芎汤，用大剂酒、水各半煎，连三服取效。（陆子正方）

（四）治难产：当归二两，川芎一两。每服四钱，水酒各半中盏煎。（《备产济用方》）

（五）小琥珀散，安胎气，调血脉，应是产前产后血气诸疾，俱能疗治，神效。川芎六两，川当归（去尖、梢、芦头，净）四两，桑寄生二两。每服二钱，水八分盏，煎至六分，却入好酒二分，煎。孕妇临月一服，至卧蓐时，胎滑易生，恶物亦少，新血便生，藏府（指腹中）自然不痛。（陆子正方）

（六）易产方：当归一两半，川芎一两，桑寄生半两。为粗末，水酒各半盏煎。（陆子正方）

（七）产后脐下疼痛不止，可服香桂散。当归、川芎各一分（二钱半），官桂半两。为末，分作三服，酒一盏，入小便少许。（《备产济用方》）

（八）治胎衣不下：当归一两，瞿麦、莴苣各三分（七钱半）。为粗散，水及米醋各一中盏煎，分作三服。（《备产济用方》）

**按：**芎归佛手散，产科名方也。《产科备要》中所收有八方之多，为佛手散、圣功川芎汤、琥珀散三名四方，加桑寄生者二方，加桂者一方，加瞿麦者一方。

所主治：胎前则止痛易产，产后则去恶血而生好血，从芎归原有之功能，可以知之，无俟探讨。产后恶血能去，则胀痛晕逆之患不生；胞衣死胎得下，则危急之状可免；新血能生，则疮痍可复，余患自少。药虽二味，非等闲也。

芎归用量之比，四与三、三与二、二与一、三与一等分，以至一与二、二与三，有七种，以近人平时用量言，归必重于芎，为二与一，然此方去瘀为主，则等分，或芎二归一可也。煎法有用醋水各半、酒水各半，或酒水互有多少者，以酒水各半为常法。圣功川芎汤、香桂散用童便，以咸寒监辛温，以润下监行散，不使川芎有妄行之弊，亦一法也。小琥珀散，当归去芦、梢而用身，其意亦佳，盖全当归与芎、酒相辅而同行，一派温通，养血之义浅矣。

至于加桂以温血止痛，加瞿麦则滑胎之力大胜，加寄生则治腰酸而助安胎，则举一反三，其法多而可择。以琥珀名方而无其药，未解其义。复附《经效产宝》一方于后，亦此类也。治胎动下血，心腹绞痛，儿在腹中死活未分，服此药，死即下，活即安。当归三两，芎劳六两。水四升，酒三升，煮为三服。

### 三十四、愈风散四方

原文：治产后中风口噤，牙关紧急，手足瘈疭。荆芥穗（轻焙过）一两。为细末，每服三钱，温酒调下。此药委有奇效神圣之功。大抵产室但无风为佳，不可衣被帐褥太暖，太暖即汗出，汗出则腠理开，易于受风，便致昏冒。记有一妇人，产后遮护太密，阁内更生火，睡久及醒，则昏昏如醉，不省人事，其家惊惶，医用此药，佐以交加散，嘱云：服之必睡，睡中必以左手搔头，觉必醒矣。果如其言。（许学士《本事方》）

（二）荆芥散治产后一切难治之症：荆芥不以多少，为细末。每服一钱或二钱，温酒调下。（《备产济用方》）

（三）荆芥一味散治血噤中风等疾，取效为快，无疾服之，能顺气益血清神。荆芥穗晒干，不见火，为细末。每服二钱，童子小便调下。七日后沸汤调，以当茶饮为佳。（陆子正方）

（四）治产后洞泄不禁，下青黑恶物，神验方。泄泻者，恶露必不行，盖血渗入大肠为泻也，分过则愈。荆芥四五穗（大者），烘干，于干盏中烧成灰，不得犯油火，入研了麝香一米粒许，用沸汤一二呷调下。药微而能愈大病，奇效不可言。（陆子正方）

按：一味荆芥炭为方，古名举卿古拜散，或简称古拜散，盖古人珍秘其方，故以切音隐语名之也。拙著《六合汤类方释义》中考之较详，上数名之外，犹有华佗愈风散、如圣散、再生丹、一捻金、独行散等名，一药而得古人如此重视，知必有其特效者在。

用荆芥，不炒则发散；或轻焙则入血，而祛血中之风；或炒之成炭，则凉血而祛瘀，故能治产后及虚人，虚风、实风皆佳。如郁冒痉厥，金[7]恃为要药也。

第四方出于《深师》，病不多见，效在于麝香，荆芥恐无此分道之力也。

### 三十五、交加散同类四方

原文：治妇人荣卫不通，经脉不调，腹中撮痛，气多血少，结聚为瘕，产后中风。生地黄五两，研取汁；生姜五两，研取汁。交互用汁浸淬一夕，各炒黄，渍汁尽为度，末之。寻常腹痛，酒调下三钱，产后尤不可缺。（许学士《本事方》）

（二）胜金汤，才产了便服，去恶血，止血晕。地黄汁二分（生）（生指勿煮，所谓自然汁也。分字非二钱半，意指二分为一分之倍），生姜汁一分（生），用童子小便一分，煎十余沸，温服。地黄、生姜，须是净洁砂盆内研取自然汁，切不可犯生水。（《备产济用方》）

（三）治血晕至急方：生地黄三两（切碎），生姜三两（切碎，不去皮）。二物相和，同炒干，碾为末。每服二钱，研木香，酒一盏，同煎三二沸，通口服，压下血，立愈。（《备产济用方》）

（四）产后血晕欲死，及余血不尽，被风吹即变成寒热方。生地黄四两，生姜四两。并薄切，新瓦干之，为细末。温酒调下二钱。此二方俱妙。（《备产济用方》）

按：二药配制之法，《医学入门》作"地黄汁炒生姜渣，生姜汁炒地黄渣，各稍干，焙为细末"，语较《本事方》为明解。犹记有各为丸而早晚分服者，意尤可喜。交加散又见二处。一是《本草纲目》引《济生方》，而不见于影印乾隆本，曰"治产后中风，胁不得转"。二是《中国医学大辞典》引《妇人大全良方》"治妇人气多血少，腹痛结瘕，及胎前产后各病"（《汤头歌诀》亦作陈自明），乃不见于薛己校注本，薛本另有一交加散，治产后癥疹，则当归与荆芥也。

余谓交加之义，必以两药之性味相互交注为准，不尔，则寻常汤方散剂耳，意义便浅。故除《本事方》外，余三方皆失此义。生地滋阴清肝、凉血止血而性寒，生姜散寒祛表、调气暖胃而性温，独用则各有所偏，参合则互有所济。气血调而结瘕能行，营渐和而腹痛可缓，又能清营虚之伏热，祛血中之虚风。其恶血能去者，姜渣炒干之力也；其新血能生者，生地渣能养血也。此二种反佐法萃于一方，且交互反佐，为医方中仅见。

《医说》作者宋·张杲，有娣病吐血，医者教用生地黄自然汁，煮服，日服数升，三日而愈。有婢半年不月，见釜中余汁，辄饮数杯，寻即通利。见拙著《历代无名医家验案》所引。生地汁止血及生血之功，于此略可意想。

### 三十六、护胎方

原文：治妊娠时气，身大热，令子不落，护胎方。伏龙肝为末，水调，涂脐下二寸，干则易，瘥即止。又：取井中泥，涂心下，干则易。又：治伤寒大热，令胎不落方。灶底黄土为末，用新水调，涂脐下周回五六寸，干即复涂，频频为之，热退乃止。或用酒及泔清调皆可。

按：前者颇似近令泥疗法，唯系取海滩日晒之泥沙，所以去风湿，若此井底泥则凉入心脾，用以退热护心。脐下二寸为石门，本女子禁灸之穴，不识可涂敷否。以伏龙肝控胃酸而止呕，却催生而下胞，为妊娠忌药，此为内服言。然吾以不忍舍此止呕妙药，尝试用于恶阻，亦无所债。今用以护胎，则取其温涩下焦之能，设想亦颇合理。此法拜见于宋·平尧卿《伤寒类要》，文曰："妊娠热病，伏龙肝末一鸡子许，调服之，仍以水和涂脐方寸，干又上。"《十全博救方》却又有"子死腹中，母气欲绝，伏龙肝三钱水调下"之方，则内服须慎，吾个人经验不足凭也。

后条酒调法，颇似今日治高温不得汗者，用酒精擦身法，借身热之挥发，干则易之，无异用药发散其热也，而又能护胎，一举两得，意尤可取。

● 【校注】

[1] 饧（xíng）：糖稀。

[2] 咻（xiū）：吵，乱说话。

[3] 肝者，罢极之本，魂之居也：原为"肝者疲极之本，营之居也"。据《素问·六节藏象论》改。

[4] 稔（rěn）：熟悉、习知之意。

[5] 媲（pì）：匹敌；比得上。

[6] 血得热则温而去之：语出《素问·调经论》："血气者，喜温而恶寒，寒则泣不能流，温则消而去之。"

[7] 佥（qiān）：皆；都。

● 【评析】

本节所列汤方主治病证可分为二类。

一为胎前病，如治疗恶阻的黄连汤、吴白术散，尤其是吴白术散，安胎气，可常服，何时希认为方中阿胶宜用蛤粉炒，或用阿胶珠则更佳。胎动不安，烦热气逆，可用葱白汤；如昏倦者，宜用阿胶散、保安散；漏红可用大安胎饮子，然方中有川芎，何时希以为不宜，乃因其辛得艾叶则温行更甚而动血。心虚神不宁者，可用茯神汤养心安神，方中茯神、丹参、龙骨相配而起安神之功，何时希认为此不下于茯神、远志、枣仁之绝配。妊娠寒热往来，可用菊花汤，既能发汗，又不致太过伤正；感受时气，身热，可用护胎方外敷脐下，以散邪热。伤食则有木香丸、白术散。临产惊恐气急，胀满疼痛，或子悬证，宜用紫苏饮，解郁疏滞，柔肝降逆。尤其紫苏，如子、叶、梗一味用全，为妊娠首药，轻清灵动，可达上中下三焦。

何氏妇科专著校评

二是产后病，产后虚羸不足，宜用当归建中汤，此方应为仲景小建中汤加减而成，何时希对方中四味药，根据不同主症作君臣佐使之变化，随剂量的增减而得不同功效之说甚有参考价值。并倡导中药锉末，取散煮服的方法，亦属可参。产后诸证用药，总以破恶血、养好血为主旨，治以平稳为法。如产后中风，可用愈风散、交加散、何时希甚喜交加散之炮制法，交互反佐，既清营虚之伏热，又祛血中之虚风。对产后将护法亦有较详介绍，可参。此外，下死胎、治难产、催生等法现今少用，仅供参考。

卷

三

# 《女科经纶》评按

● 【原文】

## 一、女子经水温寒与天地相应

《素问》原文:"天地温和,则经水安静;天寒地冻,则经水凝泣;天暑地热,则经水沸溢;卒风暴起,则经水波涌而陇起。"萧慎斋曰:"经水得寒则凝,得热则行,尝与天地寒暑之气相应,而调经者可以知所务矣。"

按:此段经文,与血得热则温而去之、得寒则凝泣而不行两句相发明。气候可对月经有影响,然未必如经文沸溢、波涌、凝泣等语之甚,或且极不明显。例若盛夏有居经二三月,谓之避夏,人无分南北,皆尝遇之,并无症状,秋凉可自愈,则何览其沸溢。冬日大都经行如常,未见异状,或受寒则腹痛,此尽人皆然者,亦不见所谓凝泣也。于知气候之于月经,非生理反应之必然。而生活习惯,则反可造成经病。如夏日饮冰也,春秋薄衣也,少年妇女痛经转多,治则非细辛、桂、萸、姜、艾不为功,而此数药者,则冬日温经祛寒之法也。

我尝研治痛经一门,因知制冰棍工,日处冰室中,多病纯寒,入夏则甚发。挡纱女工,奔走于冷气车间,则不徒下寒侵袭,且有虚气下坠,甚多崩漏不摄。北地尚多露厕,妇女经临,虽隆冬深夜,亦从火炕暖室中去户外以临圊,又何能免于风冷之下袭。此其病实不关气候之影响。治月经病唯在辨证论因,据证施治,生活习惯宜加访问,不当与气候寒暑先持定见,在体虚善感之人,略作参考而已。临床常见有经期准确,月月是日(农历),甚至上下午不错期,寒暑且不忒[1]者,若以周期二十八天言,又何以解此。

巢氏《诸病源候论》于月水不调、不利、不通、腹痛诸症,其原因皆为劳伤气血,致令体虚而受风冷,风冷客于胞内,损伤冲任之脉,手太阳、少阴之经故也。四症悉同此语,论者或有讥之。巢元方隋代人,大业中(公元610)奉召撰此书,时当居于建康(即今南京一带),地属江南温和之区,犹提出月经病普遍由于风冷之因,则临床家岂不当放眼全国,勿拘之于自己学医于城市、生活于城市，而忽此多数妇女仍因生活习俗之不同，而有此风冷下受之病因也。

## 二、男子运而行之，女子停而止之

王太仆云：冲为血海，诸经朝会，男子则运而行之，女子则停而止之，谓之血室。

按：王冰此论，为自来经信学说之本，《妇人良方》等书皆引而宗之。余谓男女正常生理言，精血固是同类，然精者藏而不泻，岂可运而行之？血液循行，昼夜不息，何尝停而止之？停字、止字，乃是蓄血、瘀血之互词，是病而非生理之常，用为女子正常月经之解说，实有未妥。王氏又言曰："停止者，有积能满，静也。能满者，阴也，血也。故满者以时而溢，信也。女子以血满，故阴血应时而一下。"读此以知王氏之意，盖谓月事所以能积满，皆由停止而来，其所以停止者，即为溢下之所需耳。试观贫血体弱之人，经行淡少，然亦应时而至，其溢满于何有？又崩漏之人，月有亏损，未尝有所积满，而不能自已于崩漏。故太仆此说有违月经新陈代谢之生理，不足信也。

## 三、经行泄泻属于脾虚多湿

汪石山曰：有妇人经行，必先泻二三日，然后经下，诊其脉皆濡弱，此脾虚也。脾主血，属湿，经水将动，脾血先已流注血海，然后下注为经。脾血既亏，则虚不能运行其湿，以参苓白术散服之，月余而经行不泻矣。

按：此症吾所遇不少，言其较重者，临经肢体倦重，纳食减少，泄泻三数日，同时有浑浊如泔之带下，或则为烂泥状之稠浆，渐见色如赤豆汁，毫不鲜红而止，舌苔灰淡滑胖，脉濡缓无力，面色萎滞虚浮，血虚之象甚著，属诸脾虚湿困，已无疑义。土曰敦阜[2]，何以敷化，则脾乏生生之力，无以散精，不能在心而化赤，以致营血不足，血反化为水，乘经行之际而前后俱泄也。吾分三阶段治之。经前燥湿健脾，佐以淡渗，用苍、白二术，草果、干姜、五苓等，水泄带下反见增多，此湿有出路也。经期用温经汤、益母胜金丹，仍佐姜、艾、三妙，使血室有温煦之机，冲任有和暖之益。经后则以香砂六君、平

　　　　　　　　　　　　　　　　何氏妇科专著校评

胃，合归脾等，以营其生生之本，裕其化赤之源。二三月泄止，经量及血色皆趋正常，调理善后之法一如经后，燥湿健脾不撤也。

### 四、室女经闭为死候

危氏曰：女子二七天癸至，七七天癸竭。行早，性机巧；行迟，性鲁钝。若年十四至二十岁不行，命如风烛，朝不保暮，有病发则死。间有不死，百无一二，亦一生多病。

按：此皆恫人之论，不可尽信也。始经早者，由于发育早，体常单薄，城市之人开化早，往往如此，不以为怪也。乡村风气敦朴之区，发育必迟，待体气充实而后行，诚于中而形于外，实其里而华其表，有何不可，亦未见所谓鲁钝也。自知青上山下乡以后，朝夕涉水负重，室女经闭者多矣。其有经断而发胖，书虽称为血分，号称难治，然以四物合五苓治之，每水行肿退而经行，冲任之脉为水渍而不通，得水去，冲任通，则经复行，且能受孕焉，亦未见所谓难治，更何命如风烛之可言。故吾谓危亦林之论乃恫人耳，即使不见体肿，而内有干血，肌肤甲错，则有大黄䗪虫丸在。

学医治病，当先多读书，多学古今医案。同胞经验，目前杂志报道尤可借镜，最重要者，宜有一颗为人民作孺子牛之心，苦心研求，尽心服务，缩小不治之范围，而多觅可治之法。勿轻易下不治之诊断，以自推责任，而有贬祖国医学之威信。

### 五、妇人经水清血为居经

《脉经》曰：妇人年五十所，一朝而清血，二三日不止，此妇人前绝生，经水不下，今反清血，此为居经，不须治，当自止。经水下常五日止者，五日愈。

按：王叔和文字常较仲景为晦涩难解，如年五十所（所解大约、左右）者，已属七七绝经之期，而见清血二三日，俗称为回龙，亦妇女常有之事，确可自止者。唯居经之名为可异，居经者，为三月一行之谓。或者"前绝生"三字，当作经绝解，越三月而复见清血，义较通顺。

## 六、调经以大补脾胃为主论

《妇人良方》曰：若脾气衰弱，不能制水，水渍肌肉，变为肿满。当益其津液，大补脾胃，方可保生。

按：土不制水之肿满，一般以脾阳衰弱，土湿不燥者为多，甚则由于肾阳不温，火不生土而来。治当温脾燥土，土燥则水湿不得停留，而敦阜自平。或进一步温肾暖脾，使膀胱之气化，脾温则土燥，亦杜其生湿之源也。不当以阴性之药益其津液，以重衰其火，复湿其土，以增其水湿之潴留，岂简而易明之理也。陈氏益津液一法实为蛇足，且肿满本已水多，何尝有津少之征。

## 七、薄味不能聚精

袁了凡曰：聚精之道五，曰慎味，浓郁之味不能生精，唯恬淡者能补精耳。

按："精不足者补之以味""味归形，形归气，气归精"，皆《内经》语也。明清医家如韩飞霞、张景岳、吴鞠通、叶天士辈，何莫非以血肉有情之厚味以填精者。《内经》"形归气"之"气"字，当作阳气解，故又以鹿为厚味之上品。若一以熟地、黄肉之类草木补精，不能化气归形矣。况味之恬淡者，仅能生上中二焦之津液，恐难填下焦之真精，盖袁氏乃道家养生之流，非医家之学可以谈，辟谷不足以语此也。

## ●【校注】

［1］忒（tè）：差错。

［2］敦阜：运气术语。五运主岁之中，土运太过的名称。《素问·五常政大论》曰："太过何谓……木曰发生，火曰赫曦，土曰敦阜。"谓敦厚阜高之意。

## ●【评析】

本节所列有关妇科病的一些论点，何时希按语作了评论。比如影响月经的因素，除气候外，尚有生活习惯、工作环境、体质强弱等。经行泄泻属脾虚多湿，治用参苓白术散，然何时希又有其独到之三阶段疗法，即经前燥湿健脾、经期温经散寒、经后健脾养血，实为经验之谈。同时文中亦对某些论点持否定态度，诸如男子运而行之，女子停而止之；室女经闭为死候；脾气虚弱不能制水，治以益津液；用薄味草本以聚精等。批判皆有理有节，令人信服。

● 【原文】

### 八、胎前宜清热养血

朱丹溪曰：胎前当清热养血为主，白术、黄芩为安胎之圣药。俗医不知，不敢用，反谓温热剂可以养胎，不知胎前最宜清热，令血循经不妄行，故能养胎。黄芩安胎，为上中二焦药，使降火下行。

按：胎前用清热养血，乃许叔微抑阳助阴之理为首创也。唯《本事方》抑阳用枳壳散，助阴用四物汤，其论曰："妊子则方闭经隧以养胎，若阳盛搏之，则经脉妄行，胎乃不固。"《素问》所谓"阴虚阳搏谓之崩"也。王海藏《医垒元戎》有黄芩六合汤，以芩、术配四物，"治经水过多，别无余证者"。经丹溪之锤炼，乃得结论曰："凡妊娠调理，以四物去地，加白术、黄芩为末，常服甚效。"（见《丹溪心法》）余秉师承及丹溪学说之信服，在行已久，治诊间从未发现杆格，虽读邯郸诸说不能摇也。生白术并不嫌燥，既走分肉，以治肌体之疲重，又健脾以化痰湿，助胃以裕饮食；佐芩则使水湿下渗，使减子肿之变；佐芍则和肝脾而缓腹痛。黄芩止呕恶以安中，泄肝胆而降逆，除心肺热而清眩晕，多服则免夫子烦之虑，合黄连、竹茹则止呕之力加；合桑皮、枇杷叶则降逆之功胜。夫心清则头目清，烦息则反侧平，呕恶不生则饮食自增，此初孕恶阻时最切之要求也，能臻此，则安胎之望达矣。血虚者当兼四物。

### 九、胎前用茺蔚子

《丹溪心法》曰：茺蔚子活血行气，有补阴之妙，命名益母，以其行气中有补也，故曰胎前无滞，产后无虚。

按：以益母治胎前病，我则不然，仅以治产后留瘀、临经腹痛及宫寒不孕，而未尝敢用胎前。丹溪所称活血行气补阴之妙，岂无他药可用乎？试取古方考之：昝殷《产宝》济阴返魂丹，茺蔚叶及子，炼蜜如弹子大，功与黑神散不相上下，盖为祛瘀之用。《外台秘要》引《近效方》益母膏，治产妇恶露不尽及血晕。韦宙《独行方》有益母草二方，治女人产难及子死腹中，又产后血晕，心气欲绝，益母草研汁服，绝妙，见《子母秘录》。产后血闭不下，益母草汁入酒温服，见《太平圣惠方》。其后于丹溪者，有《医学心悟》益母胜金丹，治月经不调、室女经闭成损、经事愆期三症皆用之。《本草纲目》之主治，为活血破瘀、调经解毒，治胎漏、产难、胎衣不下、血晕、血风、血痛、崩中漏下、打扑内损瘀血，其性味为辛甘、微温，今丹溪作为胎前药而重点提出，窃期期以为不可。

### 十、勿用芍药伐肝

朱丹溪曰：胎热将临月，以三补丸。芩、连、柏加香附、白芍，或地黄膏。血虚者，四物；若瘦弱人，勿用芍药，以其伐肝也。

按：芍药酸先入肝，养血和阴，补肝体，柔肝用，对肝有益无害，应无伐肝之弊。在妊娠早期用之，可使肝和不亢，减少恶阻头眩症状。与白术合则肝脾能和，而有益于腹痛；与黄芩合则酸苦泄热，减恶清神。于妊娠后期用之，可使肝柔不燥，减其亢旺，与子痫预防大有裨助。在安胎药中常用之，使当归之气香性行，得其颉颃调和之妙。若瘦弱人肝胆多火者，丹溪用三补丸之苦寒清火，合以芍药，正得制火抑阳之配。反之，肥人、气虚人多生痰湿，痰湿多则脾困，如用芍药，酸收既为湿家所忌，且酸则补肝，木旺又来侮土，亦非脾虚所宜。谓以伐肝而忌，不知其论何据，或谓肥人产前用枳壳，所以宽气，利于胎儿转动，芍药之酸与枳壳相反，故忌之。不知酸能缩胎使紧，古方多用诃子者，又忌夫芍药？况临产之月，即在瞿麦、冬葵、滑石、车前之属，尚不畏其渗利，而喜其滑胎易产，能忌芍药之柔和乎？

### 十一、体丰不宜补气

喻嘉言曰：人之体，肌肉丰盛，乃血之荣旺，但血旺易至气衰（此语非确），久而弥觉其偏也。夫气与血，两相维而不可偏。气为主则血流，血为主则气反不流，非气之衰也。气不流，有似乎衰耳，故一切补气药皆不可用，而耗气之药反有可施，缘气得补则愈锢，不若耗之，以助其流动，久之血仍归其统握中矣。

按：此论盖专指肥盛而缺乏运动之孕妇而言，所谓气反不流，可征不是气虚而是气滞，所当运气顺气，使气机流畅而不滞，自有助于分娩。此唐湖阳公主以养尊处优，好逸不劳，而体肥难产，南山道士进瘦胎方之例（枳壳、甘草二味，名枳壳散）。但喻氏"耗气"二字用语不妥，令人有消耗克伐之疑耳。胎前用补气药，不仅不宜于肥人，本非可概施者，妊娠至半胎（五月）以后，不论肥瘦，若非治病所必须，慎勿恃补气为安胎而妄用。斯时胎儿之需要增，吸收营养之能力大，补气之品将被胎吸取而加重肥重，转为分娩之不利，初产妇宫小道狭，尤易造成会阴破裂，俗说不补母而补子者此也。一补气药耳，而贻害如此，可不慎乎？

然当恶阻甚，呕伤脾胃者，中气虚馁，得甘反能安缓，昔有同学妻，初妊呕恶数日夜，水浆不入，奄奄一息，同道前辈治之殆遍，无能稍止者。程师门雪曰：应以好人参煎汁，冲淡稍进之，既能受，乃以渐浓服，遂安。此本气虚，中土无权，以顺其降和，多用苦寒成法，更伐其生生之气，若谓是胎中浊气上冲，决无如此之甚者也，故得人参而止吐，遂收甘以缓中之效，此补气有效之一例也。又有中虚，虚气下陷，以致腹胀足肿者；或气不摄血而见漏红者；或气化不及州都，膀胱宣化不利而为子淋者；或气不摄水，膀胱不约，而为小便频数，甚则遗尿者；更有气虚不能提摄，致尿脬下压，溺不能出，而腹胀欲死者，此皆胎前必须补气之症，不补中以升提，何能挽救。若狃于喻氏之说，误用耗气，不特坐失时机，恐有祸不旋踵之危，故不辩于赘言。至于临产之时而服人参（勿用升、柴、黄芪），可增其努责之力，正是需要，亦不在喻氏之忌也。

### 十二、怀妊脉平和，如无妊然

马玄台曰：怀妊三四月，则恶阻少止，脉甚滑疾，盖男女正成形质，其气尚未定也。至五六月以后，形质已定，男女已分，及八九十月，其脉平和，如无妊然，非医者深明脉理，病者莫明其故，难以诊而知也。至六月后，则疾速亦无矣。然则始终洪数不变者，其气甚盛，不可一例拘也。

按：经停腹大，即是有病之征。如蓄瘀则尺脉应涩，或六部俱涩；若血虚则当尺中微细，或六部微细欲绝。今脉反平和，亦无妊脉可见，是当见在怀孕六月之后，即《素问·腹中论》所谓："何以知怀子之且生也？身有病而无邪脉也。"怀妊当三五月后，腹部必有膨大之为征，六七月后，则脐上至胸渐高，何能目察而不知，盖妊妇大都欲自掩饰其外象，束腰吸肚，宽衣博带，粗视之颇可被其蒙蔽（其阴胎不起，胎萎不膨者，已属癥瘕，不在此例），然细心望诊，究亦难逃医家之目，何则？举止必笨重，转折必迟缓，坐则胸高，立时不能遽起，至六七月后则面色亦见呆滞，或多水疹、雀斑之类。

往时名医有不听口诉病史，专恃色诊切脉者。若病者讳疾忌医，自隐其情，反用以觇测医术之高下，而医者又不问经行、经停及怀胎月数，故示高深，以为炫弄，如是者必两误矣。余于女科问诊，必先经期、色量、望诊，察其胸腹隆否、腰围粗否，以及行动举止之异常，则经期与孕期，初步判然先得矣。

女科医籍中，辨胎脉法特重于辨男女、测骈品（仲景则平脉以辨证，仅有"妇人得平脉，阴脉小弱……名妊娠，主桂枝汤""怀妊六七月，脉弦，少腹如扇，以附子汤温其脏[1]"两条）。晋王叔和《脉经》首列八条，分别男女，而平妊娠则为七条；巢氏因袭之〔并摘叔和三月至八月脉法，掺入于徐之才逐月养胎方中，使徐之才方无复本来面目，虽得《千金方》以为对校，然究后于巢氏四十年（《病源论》成于公元610年，《千金方》成于公元652年），两家所录之逐月养胎方，不能考知其孰为真本，唯巢氏删去养胎方十八首，又文多简节，则当以《千金方》为可信也无疑〕，后世带下诸家亦于此津津乐道之。余尝辑得妊娠脉法二百余条，思加以评按，勒成一书，经分类后，觉其中辨男女法占大半，又多封建意识，即使失传，亦不足惜，故复废置。若此《素问》文字及马玄台之注，则诚有用之学也。

何氏妇科专著校评

### 十三、诊胎脉在手足少阴二经

潘硕甫曰：《内经》所谓"妇人手少阴脉动甚者，妊子也"，又曰"阴搏阳别，谓之有子"，叔和所谓"尺中之脉，按之不绝"同义也。心主血，动甚则血旺，血旺易胎，故云有子。肾为天一之水，主子宫以系胞孕，胎之根蒂也。

按：妊脉先见于尺寸二部，所谓阴搏，所谓尺中不绝，指肾气之有余（不绝乃生动流利，不枯索、不歇代之意）。所谓手少阴动甚，乃心血之旺盛。肾气与心血，见征于此尺寸二部也。

妊娠早期，以滑利弦数为主脉，左寸与尺可以先见，然左右三部亦必见之，究竟调动全身之气血以养胎，不徒恃夫心肾也。左关属肝血，尤以胎中浊气冲上，肝阳不平之故，亦早见弦脉，不当刻舟求剑于左寸左尺也。唯尺脉实不实，可以征胎元之固不固；左寸弱不弱，尤能征其气能统帅与否。断二者乃妊脉中核验其胎气强弱之最重要者。辨胎脉及离经脉辨，详见拙著《妊娠识要》中。

### 十四、经论妊脉阴搏阳别

《素问·阴阳别论》：阴搏阳别，谓之有子。王太仆注谓：阴搏者，尺脉滑利而搏击应手也；阳别者，与寸口之阳似乎别出而不相贯。盖有诸内，是以尺脉滑利如珠也。

按："阴搏阳别"四字，解者各殊，试征引之。王叔和谓："此是血气和调，阳施阴化也。"王冰谓："尺脉搏击，与寸口殊别，阳气挺然，则为有妊之兆。何者，阴中有别阳故。"（此见于《素问》中，与上引文略异）王蜆谓："阴脉逼近于下，阳脉别出于上，阴中见阳，乃知阳施阴化，法当有子。"崔紫虚谓："阴搏于下，阳别于上。"滑寿谓："尺内阴脉搏手，而其中别有阳脉也。阴阳相平，故能有子也。"张景岳谓："凡妇人怀孕者，其血留气聚，胞宫内实，故脉必滑数倍常，此当然也。然有中年受胎，及血气羸弱之妇，脉见细小不数者亦有之，但于微弱之中亦必有隐隐滑动之象，此正阴搏阳别之谓，是即妊娠之脉，有可辨也。"程钟龄谓："两尺脉旺与两寸迥别。"萧慎斋谓："此两语兼心与肾二经并论也。"吴谦谓："两尺阴脉搏指有力，两寸阳脉不搏，而别于两尺，斯为有子脉无疑也。"马莳谓:"尺脉搏击于指,而与寸脉不同也。"张志聪谓:"盖有诸内,是以尺脉滑利如殊也。"(重复王太仆语)娄全善谓:"言受胎处在脐腹之下,则血气护胎而盛于下,故阴之尺脉搏指有力,而与阳之寸脉殊别也。又如痈疽,发上则血气从上而寸脉盛,发下则血气从下而尺脉盛。"沈尧封谓:"搏者应指迫迫有力,但见于阴分之尺部,与阳分寸部显然有别。"从上引十二家注释而言,唯景岳、娄氏结合经验,有所发明,余皆望经文而生义,因字面以敷衍,即号称善读《内经》之马、张二家亦然。

余谓阴脉当解为沉部、尺部,其脉当沉按取之,当小弱于寸,是为常人。若尺脉浮动搏指,或滑利如珠,是谓阴搏。与阳有别者,谓浮动之状着肤即得,高于原来之浮,又旺于原来之寸,寸与浮皆阳,故曰与阳有别。此临床所见,非空论也,因常人之寸脉或浮按,有以气血之虚,其脉或有不甚旺者,唯孕乃胜于一般之寸旺与浮脉,显而易见,其义殆如此。

读古人书,如从正面解,有时常胶滞而不易通达,能得相对之文校之,便可恍然。余尝从《素问·阴阳别论》另一则"阴虚阳搏谓之崩"语,而有所会心,阳搏为寸脉浮旺,阴虚谓尺脉无力,是症阴竭于下,阳动于上,故迫血妄行而为崩也。反证其尺脉不沉细而浮动(阴搏)胜于寸脉(阳别),是下焦忽有一股勃然兴发,迫迫生气之象而见之于适龄之妇人,非孕而何? 此与"阳有别"句,仅是比较之义,勿作寸脉弱解,若果心脉不旺,则胎气亦难固矣。另一读书法,则是求取已知及已经证验之旁例,如景岳引中年受胎及虚人之脉,娄氏引痈疽之脉,令人有触类旁通之悟。

### 十五、以左右脉数辨男女

王叔和曰:妇人妊娠四月,欲知男女法,左[2]疾为男,右疾为女,俱疾为生二子。

**按:** 记余在虞家代诊时,常有姑与母偕孕妇同来,但求男女之一决,不须处方者。尔时亦尝据古书记载及虞老所传以为应付,亦颇有验者。三十八年往矣,闻见渐多,疑窦丛生,不特不复谈此,且劝孕人不必问医,不可信之矣。**何则?** 左尊右卑,左男右女,乃旧社会生活礼节上之习惯,本无任何科学根据，何可施之于辨胎？（其他望诊辨男女法甚多，以为尤近唯心）叔和言左疾或右疾，殊不合生理。心之搏动，脉之应手，其率两手皆同，何能左右疾迟有异？丹溪作左大顺男、右大顺女论（见《格致余论》），左大血充，何能为男？右大气充，何能为女？是则稍习按诊者，类能辨之，即此而可别男女，亦太轻易矣。以脉言脉，左手寸、关、尺三部主心、肝、肾，皆阴也，如左旺能为男乎？右手寸、关、尺三部主肺、脾、命门，皆阳也，若见右旺，反谓生女乎？丹溪又谓此左右乃指医者之手，吾确曾学得川中老医左取右、右取左，食指为寸、名指为尺之持法，读书亦曾见言食指脉如何、名指脉如何者，此另一师承，非天下之通行也，无说服也明甚。即叔和、丹溪本人，他处亦未用此持脉法，何独于此而变其故常。所以用旧说证临床，往往不验。吾尝与同事赵锡武前辈论之，颇韪[3]我见，且劝我宜撰一文以辟旧说，卒卒未果。盛科学之日昌，又何事于复古（或者曰排古、非古），彼抱古以偏喜，或闭目而塞听，迨潮流之日新，必自归于淘汰。独念古今事，岂无若我之疑者，乃无一人发其惑，徒以饰词牵释，强为传会，奈何。吾于拙著《妊娠识要》中，尝力劝孕者勿重男而轻女，而医者亦慎毋卖弄才华，妄别男女也可。

### 十六、恶阻用半夏

陈良甫曰：半夏须姜汁炒以制毒。凡恶阻，非半夏不能止，是有故无殒也。

按：近日半夏皆已姜制，鲜有生用者。为止呕之专药，妊娠亦不必忌用之，亦无损于胎，乃已制去其毒也。既已姜制，便非忌药，故不能作"有故无殒"解。《内经》本意乃指原系堕胎药，有病则病当之，故此药只见治病之功，遂无堕胎之害。

### 十七、《产宝》同名之书

按：齐已，字仲甫，宋人，著有《产宝百问》，附《产宝杂录》各一卷，见《医藏目录》，故书中或引称《产宝方》者，即齐氏书，非唐人昝殷之《经效产宝》也。又有无名氏《产宝诸方》，及托名丹溪之《产宝百问》，又明人单养贤有《产宝新书》，皇甫泰有《产宝》，著于录，而书均未见。清人汪有信著《产宝全书》四卷，倪枝维亦有《产宝》，倪东溟有《产宝家传》二卷，郑文康亦有《产宝百问》，书皆存。综上乃有十一种，若引用时统称《产宝》，易致误会。

### 十八、子烦分证用药

薛立斋曰：子烦因内热、气滞、痰滞、气郁等等，脾胃虚弱用六君、紫苏、山栀。

按：此症我屡遇之，辗转反侧，坐卧不安，燥热善怒，目赤舌红，甚则夜眠不宁，谵语烦扰，温邪入营之象。其原因以精神负担、情绪焦躁为最多，心虚、心热、忧郁、惊恐（故初产妇每易见发）、肺热、痰热、郁结、气滞及肺胃阴虚等因次之。治用竹叶汤、知母饮、犀角散、清宫汤、清营汤、清心莲子饮等清心为上，或加清肝，以心热不已，君相同炎，火动风生，则成子痫。故此病分型属于先兆子痫或轻型子痫，论见拙著《妊娠识要》中。然薛氏所谓脾胃虚弱之因，却殊少见，若用六君，气有余便是火，不促其昏蒙乎？薛氏用药颇宗温补，治妊娠亦不离故法，学者当知所择焉。

### 十九、妊娠烦躁，金亏水涸

萧慎斋曰：胎系于肾，肾水养其胎元。则元气弱，不足以滋肾中之火，火上烁肺，肺受火烁，变为烦躁，此金亏水涸之候。法当滋其化源，清金保肺、壮水滋肾为主。

按：此症病机，自有水不制火、心火刑金二者，然本虚而标实，已见烦躁，着席不安，须当先急其标，而欲滋化源、壮肾水，缓不济急矣。唯有清心凉营一法急治之，佐以清肝，使肝风不起，不与心火合化，即为上着。往者余在中医研究院与北京妇产医院协作研究子痫，是岁发病率少而安全者多，胥由在子烦阶段，清烦解躁，先遏其化风之势，使不进而为子痫耳。同事钱伯煊先生颇韪我法，多所采用。

### 二十、妊娠水肿坏胎

巢元方曰：水渍于胞，则令胎坏，然妊娠临将产之月而脚微肿者，其产易，所以尔者，胞藏水血俱多，故令易产，而水乘于外，故微肿，但须将产之月耳。若初妊而肿者，是水气过多，儿未成具，故坏胎也。

按：巢氏此论，极可遵循，比之《妇人良方》薛注等书，仅于血水、脾胃水渍等说敷衍演释者，有益多矣。以妊娠早致肿与临产之月肿，区分为伤胎与否，又指出伤胎之原因为儿未成具，何等简洁明确。但核之临床，早致肿俗称琉璃胎、水晶胎，胎儿大都难保，诚为水渍胎坏也。肿久即使胎不坏死，亦多致形骸不全，或生后不育，晚致肿虽坏胎渐少，可成妊娠高血压，甚则子痫，医者见肿，及早治之为妥。

### 二十一、妊娠足肿主男女

《名医录》曰：宋少主与徐文伯微行，见一妊妇足肿不能行，少主脉之曰：此女形也。文伯诊之曰：此男胎也。

按：后世乃有见足肿而色喜，以为宜男之兆，置而不治，此非有证验及学说根据者，凡肿必有脾胃运化失恒，水湿留渍之理，若失时不治，而至日久胎坏，转成画饼。

### 二十二、胎动不安辨生死

王叔和曰：妇人有胎腹痛，其人不安。若胎病不长，欲知生死，令人摸之，（节）冷者为死，温者为生。

按：欲知胎儿生死，当求妇产科检查，唯动则生，不动则死，动稀者危，配以听心音，辨之亦不难。唯动与动稀，以至不动，皆须孕妇自己细心留意。始动或有早晚，唯既动之后，则清晨夜半人静之时，胎必自动，但一日不动，即须检查，不可玩忽也。

### 二十三、妊娠腰痛

《大全》曰：腰痛不止，多动胎气。肾虚者，青娥不老丸，总以固胎为本。

按：腰酸痛若由两侧而至脊，下移至尾闾，至尻骨如拆时，胎必陨矣。青娥丸治腰痛固是佳药，然中有核桃仁、补骨脂，则正为禁忌，曷若专用杜仲、川断、狗脊、寄生为妥。

### 二十四、妊娠小便涩少

陈良甫曰：妊娠小便涩少，由气血聚养胎元，不及敷荣渗道，遂使膀胱郁热，法当养血以荣渗道，利小便以导郁热。

按：此症遇之甚多，以气虚、阴虚之因为常见，胎儿重坠，妊母中气虚，不足以举之，则压于膀胱，闭塞下口，尿无由出，但举其气，使下口无压力，则尿自行。尝见记载有数法：一使壮健妇人提孕妇两足而倒之，胎上升则尿出如溅矣。又旧法，稳婆手涂香油，入子户而轻托其胎，尿亦大出。亦有以法探吐，或搐鼻取嚏，以开肺提气者。此数法在农村缺医之处，或仓促无法之时，犹可借为急救之参考，都市医切勿笑其鄙俗也。推之用药，总以补中益气汤为上选。

尿久潴则色转黄，稍稍饮水，数行后尿自清，故无他征者，勿遽为湿热而投渗利也。阴虚者肺经有热，或曾感风热之邪，上焦液耗，则无以通调水道，亦即金无以生水也，是当养肺阴为主。或上焦之气不行则下脘不通，肺气瘴则膀胱气化不利，是宜沙参麦冬汤、泻白散之类，清上源，开鬼门，肃肺气，则水道自利矣。阴伤者不可利小便，亦不宜用渗利，即使膀胱气化不及，用猪苓勿用五苓，轻佐滋肾通关丸数分至钱半，即可矣，谓桂枝或肉桂勿多用也。

### 二十五、妊娠风痉为子痫

陈良甫曰：妊娠体虚受风，伤足太阳经络，复遇风寒相搏，则口噤背强，甚则腰反张，冒闷不识人，须臾自醒，良久复作，谓之风痉，一名子痫。

按：陈氏以子痫属于外风，文字亦悉袭巢氏流风影响，若遵用辛温风药，以施用于临床，偾事必矣。目今所见子痫，以及中外记载，皆属之妊娠高血压转成，不但角弓反张，且有抽搐瘛疭，昏多醒少，必由邪在心肝，风热交炽，始能成之也。病详拙著《妊娠识要》中。

从心肝风热以立治，既恰合于病情，又符《素问》"诸风掉眩，皆属于肝""诸热瘛瘲，皆属于心"之旨。巢氏以下千百年来，子痫而用辛温，治之都少见效，乃诿为难治之症，斯孰矢其咎哉。

薛立斋于《妇人良方》中，新附瘛疭方论一篇，甚见卓识，用钩藤汤、羚羊角散、加味逍遥散等，颇为中彀[4]，乃又不离其家法，以归脾、八珍、六君、二陈等方错杂其间，令人有寒热莫辨，虚实混淆之憾。


### 二十六、子嗽分四季

陈自明曰：各以其时感于寒而为咳。秋则肺受之，冬则肾受之，春则肝受之，夏则心受之，长夏则脾受之。

按：此《内经》咳论之通套，临床家皆知其不能合辙（《内经》论咳自有其菁华，如"此皆聚于胃，关于肺""皮毛先受邪气，邪气以从其合也"等语），试思以四季辨五脏之咳，辨证能如是易乎？而冬日之咳，不问老幼虚实，不治肺而治肾，方药从何下手？治咳又太难矣。此唾余之论，乃移之于子嗽，读书至此，糠粃杂于精粟，唯有疾首蹙额耳。


### 二十七、妊娠下痢

薛立斋曰：妊娠痢下黄水，乃脾土亏损，真气下陷也，当补益中气；黄而兼青，乃肝木克脾土，宜平肝补脾；黄而兼白，乃子令母虚，须补脾胃（如以五色言，须补脾肺）；若黄而兼黑，乃水反侮土矣，必温补脾胃（当云脾肾）；若黄而兼赤，乃心母益子，但补中益气。

按：薛氏所引妊娠痢黄水不绝一则，原出于《经效产宝》，治方为厚朴、黄连、肉豆蔻三味，明是水泄，应与痢下有别，痢下岂有黄水者耶。我则以此条归于子泻类，论见拙著《妊娠识要》中。此以五色配五脏而论治，似乎辨证易而治法简明极矣，直是白日说梦，痢见黄则向愈，此人人能知者，何必故弄玄虚，迷人眼目，《产宝》之痢黄水当作利字，则迎刃而解矣。

### 二十八、萧缪二家论子痢

萧慎斋曰：妊娠痢疾，若守河间之法，降气则后重自除，行血则便脓自止。不知胎前之气果可降乎，气降则胎下坠；胎前之血果可行乎，血行则胎必堕。莫若多用木香以调气，当归以养血，再以四物倍白术、黄芩。丹溪所谓先托住正气，以固其胎，而后顺气和血，佐以消积导滞，此治妊痢之要法也。

缪仲淳曰：凡胎前滞下，宜用黄芩、黄连、白芍药、炙甘草、橘红、赤曲、枳壳、炒莲肉，略用升麻。未满七月，勿用滑石，急者必须用之，不拘此例。

按：利小便乃泄泻之治，利小便即所以实大便也。治痢本忌利小便，小便利则痢更艰涩不爽，况滑石能下胎，忌之甚是。此中"略用升麻"一语，意则极佳，以能升提中气，免于胎坠。然湿热滞当未清化之痢，用升麻早则肠中秽浊之气上冲，反致噤口，其变尤速于兜涩太早。吾常以桔梗开提肺气，肺气开则大肠之气顺，而有助于宣行肠中之气湿；或以葛根之升与芩连之清肠同用，而桔梗、葛根与升麻同一升也，为害则小。

### 二十九、子泻用分利法

《大全》曰：妊娠洞泄，协热下利，并以五苓散利小便，次以黄连阿胶丸或三黄熟艾汤以安之。

按：泄泻脱水，则液干胎萎，本是急症，宜令洞泄之水液复归于水道，则利小便以分其水，乃是正治。但用五苓，须乘其脾气未伤之前，若迟则气不能摄，渗利之药反足促其胎堕也。若泻多，脾气已虚，液已复夺，不可复利以重竭之，则宜舍五苓而以葛根芩连为佳。芩、连苦能厚肠，亦清肠而治协热；以葛根之升清，可维其胎气之下坠。如三黄合熟艾，又具有安胎止痛之义矣。详见拙著《妊娠识要》中。

### 三十、子泻用消积法

薛立斋曰：妊娠若面食所伤，六君子加麦芽；肉食所伤，六君子加山楂。兼呕吐腹痛，手足逆冷，乃水侮土，六君子加姜、桂。

按：麦芽化胎为水，山楂消血化瘀，姜、桂动血，皆怀妊所宜慎。治泻消滞，温寒之药多矣，例如陈皮、莱菔、鸡内金、大腹皮、苏梗、藿梗、土炒白芍、扁豆衣、苍术、朴花、豆蔻、荷叶之类，甚则三黄、痛泻要方等，岂不平稳有效。

### 三十一、胎动与胎漏之辨

《女科正宗》曰：胎动与胎漏皆下血，胎动则腹痛，胎漏无腹痛。故胎动宜行气，胎漏宜清血。

按：言之凿凿，似乎病因可分，症象可判，治法可别者，实则强作解人，纸上空谈耳。有所磕伤或触犯，而致胎动不安者，有不痛不下血，得卧养而自安。或腹痛而漏红，血去则胎缺所养，必大动而不安。治之之法，先辨腹痛之因，磕触所伤，古法用砂仁末、竹沥数两，及葱白、银器，热用三黄，或重用芩、术；王孟英用竹茹、桑叶、丝瓜络三味，轻者亦能得效；寒用胶艾，仲景治"妊妇腹中疠痛，以当归芍药散"，又"妊娠常服当归散"，则均以归、芍、术、芎止痛。治法多端，岂清血一法所能尽哉。若所谓行气以治胎动者，吾恐气行则血乱，血乱则妄行，不能安胎，反可堕胎矣。胎动之由于气滞者，殆为少见。

### 三十二、妊娠堕胎

齐仲甫曰：假令妊娠三月，当手心主包络养之。如不善摄生，伤其经，则胎必堕，后有娠，至其时复堕。

如妊娠腰常痛，防堕胎。腰为肾府，女子以系胞也。

按：堕胎者每至其月复堕，所谓习惯性流产也。此缘胞宫之藏子，至其月（不定在三月，大都在五月前）则伸张有所限，不能复张，一有触动，不堕何待，恐非所谓伤其经也。吾治之，首寻其屡次流产之因，如气虚、血热、肾虚等内在因素，更诘其生冷、饮酒、磕伤、触动诸因，从而嘱之以安卧，劝之以利害，孕者及家属若能遵从，常可安然度过五月也。古有流产在一月半、三月半、五月半之说，总在五月前。

肾虚、气虚而又血热者，常为堕胎之内在主因。脉之亦有可见，尺脉弱，两手均细数，右侧细软无力，合之症状，可以为断。

● 【校注】

［1］怀妊六七月……以附子汤温其脏：语出《金匮要略·妇人妊娠病脉证并治》："怀妊六七月，脉弦发热，其胎愈胀，腹痛恶寒者，少腹如扇，所以然者，子脏开故也，当以附子汤温其脏。"

［2］左：原为"右"。据《脉经·平妊娠分别男女将产诸证》改。

［3］韪（wěi）：是；对。

［4］中彀（gòu）：中的。彀，目标。

● 【评析】

此节论胎前诸病诸法，何时希褒贬甚明，他赞同胎前宜清热养血，尤赏许叔微之抑阳助阴之理念，用药如白术配黄芩，合以四物汤，或四物汤合枳壳散。不赞成胎前用茺蔚子，因其功专祛瘀，恐伤胎。芍药伐肝之说无理无据，不可信。子嗽治分四季、下痢五色配五脏、妊娠足肿主男女等说皆为无稽之谈，临证当辨证治之。同时，他对一些病证的诊治亦提出自己的看法和经验。如体丰不宜补气，当指气滞者言，如中气虚馁作呕，或中虚气陷足肿，或气不摄血漏红，或气虚不能提摄致小便淋、闭等，均当补气治之。妊娠水肿当早治，以恐坏胎，或致妊娠高血压，甚则子痫，古称风痉，乃心肝风热交炽而成。子烦属先兆子痫，多因心虚、心热、惊恐、肝郁等所致，而脾胃虚弱者少见，治宜用竹叶汤、清宫汤等清心为主，或加清肝，以防心热不已，肝火同炎，火动生风而成子痫。治妊娠下痢，不可妄用降气行血，以免堕胎，宜用黄连、黄芩清肠，佐以桔梗、葛根等行气去滞。

关于妊娠脉诊，何时希亦有经验之谈。如妊娠早期以滑利弦数为主脉，左右三部见之，不徒恃心肾手足少阴二经。怀妊五六月后，脉平如无妊然，此时诊断当据望诊、问诊。至于诊脉辨男女，无科学依据，故不可信。

### 三十三、分娩半产漏下昏冒宜活血升举

李东垣曰：妇人分娩，半产、漏下，昏冒不省，瞑目无知，盖因阴血暴亡，有形血去之后，则心神无所养。心与包络者，君火、相火也，得血则安，亡血则危。火上炽，故令人昏冒；火乘肺，故瞑目不省人事，是阴血暴亡，不能镇抚也。

按：大失血后，已有昏冒不省之象，明有气随血脱、阳随阴亡之变，乃谓此症是火上炽，火乘肺，颇令人虚实寒热难分。

又曰：血已亏损，医反用滑石、甘草、石膏辛甘大寒之药，泻气中之热，是血亏泻气，二者俱伤，反成不足虚劳病。

按：是症实具虚脱急剧之危，而云成虚劳，虚劳者，慢性病也。

又曰：夫昏迷不省者，上焦心肺之热也，为无形之热，而用寒凉之药，驱令下行，岂不知上焦之病，悉属于表，乃阴证也，汗之则愈。今反下之，暴亏气血，生命岂能久长。又不知《内经》有说：病气不足，宜补不宜泻[1]。瞑目之病，悉属于阴，宜汗不宜下。又不知伤寒郁冒，得汗则愈，是禁用寒凉药也。

按：此段矛盾尤多：一以昏迷不省之病属上焦心肺之热，是混温病热入心包，与失血虚脱为一谈。二以上焦之病武断为悉属于表，则肺痿、肺劳、咳血、喘汗、怔忡、心慌诸病，皆表证乎？三既是表实，汗之则愈，又何以曰乃阴证也。四则瞑目之病，既悉属于阴，阴乃非表非实之不足症，当云忌下又忌汗，又何以谓宜汗不宜下，凡宜汗者皆实证也。五则以伤寒郁冒，表邪不解散之实证，得汗而愈者，以引证于产后亡血之虚证，以证其阴证可汗之说，夫既引郁冒属于妇人分娩，当从《金匮》仲景曰："新产血虚，多汗出，喜中风，故令病痉；亡血复汗，寒多，故令郁冒；亡津液，胃燥，故大便难。"此产后三大症，皆由亡血复汗而得，东垣乃再三以汗为言，何哉？

又曰：分娩半产，本气不病，是暴去有形之血，亡血补血，又何疑焉。补其血则神昌，常时血下降亡，今当补而升举之，心得血而养，神不昏矣；举而升之，以助其阳，则目张神不昏迷矣。今立一方，补血养血，生血益阳，以补

手足厥阴之不足也（生熟地、归、芎、芍、红花、细辛、蔓荆、羌、防、升麻、柴、葛、藁本、甘草），名全生活血汤。

按：此段理论最正，但亡血气脱，病涉根本已拨，何云本气不病；又举升辛温之药过多，有发散之能，实无助阳之力也。《全生指迷方》主治有发热口干之表症，而东垣论中无之，则细辛、荆、防、藁本之类，辛温发汗，岂不重虚其虚？又活血亦须有证，如无腹痛、恶血不下，则芎与红花益增其血脱耳，故既不可以活血，又不一定升举。盖升举施于气陷，此则以固脱补血为当。

### 三十四、逾期而产

虞天民曰：孕中失血，胎虽不堕，气血亦亏，多致逾月不产。曾见有十二三月，或十七八月，或二十四五个月生者，往往有之，俱是气血不足，胚胎难长故耳。

萧慎斋曰：其有逾期者，如唐尧之与汉昭是也。

按：妊娠因事触动，以致漏下失血，血止而胎未大伤，渐又成长，则逾数月而产，亦是常事。更有似逾月而非逾月，似奇而非奇，吾常以脉不符胎，疑而细问孕妇，乃知之者，盖二三月时，因事而殒矣，畏其姑长之诟责，则隐而不言。越一月，却复孕，恶阻之象又显，其姑若母同来者，谓是胎已四五月，而腹部不隆，脉之殊不类，孕妇闪烁其词，有求为之掩饰者，则喻以胎气不足，必迟生数月。设不深究，则此胎岂非为逾期而产乎？尝读《金匮》及《脉经》桂枝茯苓丸条，经断三月，而指为怀胎六月，始见动胎，得毋此类欤。

古来史学家既不通女科医，又不能质唐尧、汉昭之母而问之，其所记载，岂遂可信？盖皆上述病例之俦[2]耳。

### 三十五、产后火伤元气

方约之引东垣曰：火为元气之贼，产后火伤元气，脾胃虚弱。

按：此《内经》壮火食气之意，产后之火，当问其火自何来，若感邪壮热，则是也，而约之则言为血虚火动。夫产后治疗，大法宜温，或有温养过剂，可致遗热，若无别因，火从何动？产后气血两伤，心脾两虚，本是常事，盖不调乎火动而伤之也。故于产后下一火伤定义，即不妥。

### 三十六、产后进羊肉汤

《千金方》曰：凡产后七日内，恶血未尽，不可服汤，候脐下块散，乃进羊肉汤。有痛甚者，不在此例，候二三日消息，可服泽兰丸。

按：恶露首七日宜多，次七日宜少，半月之后，稍见淡红血水耳。七日内恶血未尽，本不为病，亦当分析是脐下血块，抑块尽而为血水。汤者即孟子所云"冬日则饮汤"，指热开水也，意谓恶血未尽者，多饮水则水并于血，败血流溢而为肿也。《千金》羊肉汤乃四物汤加生姜、桂心、甘草，煮肥羊肉；视仲景治产后腹中疠痛，用当归生姜羊肉汤，为扩大其剂矣。《千金方》中有生姜、桂、芎、归，即略有血块未散，用之亦当温而行之，无大害。

沈芝九师治产后虚证，百补不复，与仲景羊肉汤数服即大效，血肉有情，以味归形，其妙如此。沈师之言曰：羊肉甘温，大能补血以生气；又生姜温亦生气，且以除膻，南人服之亦可受，盖气血并补之方也。而羊肉则血肉有情，非草木所及。

孙思邈极喜泽兰一药，常合于产后温补方中用之，颇收补虚理血之功，增损泽兰丸为归、芎、地、泽兰、甘、术、参、附、姜、桂、斛、朴、白芷、细辛、藁本、芜荑、柏子仁、麦门冬、牛膝、防风等二十味，表里气血、阴阳寒热皆收，此孙氏之习惯。

### 三十七、才产戒饮酒

《产宝》曰：才产不得与酒，缘酒引血进四肢。

按：此谓酒能引恶血入四肢，所谓败血流经，能成痛疽。然亦须视此是何酒，及如何饮耳。若如浙绍人以绍酒煮赤砂糖饮之，则正以热酒引入子宫，助其祛瘀温血。古人所云"赤糖一味，功同益母"，又何忌之有。吾治疾颇喜随乡徇俗，民间习用及病家祖代相传之法，亦有暗合医理，而效出常思者，奚必强力纠合己意。如北人逢感冒发热，常进大碗热汤面，拌以姜、醋、葱、蒜、椒、芥之类，服之得畅汗而解，此北地风寒之邪，无湿热混夹于其间，且舌上无苔者，故以振奋胃气，辛温散发，与仲景伤寒方之多用姜枣同，乃能体若燔炭，汗出而散耳。若施之南方多湿之乡，为戈戟矣。

### 三十八、丹溪产后忌黑神散说

丹溪曰：彼黑神散者，用干姜、当归之温热，黑豆之甘，熟地黄之微寒，以补血之虚。佐以炒蒲黄之甘，以防出血之多；芍药之酸寒，有收有散，以为四药之助；官桂之大辛热，以行滞气、推凝血；和以甘草之缓。其为取用，似乎精密，然驱逐与补益，似难同方施治。设有性急者、形瘦者、本有怒火者、夏月坐蓐者，时有火令，姜、桂皆为禁药。

按：黑神散（《局方》）配合之佳，丹溪亦承认之，凡论成方，当先知其适应之普遍性，再知其不适应之特殊性，所谓《太平惠民和剂局方》者，丹溪于《局方发挥》中首先指出："可以据证检方，即方用药，不必求医，不必修制，寻赎见成丸散，病痛便可安痊。自宋迄今，官府守之以为法，医门传之以为业，病者恃之以立命，世人习之以成俗。"至于药局则按方制药，普遍发售，盖便民而不专为一人特制，亦非为丹溪所谓性急者、形瘦者、本有怒火者等不适用成方之特殊者而设也，丹溪自当另为处方，不应用此成药，则与《局方》也何尤，此犹近日之对号入座，号不对即不宜入座，又何所然于座位哉？况血得热则温而去之，产后恶血之行，宜温乎，宜凉乎，夫人而知之。黑神散之去瘀，效在姜、桂，则产后而服黑神散，又何误之有。先去其瘀，以免恶血浊阴上冒而血晕，纵有肝火，待瘀去而再议。其瘦人性急之类，尤非初产时所当葸葸[3]过虑者，此标本缓急之图也。若谓姜、桂性热，则桂可不用，姜以炮黑，用古人方，或减等、或取意而易其药，自在权衡，胶柱岂可鼓瑟乎？

丹溪所谓"驱逐与补益，似难同方施治"者，仲景缓中补虚之大黄䗪虫丸，非芍药、地黄与虻虫、水蛭、蛴螬等同用乎？鳖甲煎丸之阿胶、人参，不与鼠妇、蜣螂、蜂窠等同用乎？他若治历节之乌头汤有芪、芍，治咳痰泽漆汤与治支饮之木防己汤均有人参，如此者不胜枚举。即丹溪自制治噎方，以四物汤加陈皮、桃仁、甘草、酒炒红花，与数十贴而噎安，岂不驱逐与补益同方施治？（亦见《局方发挥》）其将何辩以自解。

### 三十九、产后食忌

丹溪曰：至于将护之法，尤为悖理，肉汁发阴经之火，易成内伤之病，先哲具有训戒，胡为以羊、鸡浓汁作糜（粥也）。若夫儿之初生，母腹顿宽，便啖鸡子，且吃火盐，不思鸡子难化，火盐发热，辗转为病，医者不识。余每见产妇之无疾者，必教以却去黑神散与夫鸡子、火盐、诸般肉食，且与白粥将理，间以些少石首鲞[4]，煮令甘淡食之，至半月以后，方与少肉，若鸡子亦须豁开淡煮，大能养胃却疾。

按：此亦评黑神散也。目前生活好转，城乡之人胥以肉食为主要营养，肉汁发火成内伤，不知所成何病也。至于鸡、羊，胎产何尝忌之。北齐徐之才足月养胎方中，凡乌雌鸡、黄雌鸡、白鸡、雄鸡、猪腰之属，妊中无月不服。产后吃羊肉汤，见于《金匮》及《千金》，亦先哲之遗法也（唐·崔知悌《产图》产后将护法：一旬之后，渐加滋味，或以羊肉及雌鸡煮取浓汁，作糜粥。两旬之后，方得食糜烂肉食）。丹溪之忌食如此，余二十年前住院疗养，遇一号称半仙之医，方亦平平，大讲食忌，时余溃疡，出血初止，正进半流质，乃谓仅可食豆腐衣、白粥、豆浆，凡牛乳、鸡子、面食、猪、鸡等食堂能见之品悉在禁例。闻之大笑，淡食养胃岂此时之事，失血已多，不恃食养，如何恢复？是无异靳[5]嗷嗷待哺之人以饮食也。丹溪之于产后忌食，将毋类是。

### 四十、张子和产后创凉下

子和曰：世俗竟传黑神散治产后十八证，非徒不愈，经脉闭涸、前后淋闭、呕吐痰嗽，凡百热证生矣，若此误死者，不可胜计。曷若四物与凉膈散对停，大作汤剂下之，利以数行，恶物俱尽，后服甘淡之剂自愈。

按：子和有成见，与丹溪同，其所举服黑神散后之反应，经闭、淋、便、闭、呕、嗽，以为既非凡百热病，尤非温瘀下恶露之罪，一肉桂耳，亦产后常用药，能致误死，不可胜计，何其言之恫人也。其改用四物合凉膈，凉膈亦系《局方》，专治上中二焦壅热，口舌生疮，便闭溲赤，若用之以下恶露，未免不伦，犹不若桃仁承气之能入血室也。"利以数行"四字尤可怪，恶露不由前阴出，反令改道从泄利以行，不知能得几人信从哉。又曰恶露俱尽，后服甘淡之剂自安，是殆温热病之善后，亦匪夷所思。

试看单养贤之生化汤，亦用黑姜，但不用桂，便为产家遵从，无人讥议，是岂幸与不幸哉。

### 四十一、儿枕作痛

《大全》曰：产后儿枕者，乃母胎中宿血也，或因风冷凝滞于少腹而作痛。（《大全》另见一条曰：儿枕者，由母胎中宿有血块，因产时其血破败，与儿俱下则无害。若产妇脏腑风冷，使血凝滞在小腹，不能流通，令结聚疼痛，名曰儿枕痛）

薛立斋曰：宿血作痛，失笑散行之；既散而仍痛，四神散调之；若恶心作呕，此属气虚，用六君子调其胃气；若发热头痛，或腹痛按而不痛，此属血虚，用四物、炮姜、参、术补其脾气。

张嵊璜曰：产妇有质禀瘦热，素有郁火积热，多产，冲任血枯脉涩，一经产后，儿枕作痛，粗工胶执古方，妄投肉桂，祸不旋踵。

按：此症先见于郭稽中《产育宝庆集》产后十九论之第三论（《经效产宝续篇》作产后十九论，而《卫生家宝产科备要》则为产论二十一篇，盖其中三论为《产宝》所无，有一论则析《产宝》而为二，不尽同也），文曰：从《产宝》"胎侧有成形块者，呼为儿枕，子欲生时，枕破，败血裹其子，故难产，但服胜金散治之，逐其败血，儿即自出"（文之第一句有字从《备要》，原作则字义不通）。胜金散药为麝香、盐豉。观此则儿枕乃胎侧郁挤之囊包，若产时枕破，则败血裹其子而成难产，但用胜金散逐去败血，儿无所裹，则自生。知儿枕之为患，乃临产病也。

何以成儿枕，则子宫逼窄之故。余临诊于虞氏时，此症日常数遇之，不为奇也。以初产妇得之为多，宫体紧小，又妊中少活动，儿在腹中转动不便，枕处常在一处，故娩出之后，此处之气血运行较滞，血不行所以作痛。至于郭稽中"产时枕破，败血裹胎，以致难产"则初未知也，大都在恶露血块已净，仅存淡红血水，按之不拒，亦不见缓，又无包块可得（知无炎症，亦无宿血之留），痛隐隐而不剧者，乃可诊定。虞老所授特效之药，只五灵脂一味，配合生化汤（宿血未尽时用生化汤，已净改四物）同用，数服可定，不难治也。后余增蒲黄和失笑散，又合独圣散之山楂炭，则止痛更速矣。独圣之名，出于王肯堂，实则早见于《产宝》，为炒炭酒服。山楂消瘀之功特胜，五灵脂、蒲黄皆具活血止痛之长，使儿枕处气血之滞者可行，即如郭稽中所谓之枕破则失笑散，正可补其肌膜之破损，一举而两得矣。

张峄璜所咎肉桂治儿枕痛，其法盖出于明人单养贤之《产宝新书》。肉桂本止痛之上品，血得热则温而流利，通则不痛，法亦有本，不足深责。反之，治儿枕可用寒凉法乎？

至其原因，《大全》谓风冷凝瘀，立斋谓气虚血虚，张氏言瘦热、郁火、积热、多产、血枯等等，以为颇多悬疑想象之词，未必中肯，即使不免兼夹，要非主因，儿枕二字，已可明之矣。

### 四十二、产后忌用芍药

丹溪曰：芍药酸寒，大伐生发之气，产后忌之。虞天民曰：以酒重复制炒，去其酸寒之性，但存生血活血之能，胡不用也。张景岳曰：芍药性清，微酸而收，最宜于阴气散失之证，岂不为产家要药乎？

按：四物汤之配合，地之滞也，以芎行之；归之行也，以芍收之（四物汤配合应用之各家学说，拙著《六合汤类方释义》辑入不少，可参考）。我人用四物，但师其意，本不必悉用无遗。血行多如崩漏者，当去芎；血有瘀如产后者，宜除芍；如产后而恶露已得畅行者，又当存芍；或血去多而阴气散失，且有骨蒸者，又应重用芍。何必以一药而斤斤辨难如是哉。况芍药即使酒炒，亦未必有活血之能；其酸收之性，若瘀血未净，亦未必为产后要药也，诸家徒自聚讼耳。

### 四十三、产后非虚症

张子和曰：产后慎不可作诸虚不足治之，必变作骨蒸寒热，饮食不入，肌肤瘦削，经水不行（既为产后或经哺乳，何必涉及经水）。经曰：寒则衰饮食，热则消肌肉<sup>[6]</sup>。人病瘦削，皆粗工以药消烁之故也。呜呼，人之死者，岂为命乎？

　　按：产后戒补，可谓子和之怪论。产后而为实症，童呆且不能信，不可作不足治，则产后病唯可汗、吐、下乎？所举症状亦虚实不明，寒热莫辨，如作虚治而变骨蒸寒热，是误补矣。骨蒸寒热，却人人知为虚象，唯误泻方足成之。《内经》"寒则衰饮食，热则消肌肉"，是二症对举，非谓一人而患此寒热二因也，今乃牵合而为一，而谓补则使人死，如是则产后之医亦难为矣。尝见赵嗣真之议子和，谓其词直，其义明，顾其一，不顾其二。余谓似有好为奇僻，与世殊酸咸之病。

### 四十四、产后以大补气血为主

　　朱丹溪曰：产后有病，先固气血，故产后以大补气血为主，虽有杂证，以末治之。

　　按：是乃一反子和之论也。然此说亦有弊，夫所谓产后，一般以月为期，北人谓之坐月子是也。因产成病，一月不愈者，则期以百日，或称三个月，此皆在产后范围。产后易得之病，如多视而目倦（室暗灯昏，读细字同），多听而耳背，多坐而腰酸，多言而音嘶。忍大便而闭结，忍小便而淋癃遗尿，因喂乳取侧卧而半肢酸痛，因挥扇多而臂楚，因吹风而头痛，因温覆而汗多，因饮食热而头面汗，因寒冷深袭而瘫痪或肢节痹痛，因伤水寒之气而关节寒湿痛，因饥饱不节而致纳运亏及泄泻，或留瘀而腹痛崩漏，因悲啜而泪多，因多怒而头痛目疾，伤肝抑郁则脘腹成瘕，如此者原因既多，疾病綦夥<sup>[7]</sup>。凡得之于产后之期中，为其气血先虚，脏腑机窍、百骸诸脉有隙，其病易成根株，深入而难拔也，故必求于产后期中愈，而期在一月或百日内。

　　今丹溪认产后是虚，视子和已大为通情达理，但不能谓凡百皆虚，而大补其气血，若有实邪，不予攻补兼施，岂非实其所实，根深而加痼裹，养痈以贻后患，补之适以害之矣。

### 四十五、产后感冒亦须先补

陈良甫曰：产后元气大脱，新血未生，概以大补气血为主。如感冒风寒停滞，亦须先补，然后发散消导。

按：邪有轻重，虚亦有分等，病有缓有急，以大补印定框框，如良甫、丹溪之说亦为偏，当活泼泼地随证施治，辨证用药。吾治产后感冒，以生化合清魂（荆芥、泽兰、人参、川芎），前已言之矣，即合桂枝、葛根、银翘、桑菊诸方，亦无不可，以产后恶露及血虚二者，已有生化并顾之也。黑神散则确以肉桂、熟地为嫌，生化汤有归、芎而无地、芍，便少顾虑。如有停滞，则生化合二陈、六君、保和之类。慎勿听其便难，便难乃产后之大症也，则麻子仁、杏仁、柏子仁、瓜蒌仁等亦无不可用。独不可置实邪于不问，而一概以大补气血为务。

### 四十六、生化汤之方义

《产宝新书》曰：产后气血暴虚，理当大补，但恶露未尽，用补恐致滞血，唯生化汤行中有补，能生又能化，真万全之剂也。产后血块当消，而新血亦当生，若专用消则新血不生，若专用生则旧血反滞。考诸药性，芎、归、桃三味善攻旧血，骤生新血，佐以黑姜、炙草，引三味入于肺、肝，生血利气。

按：单养贤此论条畅洽理，颇中虚实之宜，故节录之，以启有惑于生化汤者。唯黑姜、炙草引三味入于肺、肝一语意有未达。炮姜色黑入血，有引血归经之用，止而不散，与生姜不同，却无入肺之能，所谓归经者，乃归于脾经，得炙草之甘以入脾，尤能收脾统血之功，有"气以帅血"之意，可代参、芪为缩一步法。故单氏生血利气之生、利二字，尚未能道出炙草、炮姜二药相得之妙。

● 【校注】

[1] 病气不足，宜补不宜泻：语出《灵枢·根结》："病气不足，急补之。"

[2] 俦（chóu）：等，辈。

[3] 葸（xǐ）：害怕，胆怯。

［4］鲞（xiǎng）：指腌制晾干的鱼。

［5］靳（jìn）：不肯给予，吝惜。

［6］寒则衰饮食，热则消肌肉：语出《素问·风论》："风者善行而数变，腠理开则洒然寒，闭则热而闷，其寒也则衰食饮，其热也则消肌肉，故使人怢栗而不能食，名曰寒热。"

［7］綦夥（qí huǒ）：綦，极；夥，多。意很多，极多。

● 【评析】

本节所论以产后病诊治为主。大凡新产妇调养治疗，总以去瘀血、生新血为旨，故生化汤为常用之代表方，何时希所释方义可参。产后调补进羊肉汤乃宗仲景之创，后世效仿并扩大之。产后儿枕痛总由气血阻滞所致，何时希仿虞师经验，用五灵脂合生化汤或四物汤，效甚佳。产后失血过多可致气随血脱、阳随阴亡而见昏冒，治当急救固脱补血。何时希批驳东垣所论虚实、寒热不分，急、慢证不别，治疗妄用活血、升举、发汗。又如张子和所论产后用凉下、产后非虚证等说，何时希皆予以驳斥，以免误导。至于才产戒饮酒、产后忌用芍药、产后忌用黑神散、产后以大补气血为主、产后感冒亦须先补、产后食忌等诸说，何时希认为均属一家之言，有偏激之嫌，临证还当因人、因地制宜，不必强求。

卷
四

## 四十七、产后恶露不绝及不下之原因

陈良甫曰：产后恶露不绝，因伤经血，或内有冷气，而脏腑不调故也。产后恶露不下，因脏腑劳伤，气血虚损，或风冷相搏所致。

按：薛立斋以肝气热、肝气虚、脾气虚、胃气下陷、脾经郁热、肝经怒火、肝经风邪等因补之，巧立名目，方药杂乱，徒滋人惑，未必有现实意义也。我尝思古人之所谓通儒有二要：一要读万卷书，是学问也，感性知识也；二要行万里路，理性认识也，或亦实践也。医亦宜然。少受父师之传，长在五都之市，或毕业于学校，曾悬壶以应世，以致解放后归入医院，由于师承学说及诊病对象必有所限，亦各有所长。如薛立斋者，乃吴县人，曾官南京太医院院使（约在明正德年间，即十五世纪初叶），其学得于父薛铠（外科）之传，于是可觇其学识师承学说，又所经诊治者，自以官僚上层之对象为多，故于女科，一涉病因，必不离夫肝脾郁结、肝火善怒、郁而生痰、脾胃运化不健等，与劳动人民之栉风沐雨、野外受袭风冷，劳瘁困顿者，膏粱藜藿，截然不同，岂非经验之局限哉？或可说薛氏不理解劳动人民之生活者。

反观隋·巢元方、宋·陈良甫二家之言女科病理，风冷外袭、劳伤气血皆言之累牍。我少长于乡村，诚见夫农家及乡里妇女，有才产而临水浣涤，裹头操作，或馈饭于阡陌[1]间，大都黄夜[2]室外如厕者。在上海久，治妇人乃忘其事；至北京，所诊多异乡客省之人，临病人问所习；又历游诸省，始知露圊墙厕（前或后挡一堵墙耳）之俗尚未尽革，则巢元方、陈良甫二家之说，仍有普遍性之客观存在，而薛立斋则仅为城市或膏粱多闲之人说法，非广大劳动人民之事也。若今社会妇女产后，上有母姑之煦护，劳保之给假，不亲浣濯，不执烦事，暖室临圊，厚衾垂帷，风冷劳损之防维，可谓至矣。以言情志，关心体贴之不暇，有镇日[3]发肝气、郁脾结之事乎？故读薛氏之书而学之，当斟此酌彼，庶能得病之情耳。

## 四十八、产后腰痛

《大全》曰：肾主腰脚，产后腰痛者，肾为胞胎所系，产则劳伤肾气，损动胞络，虚未平复，风冷客之，冷气乘腰，故令腰痛。薛己校本，删末二句，而续有四句如下：若连背脊，痛久未已，后遇有娠，必致损动。

薛立斋曰：此真气虚，邪乘之，用当归黄芪汤或十全大补为主，佐以寄生汤；不应，十全大补加附子。

按：《大全》之言是也。产时努坐，或侧卧曲腰以喂乳，或被被不严，伤于风冷，以致腰痛者，十常八九。除杜仲、川断、狗脊、巴戟等补肾为主外，独活寄生汤为少阴引经之药，在所必用。薛氏诸方补气血甚是，而温经引经不足，故细辛、羌、防、姜皮、姜黄、威灵仙、木瓜、牛膝之属，皆当用之，取效颇符理想。吾友瞿君，西医产科也，常教人重棉围护以取温，或令作艾绒阔带以束腰，其效更捷。

至若腰痛连及脊背，风冷已伤督脉之经，在妊娠必胎堕，在临产则为将生之兆，若由脊背而下，连及尻臀，则交骨已开，虽欲稽留而不得矣。如是者下元不固，故《大全》"后遇有娠，必致损动"四句，真至理名言也。

### 四十九、产后胁痛属气水相搏

《大全》曰：产后两胁胀满气痛，由膀胱宿有停水，因产后恶露下不尽，水壅痞与气相搏，积在膀胱，故令胁肋胀满，气与水相激，故令痛也。（此段文字悉为薛氏本所删）

按：此症上下宜分别诊断。上焦殆为结胸、悬饮、支饮之类，或如近今所谓肺炎，治当葶苈大枣、小陷胸、泻白、苇茎之属。而下焦若恶露不尽，必另有症象可凭，或如《金匮》所谓"妇人之病，因虚、积冷、结气，经水断绝。血寒积结胞门，绕脐寒疝，或两胁疼痛（节文）"；又或如《脉经》所谓"血结胞门，其藏不泻，经络不通，名曰血分""经水前断，后病水，名曰血分"，其病理有相似处。若其胁胀无他病因，仅水气与血相搏者，以为借用子气天仙藤散，或生化汤合五苓散，窃谓意颇相通。

### 五十、产妇肝伤筋挛

薛立斋曰：有产妇腹中有一物，时痛不止，以为血瘕，用行血破气药，痛

　　　　　　　　　何氏妇科专著校评

攻两胁，肚腹尤甚，方用下虫药，支节间各结小核，隐于肉里，以为鳖子，畏药而走于外。余曰：肝藏血而养诸筋，此肝血虚损，筋涸而挛结耳。肢体胸项皆属肝胆部分，养其脾土，补金水以滋肝血，则筋自舒，遂用八珍汤、逍遥散、归脾汤加减调治而愈。

按：用攻瘀劫痰之药，而药过当，常致内外散走，盖数见之矣，略举一二，以证立斋之论治此症诚精当可学者。

一例[4]产后指节酸痛，实系得之握书持物而伤筋，休养而可已者，有医用炙甲片及他活血药，指节红紫，指甲间皆血出，而酸痛却不效。考穿山甲名鲮鲤，善能穴山穿土，湖广山谷间常捕得之。然戒于堤岸宰杀，若血渗入土，必致坏堤，可知其走窜渗透之力极强。故每遇血虚之痛，常自戒勿用也。

一例恶露未尽，仍有血块，用攻瘀药而未佐引经下行之品，败血流入筋络，肢节俱见青紫小块。有幼女病颈间疬瘰者，专门医者用斑蝥等药劫之（方不传），一夜间疬瘰尽消，可谓神矣，而此女目定神呆，呼之行则行，呼之食则食，坐如木偶，灵智俱窒矣，家人号泣求治，以开窍导痰、转舌解语之方治之而愈。有冠心病，医竟用祛瘀活血之药，久而不辍，乃斑块脱落，先为肠梗阻，手术治之愈，而祛瘀活血续进不懈，于是脑、心血管相继栓塞而亡矣。薛氏所遇流窜筋络者，当为轻变耳。夫攻瘀或痰，必须予以出路，下行为最顺，若其出无路，未有不横决流窜者。


### 五十一、产后浮肿为邪搏于气

陈良甫曰：产后劳伤血气，腠理虚，为风邪所中，邪搏于气，不得宣越，令虚肿轻浮，气肿也；若皮肤如熟李状，则变水肿。气肿者，发汗即愈；水肿者，利小便即瘥。

萧慎斋曰：产后虚肿，发汗、利小便是重竭津液，重虚其虚矣。岂产后肿竟作外邪有余证治乎？

按：虚体实邪，岂可因其虚而不治其实？风邪不解，水道不泄，肿何能退。唯汗与利亦自有法，或先补后攻，或先攻后补，大都以攻补兼施为能虚实并顾而标本同治也。如轻补重攻，则去邪即所以安正，或轻攻重补，盖夹正亦能达邪，其如何能两全，则临床家自有权衡，而非纸上可以谈兵也。如防己黄芪汤仅以防己利水，玉屏风散仅以防风祛表而行皮补气，却有芪、术、甘等；如桂枝黄芪五物汤发表仅姜、桂，而其余均甘温和中焦、甘酸和营卫之品；又如五苓散，则既有桂以治表，术以和中行皮，而利水之药有三；猪苓汤有阿胶滋阴，而利水之品有四；木防己汤有人参补气，而利水有防己，清里有石膏，桂枝温表通阳，亦助利水，乃为虚实寒热夹杂之方。以上皆可借攻补偏重之选择焉。吾尝谓学女科者不可不兼知内科，女科方不足时，当借助于内科，如此举一以反三，岂不俯拾而即是。

### 五十二、产后阴虚发热

朱丹溪曰：产后发热，此热非有余之热，乃阴虚生内热耳。以滋阴药大剂服之，必用干姜入肺利气，入肝经，引血药生血，此造化自然之妙。

按：此《大全良方》《本事方》交加散之法，以生地、生姜各捣汁，生地汁拌生姜渣，生姜汁拌生地渣，然后烘干为末，每服三钱，温酒下。其意似比丹溪为扼得要领，以生地正是滋阴佳品，而生姜入肺利气，有胜于干姜，又拌捣交加，如赵子昂词所谓"同和一起，你身中有我，我身中有你"混合一体矣。

### 五十三、产后虚汗

单养贤曰：产后既亡血，而又汗多，乃为亡阳，阴阳两虚，极危证也。故用药与他证不同，慎之。方用参、芪、白术、麻黄根、防风、桂枝。

按：产后虚汗，见者甚多，治之亦非难事，何言极危之有。单氏方用防风合芪、术，乃玉屏风散法，本极合拍，然加桂枝，则与防风辛温同气，反足以发汗矣。不若用桂枝加龙牡法，则芍药、龙、牡可以大敛其汗；桂、芍与黄芪相配，要能固卫气、抑营气，收调和营卫之用，而见肥肌密腠之功，此又黄芪桂枝五物汤之意也。他若浮小麦、瘪桃干、糯稻根须、二至丸等，悉可参用，若有内热，则当归六黄汤为尤妙。

《金匮要略》言："所以产妇喜汗出者，亡阴血虚，阳气独盛。"可知当归六黄汤若合二至丸、补阴丸等滋阴之方，正可治此亡阴阳盛之汗。至于《金匮》此文之下，犹有"故当汗出，阴阳乃复"二句，颇有议其前文既有"血虚多汗，亡血复汗，亡津液，致成新产妇人三大病[5]"（痉、郁冒、大便难），何以汗出而阴阳反能复？实则此二句盖指上文"冒家欲解，必大汗出"而言。常人亦有郁冒症，邪郁不得泄，当其正邪相争时，阳气怫郁在面，则面怫然而红，眩而且冒，正须得汗而解，唯产妇之汗，有重亡津液之虑，不宜如水淋漓耳。

### 五十四、产后发狂

《大全》曰：产后因惊，败血冲心，昏闷发狂，如见鬼祟，宜《局方》大圣泽兰散，加辰砂、枣仁汤送下。

按：惊气入心，败血攻心，当下瘀血而安心神，然《局方》此药凡二十九味，庞杂难言其配合，辛温祛风，温燥化湿，补养气血，而逐瘀仅泽兰、丹参、川芎，养心则柏子仁、五味子耳，似皆不称所需。此类成药，今既不存，当另求别法。

缪仲淳治产后六朝发狂，持刀杀人，以为阴血暴崩，肝虚火炎，其用药却不治肝，为泽兰、生地、当归、牛膝、龙齿、茯神、远志、枣仁、童便等，正是心虚败血之治，与《大全》论证相符。

《证治准绳》所引《大全》文字极多（前条列为癫狂门，此则为狂言谵语门），概括之为六症："一则产后心虚，败血停积，上干于心，谓当于乍见鬼神条求之（《大全》分门在卷十九）。二则产后脏虚，当在惊悸条求之。三则有宿风毒，因产心虚气弱，当于心惊中风条求之。四则产后心虚中风，当在中风恍惚条求之。五则败血迷乱心经，当于血晕类中求之（此见卷十八，以上四则均在卷十九）。六则产后感冒风寒，恶露斩然不行，当作热入血室治之。以上诸证，大抵胎前产后自有专门一定之法，毫发不同，如产后首当逐瘀生新，然后仔细详辨疾证，不可妄立名色，自生新意，加减方药。"以上六则，其三、四、六实非心虚发狂之列，其他骤怒肝厥、痰浊蒙蔽心窍及大便难而浊气上干三种，亦可致产后发狂。

薛立斋乃谓："大抵此证皆心脾血少所致，但调补胃气，则痰清而神自安矣。其或不起者，多因豁痰降火攻伐之过也。"薛氏自囿于虚证之中，不能超脱，试思实证发狂之际，岂补胃所能清醒，即使起因于心脾郁结，或者心脾血少，此时亦在治本宜缓之例，而乃排斥豁痰开窍之要法，而谓其或不起，攻伐之过，标本缓急，颠倒如此，读之不觉失笑。

### 五十五、产后咳嗽悉因胃气不足

薛立斋曰：所患悉因胃气不足，盖胃为五脏之根本，人身之根蒂，胃气一虚，五脏失所，百病生焉。但患者多谓腠理不密所致，殊不知肺属辛金，生于己土，亦由土虚不能生金，腠理不密，外邪所感，其阴火上炎，宜壮土金、生肾水，以制火为善，若径治其病，则误矣。

《大全》曰：夫肺者主气，因产后血虚，肺经一感微邪，便成咳嗽。或风、或热、或寒、或湿，皆令人咳也。若产后吃盐太早而咳嗽者难治。

按：《大全》之说，何等通情达理，合于症治之常，而无怪僻之辩。而立斋则反之，夫"五藏六府皆令人咳，不独肺也""咳出于肺，根于肾，关于胃"，《素问》之论，岂不明白晓畅。所谓关于胃者，指脾胃生痰聚饮，故曰脾为生痰之源、肺为贮痰之器是也。咳关于胃，盖在于痰，非谓凡咳悉属于胃。咳以实证为多，又岂能悉为胃气不足乎？又以咳家较为少见之阴火上炎一因，而以壮土金、生水、制火三法以凑合之，所附治验五案，用方有六君子汤、加味逍遥、加味归脾、补中益气加肉桂、参苏饮、六味地黄、异功散，而无一通常治咳之方。我治产后咳，心目中无此类方，亦无不得愈者。吾读书常有疑古之习，但学识不足，常苦不能尽发其疑而解之，若立斋"咳属于胃"之论，唯有存惑耳。

### 五十六、产后痢不可行滞

缪仲淳曰：凡产后痢，积滞虽多，腹痛虽极，不可用大黄等药行之，致伤胃气，遂不可救。但用人参、归、芎、红曲、醋炒升麻，倍加甘草与益母草、滑石足矣。若恶露未尽，兼用乳香、没药、砂仁、阿胶，自愈。

按：凡痢用补太早，则留滞碍运，肠胃堵塞；或升提兜涩，则浊气不泄，反从上逆，多成噤口重症；又不宜利小便，水从前道分消，则肠愈干涩，痢不得快矣。此皆至浅之理，仲淳此文，何三悖之。

### 五十七、产后便闭

薛立斋曰：产后大便不通，因去血过多，大肠干涸，若用苦寒药润通，反伤中焦元气，或愈加难通，或通而泻不能止，必成败证。若属血虚火燥，用加味逍遥散；气血俱虚，八珍汤，慎不可用麻子、杏仁、枳壳之类。

按：血虚则肠燥不通，气虚则无力努责，八珍诚合，然润则滑，不润何以能通，麻、杏非硝、黄之比，何以不可用耶？陈良甫、郭稽中均主麻仁丸；陈无择主葱涎腊茶丸及四物汤加青皮；许叔微主麻子苏子粥；丹溪用大麦芽炒黄为末，酒下一合（云出《兵部手集》方）；单养贤主生化汤。除丹溪主消化法外，余五法皆润也。

### 五十八、产妇损破尿胞

朱丹溪曰：有收生不谨，损破产妇尿脬，致病淋沥，用猪羊胞煎汤入药，参、芪为君，归、地为佐，桃仁、陈皮、茯苓为使，于极饥时饮之，令气血骤长，其胞自完，稍缓亦难成功也。

傅青主曰：妇人有生产之时被稳婆手入产门，损伤胞胎（此胎字必误），因而淋漓不止，欲少忍须臾而不能，方用完胞饮，旬日之内便成功也。

人参、白术、茯苓、生黄芪、当归、川芎、桃仁、红花、益母草、白及末。

用猪、羊胞一个，先煎汤，后煎药，饥服十剂，全愈。

按：傅氏方补气活血，皆大于丹溪，其中白及补破损，其意尤佳。此症吾于虞家遇之多矣，大都用补中益气为主，以涩小便如菟丝、金樱、补骨脂、桑螵蛸，补破损之五灵脂、白及之类佐之，以及鸡内金、益智仁、血余炭、胡桃肉、龙骨、牡蛎、鸡尾毛（《广济方》）等；缩泉之药甚多，而引以故绢一尺（或写作黄丝绢、旧丝绸者），然药肆中多不备，旧家或能自有，而大都不易得，则改以旧丝绵三钱。亦常嘱用猪尿胞煮服，都畏其腥臭，亦不强之。若傅氏言能十日而全愈，以吾读书之疏，竟失重视。

当略忆我学附子、蚕茧用法之往事。

岁丙戌，余以老友沙大风、赵桐珊之邀，会歌于符铁年画师家。歌者以许良臣派老生为多，余一引嗓，二老者竟事执手，谓如聆朱素云之盛年，大加激赏，则儿科前辈徐小圃、附子名家祝味菊[6]二丈也。二丈初不知我能歌，自后每以能听我《白门楼》为喜。

祝丈先邀至其家清谭[7]，得以备闻用附子之配合法，颇多仲景以外独得之妙也。盖认证的确，用附子亦不难，而难在夹热夹阴虚之处理，祝丈得此中三昧，而倡先河于上海者。江南自叶、薛温热之学奥，滋阴清热、轻扬清淡之法历数百年而不衰，扭转阴阳，诟谇四起，知附子学说之能奥也不易矣。祝氏往矣，火尽薪传，吾友陈君苏生可称无忝[8]。

徐丈则屡邀至其家开樽作歌，虽夜深而不倦。尝从客间引入另室，问我治产妇胞破用何方法。余直陈故绢难得之苦，徐丈谓彼治夏日小儿消渴尿多症，虽用附子、龙骨等，必以茧壳十枚为引，一日之用可多至数百斤，足征小儿夏日患此者多，与徐丈经验之富矣。谓他处若不得茧，其街口药肆常备此，不匮也。此亦故绢与丝绵之意，然方便易得多矣，遵之，大能补脬。

徐丈并告我，与祝氏成姻戚亦源于附子。盖其子幼时患消渴发热，一小时尿行廿余次，徐氏束手，祝丈处方附子量甚大，大非徐氏故法，家人均不敢服，祝氏乃坐而督煎，侍服而尿减乃去，于是徐祝二家结为姻戚。而徐氏治小儿之法，亦受其影响而一变，绍其箕裘者，伯远、仲才[9]二君也。


### 五十九、产后小便出血

《大全》曰：产后小便出血，因血气虚而热乘之，血得热则流散，渗于胞内，故血随小便出。

按：此女科家之言，故病理不离血室，其见为狭，当在于血分素热，心移热于小肠，肺移热于膀胱，肝热、相火、肾阴虚，虚火下迫，气不帅血，脾不统血，血不归经，膀胱蓄热，尿道发炎，诸因求之，盖皆可乘产后之虚而并作也。内科与妇科结合，则法理较备，思路亦广。

## ● 【校注】

［1］阡陌（qiān mò）：指田间小路。

［2］霪（yín）夜：深夜。

［3］镇日：整天；从早到晚。

［4］一例：原为"一、"，据文意改。

［5］血虚多汗……致成新产妇人三大病：语出《金匮要略·妇人产后病脉证治》："新产妇人有三病：一者病痉，二者病郁冒，三者大便难。何谓也？师曰：新产血虚，多汗出，喜中风，故令病痉；亡血复汗，寒多，故令郁冒；亡津液，胃燥，故大便难。"

［6］祝味菊：民国时期医家，四川人。曾在上海国医学院任教，主张吸收西医之长处以改进中医。著有《伤寒质难》。

［7］清谭：即清谈。清雅地谈论。

［8］无忝（tiǎn）：不辜负，不愧对。

［9］伯远、仲才：二人为徐小圃之子，均受业于祝味菊门下。

## ● 【评析】

本节续论产后病的诊治。如产后腰痛，多为劳伤感受风寒所致，治宜温经祛邪，方用独活寄生汤加减，并注意保暖；产后阴虚发热，可用交加散；产后虚汗，可用桂枝加龙骨牡蛎汤，或黄芪桂枝五物汤；产后发狂，按何时希"此实证发狂之际，治本宜缓"之意，当可用《伤寒论》柴胡加龙骨牡蛎汤，以疏肝祛痰、重镇安神。

凡诊治有不妥之处，何时希均予以批驳，并表明己见。如产后胁痛要分辨病在上焦抑或下焦，上焦者病在肺为多，下焦者病在胞宫为主。产后浮肿属虚体有实邪，不可不祛邪，治宜权衡攻、补二法之先后、偏胜而随证选方用药。产后咳嗽当以虚体易感外邪所致，治当祛邪、利肺、治咳为主。产后痢不宜补太早、升提兜涩以及利小便，以恐滞邪耗液，于病不利。产后便闭属血虚肠燥，用麻仁、杏仁以润肠通便完全适宜。产后小便出血属血分有热，他脏之虚火下迫，当从膀胱蓄热、尿道发炎等因求治，而不能狭拘于血室之病等，皆言之有理，读之有得。

## ●【原文】

### 六十、萧慎斋评薛立斋

萧慎斋曰：立斋分因杂出（常于每病下曰"此症若"累累甚多，琐屑而不切实用），详证（简列病因，而不及症状）配方（但举成方，不及选药、配伍之法），未免胶柱，似难责效。立斋之书，补元阴元阳，动以滋化源立论，开发后人，有功来学不少。但每证辄以方配某病用某方，似欲后人按图索骥、刻舟求剑矣。善读立斋之书者，不知予言为河汉[1]否也。

按：此评深中吾意，亦早尝言之矣，立斋所举症因方法，仅罗列而无启发，初学读之，茫然而不能用，稍有经验者，则既感其无症状可对照，又无理法可遵循，徒乱心曲，一笑置之矣。

余幼受祖传，懵不知学，及入上海石皮弄中医学院，课余即好购书而特喜近人著作，为其于每一病症都有分类分型，虚实寒热可了然于纸上，浅深步骤亦层次而井然。十七岁开始临床，则往日读书时之判然有别、秩然有次、整然不紊而豁然于胸中者，此时对病而茫惘，恨肺腑之不言，按脉问诊，无复有绪矣。返而求教于临诊之师（刘仲华、朱霖生二先生），悉心学其套方（广益医院为孟河名医丁甘仁先生所创，医师皆其派系也），循其望闻问切之道，虽涉显而有实用，遵其道则处方用药绰乎有余，疗效亦不恶。遂置前所涉猎者于度外。若薛立斋学说，亦往曾喜之，而后弃之，盖渐知读书求其实用，须辨精粗而加取舍。后入程师门下，虽亦丁甘仁之高弟，而其学浩瀚，上溯灵素，继承南阳[2]，中涉百家，而瓣香于天士。余从之二十余年，寻其足迹，亦步亦趋，乃知若不泛涉各家，则既不烂熟于胸中，何能如响斯应，而决诊断于俄顷，辨虚实而定补泻；若无中心认识，则渺百川之汇海，纷杂学其何宗。故于教学之际，务求结合临床，有裨应用，不恃舌上之生莲花也（纸上谈兵者，其病亦同），此老来甘苦之言，幸读者教之。

### 六十一、哺乳行经与怀孕

陈良甫曰：乳子半岁或一岁之内，月经不行，此常候，非病也。或半岁而行，或四五个月便行，是少年血盛之人。

按：常见哺乳期而怀孕者，虽未尝行经，实已经通，谓之暗经，此少年血盛之人始有之。孕二三月后，乳汁必稀少，即当断乳，不尔母子俱败。亦有哺乳行经者，壮盛人虽可无害于婴儿，然须防其复孕。若因气血不摄而行经者，则乳稀而子受损，须大补气血。若经通不能自止，则上下交征，唯有断乳耳。

### 六十二、血瘀腹痛

戴元礼曰：血大至曰崩，或清或浊，或纯下瘀血，势不可止。有崩甚腹痛，人多疑恶血未尽，又见血色瘀黑，愈信恶血之说，不敢截止。大凡血之为患，欲出未出之际，停在腹中，即成瘀血，以瘀为恶，又焉知瘀之不为虚冷乎？瘀而腹痛，血行则痛止。崩而腹痛，血止则痛止。芎归汤（即此二药）加香附，止其血则痛自止。

按：此节辨理甚佳，而文词略有晦涩，为补充之。夫离经之血，行经宫道，停于腹内，一遇酸咸，则凝而成瘀，色变为紫黑，所谓血块也。虽虚人不摄、不统、不藏之血，一凡离经，皆如此变。见血块者皆以为是恶血，治唯行之而不能止，以为已瘀之血，不能复变为新血，化而行之，则内无所梗而腹痛可止。不知未瘀之血得行血之药，不将复崩乎？若见有瘀而不敢言止，而复以行之，将使体内之血永无截止之时，导瘀而竭其泽，不尽不止矣。每见血崩而不易止者，大都原因在此。治之者颇有视为畏途，不能克功期效。我自同老友瞿、杨二西医之言，而启悟《内经》"寒则凝泣而不行"之外，尚有"血遇酸咸，亦能凝而变黑"之理，于是温通以治瘀之法，知其非尽可合矣。此瘀块留着，若用刮宫法，确可即去（与中药行瘀，由上而及下，由脏腑而达及宫腔阴道者不同，绝无上文所谓导瘀而竭泽之虞）。瘀去则子宫收缩，腹不痛而崩可止，刮之净，衃血不留，瘀不复积，法之至善也。

然则中药治瘀宜如何，曰：一是[3]化之使去，二是引之使归于经，三是摄之，四是统之，五是涩之，六是固之，七是助其凝血，八是补其奇脉也。山楂、广艾、藕节、炮姜、蒲黄诸炭，化瘀药也；姜、艾、血余、甘草等炭，则引血以归经也；补气以提摄，如补中益气汤；健脾以统血，如归脾汤（加熟地为黑归脾）；龙骨、赤石脂、禹余粮、牛角腮、鹿角霜、白莲须、乌梅、莲房、石榴皮诸炭，为涩法；菟丝、五味、芡实、金樱、补骨脂等为固下法；阿胶、鹿角胶、白及片、黄明胶等能助其凝固（增加凝血能力），血不凝，无胶力，血液稀薄淡涣，亦易崩漏也（贫血之人，各种细胞皆减，血小板亦必不足）；巴戟、熟地、萸肉、仙灵脾、杜仲、川断、金狗脊等，皆能补少阴而填奇脉。法虽多，治则仅为二类，即离经之血，则化而去之，而不可攻行；未离经之血急止之，则统、摄、固、涩、助凝血、补奇脉诸法皆属之。此二类可复用于一方，兼顾于一病。若徒行瘀则新血不止，徒止血则留瘀更甚，勿单用也。瘀血得化，新血得留，则血崩自止矣。主要意义在使离经之血坼积成瘀者，缓缓化而去之，莫有冲动之势，引新血下走；一面则扶其体力，使新血有所维系，不致下趋而复崩。盖区别良莠，去恶虽务尽（一有留瘀，则宫壁皱缩不全），而抚新生之血，使安于宅窟，更为要图也。

腹痛可因瘀化而自缓，亦可因得补药，肝能柔、脾能和而渐止。或用当归、白芍、艾炭、乳香、没药、五灵脂等，皆止痛药也。若香附、良姜、茴香、肉桂，则气行血乱，又有血热妄行之虑，常须忌之，又如四物中之川芎，我宁舍而不用。

### 六十三、崩漏五色应五脏

《圣济总录》曰：瘀血在内，因冷热不调，血败其色，或赤如豆汁，黄如烂瓜，黑如衃，青如蓝，白如脓，五色随五脏虚损而漏应焉。

按：崩漏未必见五色，以五色应五脏，尤觉迂腐可笑。若然色红必属于心，然治崩漏者究不以治心为务也。以今日言，见异色时，应速求科学之诊断，勿因循以贻误。

### 六十四、治崩当知熟路

马玄台曰：妇人血崩之证，其血从胞络宫而来，血久下行为熟路，则本宫血乏，其十二经之血皆从兹而渗漏。然胞络宫则系于肾而上通于心，故此证实关于心、肾二经，宜有阴虚阳搏之脉。

按："血久下行，已为熟路"之语，未经人道，谓行熟路者，熟极而流，不能自止，人确有此事，病确有是理，譬诸痢久则肠滑不可止，称为虚痢；泻久不止，成为虚泻；久咳之后，肺失清肃之令，时复作咳，皆临床所常见者。在血崩则上无提摄，中无统帅，下无关阑，治之可从全面着眼，勿斤斤于局部。止涩仅为其中一法，提摄之、统帅之、关阑之，皆对熟路滑流之义所宜用，又不可忽夫引经药如下篇者。

### 六十五、领血归经

马玄台曰：李东垣《试效录》用十二经归经之药，使血归于十二经，然后用黑药以止之。若徒用黑药，而不先服领血归经之药，其病难愈。

按：引经报使之说，出于洁古《珍珠囊》，东垣《此事难知》中有六经发渴各随证治之篇，以少阳阳明热病为主，与经事无涉，仍当求之《珍珠囊》，并采六阴经药以补之。手少阴心，黄连、细辛；足少阴肾，知母、细辛、独活、桂；手太阴肺，桔梗、升麻、葱白、白芷；足太阴脾，升麻、葛根、白芍、苍术；手厥阴心包，牡丹皮、柴胡；足厥阴肝，川芎、柴胡、青皮、吴萸。至于东垣随证用药凡例，治六经头痛之引经药，又多为辛温发散，与调经不涉。

马氏所谓黑药，即止涩之药炒炭者，如陈棕、血余、槐花、侧柏、荷叶、藕节、莲房、贯众、艾叶、椿根、小蓟、百草霜、炮姜、荆芥、黄芩、乌梅、石榴皮、蒲黄、地榆、牛角腮、茅花、茜草、制军、丹皮、赤芍、山栀、甘草、地黄、黄芪等，如是者不下数十种，各随所宜而用之。

### 六十六、升阳除湿汤治泻下

李东垣曰：心系者，包络命门之脉也，主月事，主孕。因脾胃虚而心包乘之（谓心火之亢盛），故漏下血水不止，当除湿去热，用升阳除湿汤。此药乃从权衡之法，以风药胜湿，为胃气下陷而迫于下，以救其血之暴崩也。

按：升阳除湿汤为甘草、大麦芽、陈皮、猪苓、泽泻、益智仁、半夏、神曲、苍术、防风、升麻、柴胡、羌活等，无一味是血分药，漏下病不奇，而治法则甚奇也。

脾胃虚而气失帅、血失统，可致漏下，然治之当以补虚为主，脾虚可致生湿，是另事，然湿不能致漏下也。而治湿多香燥，非漏家所喜，既云心包乘之，而汤中却无清心凉营药，独以燥湿祛风、升提清阳为胜，似以之治湿胜之带下，或较合拍。虽东垣自云是从权衡之法，其能取效乎？颇疑之。

东垣另有升阳举经汤（归、芍、芎、地、桃仁、红花、参、芪、术、甘、桂、附、柴、防、羌、独、细辛、藁本）以药论，似胜于前方。

### 六十七、崩漏火木水生克

虞天民曰：妇人崩漏不止，先因心火亢甚，于是血脉泛溢，以致肝实而不纳血，出纳之道遂废。经曰：子能令母实。是肝肾之相火，夹心火之势，从而相扇，所以月水错经，妄行无时而泛溢也。

按：凡治病不能以常规取效者，则进而于五脏生克之道求之，是工之精细者也。然虞氏此文实未甚达，试分二节释之。

心火亢盛者，火之实也。相克之道，实者邪实，虚者体虚，实则克人，虚则受克。是火实则防克金，今曰以致肝实而不纳血，要知火旺血溢，血不养肝，则是肝虚而不藏血，而非肝实而不纳也。

再言相生之道。母旺则生子，得母养而有相生之益，母虚则不能生子，母虚及子，子母俱虚矣，或子自虚，则盗母气以生，母亦因虚，是母子均不得相生之益。经曰：子能令母实。必子本不虚，无需母养，故母亦自实，此实是体实，非邪实也。今肝肾既有相火，是水不涵木，又有心火亢盛，是水不制火，明系一水之亏，不能制火而生木，以致君相二火之炎。合二节文字而言，当是水亏、木亏、火旺三因，则其子能令母实之引用，将谓火旺而能令木实乎？未喻其义。

### 六十八、崩漏日久化寒

李东垣曰：前虽属热，下焦久脱，已化为寒，久沉久降，寒湿大胜，当急救之。泻寒以热，降湿以燥，大升大举，以助生长，补养气血，不致偏枯。圣人立治法云：湿气大胜，以所胜助之，用风木上升是也。经云：风胜湿。是以所胜平之。

按：此文自"前虽属热"至"寒湿大胜"五句，诚有是理。病机无久停不变之事，责在医者察机知微，识其转化，一则血去阳亡，阳虚则生内寒；二则热随血耗，而虚寒之气日生。故热转为寒，大有病例可见。唯内虚而生之寒湿，可用风以胜湿法乎？或则甘温以燥土，既可扶土益气，以藏统其血，而寒湿亦可去，则一举可以两得。若辛温以升阳助风，温燥以燥土化湿，既无助于脾虚，亦不关夫崩漏，其效盖不可知。

### 六十九、升阳举经汤

李东垣曰：妇人经水不调，右尺脉按之空虚，是气血两脱大寒症。轻手其脉数疾，举指弦紧或涩，皆阳脱之证，阴火亦亡，见热证于口眼鼻，或渴，此皆阴躁阳欲去也。当温之降之，引之燥之，用升阳举经汤。此法大升浮血气，补命门之下脱也。

按：方药已见前，东垣言病理脉法皆明白可解，唯所言治法，降与燥既与药物不符，又与阳虚欲脱、阴躁欲去之假象要求不合。盖补命门之下脱，升阳即可以固之，补气血之俱虚，亦有助于挽阴阳之脱。既曰升阳，与降是矛盾；既曰固脱，与燥引又何涉？此或东垣用词之失当乎？即论药物，亦庞杂而不纯，如血既脱矣，何必桃仁、川芎、红花；气阳欲脱矣，何必羌、独、防、藁、细辛等诸经发散，以燥血散血。若柴胡则主乎升清，不在所忌。（若谓诸辛散药即为大升，然大队终非所宜）

### 七十、经闭、血崩均用四物汤

王海藏曰：妇人月事不至者，内损其原，不能生，故胞闭不通，是血不足，宜服四物汤，是益原和血之药也。崩中者，是血多也。暴损其原，是火逼妄行，涸竭为根，亦宜四物汤，是润燥益原之药也。

按：不论或断或闭，崩漏多少，调经均用四物汤，是诚经验有得之言也。余学于虞氏，遵之久矣，唯讲求炮制，则程师之法。试以海藏二症言之：经闭之用四物，则全当归（酒炒）、白芍、大川芎、大熟地也；崩中之用四物，则归身炭、焦白芍、醋炒川芎（无血块，无腹痛则不用）、熟地炭或生地炭也。其他四物之解，见于拙著《六合汤类方释义》中，此不赘。


### 七十一、刘河间生地黄散

武叔卿曰：河间生地黄散，治经漏不止，脉虚洪，经水紫黑。夫脉虚洪者，气不足也；紫黑者，热之甚也。黄芪所以补气，气盛则生火，天冬、地骨以清气中之火；熟地所以生血，血生而不凉，尤虑妄行，故以生地、黄芩凉心；芍药、甘草缓肝益脾；柴胡升举；杞子、熟地，又肝肾同归者也。

按：气盛则生火者，气有余便是火也，与血生而不凉二语，指出黄芪补气、熟地生血二药之用与副作用。又佐以清气中之火，与凉心二法为救弊，河间制方固绝佳，武叔卿解释尤中肯綮，发人思路。方中不用当归，亦有意，尝见吐血用当归，漏胎崩漏用当归，若不佐凉营，血皆不易止。一君一佐，一药一制，可深思哉。


### 七十二、东垣治崩用凉血地黄汤

武叔卿曰：凉血地黄汤治妇人肾阴虚，不能镇守包络相火，血走而崩。夫阴者，从阳而起亟也。血属阴，阴不自升，故诸经之血必随诸经之气而后升。若气有所陷，则热迫血而内崩矣。

按："诸经之血必随诸经之气而后升"一语，虽出于"气为血帅，血随气行"而来，然其语新而可喜，使人可悟东垣喜用辛温之药以行十二经之理。虽未必适用于崩漏之一般病理，然因武氏而喻古人用方之理，亦是一得。

凉血地黄汤用生地、黄连、知母、黄芩之凉血，归尾、红花、川芎所谓祛瘀生新，蔓荆、升麻、柴胡、防风、羌活、藁本、细辛诸风药，所谓升诸经之气也。然风药多燥血散血、行血动血，虽有生地，仅恃此一味以清润养血，其能制夫七味风药与三味祛瘀药乎？并连、知、芩三味凉血而言之，亦何以拮抗此大队辛燥，况此三味苦寒，亦自耗泄气血，非甘寒润养之比，恐得不偿失，能收升气血、止崩漏之功乎？然其方意甚合，法甚佳，而其用药群队配合之道，不可尽从，如选用升、柴、葛根、桔梗等一二味辛燥力小者事升举，又加以胶、芍、杞、当归身等滋养之药则妥矣。

### 七十三、崩漏用灰药

楼全善曰：气陷者，用升气药灰止之，如夏枯草、荆芥之类；血热者，用凉血药灰止之，如槐花、黄芩之类；气滞者，用行气药灰止之，如醋炒黑香附之类；血污者，炒熟失笑散之类；血寒者，用热药灰，如桂心、干姜之类；血脱者，用涩药，如白矾、百草霜、棕灰之类。

按：诸法尽妙，皆可采用，其升气药，炙甘草炭、升麻炭可以加入；止涩药尚有莲房、荷叶、藕节、乌梅、石榴皮等可用；血寒者有广艾炭；凉血诸炭尤多，已见前按。临床家师其意，可就自己善用常用之药炒炭，不拘此也。

● 【校注】

［1］河汉：指银河。比喻言论虚夸迂阔，不着边际，转指不相信或忽视某人的话。

［2］南阳：指张机，字仲景，南郡涅阳（今河南南阳）人。其著《伤寒杂病论》，经后人整理成《伤寒论》《金匮要略》二书。对中医学的发展有杰出贡献，被后代称为"医圣""医方之祖"。

［3］是：原无此字，据文意加。下同。

● 【评析】

何时希一贯坚持理论联系实际，崇尚有裨应用的论说，乃学辈楷模，值得遵从。如其所论血瘀腹痛、崩漏不止的治疗，从中启迪颇富。盖瘀阻则不通而痛，则血不循经而外溢，故活血祛瘀能止痛、能止血，然专以行血，则体内未瘀之血不能宁守而复出，永无截止，此导瘀而竭其泽的治法实乃不当。何时希认为离经之血当化而去之，而不可攻行；未离经之血须急止之，则统、摄、固、涩、助凝血、补奇脉诸法皆属之。此二类可复用于一方，兼顾于一病。四物汤是何时希喜用之方，无论经闭、血崩均可加减变化，包括炮制方法的改变而用之，血崩常用炭灰药，同时亦可使以引经药，有助于领血归经。

● 【原文】

### 七十四、清上法治白带

罗周彦曰：中焦湿热，淫气不清，则为白带。所以火升水降，则上热下寒，下焦虚冷，凝结浊物。法当清上实下，清浊自分；理脾养血，湿热自解也。

张子和曰：治带必从湿热治，宜逐水利小便。水自高而下趋，宜先绝其上源，乃涌痰二升许，次用寒凉之剂。

按：罗周彦，字德甫，号赤诚，又慕斋，明代歙人，著有《医宗粹言》。其实下、理脾、养血三者，常法也。清上一法，颇见新奇，而实具至理，上源洁则下流自清，如用芦根、沙参、麦冬、苡仁、甘草、桑叶、皮之类，颇有甘淡利邪之义，是当胜于子和之涌痰法，湿性下流而成白带，何以复留渍上焦而为痰，实是两种病，殆非同因也。

### 七十五、带下属胃中痰湿

朱丹溪曰：赤带属血，白属气，俱是胃中痰积流下，渗入膀胱，无人知此，只宜升提。甚则上必用吐，以提其气，下用二陈汤加苍术、白术，仍用丸子。

按：《丹溪心法》复有一条用下法，文曰："治结痰白带，心下闷，先用小胃丹，半饥半饱津液下数丸，候郁积开，却宜服补药。"（小胃丹：芫花、甘遂、大戟、大黄、黄柏）

肥人带下多痰湿，瘦人多湿热，此是通常之论，常规之治亦不过二陈、平胃、三妙、四苓、威喜丸、愈带丸之类。若洁古用十枣丹、子和用吐及禹功逐水，罗太无用神佑、玉烛等，丹溪用升提及小胃丹，或为特异病例，或则出奇斩胜，总非常见病、常用法，可知而不可学也。

### 七十六、治带宜壮脾升阳

薛立斋曰：皆当壮脾胃、升阳气为主，佐以各经见症之药（以五色配五脏，陈套迂论，不录），不可拘肥人多痰、瘦人多火而以燥湿泻火之药轻治之也。

按：壮脾升阳汤，确可为冷带立法，与立斋六君、补中益气、归脾等，并宜采择，然痰湿、湿热之症治，尤为常见常用，何可逞一时之见而轻弃之？即立斋所附医案七则中，化痰饮者自占其四，故不可信之也。然金元人风土习俗有殊，故可立涌吐、逐水、攻下之法，而今则理可存而法有可议耳。

### 七十七、治带用固卫厚脾

杨仁斋曰：冷带杂下，多因下焦不固，内夹风冷得之，投以熟艾、禹粮、桑螵、牡蛎之类，则带暂歇而终不歇，何哉？卫气与胃气俱虚，则肌弱而肤空，血与水不能约制，是以休作无时，不暂停也。然则封之止之，可不加意于厚脾之剂乎？此桂枝附子汤以之固卫，人参、白术、茯苓、草果、丁香、木香以之厚脾，二者俱不可缺。

按：风冷所伤之带下，其道初不由皮毛卫分而入，必自下受，盖北方室外临圊，夤夜严寒风冷都能伤之，用药则仲景温经汤中之吴萸、姜、桂，以及细辛、川椒、艾叶等，皆所宜也。治带者当知此外因之实证。

### 七十八、治带以补养固本

吴梅坡曰：带下证属于虚，其他书以痰以湿，俗称内脏冷。又云：白属气，赤属血，皆泛而不切之言也。明于斯道者，必有神悟焉。唯以六龙固本丸、十六味保元汤主之。

六龙固本丸：山药、巴戟肉、山茱萸、川楝子、小茴香、补骨脂、人参、莲肉、黄芪、川芎、木瓜。

十六味保元汤：骨碎补、杜仲、小茴香、贯众、人参、黄芪、巴戟、当归、石斛、升麻、山药、生草、独活、茯苓、莲须蕊、黄柏、圆肉。

按：吴梅坡未详何许人。二方治带，颇觉中肯，六龙方有川楝、小茴之温通肝肾，川芎通肝经，木瓜化湿热。保元方有黄柏、贯众之清热解毒，小茴、防风、独活去阴经风冷，黄芪、升麻之升举，莲蕊之涩。二方各有其长，至于固奇经、纳下焦、养血、补脾诸法，大略俱备，可以视为虚症可喜之方。


## 七十九、完带汤

傅青主曰：夫带下俱是湿热病，而以带名者，因带脉不能约束而有此病，故以名之。带脉之伤，非独跌闪挫气已也，虽无疼痛之苦，而有暗耗之害，加以肝气之郁，脾气之虚，湿气之侵，热气之逼，故妇人有终年累月下流白物，如涕如唾，不能禁止，甚则臭秽者。夫白带乃湿盛而火衰，肝郁而气弱，则脾土受伤，湿土之气下陷，是以脾精不守，不能化营血以为经水，反变成白滑之物，欲自禁而不可得也。方用完带汤。

白术、山药、人参、苍术、甘草、陈皮、白芍、车前子、黑芥穗、柴胡（脾精不守之虚带病理，少经人道）

按：傅氏论带下，仍主五色配五脏旧说，然其易黄汤治黄带（山药、芡实、白果、黄柏、车前）与此完带汤治白带，二方世多喜用之，以其平易可法也。易黄法尤明简，一目了然；完带之意较密，归纳傅氏制方之意，盖大补脾胃之气，稍佐以疏肝之品，"寓补土于散木之中，寄消化于升提之内，使风木不闭塞于地中，则地气自升腾于天上（此二句系指柴胡、陈皮），肝血不燥何至下克脾土（白芍），脾气不湿何难分消水气（苍术、车前）"。如此制方自加释义，不见《霜红龛》迂怪之气，可喜极矣。历览前古诸家好奇门巧，异治怪方，自炫其偶遇之特异病例，逞其文词。吾少时亦尝读而惑之，今老矣，唯务平淡入理，实验可用而已。

### 八十、热入血室，血下则愈

成无己曰：妇人伤寒发热，经水适来，昼则明了，夜则谵语，如见鬼状，此为热入血室。治之无犯胃气及上中二焦，必自愈。此经水适来，以里无留邪，但不妄犯，热随血散，必自愈。经云：血自下，下者愈[1]。

按："血自下，下者愈"一语，即是《伤寒论》原文"必自愈[2]"。盖伤寒发热，而经水适来，若适断而不行者，则热已入血室，有所凭藉，与血相结，将谵狂更甚，热必不退，而昏迷痉厥将随之矣，今经水行而不断，则入于血室之热，无所凭藉，正可随血而下泄，故热可解，而病自愈。此犹伤寒得衄血之红汗，上下不同，而皆能夺其热也。

### 八十一、生冷所伤之食癥

《大全》曰：妇人食癥，由脏腑虚弱，经行不忌生冷之物，不能消化，与脏气相持，结聚成块，日渐生长，牢固不安，谓之食癥。

按：此症近世妇女多有患者，虽伤于寒冷饮食，但非如"形寒饮冷则伤肺，饮食不节则伤脾"，故不当纯从化食为治，盖寒冷之气乘经行之时直袭于胞宫，其经行未净者，则受冷而经即停，血即结，腹即痛；若经行将净或已净者，则寒留于胞宫，而贻痛于次月，经行凝泣，结块成瘀；若加气郁，则血气交凝，或兼夹脏腑之虚，人事之疲，则病因夹杂矣。此症如吴茱萸汤、温经汤、益母胜金丹等皆可治之，宜作寒实，主以温通，慎勿先补，致成癥瘕。薛立斋谓若形气虚弱，须先补脾胃为主，病在结血而治其脾胃，殆为隔靴矣。

### 八十二、治癥瘕不可猛攻

李氏曰：善治癥瘕者，调其气而破其血，消其食而豁其痰，衰其大半而止，不可猛攻，以伤元气。宁扶脾胃正气，待其自化。凡攻击之药，病重病受之，病轻则胃气受伤矣。或云待块消尽而后补养，则胃气之存也几希。

按：李氏不知是李士材否，所论极合，试分四节解之。

一是不可猛攻以伤元气，正符《素问·五常政大论》"病有久新，方有大小。大毒治病，十去其六；常毒治病，十去其七；小毒治病，十去其八；无毒治病，十去其九。谷肉果菜，食养尽之，无使过之，伤其正也"之旨。经所谓毒者，猛药攻劫也，衰其大半足矣，毋使过于病所，过则伤正矣。

二是李氏谓"宁扶脾胃正气，待其自化"。谓攻坚之后，正气必受伤残，俗谓杀敌一千，自伤八百，西医谓误伤其吞噬细胞也。凡去病之药，能无所伤乎？略留残敌，已无力以为害，休养生息，扶正气以来苏，此中医调理之长也。吾治癥瘕，不以大力荡涤为事，大都以大黄䗪虫丸、鳖甲煎丸等成药，合于补气血方中同煎，扶正与祛邪并进，潜移默化，正气渐充，癥瘕自消，勿一蹴而求成，当计旬而论月，常得奏功。而补气血药亦有分等，气药通补，自能行血，无所顾虑。用补血以当归为上选，少用熟地、阿胶、首乌、芍药等腻涩之品，以滞其血，使补血之中，兼寓行血之用，斯可矣。

三是凡攻击之药，亦贵乎轻重恰当，勿重过于病，如稍不及，留有余地，再作消克为二步法，不作博浪锥[3]也。然尝见记载：吴门叶天士，清初名医也，治一蛔厥症，发则欲死，方与砒石三铢（叶氏善用信石，同道皆钦服，药店一见信石，即知是天士方也），云一次服尽，不可稍留，如留剩，则不可再服矣。病者畏其毒，不知嘱，仅服其半，下虫首尾相啣者数丈。越数日，厥大作，更甚于前，复求天士，云：首服不尽剂，虫已知毒气，再服虫不食，人则中毒，不可治矣，嘱勿复服砒。而病者痛苦万状，尽其余剂，竟死。观天士此例，知蛔虫有肠胃，有嗅觉，故二次不受毒（此与抗药性之理似同）。若癥瘕则不同，可以从容再见第二剂，又得补气血药，气血振则机体活，亦可恃扶正以祛其癥结也。

四是"待块消尽而后补养，则胃气之存也几希"。此语尤有缓急先后之识力。大积大聚，若先攻而后补，或猛劫峻攻，不佐扶正，轻则伤正而减食，重则血破而气脱，甚不可也。故宜于补气血汤药中，加以化癥块之丸药，正符"先扶其正，缓攻其实"之意，安内而后攘外，勿使人病两伤，有委转求全之旨。

凡大病善后，勿专恃夫草木药石，当注意营养，此《内经》"谷肉菜果，食养尽之"（五常政大论）之训。所谓"尽之"二字，盖言即有余邪，食养而体力充，亦能驱之使尽也。

### 八十三、妇人阴冷

陈良甫曰：妇人阴冷，因劳伤子脏，风冷客之，用五加皮、干姜、丹参、蛇床子、熟地黄、杜仲、钟乳粉、天门冬、地骨皮。

按：阴冷不孕（宫寒），临诊最常遇之，《金匮》"妊娠子脏开，腹痛恶寒，少腹如扇"之症，以附子汤温其脏，此与阴冷不同，盖阴冷者不能受孕也。陈良甫方寒温杂乱，法无章次，仅有蛇床子、钟乳可用。吾颇赏于《千金》五石丸、泽兰丸之法，温下祛寒之品须得重坠之药同队乃佳耳。古法有外治及坐药者，不外乎丁香、川椒、吴萸、蛇床子、五味子、麝香、硫黄之类，病在内而求之外，非治本也。

薛立斋"治阴中寒冷，小便澄清，腹中亦冷，饮食少思，大便不实，下元虚冷，治以八味丸而愈"。此案法理俱好，亦仲景附子汤之意也。


### 八十四、隐曲难诊论

萧慎斋曰：病机之属于隐曲者，在医者似难以诊候施之者，立斋之书每多载之，真有不可臆度者矣。

按：事不专精，莫详其故，医不专科，难悉其委曲。夫病症有淹缠之苦，病家有难言之隐，偶然嗫嚅[4]欲言，名医顾而之他，年识浅者，自恃脉法，炫奇好胜者、崖岸自高者与夫闭目厌听之名医，所以不能得其隐曲也。若能善言和色以导之，注神侧耳以听之，有所未明则庄容正色以问之，病者既得隐讳之疾，何所忌于医家，忌医又何必求治耶。其吞吐、其闪烁、其比喻不当、其语焉不详，亦情理中事，当持之以虚心、静心、耐心、专心，斯能洞垣一方，得其癥结，既解其赧[5]颜，亦当摒左右男性之非医务人员，则病者殆无不直言者。考之于古，唐·孙思邈《千金翼方》有"阴脱"一篇，方八道，何尝讳言隐曲之病。明·薛立斋为太医院使，其《校注妇人良方》于阴挺、阴蚀、嫁痛、阴痒，皆补治验多则。清·陈修园官北直县令，当禀辞时，上官留语阴挺症治，修园亦积有经验，写为专论，附于所著《女科要旨》之后。古人之对隐讳之疾盖如此，夫今日不识此病，明日可学而知之，未足为医者之羞也。若心浮气躁，自满而不学，贸然处方，驱汤药以沃木石，伤财疲命，无为人民服务之心，斯乃真为医者之耻耳。

● **【校注】**

［1］血自下，下者愈：语出《伤寒论·辨太阳病脉证并治（中）》："太阳病不解，热结膀胱，其人如狂，血自下，下者愈。"

［2］必自愈：语出《伤寒论·辨太阳病脉证并治（下）》："妇人伤寒，发热，经水适来，昼日明了，暮则谵语，如见鬼状者，此为热入血室。无犯胃气及上二焦，必自愈。"

［3］博浪锥：博浪，指博浪沙，古地名，在今河南原阳县。传即张良遣力士锥击秦始皇处。

［4］嗫嚅：指想说而又吞吞吐吐不敢说出来。

［5］赧（nǎn）：因羞愧而脸红。

● **【评析】**

白带的成因总不离湿性下流，故治疗可用实下、理脾、燥湿、清热、养血、清上等法。清上有甘淡利邪之意，可用芦根、沙参、麦冬、苡仁、甘草、桑叶、桑白皮等药。傅青主之完带汤、易黄汤是为治带常用方，可分治寒、热二证。热入血室证属瘀热互结于下焦，故血下则邪去而愈，然临证亦有血下不愈者，仍需进一步辨治。妇科癥瘕亦为多发病证，何时希认为治癥瘕不可猛攻，大都以大黄䗪虫丸、鳖甲煎丸等成药合于补气血方中同煎，扶正与祛邪并进，常得奏功。何时希还告诫，为医者当有为人民服务之心，对病人当持之以虚心、静心、耐心、专心，斯能洞垣一方，得其病之癥结、隐曲，才能施以正确治疗，以解患者之病痛。此种大医精神值得学习，并发扬光大。

　　　　　　　　　　　何氏妇科专著校评

# 读《女科经纶》跋后

萧壎，字赓六，号慎斋，清康熙间嘉兴人，所著《医学经纶》全集八种，包括内科、杂症、伤寒、妇科、幼科、方论、本草、脉学，都一百三十四卷。其康熙廿三年甲子（公元1684）自序称"余纂辑《医学经纶》，博极群书，兼综条贯，采摭名贤之论七千条有奇，而妇人月经诸病不与焉"。是《女科经纶》八卷，在七千条之外者，可以见其收集之广，用功之深矣。今校《女科经纶》分为一〇六目，所引前贤理论亦得一〇六家，凡七百九十余条。

当明清之际，若此书之编辑方式，几乎习为风气，即博采、胪列、整理、分类、按语等，如楼全善之《医学纲目》、薛立斋之《薛氏医案》、李梃之《医学入门》、王肯堂之《证治准绳》、陈梦雷之《图书集成·医部全录》等皆是也。以言女科，则《准绳》之取材及持论最协众议，姑不论薛立斋校注之《妇人良方》虽称取宗于陈自明，然陈无择之评论、熊鳌峰之补遗，三家原文皆为薛氏删并颠乱，悉徇己意而为之，不复见本来面目，又好以其个人偏温偏补之经验搀入其间，原文之于校注，体例混杂，读者憾之。以比萧氏此书，搜集广、眼界宽，不同学说俱为搜罗，持论有时能不袭陈言，自具见地，可谓妇科理论最有参考价值之书也。但亦如《巢氏病源》不附方治，实用有不便耳。于此可觇[1]萧氏之治学，能博采而乏创造，有理论而短于临床，故其论衡有时不能悉中病机。如白带原因，主张外伤风冷；子痫原因，亦主外中于风。此盖沿承《巢氏病源》等书，执外因单纯之说，而不知辨症者。夫外风子痫与风冷带下，非谓无此病因，但南北异地，古今异时，人随风气而转移，病又随人体而感受，古有此疾而今无之，古无此疾而今则多，又岂少哉？但执古说而不知符合于临床者，强古今于一同，即不免为拘墟[2]矣。

希养疴山中，见闻日偏，鄙陋日生，而独多清闲。为遣长日，仅恃此书遮眼，乃新得于临安书肆，取其字大也。反复读之，久则略有会心，笔之以纸，积已成帙，望文生义，不足以言心得也。又山中无他书，不能印证，亦无从纠误，此盖聊识一时闲中之感触，贤于博奕而已。一九六四年秋，时希记于屏风山。

　　后二十年，整理而手抄之。趁此目明手健，又得清净之处，外无车马之杂，门罕剥啄之声，劳形案牍，亦其宜也。时年方七十，客于东吴，写成为记。

● 【校注】

　　[1] 觇（chān）：窥视；观测。

　　[2] 拘墟：形容狭隘短浅的见识。

珍本女科医书辑佚

何时希　辑

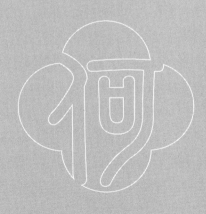

# 本书提要

　　本书编辑者何时希所辑珍本女科医书八种，自隋、唐、宋以迄明、清，大都在国内已经散佚不存，或残缺不全，偶在日本、朝鲜尚有见存，但也十分珍秘。何时希从二十余种书中，如宋代的《政和经史证类本草》、明代的《本草纲目》《普济方》、日本的《医心方》等，辑录而成这些医著内容，并对医著作者和书目流传情况作考证研究，这对于祖国医学失传珍本的保存和学习、了解均起到了极大的作用。何时希在辑录中，对有些文字、药品、意义等有可疑和与别本差异之处，均略加按语和个人的见解，以供读者参考。

　　本次出版，对疑难处作校注，对一些错别字、通假字、异体字直接改正，不出校注，以冀便于学习领会。

# 小序

　　本书的辑成，系作者在编写《女科书籍解题》《存佚女科书目录》二书的时候，见到已佚的女科文字，随手录存的。

　　在变乱中，这些资料幸尚保存，嗟漫漫之长夜，耿待旦于何期，强捺猿心，借著书、钞书为消遣，不想却整理出这本《珍本女科医书辑佚》八种，其中隋人《产经》、唐人《子母秘录》、宋人《产书》等，尤为失传已久的名著。

　　现在又就手头资料，把八种书的作者情况作了一些考证，著于每书之前，以为介绍。又为之分作调经、妊娠、产后、辨子、外科、杂疗、不孕、劳损等门类，加上目录和方剂索引，草草成书，以供大家欣赏和参考。因为这些都是国内失传，或尚存于国外的祖国医学宝库中的一颗珍宝，尤有刊印出来，让群众珍重的意义。

　　但辑录和分类工作做得很草率，同时限于条件和时间，一定还有许多未见之书，漏未辑入。更希望同道前辈们予以指正和增补，则幸甚。

一九八三年元旦

何时希记于上海

# 目次

# 第一种 产经

隋人 著

何时希 校辑

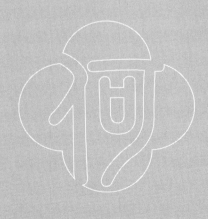

# 考略

隋人著，《隋书·经籍志》云："一卷，佚。"

唐人时贤亦著《产经》一卷，为日本丹波元简《中国医籍考》所著录，而中国《全国中医图书联合目录》却不见，因此可知时贤的《产经》，存于日本。

日本丹波康赖《医心方》引录的《产经》文字，自二十一卷至二十七卷，占七卷之多，有一百八十五条。丹波元简《中国医籍考》中说："丹州公《医心方》所引《产经》，与时贤书不同，盖此书也。"（按：此是指隋人所著的一本）

日人多纪元俒云："《医心方》所援引各书，并系唐人旧帙，在今日大率散佚不传。"这样说，似乎《医心方》所引的《产经》又当属于唐人时贤，与《医籍考》的话有抵触。我怀疑多纪元俒所谓"并系唐人旧帙"一语是广泛性的，可能包括有"唐以前人"的意义在内。至少，唐以前的医书尚存于日本，为《医心方》所收者还很多，不是用"并系唐人旧帙"一句可以统括的。

所以我相信《医籍考》所云"与时贤书不同"一语的真实性，因为时贤书既"存"于日本，他可以对勘，而下此断语。

本书所辑的《产经》，我定为隋代人所著。主要录自《医心方》第二十一卷至二十七卷。原来《产经》仅一卷，而《医心方》把它分为四十五篇，其中很多篇内容荒诞迷信，以及有图符者，删去不录。又如《医心方》二十五卷为小儿方，和其他属于外科者，因不是女科范围，也舍去未录，但以未存全璧为可惜。

另外在明朱橚的《普济方》中，也录得有注为《产经》者八条，其中三条颇有考证意义。

（一）有"李氏家传快气汤"，是隋前已有的药方，比《沈氏尊生方》多一味枳壳，为宋人"滑胎散"一方的先导思想。考查隋代以前的女科著作，黄帝有《素问女胎》一卷、《养胎经》一卷，张仲景有《疗妇人方》一卷（可能即《金匮要略》中妊娠、产后、杂疗三篇，合为一卷，并无妇人专方），并见于《隋志》著录；又卫汛有《妇人胎藏经》（卫汛为张仲景的门人），见于《太平御览》；又范汪有《疗妇人药方》十二卷、徐文伯有《疗妇人瘕》一卷，并见于《隋志》。这些书均已佚失，从这"快气汤"一条而知道隋以前还有沈氏女科。

（二）是《普济方》还著录一条"温真人方"，胎前也用枳壳。考《宋史·艺文志》有《温氏舍人方》一卷，已佚；又有温隐居《助道方》，《医籍考》著录。这又考知隋前还有一家温真人的女科。

（三）"四物汤"大家知道出自《太平惠民和剂局方》，而《普济方》却注为《产经》所出。"花蕊石散"为元·葛可久《十药神书》的第一方，《普济方》也注为《产经》。这样，使这两张名方的作者，推早数百年——隋代。

何时希

# 妊娠

### 妊妇脉图月禁法第一（此是《医心方》卷二十二小题，下同）

黄帝问曰："人生何以成？"岐伯对曰："人之始生，生于冥冥，乃始为形，形容无有扰，乃为始收。妊身一月曰胚，又曰胞，二月曰胎，三月曰血脉，四月曰具骨，五月曰动，六月曰形成，七月曰毛发生，八月曰瞳子明，九月曰榖入胃，十月曰儿出生也。"

今案《太素经》云："一月膏，二月脉，三月胞，四月胎，五月筋，六月骨，七月成，八月动，九月躁，十月生。"

夫妇人妊身，十二经脉主胎，当月不可针灸其脉也。不禁皆为伤胎，复贼母也，不可不慎。宜依月图而避之。

怀身一月，名曰始形。饮食必精熟暖美，无御丈夫，无食辛腥，是谓始载贞也。

一月，足厥阴脉养，不可针其经也。厥阴者是肝之主筋，亦不宜为力事，寝必安静，无令恐畏。

### 足厥阴肝脉图（图删，下同）

上[1]肝脉穴自太敦[2]上至阴廉各十二穴；又募二穴名期门；输[3]二穴，在脊第九椎节下两旁各一寸半。上件诸穴并不可针灸，犯之致危。

怀身二月，名曰始膏。无食辛臊，居必静处，男子勿劳，百节骨间皆病，是出始藏也。

二月，足少阳脉养，不可针灸其经也。少阳者内属于胆，当护慎，勿惊之。

---

[1] 上：原为"右"。下同。
[2] 太敦：当作"大敦"。
[3] 输：当作"腧"。下同。

### 足少阳胆脉图（省）

上胆脉穴自窍阴上至环跳，各十三穴；又募二穴，名日月，在期门下五分；又输二穴，在脊第十椎节下两旁各一寸半。上件诸穴，并不可犯之。

怀身三月，名曰始胎。当此之时，未有定仪，见物而化，是故应见王公、后妃、公主、好人，不欲见偻者、侏儒、丑恶、瘦人、猿猴。无食苗姜兔肉。思欲食果瓜、激味、酸菹[1]瓜，无食羊而恶臭。是谓外象而内及故也。

三月，手心主脉养，不可针灸其经也。心主者内属于心，心无悲哀，无思虑惊动之。

### 手心主心脉图（省）

上心胞脉穴自中冲上至天府，各八穴；又募一穴，名主阙[2]，在心鸠尾下一寸五分；又输二穴，在脊第五椎节下两旁各一寸半。上件诸穴，并不可犯也。

怀身四月，始受水精，以盛血脉。其食稻粳，其羹鱼雁，是谓盛血气以通耳目，而行经络也。

四月，手少阳脉养，不可针灸其经也。手少阳内属上焦（时希按：上焦疑是三焦），静安形体节，志心顺和，饮食之。

### 手少阳三焦脉图（省）

上三焦穴自关冲上至消泺，各十二穴；又募一穴，在当齐[3]下二寸，名为石门；又输二穴，在脊第十三椎节下两旁各一寸半。上件诸穴，并不可犯之。

怀身五月，始受火精，以盛血气。晏起，沐浴浣衣，身居堂，必厚其裳，朝吸天光，以避寒殃，其食稻麦，其羹牛羊，和茱萸，调以五味，是谓养气以定五脏者也。

五月，足太阴脉养，不可针灸其经也。太阴者内属于脾，无大饥，无甚

---

[1]菹（zū）：酸菜，腌菜。

[2]主阙：从位置当为"巨阙"。心包经募穴为膻中。

[3]齐：通"脐"。《素问·奇病论》"环齐而痛，是为何病？"

饱，无食干燥，无自炙热，大劳倦之。

### 足太阴脾脉图（省）

上脾脉自隐白上至箕门，各十二穴；又募二穴，名章门，在季肋端侧，卧取之；又输二穴，在脊第十一椎节下两旁各一寸半。上件诸穴，并不可犯之。

怀身六月，始受金精，以成筋骨。劳身无处，出游于郭，数观走犬走马，宜食鸷鸟猛兽之肉，是谓变腠理细筋，以养其爪，以坚脊膂也。

六月，足阳明脉养，不可针灸其经也。阳明内属于脾[1]（按：脾必胃字之误）。调和五味，食甘之和，无大饱。

### 足

### 阳明胃脉图（省）

上胃脉自厉兑上至髀关，各十六穴；又募一穴，名中管[2]，在从心蔽骨下以绳量至脐止，即以绳中折之；又输二穴，在脊第十二椎节下两旁各一寸半。上件诸穴，并不可犯之。

怀身七月，始受木精，以成骨髓。芳躬摇肢[3]，无使身安，动作屈伸，自比于猨[4]，居必燥之，饮食避寒，食必稻粳，肌肉以密腠理，是谓养骨而坚齿也。

七月、手太阴脉养，不可针灸其经也。太阴者内属于肺，无大言，无号哭，无薄衣，无洗浴，无寒饮之。

### 手太阴肺脉图（省）

上肺脉穴自少商上至天府，各九穴；又募二穴，名中府，在两乳上三肋间陷者中；又输二穴，在脊第三椎节下两旁各一寸半。上件诸穴，并不可犯之。

怀身八月，始受土精，以成肤革。和心静息，无使气极，是谓密腠理而光

---

[1]脾：当作“胃”。

[2]中管：当作“中脘”。

[3]肢（zhī）：同“肢”。

[4]猨（yuán）：同“猿”。下同。

泽颜色也。

八月，手阳明脉养，不可针灸其经也。阳明者内属于大肠，无食燥物，无忍大起（时希按：大起谓大便）。

### 手阳明大肠脉图（省）

上大肠脉穴，自商阳上至臂臑，各十四穴；又募二穴，在脐两旁各二寸半，上名天枢，左名谷门；又输二穴，在脊第十六椎节下两旁各一寸半。上件诸穴，并不可犯之。

怀身九月，始受石精，以成皮毛，六腑百节，莫不毕备。饮醴食甘，缓带自持而待之，是谓养毛发而多才力也。

九月，足少阴脉养，不可针灸其经。少阴内属于肾（时希按：肾字原作胃，必误），无处湿冷，无着炙衣。

### 足少阴肾脉图（省）

上肾脉穴，自涌泉上至阴谷，各十七穴；又募二穴，在腰目中季肋本夹脊腴肉前宛[1]宛中，名京门；又输二穴，在脊第十四椎下两旁各一寸半。上件诸穴，并不可犯之。

怀身十月，俱已成子也。时顺天生，吸地之气，得天之灵，而临生时，乃能啼声遂天气，是始生也。

十月，足太阳脉养，不可针灸其经也。太阳内属于膀胱，无处湿地，无食大热物。

### 足太阳膀胱脉图（省）

上膀胱脉穴，自至阴上至扶兼[2]，各十六穴；又募一穴，在脊[3]脐下直四寸，名中极；又输二穴，在脊第十九椎节下两旁各一寸半。上件诸穴，并不可

---

[1] 宛（wǎn）：凹入。
[2] 扶兼：当作"扶承"。
[3] 脊：脊梁骨。

犯之。

### 妊妇修身法第二

凡妊身之时，端心正坐，清虚如一，坐必端席，立不耶[1]住，行必中道，卧无横变，举目不视邪色，起耳不听邪声，口不妄言，无喜怒忧恚，思虑和顺，卒生圣子，产无横难也。而诸生子有痴、疵、丑恶者，其名（时希按："名"疑是"咎"字）皆在其母，岂不可不审详哉。

文王初妊之时，其母正坐，不听邪言恶语，口不妄语，正行端坐，是故生圣子，诸贤母宜可慎之。

妊身三月，未有定仪，见物而为化，是故应见王公、后妃、公主、好人，不欲见偻者、儒侏[2]、丑恶、瘁人、猨猴（时希按：以上与前文重）。其欲生男者，操弓矢，射雄雉，乘牡马，走田野，观虎豹及走马。其欲生女者，着簪珥，施环珮。欲子美好者，数视白玉美珠，观孔雀，食鲤鱼。欲令子多智有力者，当食牛心，御大麦。欲令子贤良者，坐无邪[3]席，立无偏行，是谓以外像而内化者也。

### 妊妇禁食法第三

女人胎妊时，多食咸，胎闭塞。

妊身多食苦，胎乃动。

妊身多食甘，胎骨不相着。

妊身多食酸，胎肌完（时希按："完"疑是"宍"，即肉字）不成。

妊身多食辛，胎精魂不守。

今案妊妇不可服药八十二种，其名目在《产经》。（时希按：惜其未录，今不可知矣）

---

[1] 耶：疑作"斜"。

[2] 儒侏：当乙转为"侏儒"。

[3] 邪：同"斜"。

**妊妇恶阻方第四**

李氏家传快气汤，自初妊娠恶阻，便可服此，宽中快气，抑阳辅阴，入月滑胎易产：

枳壳五两，缩砂、香附子、甘草各二两。

上各净秤，同炒为末，汤调服。（见《普济方》）

温真人方：

枳壳五两，川当归、木香各一两，甘草一两。

上为末，汤调服。（见《普济方》）

半夏茯苓汤，治妊身阻病，心中愦闷，空烦吐逆，恶闻食气，头重，四肢百节疼烦沉重，多卧少起，恶寒汗出，疲极黄瘦方：

半夏五两，生姜五两，茯苓三两，旋覆花一两，橘皮二两，细辛二两，芎䓖二两，人参二两，芍药<sup>[1]</sup>二两，干地黄三两，泽泻、甘草各二两。

凡十二物，以水一斗，煮取三升，分三服。

若病阻积日月不得治，及服药冷热失候，病变客热烦渴，口生疮者，除橘皮、细辛，用前胡、知母各二两。若变冷下者，除干地黄，用桂肉二两。若食少，胃中虚生热，大便闭塞，小便赤少者，宜加大黄三两，除地黄，加黄芩一两，余药依方服一剂。得下后，消息者，气力冷热，更增损方调定，即服一剂汤，便急将茯苓丸，令得能食，便强健也。（时希按：《小品方》同之）


**治妊妇胎动不安方第七**

大圣散治妊娠心神忪<sup>[2]</sup>悸，睡里多惊，两胁膨胀，腹满透脐急痛，坐卧不安，气急迫逼，胎惊：

白茯苓去皮，川芎、麦冬（去心）、黄芪（蜜水炙、去芦）、当归（去芦、酒浸）各一两，木香（不见火）、人参、甘草炙各半两。

上㕮咀，每服四钱，水一盏半，姜五片，煎七分，去滓服，不拘时常服，至分娩亦无恙。安养胎气，忌生冷。（时希按：又见《普济方》）

---

［1］芍药：原作"夕药"。下同。

［2］忪（zhōng）悸：心悸，怔忡。下同。

治妊妇七八月，腰腹痛，胎不安，汗出逆冷，饮食不下，气上烦满，四肢痹强，当归汤方：

当归三两，芍药二两，干地黄三两，生艾一扎，甘草一两，胶四两（炙），生姜一两，橘皮二分（时希按：古一两作四分，二分即是五钱）。

上八物切，以水一斗，煮得三升，去渣滓，纳胶令烊，分四服之。

妊身临生月，胎动不得生方：

桑上寄生五分，甘草二两，桂心、茯苓各五分。

上四物，以水七升，煮得二升，分三服。

### 妊妇数落胎方第八

治数落胎方：

作大麦豉羹食之，即安胎。

又方：取母衣带三寸，烧末，酒服即安。

### 治妊妇漏胞方第十二

治妊身血出不止方：

干地黄十两。

以酒三升，煮得二升，分二月良，良。

又灸胞门七壮，关元左右各二寸是也。

### 治妊妇卒[1]走高堕方第十五

治妊身妇人卒贲[2]起从高堕下，暴大去血数斗，马通[3]汤方（时希按：贲，即奔字，如题语卒走之意。马通，即马矢）：

通汁三合（绞取），干地黄、当归各二两，阿胶四两，艾叶三两。

上五物切，以水五升，煮得二升半，去滓内胶，更上火令烊，分三服，

---

[1] 卒：同"猝"。

[2] 贲：通"奔"，《汉书·百官公卿表》"士旅贲"。急走。

[3] 马通：马粪。

大良。

### 治妊妇为男所动欲死方第十六

治妊身为夫所动欲死方：

取竹沥汁与饮一升，则愈。不差[1]，后作。（时希按：《千金方》云"立验"）

### 治妊妇胸烦吐食方第十七

治妊妇胸中烦热，区吐血，不欲食，食辄吐出，用诸药无利，唯服牛乳则愈方（时希按：区即呕字）：

牛乳微微煎，如酪煎法，适寒温服之，多少任意，初服少少，若减之，良验。

### 治妊妇心腹痛方第十九

治妊身心腹刺痛方（时希按：刾即刺字）：

烧枣十四枚，治末，以小便服之，立愈。（《小品方》同之）

### 治妊妇腹痛方第二十

葱白、当归，切，酒五升，煎取二升半，分再服。

### 治妊妇胀满方第二十一

治妊身卒心腹拘急痛胀满，气从少腹起上冲，心烦起欲死，是水饮食冷气所为，茯苓汤方：

茯苓一两，当归三两，甘草二两（炙），黄芩一两，术三两，石膏如鸡子一枚，杏仁卅[2]枚，芍药二两，芒消[3]一两。

上九物切，以水八升，煮取三升，内芒消，上火令烊之，服一升，当下水

---

[1] 差（chài）：古字，后作"瘥"。病愈。下同。

[2] 卅（sà）：三十。

[3] 芒消：今作"芒硝"。下同。

或吐，便解。

### 治妊妇腹痛方第二十二

治妊身腹痛，心胸胀满不调，安胎当归丸方：

干姜一分，当归二分，芎䓖二分，胶四分。

上四物，下筛[1]，蜜丸如小豆，服五丸，日三。

### 治妊妇下利方第二十四

治妊身暴下不止，腹痛，石榴皮汤方（时希按：此殆是胎漏下血）：

安石榴皮二两，当归三两，阿胶二两，熟艾如鸡子大二枚。

上四物，以水九升，煮取二升，分三服。

### 治妊妇下利方第二十五

治妊身下利赤白，种种带下，黄连丸方：

黄连、甘草各一两，干姜二两，吴萸一两，乌梅卅枚，熟艾一两，黄檗一两。

上七物，下筛，蜜和丸如梅子，一服五丸，日三。

### 治妊妇女溺血方第二十六

治妊身溺血方：

取其爪甲及发，烧作末，酒服之。

又方：龙骨治末，三指撮，先食，酒服，日三。

又方：鹿骨屑一两熬，大豆卷二两，桂心一两。

三味下筛，温服方寸匕，日三。

槟榔散治胎前诸般淋涩，小便不通，医作转脬[2]，用他药不愈，此方屡神效：

---

[1]筛：原作"蒒"。下同。

[2]脬（pāo）：膀胱。

槟榔一枚（面裹煨熟，去面），赤茯苓各等分。

上为粗末，每服五钱，水一盏半，煎至七分，去滓温服，空心，食前。

寻常男子妇人血淋，及小便淋漓，水道疼痛，用之大效。

一方治妊娠中恶，心腹疼痛，温酒调下一钱。（见《普济方》）

### 治妊妇淋病方第二十七

妊身小便不利方：

葵子一升，榆皮一把。

以水二升，合煮三沸，去滓，服一升，日三。

又方：滑石，以水和，泥于脐中，厚二寸，良。

### 治妊妇遗溺方第二十八

取胡燕巢中草，烧末，服半钱，上水酒无在。胡燕胸斑有里声云云。（时希按：末句不解）

又方：龙骨治末，三指撮，先食，酒服，日三。

又方：白蔹十分，芍药十分，治下，酒服方寸匕，日三。

### 治妊妇霍乱方第二十九

治妊身霍乱甘草汤方：

甘草二两，厚朴三两，干姜、当归各二两。

上四味切，以水七升，煮取二升半，分服，日三。

### 治妊妇疟方第三十

恒山[1]一两，甘葛半两，枳子[2]二两，葱白四株。

凡四物，水五升，煮取二升，未发服一升，临发复服一升，自断。

---

[1] 恒山：即"常山"。

[2] 枳子：疑是"栀子"，《外台秘要》《备急千金要方》皆有栀子汤治疟的记载。

### 治妊妇温病方第三十一

治妊身温病，不可服药方：

取竹沥二升，煎之减半，适寒温服之，立愈，良。

又方：以井底泥涂病处良。

又方：以人尿涂随其痛处良。


### 治妊妇中恶方第三十二

治妊身中恶，心腹暴痛，逐动胎，少腹急，当归葱白汤方：

当归四两，人参三两，厚朴二两，葱白一虎口，胶二两，芎劳二两。

上六物，以水七升，煮取二升半，分三服。

又吴茱萸酒方：吴茱萸五合，以酒三升，煮三沸，分三服，良。


### 治妊妇咳嗽方第三十三

治妊身咳逆，若伤寒咳，人参汤方：

人参、甘草各一两，生姜五两，大枣十枚。

凡四物，切，以水四升，煮取一升半，分二服，良。


### 治妊妇胎死不出方第三十六

治妊身子死腹中不出方：

取赤茎牛膝根，碎，以沸汤泼之，饮汁，儿立出。

又周德成妇怀身八月，状瓮[1]（时希按：此字不可识），缘之，其腹中儿背折，胎死腹中三日，困笃方：

取黑大豆三升，熬，以清酒一斗，渍之，须臾，择去豆，可得三升汁，顿服，即下胎。

---

[1] 瓮：原字形"上分下几"。

## 治妊妇欲去胎方第三十七

治妊身二三月欲去胎方：

大麦面五升，以清酒一斗合煮，令三沸，去滓，分五服，当宿不食，服之，其子即麋[1]腹中，令母不疾，千金不易。(时希按:《千金方》同之)

---

[1]麋：疑作"糜"。烂，碎。

# 产后

## 《医心方》卷第二十三

### 产妇向坐地法第一

案产家妇人向坐之法，虽有其图，图多文繁，难详求用，多生疑惑。故今更撰，采其实录，俱载十二月图中也。一切所用，晓然易解，凡在产者，宜皆依此。（下节四十二行）

### 产妇反犮月忌法第二

反犮[1]者周来害人，名曰反犮（时希按：此字又作支）。若产乳妇人犯者十死，不可不慎。（下节三十二行）

### 产妇用意法第三

凡妇人初生儿，不须自视，已付边人。若问男女，边人莫言男女也，儿败。

### 产妇安产庐法第五

案月之方，安产庐吉。（下节五行）

### 产妇禁坐草法第六

铺草席[2]，咒曰：（下节四行）

### 产妇易产方第八

妊身垂七月，常可服丹参膏，坐卧之间，不觉忽生也。以温酒服如枣核者

---

[1] 犮（quǎn）：古同"犬"。

[2] 席（dài）：席。

三（时希按：其药在妊妇方中，从二十二卷录出，如下），《僧深方》养胎易生丹参膏方：

丹参四两，人参二分（一方二两），当归四分，芎䓖二两，蜀椒、白术各二两，猪膏一斤。

凡六物，切，以真苦酒渍之，夏天二三日，于微火上煎，当着底挍[1]之，不得离。三上三下，药成，绞去滓。以温酒服如枣核，日三，稍增可加。若有伤动见血，服如鸡子黄者，昼夜六七，服之神良。妊身七月便可服，至坐卧忽生不觉。又治生后余腹痛也。

原注：今捡《产经》云丹参一斤，当归四两，芎䓖八两，白术四两，蜀椒四两，猪肪四斤云云。（时希按：据此校记，则《产经》一书，今尚有存于日本也）

四物汤治大产小产，对证合服立效。

腹中刺痛，恶物不下，加当归、芎药各半钱。

口干欲饮水，加瓜蒌、麦门冬（去心）各一钱。

发寒热，加干姜、牡丹、芎药各半钱。

水停心下，微吐逆，加木香、猪苓、茯苓、防己各半钱。

燥大渴，加知母、石膏各半钱。

虚寒状类伤寒，加人参、柴胡、防己各半钱。

因热生风，加川芎、柴胡各半钱。

虚烦不得眠，加人参、竹叶各半钱。

大便秘，加大黄半钱（炒）。

头痛或身热，加柴胡、黄芩各半钱。

小便涩，加桃仁（去皮、尖，炒）半钱。

腹胀，加厚朴、枳实（炮）各半钱。

滑泻，加官桂、附子各半钱。

呕，加人参、白术各半钱。

---

[1]挍（jiāo）：疑作"搅"。

血崩，加地黄、蒲黄各一钱。（见《普济方》）

## 治产难方第九

夫产难者，胞胎之时，诸禁不慎，或触犯神灵，饮食不节，愁思带[1]胸，邪结齐[2]下，阴阳失理，并使难产也。贤母宜豫慎之。

产难时，皆开门户、窗、瓮、瓶、釜，一切有盖之类，大效。

产难时祝曰：（下节三行）

又方：取真当归，使产者左右手持之，即生。一云用槐子矣。

又方：胡麻油服之，即生。

又方：以大麻仁二七枚吞之，立生。

又方：取弓弩弦令带产者腰中，良。

又方：取大豆中破，书左作日字、右作月字，合吞之，大吉。

又方：取夫裤带烧末，酒服，良。

## 治逆产方第十

逆生符文：（下节三行）

## 治横生方第十一

取舂杵头糠，刮如弹丸，酒服之，即顺生。

## 治子死腹中方第十三

取瞿麦一把，煮两三沸，饮其汁，立出。一方治下，服方寸匕。

治胎死腹中符文：（下节一行）

## 治胞衣不出方第十四

符（节一行）

---

[1] 带：疑作"滞"。
[2] 齐：通"脐"。《素问·奇病论》："环齐而痛，是为何病？"下同。

又方：以水煮弓弦，令少少沸，饮之一升许。

又方：多服猪肪。

有一妇人产后胞衣不下，血胀迷闷欲死，伊观以赵大观真花蕊石散，用一帖，用童便调灌，药下即醒，衣与恶物即下，无恙。凡金疮体出血者，急以渗之，其血化为黄水。入脏腑，热煎童便入酒服。产后败血诸证，并用童便调下。（见《普济方》）

### 藏胞衣断理法第十五

凡欲藏胞衣，必先以清水好洗子胞，令清洁。（下节二十一行）

### 藏胞衣吉凶日法第十六

吉日。（下节十四行）

### 藏胞恶处法第十七

藏胞阴地，不见日月。（下节二十三行）

### 藏胞衣吉方第十八

夫生之与死，夭之与寿，正在产乳藏胞，凡在产者，岂可不慎。（下节二十六行）（时希按：夭即夭字）

### 治产后运闷方第二十

治产后心闷、眼不得开方：

赤小豆为散，东流水和方寸匕服之。

花蕊石散治产后风欲绝，缘败血不尽，血迷血晕，恶血夺心。胎死于腹中。胎衣不下至死者，但心头热，急以童子小便一盏，取下恶物如猪肝，终身无血风、无气痰。膈上有血，化为黄水，即吐出，或小便中出也。若先治胎水，则泛泛药不能达；若先治血闷，则寻常之药无此功。无如此药有两全之效也。（时希按：当是以童便冲此散服之，中未及此）

花蕊一斤，上赤硫黄四两。

上相拌匀，先用纸和胶泥固瓦罐子一个内，可容药，候泥干，入药在内，蜜泥封口，纳焙笼内，焙令透热，便安在四方砖上，书八卦五行，用炭一科[1]笼叠周匝，自己[2]午时从下生火，令渐渐上彻，有堕下火放火上，直至经宿，火令定，取土研细，以绢罗至细，瓷合内盛。依法用此药，便是疗金疮花蕊石散。人可时时收蓄，以防急难。

### 治产后恶血不止方第二十一

疗产后腹中秽汁不尽，腹满不减，小豆[3]汤方：

小豆五升，以水一斗煮熟，尽服其汁，立除。

### 治产后腹痛方第二十二

延胡索散治产后血气攻刺，腹痛不止，及新旧虚实痛不止：

当归酒浸，延胡索、赤芍药、蒲黄（纸隔炒）、桂（不见火，去皮）、乳香（水研）、末药[4]各五钱。

计七钱细末，挑三钱，酒调，空心下。（见《普济方》）

治产后腹中校痛，齐下坚满方：

以清酒煮饴，令如浓白酒，顿服二升，不差，复作，不过三，神良。（时希按：校即绞字，齐即脐字）

### 治产后心腹痛方第二十三

治产后腹中虚冷，心腹痛，不思饮食，呕吐厥逆，补虚除风冷，理仲（时希按：仲疑中字）当归汤方：

甘草三两，当归二两，人参、白术各一两，干姜半两。

凡五物，水七升，煮取二升半，分三服，神良。

---

[1] 科：疑作"料"。

[2] 己：疑作"巳"。

[3] 小豆：疑作"赤小豆"。

[4] 末药：即"没药"。

### 治产后身肿方第二十六

治产后诸大风中缓急，肿气百病，独活汤方：

独活、当归、常陆[1]、白术各二两。

凡四物，水一斗，煮取四升服，旦覆取汗。

### 治产后中风口噤方第二十七

独活汤方：

独活三两，防风、干姜、桂心、甘草、当归各二两

凡六物，以清酒三升、水七升，合煮取二升半，分三服。

### 治产后柔[2]风方第二十八

治产后中柔（时希按：即是柔字，乃弟下木字，《巢氏》有产后中柔风候）风，身体疼痛，独活汤方：

羌独活、葛根各三两，甘草二两（炙），麻黄一两，桂心三两，生姜六两，芍药三两，干地黄二两。

凡八物，以清酒三升，水八升，煮取三升，分五服。一方无芍药。

### 治产后乳汁溢满方第三十七

凡产后妇人，宜勤泄去乳汁，不令畜[3]积，畜积不时泄，内结搦[4]痛，发渴，因成脓也。

又治妒乳[5]肿方：

车前草熟捣，以苦酒和涂之。

---

[1] 常陆：疑作"商陆"。

[2] 柔：原字形"上弟下木"。

[3] 畜：通"蓄"。下同。

[4] 搦（là）：毁坏，破裂。

[5] 妒乳：《济阴纲目》："夫妒乳者，由新产后儿未能饮，至乳不泄，或乳胀，捏其汁不尽，皆令乳汁蓄结，与血气相搏，即壮热，大渴引饮，牢强掣痛，手不得近是也。初觉便知，以手捏去汁，更令旁人助吮引之。不尔，或作疮有脓，其热势盛，必成痈也，轻则为吹乳、妒乳，重则为痈。"相当于"急性化脓性乳腺炎"。

## 治产后阴脱方第四十

治产后阴脱下痛方：

取蛇床子捣末，布囊盛之，炙令热，熨阴，大良。


## 治产后阴痒方第四十二

治产后阴中如虫行痒方：

枸杞一斤，以水三斗，煮十沸，适寒温洗之，良。

又方：煮桃叶若皮，洗之。

又方：烧杏人作灰，绵裹内阴中，良。


## 治产后遗尿方第四十四

治产后遗尿方：

龙骨末，以酒服方寸匕，日三。

又方：芍药末，以酒服方寸匕，日二夜一。


## 治产后淋方第四十五

治产后溲有血不尽，已服朴消煎，宜服此蒲黄散方：

蒲黄一升，生蓟叶（曝令干，成末）二升。

凡二物，治下筛，酒服方寸匕，日三。

# 辨子

## 《医心方》卷第二十四

### 知有子法第二

凡妇人三部脉浮沉正等者，此谓有子也。

原注云：今按《八十一难》云：以掌后三寸为三部，则寸与关尺各得之一寸。凡诊脉者，先明三部九候。

### 知胎中男女法第三

以脉知胎男女法，妊身妇人三月，尺脉数也。左手尺脉偏大为男，右手尺脉偏大为女，俱大为两子。妊身脉左疾为男，右疾为女，左右俱大（时希按：当云"疾"）有两子。

占孕男女法（下节十五行）

以母年立知胎子男女法（下节十三行）

欲知男女算法（下节五行）

### 变女为男法第四

伊尹曰：盖贤母妊身当静，安居修德，不常见凶恶之事。（下文与前重）

又法：妊身三月，取杨柳东向枝三寸。（下节八行）

相子生年寿法第五（下节三十行）

相子生月法第六（下节六行）

相子生六甲日法第七（下节十行）

相子男生日法第八（下节二十行）

相子女生日法第九（下节二十四行）

相子生时法第十（下节六行）

相子生属月宿法第十一（下节五十九行）

相生子死候第二十二

凡儿生身不收者死。儿生鱼口者死。儿生股间无生宾者死。儿生颅（时希按：此字笔画难辨，思当是颅字为合）破者死。儿生阴不起者死。儿生阴囊白而后孔赤者死。儿生毛发不周者，子（时希按：子作"字"解，养也）不成。儿生头四破开，互[1]不成。儿生声四散六[2]不成。（时希按：上二条，不可解）凡新小儿有此诸相者，皆不字[3]长也。

凡诸生子，男偃者，不利妻；女伏者，不利夫。

凡建日生子是谓北斗之子，男女皆不可起，自死。

《医心方》卷二十五为小儿方，虽有《产经》文字甚多，暂不录。

---

[1] 互（jì）：猪头。猨属。

[2] 六：疑作"亦"。

[3] 字：抚养，养育。

# 外科

## 《医心方》卷第二十一

妒乳方：取牛矢烧末，以苦酒和涂上。

又方：左乳结者去右乳汁，右结者可去左乳汁。（《集验方》同之）

乳痈符（删不录）

又方：取焦瓦捣碎，和酢涂之，立差，干，易。（时希按：酢即醋）

时希按：《医心方》为日本丹波康赖于永观二年（当宋雍熙元年）撰进。康赖卒于长德元年（至道元年），八十四岁。

第二种　子母秘录

唐·张杰　著

何时希　校辑

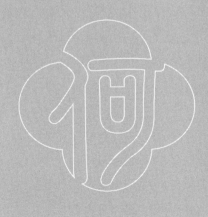

# 考略

　　此书的作者，宋·郑樵《通志略》和《明史·艺文志》均作十卷，唐·许仁则撰；《宋史·艺文志》《本草纲目》则作唐·张杰撰，也是十卷。而日本《中国医籍考》和《宋以前医籍考》皆定为唐·许仁则。这样，似乎成为两疑的问题。

　　《子母秘录》的存文，《本草纲目》记录最多，李时珍的"引用书目"中，肯定作者为张杰。他书目的体例只分先后，不记朝代，张杰的次序排在杨归厚《产乳集验方》、咎殷《产宝》之前，所以本书的撰人和年代可以据李时珍而肯定。（咎殷《产宝》撰成于唐乾宁四年丁巳，为公元897年）

　　宋代《经史证类政和本草》[1]引用也不少。日本《医心方》也引用了，则是对张杰又是一个生存年代的旁证，因为《医心方》撰成于日本永观二年，约当宋·雍熙元年，为公元984年，是仅后于咎殷87年。

　　而《肘后备急方》也引用了《子母秘录》的文字，这颇令人生疑。梁代陶隐居哪能引用唐人呢？其实这不奇怪，《肘后方》是曾经金代杨用道增广过的。

　　其他，我又录入了《证治准绳》《喻选古方》及《古今图书集成·医部全录》中所见的条文，并为之分调经、胎前、产后、妇外科、杂疗等五门。虽见有儿科条文，则摒而不录，这个工作，希望于儿科同道们，有拾遗补阙的兴趣者来做。

——何时希

---

　　[1]《经史证类政和本草》：本书是1116年（政和六年）曹孝忠等重新校刊宋·唐慎微《经史证类备急本草》而成，称为《政和经史证类备用本草》。

# 调经

治月水不通。

厚朴三两，炙，水三升，煎取一升，为三服，空心，不过三四剂差。——
《政和本草》

# 妊娠

妊娠卒腰背痛如折。

银一两，水三升，煎取二升，饮之。——《政和本草》

治横生不可出。

梁上尘，酒服方寸匕。亦治倒生。——《政和本草》

治胎动，劳热不安。去血，手足烦。

菖蒲，捣取汁，服二升，分三服。——《政和本草》

治横生不可出。

车前子末，酒服二钱匕（时希按：《古今图书集成》作"横产不出。车前子为末，酒服三钱"）。——《政和本草》

因惊、举重，胎动出血。

黄取连末，酒服方寸匕，日三服。——《政和本草》

治日月未足而欲产者。

蒲黄如枣许大，以井花水服。——《政和本草》

治妊娠患淋，小便数，去少，忽热痛酸索[1]，手足疼烦。

地肤子十二两，初以水四升，煎取二升半，分温三服。——《政和本草》

治五绝：一曰自缢，二曰墙壁压，三曰溺水，四曰魇魅，五曰产乳。凡五绝，皆以：

半夏一两，捣筛为末，丸如大豆，内鼻中，愈。心温者一日可治。——《政和本草》

日月未足而欲产者。

槐树东枝，令孕妇手把，即易产（时希按：《本草纲目》作"胎动欲产，日月未足者"）。——《政和本草》

疗妊娠胎死腹中，或母病欲下胎。

---

[1] 酸索：疑作"酸楚"。《杨氏产乳集验方》："疗小便数多，或热痛酸楚，手足烦疼。地肤草三两，以水四升，煮取二升半，分三服。"

榆白皮煮汁，服二升。——《政和本草》

治胎动。

取甘竹根，煮汁，服。——《政和本草》

安胎。

取竹沥服之。——《政和本草》

治妊娠八月九月，若堕树，或牛马惊伤，得心痛。

青竹茹五两，切，以酒一升，煎取五合，顿服。不差，再服之（时希按：《本草纲目》文字较简）。——《政和本草》

治妊娠从脚上至腹肿，小便不利，微渴引饮。

猪苓五两，末，以熟水服方寸匕，日三服。——《政和本草》

易产，令母带獭皮。

主妊娠得时疾，令胎不伤。

以鸡子七枚，内极冷，破，吞之（时希按：《本草纲目》末作"纳井中，令冷，取出打破，吞之"）。——《政和本草》

妊娠下血不止，名曰漏胎。

鸡肝细锉，以酒一升，和服。——《政和本草》

令子易产。

烧龟甲末，酒服方寸匕。——《政和本草》

妊娠中风，寒热，腹中绞痛，不可针灸。

干鱼一枚，烧末，酒服方寸匕，取汗（时希按：《本草纲目》文字简短）。——《政和本草》

疗妊娠伤寒。

鲤鱼一头，烧末，酒服方寸匕，兼治乳无汁（时希按：《本事纲目》作"妊娠感寒"，又"方寸匕"下曰"令汗出"）。——《政和本草》

倒产难生。

原蚕子[1]，烧末，饮服三钱。——《政和本草》

---

[1] 原蚕子：蚕蛾科昆虫家蚕蛾的卵子。

令子易产。

取鼠烧末，以井花水服方寸匕，日三服。——《政和本草》

令易产。

以糠烧末，服方寸匕。——《政和本草》

妊娠胎动，上迫心，痛如折。

以生曲半饼，碎，水和，绞取汁服（时希按：《证治准绳》"胎上逼心，热痛，下血。神曲半升，捣碎，和熟水绞取汁三钟，无时温服，止"）。——《政和本草》

华他安胎（时希按：他即佗字）。

豉汁服之妙。——《政和本草》

治妊娠小便不利。

芜菁子末，水服方寸匕，日二（时希按：原注《杨氏产乳》同。又《本草纲目》作"妊娠溺涩"）。——《政和本草》

妊娠下黄汁如胶及小豆汁方。

糯米一升，黄芪五两，上二物，切，以水七升，煮取三升，分四服（原注：今按《产经》"捣地黄取汁，以酒合煎，顿服之"）。——《政和本草》

体玄子法，为产妇借地，百无所忌（时希按：借地文不录）。——《政和本草》

易产法。带飞鸟毛及蚕生虫（时希按：状如啮发虫，头上有一角者）。

又方：带獭皮吉。

《古今方》：能令产安稳，以汤从心上洗，即平安。——《政和本草》

产时贮水，咒曰（时希按：咒语不录）。

防产难及运，咒曰（时希按：运即血晕。咒不录）。

临产墨书（不录）。——《政和本草》

古方苏膏，有难产者，或经三五日不得平安，或横或竖，或一手出，或一脚出，百方千计，终不平安，服此苏膏，此膏总在孩儿身上立出。其方无比，初服半匙，渐加至一匙，令多恐呕逆（时希按：令字恐是衍文）。

好苏一斤，秋葵子一升，滑石、瞿麦各一两，好蜜半升，大豆黄卷皮二两。

上六物，先用清酒一升，细研葵子，内苏中总相和，微火煎，可强半升为度，忌半冷，余无忌。——《政和本草》

胎动迫心作痛。

艾叶鸡予大，以头醋四升，煎二升，分温服。——《政和本草》

妊娠动胎。

豉汁炒服，华佗方也。——《政和本草》

难产。

取槐树东引枝，令孕妇手握之，即易生。——《政和本草》（时希按：此与前重见，文略异）

# 产后

治乳不下。

以石膏三两，水三升（时希按:《本草纲目》作"水二升"），煮之三沸，三日饮令尽，妙。——《政和本草》

治产后阴脱。

烧车缸头脂[1]，内酒中，分温三服，亦治咳嗽。——《政和本草》

治产后血晕，心气（时希按:《古今图书集成》有"欲"字）绝。

益母草，研，绞汁服一盏，妙。——《政和本草》

治中风腹痛，或子肠脱出。

酒煎羌活，取汁服。——《政和本草》

治产后心闷，手足烦热，猒猒[2]气欲绝，血晕心头硬，乍寒乍热，增（时希按：疑是"憎"字）寒忍不禁。

续断皮一握，锉，以水三升，煎取一升，分三服，温服，如人行三二里（时希按:《本草纲目》作"一里"）再服，无所忌，此药救产后垂死。——《政和本草》

治产后阴下脱。

慎火草一斤，阴干，酒五升，煮取汁，分温四服（时希按:《本草纲目》云"煮取一升"）。——《政和本草》

治产后腹痛，及血下不尽。

麻黄去节，杵末，酒服方寸匕，一日二三服，血下尽即止。泽兰汤服亦妙。——《政和本草》

治落胎，下血不止。

---

[1]车缸头脂：又名"车毂脂""轴脂""辖脂""缸脂"，即车毂用的润滑油。北魏贾思勰《齐民要术·种红蓝花栀子》:"一顷收子二百斛，与麻子同价，既妊车脂，亦堪为烛。"

[2]猒（yàn）：古同"厌"。

以桑木中蝎虫烧末，酒服方寸匕，日二服（时希按：《古今图书集成》作"蠍虫"）。——《政和本草》

治产后血晕，心闷气绝。

以丈夫小便，浓研墨，服一升。——《政和本草》

治产后痢。

没石子一个，烧为末（时希按：《古今图书集成》作"烧存性，研末，酒服，热即用饮下，日二"），和酒服方寸匕，冷即酒服，热即饮下（时希按：《本草纲目》末有"日二"两字）——《政和本草》（时希按："饮下"指饮开水下）

产后寒热，心闷极胀，及百病。

马通绞取汁一盏，以酒和饮之，差。——《政和本草》

疗烦闷，腹痛血不尽。

鹿角烧末，豉汁服方寸匕，日二服，渐加至三钱匕（时希按：此条三四见而文不尽同，另三条见后）。——《政和本草》

治血气逆，心烦闷满，心痛。

烧水牛角末，酒服方寸匕（时希按：《本草纲目》作"血上逆心，烦闷刺痛"）。——《政和本草》

疗产后寒热，心闷极胀，百病。

羖[1]羊角烧末，酒服方寸匕，未愈再服（时希按：《本草纲目》无末四字。《图书集成》极胀作"腹胀"，羖羊角作"羚羊角"，亦无末四字）。——《政和本草》

疗产后阴下脱。

烧兔头末，傅[2]之。——《政和本草》

主乳无汁。

麞[3]肉臛[4]食（时希按："臛食"即是作羹食），勿令妇人知。——《政和

---

[1] 羖（gǔ）：黑色的公羊。

[2] 傅：涂抹；搽。

[3] 麞（zhāng）：同"獐"。

[4] 臛（huò）：肉羹。

本草》

乳无汁。

鲤鱼一头，烧末，酒服方寸匕。——《政和本草》

治乳无汁。

死鼠一头，烧作末，以酒服方寸匕，勿令妇人知（时希按:《本草纲目》作"乳汁清少"）。——《政和本草》

产后秽污不尽，腹满。

麻子三两，酒五升，煮取二升，分温二服，当下恶物。——《政和本草》

主产后中风困笃，或背强口噤，或烦热苦渴，或身头皆重，或痒极呕逆，直视，此皆虚热中风。

大豆三升，熬令极熟，候无声，器盛，以酒五升沃之，热投，可投二升，尽服之，温覆令少汗出，身润即愈。

产后得依常稍服之，以防风气，又消结血。——《政和本草》

治产后中风，角弓反张，不语。

大蒜三十瓣，以水三升，煮取一升，拗口灌之，差。——（政和本草》

产后但迷不醒，唇口已冷，脉绝，面青不语，此是运鬼所出，血气上冲心方：

取验（时希按：验疑是"酽"字）醋二合，鸡子一颗。

上先破鸡子于垸[1]中，煮醋一沸，投醋于鸡子中，熟搅，与产者顿服之，立定。——《医心方》

治产后心腹痛方：

当归、䓖芎、夕（时希按：夕是"芍"字）药、干姜各六分，为散，空腹温酒服一方寸匕，日二。——《医心方》

治产后腹中秽汁不尽，腹满不减，小豆汤方：

小豆三升，以水一升，煮熟，尽服其汁，立除。——《医心方》（时希按：此条亦见《产经》）

---

[1]垸：疑作"碗"。

治产后遍身肿方：

生地黄汁一升，酒二合，温，顿饮之。——《医心方》

产后诸状亦无所异，但若不能食方：

白术四两，生姜六两。

上二味，细切，以水酒各三升，暖火煎药，取一升半，挍<sup>[1]</sup>去滓，再温，顿服。许仁则与女（时希按：此五字原属正文，今改作注语）（时希又按：有此五字，则此《子母秘录》又若当属许仁则撰，以唐慎微所引，究早于李时珍也。存疑）。——《医心方》

产后渴方：

新汲水和蜜饮之，仍不论多少。李温与大新妇服之（时希按：八字原非注语，亦属正文）。——《医心方》

治产后汗出不止，兼腹痛，虚乏劳方：

通草、芍药、当归各三两，生地黄（切）一升。

上四味，切，以水六升，煮取二升半，去滓，分温三服。——《医心方》

产后妒乳，汁不时泄，蓄积于内，遂成痛肿，其名妒乳，此甚急于痈疽。治之亦同痈结也。——《医心方》（时希按：此条未出方，当于外科妒乳门中求之）

产后痢。诸病无不效方：

黄连一升，乌梅肉三两，干姜二两。

上三捣物筛<sup>[2]</sup>，蜜丸如梧子，一服廿九<sup>[3]</sup>（时希按：廿九恐是"廿丸"）。——《医心方》（又按：文意可解，字必有误，"捣物"二字倒乙即通）

产后月水闭，乍在月前，或在月后；腰腹痛，手足烦疼，唇口干；连年月水不通，血干着<sup>[4]</sup>脊<sup>[5]</sup>（时希按：北、人、日合成一字，不可识，疑是"与"

---

[1] 挍（jiāo）：当作"绞"。

[2] 上三捣物筛：当作"上三物捣筛"。

[3] 九：当作"丸"。

[4] 着：原作"者"。

[5] 脊：原字形自上往下为"北、人、日"，据字形与文义改。

字），牡丹丸方：

苦参十分，牡丹五分，贝母三分。

上三物捣筛，蜜丸如梧子，先食以粥，清汁服七丸，日三。——《医心方》

（时希按：古量以一两作四分，若依三药共一钱八分，则量少不能作丸）

产后月事不通方：

厚朴皮三大两，以水三大升，煮取一升，分三服，空腹服之，神验。——《医心方》

藏衣法：

先用一罐盛儿衣[1]，先以清水洗，次以清酒洗，次入大豆一合。（下节十六行）——《卫生家宝产科备要》

产后血运，心气欲绝。

益母草研汁，服一盏，绝妙。——《本草纲目》

产后血运，心闷气绝。

红花一两为末，分作二服，酒二盏，煎一盏（时希按：《喻氏选方》于"煎一盏"下有"入童便十数匙"一句），连服。如口噤，斡[2]开灌之，或入小便尤妙。——《本草纲目》

倒产子死不出，及胎干不能产。

当归末（时希按：《本草纲目》一条，文简短。《政和本草》首句作"治倒产，子死腹中，捣当归末，酒服方寸匕"，无下文，此条最全），酒服方寸匕；或紫苏汤调服亦可。——《古今图书集成》

产肠脱出。

羌活二两，煎酒服。——《古今图书集成》

堕胎，血下烦闷。

用豉一升，水三升，煮三沸，调鹿角末方寸匕。——《古今图书集成》

（时希按：《医心方》作"堕胎血下烦满"。《政和本草》此条文字作"治堕胎，血下尽，烦满。豉一升，水三升，三沸煮。末鹿角，服方寸匕"。三条文

---

[1] 儿衣：胎盘。

[2] 斡（wò）：转，旋。

字可以互相参考）

治倒产，子死腹中。

捣当归末，酒服方寸匕。（《本草纲目》一条同）——《政和本草》

治倒产子死腹中。

艾叶半斤，酒四升，煮取一升，服。——《政和本草》

妊娠胎死腹中，若胞衣不下，上抢心。

雀麦[1]一把，水五升，煮二升汁，服。（时希按:《本草纲目》末作"温服"）——《政和本草》

妊娠胎死腹中，若胞衣不下，上迫心。

墨三寸，末，酒服。——《政和本草》

治妊娠子死腹中。

雄鼠屎一七[2]枚，以水三升，煮取一升，去滓取汁，以作粥，食之胎即下。——《政和本草》

治妊娠月未足，胎死不出。

醋煮大豆，服三升，死儿立便分解。如未下，再服。又云：醋二升，格口灌之。——《政和本草》

---

[1]雀麦：俗称野燕麦，属禾本科雀麦属，是草原主要牧草之一，带入麦田之后，却成为难以根除的恶性杂草。《唐本草》载其"味甘，平，无毒"，"主女人产不出。煮汁饮之"。

[2]一七：即十七。

# 杂疗

治尸注（时希按:《政和本草》作"疰"字）

烧乱发如鸡子大，为末，水服之，差。——《肘后方》

治小腹疼，青黑或赤，不能喘。

（时希按：症状，《本草纲目》作"小腹热痛，青黑或赤色，不能喘者"。《医心方》赤字为"亦"。余均与《肘后方》同）

苦参一两，醋一升半，煎八合，分二服。——《肘后方》

治妇人无故遗血溺衣中。

白鱼三十个（时希按:《本草纲目》作"二十枚"），内阴中。——《政和本草》

治腹紧。

白糖，以酒二升煮服。不过，再，差（时希按:《本草纲目》作"腹中紧胀"，"沙糖，以酒三升煮服，不过，再服"。《政和本草》作"不过再差"，可释作"不愈，再服即差"，意同）。——《政和本草》

治阴肿。

桃人<sup>[1]</sup>捣傅之。——《政和本草》

吐利卒死，及大人、小儿卒腹皮青黑赤，不能喘息（时希按：此"腹皮青黑赤"五字，可对前四条《肘后方》作参证。首四字似属女子，"大人"则指男子），即急用女青<sup>[2]</sup>末纳口中，酒送下。——《本草纲目》

肛门脱出。

胡荽，切，一升，烧烟熏之，即入。——《本草纲目》

治肛脱肠出。

---

［1］桃人：即"桃仁"。

［2］女青：《神农本草经》曰："味辛平。主蛊毒，逐邪恶气，杀鬼温疟，辟不祥。一名雀瓢。"《本草纲目·草五·女青》集解："生平泽。叶似萝摩，两叶相对。子似瓢形，大如枣许，故名雀瓢。"

蒲黄和猪脂敷上，日三五度。——《医心方》

（时希按:《本草纲目》首句作"脱肛不收"）

治无故遗血溺船中。

故竹茹干，末，酒服三钱匕，日三服。——《医心方》

（时希按:"溺船中"之"船"字，参考《政和本草》作"溺衣中"为是）

治妇人阴肿坚痛。

用枳实半斤，碎，炒令熟，故帛裹熨，冷即易之。——《政和本草》

（时希按:《本草纲目》无"令熟故"三字。但熟字意为"热"字。）

胸胁痛满。

羚羊角烧末，水服方寸匕。——《本草纲目》

尸疰中恶。

乱发灰、杏仁[1]。（时希按：此则疑是李东璧[2]）

---

[1] 乱发灰，杏仁:《备急千金要方·卷十七肺脏方》飞尸鬼疰第八"治卒得尸疰毒痛往来方：杏仁，乱发灰，等分，上二味，研如脂，丸如梧子，每服酒下三丸，日三。"

[2] 李东璧：即李时珍。

# 外科

吹妳[1]，恶寒壮热。

猪肪脂，以冷水淋浸搨[2]之；热即易，立效。（时希按：《政和本草》同）——《肘后方》

治痈疽痔瘘疮，及小儿丹。

水煮棘根汁，洗之。——《肘后方》

（时希按：《政和本草》同，末有"出千金"三字。又"小儿丹"即丹毒症）

治乳肿痛。

栝楼（黄色，老大者）一枚，熟捣，以白酒一斗，煮取四升，去滓，温一升，日三服。若无大者，小者二枚，黄熟为上。——《政和本草》

打搕损疼痛。

夜合花。——《政和本草》

治痈疮疽，痔瘘恶疮，小儿丹。

桐叶皮。——《政和本草》

白秃惨痛。

香薷。——《本草纲目》

身首生疮。

榆白皮。——《本草纲目》

痈疽痔漏。

蛴螬。——《本草纲目》

---

[1] 妳（nǎi）：即"奶"。

[2] 搨（tà）：贴。

第三种　产乳集验方

唐·杨归厚　撰

何时希　校辑

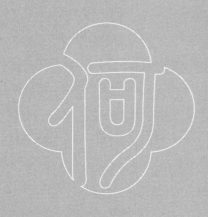

# 考略

作者系唐·杨归厚，故又作《杨氏产乳集验方》，而《崇文总目》则简称为《集验方》。《新唐书·艺文志》《通志略》均有著录；《新唐志》有注云："杨归厚元和中自左拾遗贬凤州司马，终虢州刺史。方九百一十一。"今大部分都录自《政和本草》以及《肘后方》(必是金·杨用道的增补)《本草纲目》《证治准绳》《济阴纲目》等书，但仅存五十余条，比原书只得十八之一，颇嫌其少，愿日后复得而增入，医务工作者总该有此愿望。

还有《宋史·艺文志》注曰："归，一作师。"作为杨师厚，是确有其人的，颍州斤沟人，殁于后梁贞明元年乙亥，即公元 915 年。本书的作者杨归厚是唐元和中人（806—820），既朝代不同，又相距百余年，肯定不是一人，是《宋志》之误。

——何时希

# 妊娠

疗患时行，令胎不损。

伏龙肝末和水服。涂脐方寸，干即易。——《政和本草》

疗母劳热，胎动下血，手足烦躁。

蒲黄根绞汁，服一二升。——《政和本草》

妊娠苦烦，此子烦故也。

竹沥不限多少，细细服之。——《政和本草》

疗胎动，安胎方：

甜竹根煮取浓汁，饮之。——《政和本草》

疗伤胎血结，心腹痛。

取童子小便，日服二升，差。——《政和本草》

（时希按：《本草纲目》差字为"良"）

疗妊娠血痢。

阿胶二两，以酒一升半，煮取一升，顿服。——《政和本草》

治妊娠小便数，不禁。

桑螵蛸十二枚，捣为散，分作两服，米饮下。——《政和本草》

疗妊娠时行伤寒。

鲫鱼一头，烧作灰，酒服方寸匕。汗出差。——《政和本草》

（时希按：《本草纲目》末又有"无汗，腹中缓痛者，以醋服取汗"等字）

疗母困笃，恐不济，去胎方。

虻虫十枚，上捣为末，酒服之，即下。——《政和本草》

（时希按：《本草纲目》上字作"炙"）

疗有孕月余未足，子死腹中不出，母欲闷绝。

取大豆（时希按："豆"字下，《证治准绳》注云："一方黑豆"）三升，以醋煮浓汁三升，顿服，立止。——《政和本草》

（时希按：《本草纲目》月余未足，作"月数未足"；浓汁下无"三升"二

字，均比此为通顺可从）

疗胎上迫，心痛，兼下血。

取曲半饼，捣碎，绞取汁服。——《政和本草》

主胎动五六个月，因笃难较（时希按：较，《本草纲目》作"救"字）者。

葱白一大握，水三升，煎取一升，去滓，顿服。——《政和本草》

主胎动腰痛，抢心，或下血。

取葱白不限多少，浓煮汁，饮之。——《政和本草》

治妊娠小便不利。

芜菁子末，水服方寸匕，日二。——《政和本草》

妊娠子烦，因服药致胎气不安，烦不得卧者。（时希按：《证治准绳》"烦不得卧"作"似虚烦不得卧，巢氏谓之子烦也"二句）

知母一两（时希按：《证治准绳》作二两），洗，焙为末，枣肉丸，弹丸大。每服一丸，人参汤下。医者不识此病，作虚烦治，反损胎气。产科郑宗文得此方于陈藏器《本草拾遗》中，用之良验。——《本草纲目》

妊娠自三月成胎之后，两足自脚面渐肿，腿膝以来，行步艰辛，以至喘闷，饮食不美，似水气状。至于脚指间有黄水出者，谓之子气，直至分娩方消。此由妇人素有风气，或冲任经有血风。未可妄投汤药，亦恐大段甚者，虑将产之际费力，有不测之忧，故不可不治于未产之前也。

古方论中少有言者，元丰中，淮南陈景初，名医也，独有论治此证，方名初谓之香附散，李伯时名曰天仙藤散也。——《济阴纲目》（时希按：此则见处甚多，唯《济阴纲目》文字最胜，但其语气则全是宋人，决非唐·杨归厚本文，疑是陈自明《妇人良方》所从出，其方药为天仙藤、香附、陈皮、甘草、乌药、姜、木瓜、苏叶等）

妊娠不得食浆水粥，令子骨瘦不成人。——《政和本草》

凡子[1]不得与桑椹子食，令儿心寒。——《政和本草》（时希按："凡子"二字，疑是"孕"字。或谓为"乳"字，则宜归产后门，必非）（又按：《本草

---

[1] 凡子：当作"孕"。

纲目》作"孩子"二字，则与后文"令儿心寒"四字亦不合）。

妊娠不得食狗血，令儿无声。——《政和本草》

妊娠不得食鸡子、干鲤鱼，合食则令儿患疮。——《政和本草》

妊娠不得鸡肉与糯米合食，令儿多寸白[1]。——《政和本草》

妊娠人不得食螃蟹，令儿横生也。——《政和本草》

妊娠不得豆酱合雀肉食之，令儿面黑。——《政和本草》

---

［1］寸白：即寸白虫。

# 产后

产后血上冲心。

生姜五两，切，以水八升，煮三升，分三服。——《政和本草》

治乳无汁。

栝楼根烧灰，米饮服方寸匕。——《政和本草》

胎衣不下。

红花，酒煮汁，饮二三盏。——《政和本草》

乳汁不下。

栝楼根烧灰存性，研末，饮服方寸匕。（时希按：以上与《政和本草》略同）或以五钱，酒、水煮服。——《本草纲目》

乳汁不下。

土瓜根为末，酒服一钱。——《本草纲目》

芸薹散治产后恶露不下，血结冲心刺痛，将来（谓恶露将来）才遇冒寒踏冷（时希按：农村妇女有缺乏医学常识，或家中少人照顾时，冬日产后即冒寒亲自洗涤的情况，旧社会常有之），其血必往来心腹间，刺痛不可忍，谓之"血母"。

并治产后心腹诸疾。产后三日，不可无此。

用芸薹子（炒）、当归、桂心、赤芍等分，每酒服二钱，赶下恶物。——《本草纲目》

胞衣不下。

鹿角屑三分为末，姜汤调下。——《本草纲目》

紫金丸治产后恶露不快，腰痛，小腹如刺，时作寒热，头痛，不思饮食。

又治久有瘀血，月水不调，黄瘦不食。亦疗心痛。

五灵脂水淘净，炒，末，一两，以好米醋调稀，慢火熬膏，入蒲黄末，和丸龙眼大。每服一丸，以水与童便各半盏，煎至七分，温服。少顷再服。恶露即下；调经者酒磨服。——《证治准绳》

治产后小便不通，腹胀如鼓，闷乱不醒。盖缘未产之前，内积冷气，遂致产时尿胞不顺。

用盐于产脐（时希按：产下恐应有"妇"字）中填，可与脐平，却用葱白剥去粗皮，十余根作一缚，切作一指厚，安脐上；用大灸炷满葱饼大小，以火灸之。觉热气直入腹中，即时便通，神验不可具述。——《证治准绳》

# 杂疗

疗上气急满，坐卧不得方。

鳖甲一大两，炙令黄，细捣为散；取灯心一握，水二升，煎取五合，食前服一钱匕。食后蜜水服一钱匕。——《肘后方》（时希按:《政和本草》同）

疗通体遍身肿，小便不利。

猪苓五两，捣筛。煎水三合，调服方寸匕，加至二匕。——《肘后方》（时希按:《政和本草》同。《本草纲目》于猪苓五两下，作"为末，熟水服方寸匕，日三服"）

疗身体肿满，水气急，卧不得。

郁李人[1]一大合，捣为末；和麦面作饼子与吃。入口即大便利，气便差。——《肘后方》（时希按:《政和本草》同。《本草纲目》首句作"肿满，气急不得卧"，语较顺。末字"愈"）

疗耳鸣无昼夜。

乌头（烧作灰）、菖蒲等分，为末，绵裹塞耳中，日再用，效。——《肘后方》（时希按：首句《本草纲目》作"耳鸣不止，无昼夜者"八字。《政和本草》末句作"效也"，余悉同）

疗小便不通。

滑石末一升，以车前汁和，涂脐四畔，方四寸，热即易之。冬月，水和亦得。——《政和本草》（时希按:《本草纲目》作"干"即易之）（又按：冬日改用水和，但车前草已枯萎，找不到鲜草，我意不妨改用车前子五钱同捣）

疗久痢脱肛不止。

取女萎，切，一升，烧熏之。——《政和本草》

疗小便数多，或热痛痠楚，手足烦疼。

地肤草三两，以水四升；煎取二升半，分三服。——《政和本草》

---

[1]郁李人：即"郁李仁"。

治腹满，大、小便不利，气急。

甘遂二分，为散，分五服，熟水下。如觉心下烦，得微利。日一服。——《政和本草》

治赤、白痢。

黄麻子一两，炒令香熟，为末；以蜜浆下一钱。不过（时希按：即不效之意），再服。——《政和本草》

疗中恶，心痛。

吴茱萸五合，以酒三升，煮三沸，分三服。——《政和本草》

疗中水气，已服药，未平除。宜单服：

麝香如大豆三枚，细研，奶汁调，分为四五服。——《政和本草》

（时希按：以上二方，用药量均觉太重）

疗腰痛（时希按：《本草纲目》作"妇人腰痛"）。

鹿角屑，熬令黄赤，研，酒服方寸匕，日五六服。——《政和本草》

疗中蛊毒。

生玳瑁（时希按：当为片或甲，不是连血带肉的），以水磨如浓饮，服一盏即解。——《政和本草》

中风寒热，腹中绞痛。

以干鲫鱼一头，烧作末。三指撮，以苦酒服之，温覆取汗，良。——《政和本草》

治眼目晚不见物。

取鼠胆点之。——《政和本草》

疗温痢久不断，体瘦，昏多睡，坐则闭目，食不下。

蚺蛇胆大如豆二枚，煮通草汁研胆。以意多少（随意）饮之。并涂五心，并下部。——《政和本草》

疗儿吹著奶，疼肿欲作，急疗方。

蛇蜕一尺七寸，烧令黑，细研。以好酒一盏，微温，顿服。未甚较（时希按：较疑是"效"字），更服。——《政和本草》

疗霍乱心烦闷乱，渴不止。

糯米三合，以水五升细研；和蜜一合，研，滤取汁，分两服。——《政和本草》

疗渴不止。

烧冬瓜，绞取汁。细细饮之。尽，更作。——《政和本草》

# 外科

一切恶疮。

熬豉为末，傅之。不过三四次。——《政和本草》

热游丹肿。

栝楼子仁末二大两，酽醋调涂。——《本草纲目》

时希按：录有《产乳集验方》属于儿科部分数则，因不属女科范围，故不辑入。

第四种　产书

宋·王岳　著

何时希　校辑

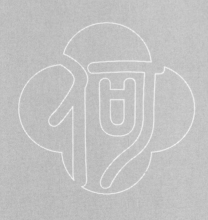

# 考略

宋·王岳著,《通志·艺文略》著录，谓为一卷，宋时尚存。但又见于《四库阙书目》，则可知后来已佚了。日本《中国医籍考》按语云："是书久佚。特朝鲜国《医方类聚》中所收，殆为全璧。弟坚（指元简之弟丹波元坚）录出，以为一卷，可谓发幽光于数百年湮晦之余。"

郑汝明《产经》跋曰："衡阳宋居士云'旧曰王嶽《产经》（《四库阙书目》及《医方类聚》均作王岳，此郑汝明又误作《产经》，湖南陈公傅良亲跋其后'。今检《止斋集》，不录其文，《类聚》中亦失载。"（按：末三句，当是指陈傅良的跋文也失传了）

据此，则这本《产书》尚存于朝鲜及日本。我所录《政和本草》《证治准绳》《本草纲目》《图书集成》等书，仅得二十则，集腋成裘，聚沙成塔，这只能作为初步的辑佚。

——何时希

# 产后

治产后下血不止。

菖蒲二两，以酒二升煮，分作两服，止。——《政和本草》

治横生。

菟丝子为末，酒调下一钱匕；米饮调亦得。——《政和本草》

下乳汁。

土瓜根为末，酒服一钱，一日三。——《政和本草》

治产后心闷，手脚烦热，气力欲绝，血晕连心头硬，及寒热不禁。

延胡索熬，捣为末，酒服一钱匕。——《政和本草》

治产后运绝。

半夏一两捣为末，冷水和丸如大豆，内鼻孔中，即愈。此是扁鹊法。——
《政和本草》

治产后心闷，手脚烦热，气力欲绝，血运连心头硬，及寒热不禁。

按骨木，破之如算子一握，以水一升，煎取半升，分温两服。

或小便数，恶血不止，服之即差。此木煮之三遍，其力一般。此是起死人
方。——《政和本草》

治产后渴。

蜜不计多少，炼过，熟水温调服即止。——《政和本草》（时希按：《古今
图书集成》作"口渴，用炼过蜜"）

下乳汁。

烧鲤鱼一头，研为末，酒调下一钱匕。——《政和本草》

下乳汁。

以鼠作臛，勿令知，与食（时希按:《本草纲目》文异，曰"乳汁不通。鼠肉作羹食，勿令知之"）。——《政和本草》

治产后稍觉（时希按:《证治准绳》"稍觉"二字作"犹"）有余血水气者，宜服豆淋酒。

黑豆五升，熬之令烟绝，出于瓷器中，以酒一升淬（时希按:《证治准绳》"以酒一升淬之，盖豆淋酒治淤血，又能发表也"）。——《政和本草》

下乳汁。

煮赤小豆，取汁饮，即下。——《政和本草》

治倒生，手足冷，口噤。

以葵子炒令黄，捣末，酒服二钱匕，则顺。——《政和本草》

胞衣不下。

大豆半升，醇酒三升，煮一升半，分三服。——《本草纲目》

# 妊娠

治妊娠误有失堕，忽有筑著疼痛。

新青竹茹二合，以好酒一升，煮茹三五沸，分作三度服。——《政和本草》

难产。

牛粪中大豆一枚，擘作两片，一片书父、一片子，却合，以少水吞之，立产。——《政和本草》

治妊娠小便数不禁。

桑螵蛸十二枚，捣为散，分作二服，米饮下（时希按：原注:《杨氏产乳》同）。——《政和本草》

治产不顺，手足先见者。

蛇蜕皮烧作灰，研，面东酒饮一钱匕；更以药末傅手足，即顺也。——《政和本草》

治胞衣不下。

以大豆大半升，醇酒三升，煮取折半，分三服。——《政和本草》

# 杂疗

治大小便不利。

血发灰，研如粉，饮下方寸匕。——《政和本草》

疗小便不通及胞转。

桑螵蛸捣末，米饮服方寸匕，日三（时希按:《纲目》作"炙为末，日二服"）。——《政和本草》

# 第五种 万全护命方

宋·杨子建康侯[二] 著

何时希 较辑

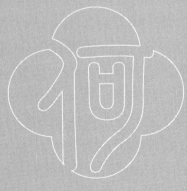

[二] 杨子建康侯：杨康侯，宋代医家，字子建，号退修。青神（今属四川）人。著《杨子护命方》《通神论》等书以阐发五运六气之道，惜未传世。另撰《十产论》，对妇女之横产、倒产、坐产、碍产诸证，均有论述。尚有《杨子建七说》，早佚，其佚文于《产育宝庆集》中尚可见到。

# 考略

　　据宋·赵希弁《读书后志》说:"《杨氏护命方》五卷、《通神论》十四卷，宋·杨退修撰。退修以岐伯语五运六气，以治疾病。后世通之者，唯王冰一人而已，然犹于变迁行度莫知其始终次序。故著此方论云。"据《中国医籍考》说:"退修当是康侯别字，或其所自号也。"

　　再据宋·黄庭坚《豫章别集》中有一篇序文，对杨康侯的医学渊源，虽指出是"贯穿黄帝、岐伯"，又以为是"无师之学"，对他"汤液皆以意调置"有些不甚信服之意。但可以肯定，《护命方》与《通神论》二书均是以内科为主，不专属于女科者。今节引黄庭坚序:"……今年以事至青神（指四川青神山一带），有杨康侯子建者，以其所论著医，惠然见投。悉读之，而其说汪洋。蜀地僻远，无从问所不知（从这句看，可见对杨学说有怀疑，但是不能交换意见，很想再请问过他人才放心）。子建闭户读书，贯穿黄帝、岐伯，无师之学，至能如此，岂易得哉！然其汤液皆以意调置，则不能无旨矣。方皆圣贤妙于万物之性者然后能作，而巧者述之而世（作流传解）之者也（不想这位有诗文书法大名的山谷先生，对杨子建能读古书，有创造方剂的精神，作出这样巧妙讥弄）。今子建发五运六气，叙病裁药，错综以针灸之方，与众共之，是亦仁人之用心云尔。"黄庭坚与苏东坡一样，是很喜研究医学的，观他为庞安时所著《伤寒总病论》的序文，推崇备至（该序的墨稿，曾有影印），如和杨康侯此序相比，就大见不同了。

　　杨康侯确是一位妇科医家，因他另著有《十产论》一书，自序说:"凡生产先知此证，庶免子母之命折于无辜也。世之收生者，少有精良妙手，多致倾命，予因伤痛，而备言之。"此书不见于中国，《中国医籍考》注为"佚"，可知不存于世。

　　今所辑录的《万全护命方》，全属女科部分，以调经为最多，每条列举症状、原因、服后变化、脉法等均很详细明白，颇有后世《傅青主女科》的先声，可以为治女科学者有用之书。文笔亦条畅流利，很少艰涩之语，与宋代稍后的朱端章（著有《卫生家宝产科备要》）、陈自明（著有《妇人大全良方》）有所不同。惜仅录存近五十条，聊尝一脔，弥觉可喜。

　　杨康侯的生存年代，我们从旁证可定为元祐间人（1086—1093）。因为黄庭坚曾在青神见过他，又为之作序，黄生于庆历五年乙酉，卒于崇宁四年乙酉（1045—1105），二人何年相逢于青神，序中未言，但考黄氏的生存年代，可借为杨氏的参考。

——何时希

# 劳损

治一切妇人、室女思虑所感，变化动候，其病变状多端：骨节羸弱，背膊劳倦，或乍热乍寒，夜梦不祥，或项颈瘰，四肢无力，小便下水浓如米泔；忽头骨冷痛，精神倦怠；忽血气刺痛攻心，饮食减少，口无滋味。此皆肝肾感伤之故也。但大腑伤冷，体气虚弱，宜吃此方。若经候行少，忽不通，不宜服。

当归一两，草藓、益智（去皮）、鳖甲（醋炙）、芎劳、杜仲（去皮）、茱萸[1]、石斛、独活、茯苓、薰本各半两，木香、荆三棱各一分。

上为细末，每服三钱，水一盏，煎两三沸，空心，去滓服。如蜜丸如梧桐子大，早朝空心盐汤下三十丸，亦佳。

治一切妇人室女，有前方所说虚劳之候，下部脉微，上部脉盛，即将此药对前面补药吃也。上部脉不盛大，却微有嗽，亦须依法加减此方服饵。

桔梗、紫苏、杏仁（去尖）、紫菀、黄芩、蛤蚧（酥炙深黄色）、天灵盖（酥炙焦黑色）、鳖甲（酥炙）、柴胡（去毛）各一分，麻黄（去根）半两。

上为末，每服二钱，水一盏，生姜一小片同煎，三沸，食后，徐徐去滓服。

若上部脉不盛，却减黄芩一味不吃也。

治一切妇人室女虚劳证候，既吃前方药了，仍吃此清心之药。对当前方药服后，若更似有发嗽，急修合下面保肺药吃也。

桑寄生半两，木香、鳖甲（醋炙黄）、天灵盖（酥炙黑色）、前胡（去毛）、柴胡（去毛）、沉香、麦冬（去心）、茯苓各一分，黄连三铢。

各为细末，砂盆内水磨犀角，取汁一盏，煎药取九分，去滓，任意服。

---

[1] 茱萸：当作"山茱萸"是。

治一切妇人骨蒸劳热，官脏不调，因感痨气，子母相搏，邪气干心，非时惊恐，如人将捕，战栗不安。

桑寄生半两，人参、茯苓、鳖甲（酥炙）、柴胡（去毛）、独活、天灵盖（酥炙黑色）、川芎各一分，沉香二铢，木香三铢（时希按：二十四铢为一两）。

上为细末，每服二钱，水一盏，煎至二三沸，急泻出，空心，非时和滓服。

# 调经

治妇人肝肾冷，外感寒气，伏在子官，血海虚损。经候过多，小便如米泔汁，背上有一片寒冷时，口中即吐清水，吃食减少，气力微细，宜服此方。

当归、补骨脂、牛膝、续断、川芎各半两，吴茱萸、独活、细辛各一分，川椒三铢（去黑皮）。

上为末，炼蜜丸如梧桐子大，空心盐米汤下三十丸。

治妇人血海虚损，血下不禁，每经候行时，流下数日不止；面色青黄，身体倦怠，无问老少血山崩倒，俱可进服。

当归、续断、五味子、芎劳、苍术、龙骨、草藓、赤石脂（火煅）、石斛（去头）、牡蛎（火煅）、人参各半两，独活、炙艾叶各一分。

上为末，每服五钱，水一盏，煎七分，入盐煎取一盏，四分，空心去滓吃两三服；未止，急炼蜜丸如梧桐子大，空心盐米汤下四十丸。

治四十岁以上以下妇人，血海虚损，经候过多，成片流下，不可禁止。

干地黄、补骨脂、当归、续断、草藓、白芷、炙艾叶、五味子、石斛、川芎各一分，牡蛎半两（火煅）。

上为末，每服三钱，水一盏，生姜一片，枣一枚，同煎取九分，空心去滓吃，和吃滓亦得。

治五十岁妇人，血脏虚损，经候过多，每行时成片子流下，不可禁止方。妇人老少不同，治证亦异，血海虚而主疗自别。少年虚损者，生而益之也；老而虚损者，竭而止之也。

当归、续断、五味子、牡蛎（火煅）、白芷、草藓、石斛各半两，炙艾叶、防风、川芎、牡丹皮、紫巴戟、白芍药、人参（去芦头）、赤芍药、白术、附子（炮，去皮脐）、五加皮、茴香（微炒），十七味 各一两。

上为细末，酒煮面糊为丸，如梧桐子大，每服五十丸，温酒或盐汤下，空心临卧服。

治妇人忽经候行次，或因产后起早，并误吃生冷物，伤损血气，血气俱病，因生积聚。久无疗，变成恶物，其状腹中成块，如蛇如鼠，如蟆如虎之类。发作有时，疼痛不可胜任，以手按之即冲手跳起，宜服此方。但此病经到年深，其恶物带命吃人血灵，忽绝无经候通行，忽经候行时只如浅红水，如此即倾危人也，急宜治之，所病年深不请吃（时希按：末三字或是"不可吃"）。

吴茱萸三铢，鳖甲（醋炙黄）、延胡索、楝子各半两，芫花、槟榔各二两，狼毒九铢（打碎，同芫花用醋三碗，于土器内煮干，炒令黄色，以微黑色为度），羌活、牡丹（去心）、附子（火炮去皮）、桔梗、牛膝、白芜荑、芎䓖、半夏、当归、川椒、麝香、密陀僧、通草各一两，虻虫（去翅）三十个，水蛭三十条。

上件药，除芫花、狼毒二味自作一处，杵罗为末；虻虫、水蛭、鳖甲三味都修制了，亦自作一处，杵罗为末；所余数件药修合作一处，杵罗为末。件药尽修制、杵罗了，三处合作一处，相调令匀。每服三钱，空心葱汤调下。

治妇人血脏虚冷，正气微弱，每怀孕时即人门挺露，吃食减少，肌肤羸瘦，宜吃此方。

草薢、五味子、当归、续断、石斛、杜仲、人参、细辛、白术、炙艾叶、芎䓖各等分。

上细杵罗为末，炼蜜丸如梧桐子大，空心盐汤下五十丸。吃了若胃脘凉转，连连进服，以安效为期。

治妇人血海虚冷，赤白带下，肌肉消瘦，脏气亏损弱，绝无骨肉，宜服此方。六腑热，不可吃。

石斛（去根）、白芷、草薢、狗脊（去毛）、益智子（去皮）、山茱萸、牡蛎（火煅）、杜仲（去皮）、赤石脂、龙骨各半两，艾叶半两，甘草、藁本各一分，当归一两。

上为细末，每服三钱，水一盏二分，大枣三枚同煎四五沸，空心去滓吃。

治一切妇人月候不调，或日辰进前，忽行时过多，饮食减少，下部无力，肌肤消瘦，或非时坠胎，或全无嗣续，宜服此方。

泽兰、补骨脂、枳壳（只用青）、藁本、官桂（去皮）、木香、芎䓖、防风、独活各一分，桑寄生、牛膝、人参各半分，细辛四铢，当归一两，白术半两。

上咬咀，每服四钱，水一盏半，生姜三片，枣子一枚，煎至七分，去滓，空心温服。

治妇人忽因经候行时，或因产后未经百日，误吃生冷物，或因产后起早，血气空虚，外邪所感，损伤宫脏。以此经候不节，忽少忽多，忽进忽退。

当归、牛膝、石斛（去根）、续断各半两，细辛、防风、芫花（去土，醇醋炒黄黑色）、川芎各半两。

上细杵罗为末，每服二钱，葱汤调下，空心吃。

治肺气胜实，相刑于肝，木得金刑，不能生血。月候或少或多，或前或后，以致无子，偶然怀胎，亦便坠损，掠其血气。右手寸脉洪大。即于经候未行时，先吃此方，待经候更行时，更不进此药，却只吃补肝肾方也。

麻黄（去节）、杏仁（去尖）、桔梗、贝母（去心）、紫菀、前胡（各去毛）、黄橘皮各一分。

上为末，每服二钱，水一盏，姜一片同煎，取八分，食后卧吃。

治一切妇人内失将养，经候失调，骨内积热，虚实不等。非时上焦发热，忽至夜浑身发热，非时背膊劳倦，似病不病，忽时烦躁，精神不安。宜服此调官脏、解劳气方。只用经候行时吃，若经候已止，即住此药吃后方药。候经复行即住后方药，仍吃此药。二者观脏腑进服。

桑寄生、延胡索、鳖甲（醋炙）、当归各半两，续断、芫花（醋炒黄色）、石斛、川芎、木香各一分。

上药先制芫花一味，研为细末，所余众药，杵罗为末，相合令匀。每服二钱，用涧内水一盏，煎二三沸，温和去滓空心服，忌甘草。

治妇人骨蒸积热，内失将养，经候不调，变成劳候，非时发热，劳倦不安。将此药对前面方药服，若候经行，即住此药不吃。若候经止，安定数日，仍进此药。

麻黄（去根）、柴胡（去毛）、鳖甲（醋炙）、前胡（去毛）、紫菀、杏仁（去皮尖）、枳壳（只用青）、天灵盖（酥炙黑色）、桔梗（去毛）各一分。

上为细末，每服三钱，水一盏，生姜二片，同煎取三二沸，食后临卧去滓温服。

治妇人月经不通，大腑秘热，两足痛，行不得，日夜不安，疼痛叫声不停，肌肉消瘦。

麻黄（去根）、射干、秦艽、荆芥穗、虎杖、连翘、当归、牡丹皮（去心）、牛膝、官桂、黄芩、杏仁、大黄（醋煮如前）、牵牛、芎䓖各一分，半夏三铢。大腑热，使大黄一两。

上件药作一处，杵罗为末，每服三钱，水一盏，煎取九分，食后吃，以大腑通畅，经候通行为度。若得此病，但止通大腑[1]，行经候，自然安乐也。

治妇人月水不通，长时郁怒，不得安处，往往忽似癫狂，彻夜不得睡，小便赤，大便如常。若大腑热，更加大黄三分，醋煮如前。

当归、牡丹皮（去心）、木通草、半夏、鳖甲（醋炙）、柴胡、荆芥穗、羌活各一分，虻虫二十个（去翅），水蛭十条（连翘）[2]。

上细杵罗为末，每服三钱，热汤半盏对童子小便半盏，同煮一两沸，泻

---

[1] 若得此病，但止通大腑：原作"若得此病但止，通大腑"，据文义改。

[2] 连翘：似为衍文。

出，食后吃服此药。经候行则病势减半，次便吃清心气、安烦躁方。吃清心气药后，即便食安，神思令得睡，方大便。此病起于心神俱病，故烦躁不得睡，此须三方药，然后可治也。

治一切妇女室女脏腑积热，经候结涩，数月不行，忽只有一两点黑血，肌肉消瘦，通身黑色，非时呕逆恶心，背膊劳倦，渐次成劳。大黄醋煮熟，焙干使。

荆芥穗、麻黄（去根）、紫菀（去土）、马鞭草、牡丹皮（去心）、黄芩、鳖甲（醋炙）、射干、杏仁、牛膝各一两，大黄（醋煮）一两，半夏二钱。

上为细末，每服二钱，水一盏，煎一二沸，食后临卧，去滓热吃。若大腑渐冷，减大黄一味；小便数，减射干一味。

治妇人胎脏本热，忽因产后未经百日，恣吃生冷物，寒热相伏，一二年经候不通，有如怀孕，恶血所聚，有如身露，脐下有块，坚硬不动，往往却气痛，即服此方。但人得此病，吃此药，是胎则坚牢，是病行下也。

当归、续断、石斛、芎䓖、细辛、桑寄生各等分。

上细杵罗为末，每服三钱半，水一盏，葱两枝，同煎取九分，空心和滓吃。

# 妊娠

治妊娠浑身碎痛，并腹内疼痛，不可胜忍，闷乱欲死方。

白术、当归、川芎、芍药、黄芩各一分。

上细杵罗为末，每服三钱，水一盏二分，煎取一盏一分，空心去滓吃。

治妊娠心中烦闷，见食即吐，非时恶心，饮食不进，非时闷绝，脉洪满，大小腑实热。

麦门冬（去心）、防风、茯苓、山栀、前胡（去毛）、升麻、黄芩、石膏各等分。

上细杵罗为末，每服三钱，水一盏半，葱三枝，煎至六七沸，食后临卧吃。

治妊娠浑身厥冷，气痛冲心欲死方。

吴茱萸、白术、当归、防风、芎劳、续断、炙艾叶各半两，藿香一分。

上细杵罗为末，每服三钱，水一盏一分，煎取一盏，空心服。连进两三盏，以效为度。

治妊娠忽然心痛，闷绝欲死，不可胜忍。

桑寄生半两，当归、茯苓、防风、芎劳、吴茱萸各一分。

上细杵罗为末，每服二钱匕，水一盏，煎取九分，空心服。

治妊娠忽被惊恼，胎向下不安，小腹连痛，频频下血；忽因房室有所触动，致令如此。宜服此方，若吃药了，下血不止，更请好好精详审定，别下药，恐胎损血下尽，即伤损母命也。

人参、阿胶炙、白术、艾叶炙、茯苓、桑寄生、当归、干地黄各一钱。

上细杵罗为末，每服五钱，水一盏，大枣三枚，同煎三五沸，空心吃。

治妊娠四五月及七八月，忽胎动不安。

桑寄生、当归、芎劳、艾叶炙、人参各等分。

上细杵罗为末，每服三钱，水一盏五分，葱白五枚，同煎取一盏，空心和滓吃。

# 产后

治半产出血过多，不可禁止，忽气闷不识人，宜服此方。

吴茱萸三钱，石斛（去头）、当归各半两，续断、苍术、黄芪、防风、牡蛎（火煅）、川芎、厚朴（去皮、姜制）、龙骨、炙艾叶、独活各一钱。

上为细末，每服五钱，水一盏半，煎至一盏三分，入枣二枚同煎，空心去滓服。

若血出过多，蜜为丸，如桐子大，空心盐米汤下三十丸，只进一两服，盖此药不可服滓也。服此药数日后血止，长服补虚产子。

治胎死腹中，半产不下。

官桂（去皮）一两，牡丹皮（去心）、芎䓖、葵子。

上细罗为末，每服五钱，浓煎葱汤调下。

治一切妇人半产后，损伤正气，不能将养。经两三月恶露不止，面色黄瘁，吃食减少，无力，脏腑虚冷。

当归一两，艾叶、川芎、细辛、木香、防风各一两，牡蛎（火煅）、续断、石斛、桑寄生各半两。

治一切妇人忽因半产正产之后将养不到，血气伤损。经候过多，面色青黄，非时泻痢，吃食减少，肌肉消瘦，腹内气痛，冲心刺胁，下热，下部无力，耳立[1]肩竦[2]，眼色变异，将成劳候，宜服此方。

当归、五味子、牛膝、白芷、独活、干地黄、蓬莪术、防风、巴戟（去心）、石斛、延胡索、官桂（去皮）、细辛（去叶）、鳖甲（醋炙）、木香、草薢、藁本各一钱。

---

[1] 耳立：竖耳。

[2] 肩竦（sǒng）：伸肩。

上为细末，炼蜜丸如桐子大，早朝空心盐汤下五十丸。

治产后坐草多时，寒热所损，腹中成块，忽冲心背、脐腹疼，呕逆恶心，不思饮食，宜服此方。须是大腑冷，可吃也。

当归一两，官桂、桑寄生各半两，独活、豆蔻、川芎各一两，细辛三铢，芫花（醋炒黄黑色，土器内炒）十铢。

上为细末，修制芫花，研为末，每服众药末二钱，芫花末半钱，调匀为一服，空心，土器内葱汤调下，热服。

治产后头冷重，项颈软，非时间头面上肌肉痹；大腑虚冷，颇出后，又或无粪，或时泄泻；两足沉重少精神，行步无力，面色黄瘦。或产后未经百日，经候通行，忽因误吃凉药，有此症候。忽自怀孕时有通身寒冷，至产后却有此疾。但合硫黄丸与此药相间服，仍服硫黄丸不妨也。吃此一方了，却修合下面一方吃。此二方各吃一料。

防风、藁本、泽兰、独活各一两，五味子、川芎、白芷、当归、破故纸[1]（炒）、白术、石斛、续断各半两。

上为细末，炼蜜丸如梧桐子大，早朝空心盐汤下五十丸。

治产后乱吃物早，伤损血气，身体虚弱，饮食减少，眼如猫儿眼。

当归、续断、官桂各半两，芍药、桔梗、羌活、芫花（醋煮，炒令黄黑）、川芎各一分，牵牛炒、细辛各三铢。

上为细末，每服四钱，水一盏二分，煎取一盏，空心和滓吃，只用土器内煎。

治产后肝气虚弱，风邪所中，肝气即亏，不能生心，心乏生气，非时惊恐。但一切产后有虚冷中惊悸之候，大腑虚冷，此三药不可阙一。（时希按：

---

[1] 破故纸：补骨脂。

"药"疑为"症"字）

当归、石斛、五味子、川芎各半两，破故纸（炒）、防风、独活、藁本、白术各一分。

上为细末，炼蜜丸梧桐子大，早朝空心，木瓜二斤（时希按：木瓜疑为二片），盐少许，同煎汤，下五十丸。

治产后肝虚中风，其状头冷痛，忽偏痛，至晚即痛，但头痛时有头骨内冷痛，大腑不调；吃食减少，宜服此药。若是发热头痛，即不可吃此方。

当归、防风、桑寄生、甘草、细辛、独活、川芎各一钱。

上为细末，每服一钱半，水一盏，煎取九分，如头冷痛发作时，即空心吃。

治产后正气不足，咽喉干，口无津液，饮食减少，大腑不调。又以虚弱之故，不可凉其上膈，宜服此生液寄生散。

桑寄生半两，人参一分，甘草（炙）三铢，沉香一铢。

上为细末，非时口含化，咽津。每服一钱八分，水一盏，煎取六分，时吃亦得。（时希按：既是含化，无妨蜜如龙眼大）

治产后大腑虚冷，因怒后，感血晕。吃前方药未效，却更加壮热头痛，面赤如醉，宜吃此方。

牡丹皮（去心）、荆芥穗、羌活、麻黄（去根）各一分。

上为末，每服二钱，水八分一盏，煎一二沸，急泻出。食后，徐徐去滓热吃。病减即住药。

治妇人忽因经候行时，忽因产后，吃生冷不相当之物。忽产后起早，冲风伤损，血气俱病。经候过多，临经候行时，忽痛不可胜任方。凡妇人血气痛，俱可与此方。

当归、续断、炙艾叶、芍药、木香、芫花（以醋，土器内炒微黄）、官桂各一分，延胡索、川芎、牛膝各半两，独活一分。

上细杵罗为末，每服二钱半，土钵内煎葱汤调下，空心吃。若吃数服未安，其人必大腑热，每服添熟牵牛子、半夏半钱吃。

治产后血少，未经数日，身下干净，腹中余恶血未下，非时气痛，攻心刺肋[1]。

当归、芍药、牛膝、牡丹皮（去心）各半两，芫花一两，楝子、狼毒（捶碎，同芫花土器内醋煮干，炒黄黑色）、羌活、独活、延胡索各一分。

上件药，先制芫花、狼毒，乳钵内研令细，更杵罗众药为末，炒面令熟，都与药末相滚令均[2]，滴熟水丸如梧桐子大，非时薄醋汤下三十九。

治产后余恶血未下，因感风邪，与热血相搏。壮热头痛，面赤如醉人颜色；痉急，昏闷不醒，身如在虚空；见食即吐，食不住腹，宜吃此方。

麻黄（去根）三分，麦冬（去心）、黄芩、牡丹皮（去心）、羌活、大黄（炮熟）、荆芥穗、山栀、射干各半两，官桂（去皮）一分。

上为细末，不要熬，只生杵，每服二钱，浓煎薄荷汤调下。大腑秘热，出后不通，煎前面药二钱半，取汁用，调下牵牛末一钱半、半夏末一字，和滓吃。大腑不热，不服牵牛末、半夏末。（时希按："一字"指古铜四面有字，以大指捏去三字，抄散一字为度）

治产后乳汁多，无故流出方。其乳汁冷，然后吃此。

当归、五味子、续断、白术、草薢各半两，细辛、官桂、人参、杜仲、防风、炙艾叶、苁蓉、川芎各一分，川椒三铢。

上为细末，炼蜜丸如桐子大，空心盐汤、盐酒任下三十九。吃至半月后，自然安痊，平复如故也。亦可吃金液丹。

---

[1] 肋：疑作"胁"。
[2] 均：疑作"匀"。

治产后乳汁多，其乳汁无故自流出，喉中干渴非常，不辍思饮方。病皆由虚冷所致，但色黄瘦，吃食减少，忽未经数月后行，脉气渐弱，即吃此方。但世多以喉干误下凉药，盖乳汁无故流出，则其喉干并渴，从可知也。

舶上黄[1]（细研）、当归各一两，石斛、艾叶、五味子、白芷、牡蛎（火煅）、芎、山茱萸各半两，防风、藁本、茯苓、豆蔻、吴茱萸各一分。

上为细末，炼蜜丸如梧桐子大，清晨空心盐汤送下五十丸。


治产后下血多，气闷不识人。

苍术、诃子（火炮，去核）、当归、吴茱萸、五味子、人参、阿胶炙、龙骨、芎䓖、白芷各一两。

上为细末，每服二钱，水一盏二分，煎取一盏，空心和滓吃。以上药须是细杵两三次，罗如飞尘方可；以余药末一半，入舶上硫黄一两，相滚炼蜜丸梧桐子大，空心，煎艾叶汤下三十丸。


治产后恶血行少，腹中成块，疼痛不可胜忍。

鳖甲一两，硇砂（化醋，炙黄为丸）、官桂、牛膝、川芎、当归、牡丹皮（去心）、延胡索、槟榔、楝子各半两，狼毒十铢，芫花一两半，大黄一分（醋炙），麝香（去毛）一铢。

上狼毒捶碎，醋三碗，同芫花土器内煮干，炒令黄，细研，罗为末。各件药依法修制，先于乳钵内研芫花、狼毒、麝香等为细末，所余药只作一处杵，相滚芫花等令匀，每服用三钱，于土器内浓煎汤调下，空心服。（时希按：古人"冬日则饮汤"，汤即指开水）


治产后血崩不止。

菟丝子、杜仲（去皮）、益智子（去皮）、草薢、山茱萸、五味子、茯苓、赤石脂、龙骨、芎各一分，川椒三铢，覆盆子半两。

---

[1] 舶上黄：即硫黄。

上为细末，炼蜜丸如梧桐子大，早晨空心，盐汤下三十丸。

　治产后崩中，恶露不止，大腑冷，方吃此方。

　白术、当归、芎、白芷各半两，牡蛎（火煅）三分，舶上硫黄一两（细研）。

　上为细末，令如飞尘；同舶上硫黄相滚，炼蜜丸如梧桐子大。早朝空心，盐汤下三十丸。

# 杂疗

治产后伤水，阴肿如斗，神验。

牡蛎粉傅之。

治奶痈结聚成块，疼痛难忍。

好肥皂角一条，香葱十枝。

上先捶皂角碎，水一碗，揉取汁，炼成膏；即碎揉葱入内，更煎三二沸，纸摊贴痛处，露奶头，令清水出。只初痛一两日可使，已成脓者便不可使。

第六种　产育保庆集

宋·郭稽中　著

何时希　校辑

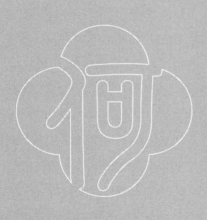

# 考略

　　《产育保庆集》，宋·郭稽中原著，《宋史·艺文志》云"一卷，佚"，书名前有"妇人"两字。原书有论无方，经郭氏附入方药，有李师圣为之合而为一，刻本施送，这是第一种。陈言尝有评论，写入其所著《三因极一方》中，安徽医生杜莊[1]又从而编合之，则是第二种。后来冀致君[2]在李医（名宁之）家见到第一种，但已增入杨子建（名俟）的编集；经过李医的怂恿，冀又增入了御药院《杂病方论》和一些迷信的篇幅，刊行为第三种。

　　第一种《宋志》说已佚；第二种陈振孙《书录解题》也说"佚"；第三种冀致君刊本，《中国医籍考》云"二卷，存"。而《全国中医图书联合目录》所著录的《当归草堂丛书》本，是李师圣等所辑，却说是二卷，可能即是第三种冀致君本，与日本所藏者同。

　　关于此书的评价：郑汝明曰："昨得湘潭陈友直施本（古人有好事者或好善者，凭他所得的医书药方，特别是胎产方面者，因当时收生老媪，虽称'稳婆'，实不稳妥，常致造成事故，故妇人以生产为'生死关头'。于是便有许多有关胎产书印送，即所谓'施本'），二十一论，乃大观间（1107—1110）郭稽中集，不云何许人作，至绍兴辛亥（1131）镂板印施。屡试神验，起死回生，效有万全。"郑汝明所著《胎产真经》二卷，即是采郭稽中"产论二十一论"，与唐人时贤"胎前十八论"，附以自己的"博物妊娠谨所惑说"、杨康侯的"十产论"等编集者，书成于嘉定元年（1208）。他本身是宋代女科名医，又将郭稽中的著作收入自己书中，他所说的"神验、回生、万全"等语，当不致阿谀，而可以认为是实践的证实。

　　李师圣在书中序曰："余所收'产论二十一论'，议论精确，无所不充，盖

---

　　[1]杜莊（qiáo）：宋代医家，婺州（今浙江金华）人，生平欠详，其部分之学术经验附益于《产育宝庆集》内。

　　[2]冀致君：元代医家，履贯欠详，尝撰《校附产育宝庆集》，该书为宋·李师圣《产育宝庆集》增补而成。

国医博士极方书所得之妙。惜乎有其说而无其方，郭君稽中为时良医，尤长于治产，故其切脉用药，屡获其效。一日，愿以所收家方附于诸论之末，遂为完一，真集众益之异书也。"这是本书最原始的序文，也最能说明其源委。陈振孙《书录解题》称郭稽中为"医学教授"，又说明了郭氏的身份和水平。

纪昀《四库全书提要》从《永乐大典》本中，考明方论二十一（即国医博士的原著）、陈言评十六（即陈言"尝取其方论，各详得失"而采入《三因方》者）、方三十四（可能即是郭稽中所附的"所收家方"）为一卷。其第二卷实际是以赵莹《产乳备要》为主，加入经气（调经）、妊娠等症方六十二，又御药院"杂病方论""入月产图""体元子借地法""安产藏衣方位"（后三种属迷信成分，均冀致君所增）。《医籍考》谓："按是书已非郭氏之旧，系后人所增附。"我说第二卷确非《保庆集》本来的面目，尤其迷信部分为不足取。

此处录存十一条，比之《永乐大典》本，不过三分之一，不暇校核其为第一卷的郭方或第二卷的冀方，聊备参考而已。

——何时希

# 调经

延龄护宝丹，治妇人血脏虚损，经候过多，每行时暴下不可禁止，因成崩中，连日不断，致五脏空虚，失色黄瘦。崩竭暂止，日少复发，不耐动摇，小劳辄剧。此药但澄心服，必有大效。

禹余粮石二两（烧醋洗十七次）；人参、桂、赤石脂、紫石英（研）、杜仲（去粗皮，锉，炒）、熟干地黄、续断、桑寄生、吴白芷、芎䓖、当归（锉，炒）、远志（去心）、金钗石斛（去根，锉，炒）、白茯苓（去皮）、阿胶（炒）、牡蛎（烧）、五味子、艾叶（炒），以上各一两。

上同为细末，炼白沙蜜，和丸如桐子大，每服四五十丸，温粥饮下，空心食前服。——《普济方》

牡丹皮汤，治妇人经水不调，腰背疼痛，食物不得。

牡丹皮、白芷、桑耳[1]、诃黎勒皮、代赭石（碎）、龙骨（去土）、当归（切，焙）各一两半，黄连（去须）、黄芪（炙，锉）、地榆、鹿茸（去毛，酥炙）各一两一分，苍术（米泔浸，切，焙）、附子（炮制，去皮脐）各一两，杏仁（去皮尖，双仁，炒令黄）十五枚，肉豆蔻（去皮）二枚，黄芩（去黑心）半两。

上㕮咀如麻豆大，每服五钱，水一盏半，入生姜五片，煎取八分，去滓，温饮。——《普济方》

没药丸，治妇人月经不调，肌瘦发热，饮食减少。

没药、香附子、干姜、苍术、川芎、白赤芍药、当归、熟干地黄各一两，血竭半两。

上除血竭、没药外，并㕮咀。先炒香附子焦黑色；次下干姜，炒令黄；次

---

[1]桑耳：别名桑菌、木麦、桑上寄生、桑檽、桑上木耳、桑鸡等。性味甘，平。为银耳科银耳属和木耳科木耳属可食用真菌的子实体。能凉血止血，活血散结。

下苍术，深黄色；次下川芎等药，令深黄色；与血竭、没药等同为细末，醋煮面糊，为丸如梧桐子大。每服五六十丸，渐至八九十丸，空心食前温酒送，醋汤亦得，日进二服。——《普济方》

当归地黄丸，治妇人血气不和，月事不匀，腰腿疼痛。

当归、熟地黄、白芍药、川芎各二两，牡丹皮、南延胡索各一两，人参、黄芪各半两。

上为细末，炼蜜和丸，如梧桐子大，每服三十丸，米饮下，食前，日进二服，常服平养气血。——《普济方》

加味四物汤，治妇人冲任不调，脐腹疼痛，或月事失常不来。及冲任太过，致使阴阳不和，或发寒热，渐减饮食，欲成劳病。

当归、地黄、芍药、川芎各一两，紫菀半两，黄芩二钱半。

上咬咀麻豆大，每服三钱，水一盏，生姜三片，煎取七分，去滓，温服。——《普济方》

治血丸，治冲任气虚，经事不调，或多或少，或前或后，并宜治之。

当归、白芍药、延胡索、川芎各四两，肉桂（去粗皮）二两。

上为末，每服五钱，水一盏半，煎至七分，去滓，稍热，食后服。——《普济方》

必效散，治妇人月经不调，及崩漏不止。

棕皮（烧）、木贼（去节）合二两（烧灰存性，研细），麝香一钱（研）。

上研匀，每服二钱，温酒调下，食前。——《普济方》

地髓煎丸，治妇人血气，月经不调，虚烦发热，肌体瘦悴，形羸困弱，饮食不进，欲成劳病。

用熟地黄不拘多少，为细末（时希按：《本草纲目》此二句作"干地黄一斤，焙为末"），炼蜜和丸，如梧桐子大，五十丸，温粥饮下，空心食前。——《普济方》

# 胎产

千金丸，治产前产后一切风冷血气等疾。产前胎气不安，腰腹多疼，四肢晕倦。妊娠临月，预合下，每日空心一服，临产五脏不痛，产蓐中不生诸疾。兼治产后恶血不尽，及胎衣不下，憎寒壮热，吐逆烦闷，皮肤虚肿，或血晕狂迷，眼见神鬼，能补匀血气。

金钗石斛（别捣为末）、秦艽、细辛、川椒（去子，微炒）、防风、贝母（麸炒深黄）、干姜（炮）、大豆蘖[1]（施以合盦[2]，生芽长二寸，焙干）、熟干地黄（细切，糯米炒）、甘草（炙），以上各等分；当归（切，焙）、大麻仁、黄芩、石膏，以上各等分。

上精择，为末，以炼蜜成剂，入木春中杵一千下，分为七十二丸。择破、除、天德、月德合日合。每服一丸，温酒调下。产后产前，赤白带下，温酒嚼下；产前后血气，薄荷汤嚼下；月经不通，当归酒下；临产艰难，或三五日难产，及胎衣不下，子死腹中，横生倒产，死绝不语，但心头有热气，用药一丸，京枣[3]汤研化灌之，下咽立瘥。产后恶血尽，脐腹疼痛，呕吐，壮热憎寒，烦闷；月候不调，或多或少，肢体虚怠，皮肤浮肿；产血不止；虚劳中风，口噤不语，半身不遂；产前后赤白痢，大小便秘涩，目晕狂语，头痛，面色萎黄，渐成劳瘦，饮食无味，并温酒研下一丸。产前临月，每旦一丸。至临产，当归酒下一两丸，催生，五脏不痛，子易生。——《普济方》

一圣散，治产前安胎；产后治恶血不尽；胎衣不下。

羌活、川芎等分。

上为细末，每服二大盏，酒少许，水七分，煎七沸，温服。——《普济方》

---

[1]大豆蘖（niè）：即"大豆黄卷"。蘖，植物的芽。

[2]盦（ān）：盛食物的器皿。

[3]京枣：又称"大京枣"，古称"蓼花"，是开封市的特色传统名食，以优质糯米、糖粉、饴糖、植物油等为主要原料，经过制坯、油炸、透浆、拌糖粉几道工序制成。

涌泉散，治妇人新产之后，乳汁全少；或因动气烦恼，乳汁少者；或因久病结过无乳，并宜服之。

肉果[1]一枚，生芝麻一合（退皮），穿山甲十片（炙），胡桃仁七个（去皮）。

上除胡桃仁、芝麻外，二味为细末，再入胡桃仁、芝麻，同捣为膏。每服一匙，好酒调下；合面睡[2]一时后，用猪蹄汤服之；又用木梳两头，梳两乳千余遍，其乳自下如涌泉。隔日每进一服。——《普济方》


产后秘塞。

以葱涎调蜡茶[3]末，丸百丸，茶服自通。不可用大黄利药，利者百无一生。（时希按：此则原作《郭稽中妇人方》，查郭氏未著他书，应归于此）

（又按：产后三大症，大便难居其一，因血虚肠失润之故，为产后所常见。若用脾约麻仁丸之类，少佐大黄，不为主药、重药，使浊气下泄，则郁冒、痉可以不作，没有"百无一生"之理）

---

[1] 肉果：即"肉豆蔻"。

[2] 合面睡：面朝下睡。宋代钱乙《小儿药证直诀·卷上》："观其睡，口中气温，或合面睡，及上窜咬牙，皆心热也，导赤散主之。心气热，则心胸亦热，欲言不能，而有就冷之意，故合面卧。"明代范崇高《明心宝鉴》亦有"整日梳妆合面睡"。

[3] 蜡茶：也称"腊茶"。茶叶一名腊茶，腊茶以其汁泛乳色，与溶蜡相似。腊茶多以茶饼、茶团为主，有解毒、消食之效。

第七种　便产须知

录自《普济方》

明·颜汉　撰

何时希　校辑

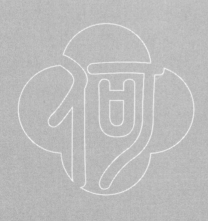

# 考略

《便产须知》二卷，明·颜汉撰，初为写本。弘治庚申（公元1500年），瑞安知事高宾刊，见于《淡生堂书目》。

据《全国中医图书联合目录》著录，残存有此明刊本的上卷（也许是卷一）。而《中国医籍考》则称"存"，可知日本尚全。

今从明·朱橚《普济方》（公元1406年）录存四十三则，恐不够二卷，但国内除残存的原刊本上卷也不易见到外，既无复印，这就应视为零金碎玉之比了。

至于原刊本为1500年，而《普济方》刊于1406年，早于原刊本九十四年的问题，读《中国医籍考》所引原刊本高宾序便知其故。序中说："家自先祖芬庵府君强于藏书，百家兼收，得此写本，曰《便产须知》，盖医流书也。用之家，示之人，施无不利，知其为良久矣。"此写本藏于高氏已三代，则作者颜汉的年代当然更早于前，就是说：朱橚辑录的是早于高家的藏本，故我推定颜汉至少是明初人。

——何时希

# 妊娠

参术饮,专治阻病。

橘红四钱(去白),藿香叶三钱,浙术<sup>[1]</sup>一两,粉草<sup>[2]</sup>(炙)半两,人参半两,丁香二钱半(去花)。

上为末,每服二钱,水一小盏,生姜五片,煎至七分,去滓,酒服。恶心加干姜,胃膈闷加枳实。

又云:"《千金》半夏茯苓汤内有半夏,孕妇不可服,宜服此药,大妙。"

安胎饮,治胎寒腹痛,胎热多惊,举重腰痛,腹满胞急,或顿仆胎动,或有所下,饮食毒物,或成时疾往来寒热,致伤胎脏。

当归(去芦),枳壳(去瓤,锉,炒)一两半,粉草(炙),糯米二合,熟地黄(热汤净洗、蒸)二两,川芎两半。

上锉,每服四钱,水一盏半,生姜五片,枣一枚,金银少许,同煎至七分,去滓,食前服。

虚弱者加黄芪,下血者加阿胶炒,下血未止者加熟艾,腹痛者加白芷、白芍药,减食者加人参、白术。

治妊娠卒心痛气欲绝方:

川芎劳、当归、茯苓、厚朴(制)各等分。

上水六升,煎取二升,分为二服,立愈。

当归饮,治妊娠腹痛,或是冷痛,或是胎动。

当归(炮,焙)一两,葱白(细切)一握。

上拌匀,每服五钱,以酒一盏半,煎至八分,温服。

---

[1]浙术:白术。
[2]粉草:甘草。下同。

一方：治胎动不安，以水酒同煎服，亦将小便服。

紫苏饮，治子悬：妊六七月怀胎，通上腹痛。

紫苏叶一两，大腹皮（炙）、川芎、当归（去芦）各三钱，粉草一钱，人参（按：无分量）。

上分三服，水盏半，姜四片，葱七寸，煎七分，去滓，空心服。

油蜜煎，治胎气因漏血干涩，难产者。

清油半两，好蜜一两。

上同煎数十沸，温服，滑胎即下。盖缘无血胎干，所以难产，他药无益，以此助血即效。

吴茱萸汤，一名宝胎散，疗妊娠怀胎数落而不结实。或冷或热，百病之源。

甘草（炙）、黄芪、人参、川芎、白术、熟地黄（洗，蒸）、吴茱萸各等分。

上为末，空心温酒调下二钱。忌菘菜、桃、李、雀肉、醋物。

凡欲要儿子生吉良者，交会之日。（时希按：下节九行，《普济方》印本每行约二十五六字，下同）

男女受胎时日法，凡男女受胎，皆以经绝一日、三日、五日为男，仍遇月宿在贵宿日[1]，又以夜半生气时泻精者有子皆男，必寿，而贤明高爵也。若以经绝后二日、四日、六日泻精者，有孕皆女。过六日皆不成子。又遇王相日尤吉。

推王相日法（节一行）

推贵宿日法（节二十五行）

---

[1] 月宿日宿：男女交合的一种时间算法。

妊娠食忌法:

食鸡子,鲜、干鲤鱼鲙,令子多疮。

食豆酱合藿,令堕胎。

食兔肉,令子缺唇。

食犬肉,令子无声。

食酒多,食雀肉,令子无耻。

食椹子及鸭子,令子倒悬。

食驴、马肉,令延月。

食鱼、鳖子,伤儿。

食山羊肉,令子多病。

食骡肉,令难产。

食鸡肉及糯米,令子腹中多虫。

食冰浆,令绝胎。

食雀肉、豆酱,令子多淫无耻。

食螺蛳,令子铺腹产。

妊娠六七月,多食五辛、炙、煿、酒、面,令子胎热。

多食水冷淘、葵、蓴[1]、生冷菜、果,令子患胎寒。

大小便向非常之地,令半产杀儿,此大忌之。

---

[1] 蓴(chún):同"莼"。

# 产后

治小产恶露淋沥不断，将近月余，诸治不效。

用五灵脂炒凝焦，为末，饭糊为丸，如桐子大，米饮吞下三十丸，或四十丸亦可，应手而效。一方：用酒亦可。

加减四物汤，治产后血虚发热，或日间明了，暮则发热憎寒。

当归、川芎、生地黄、柴胡。

上等分，每服三钱，水一大盏，煎至六分，去滓饮。

苏麻粥，治产后郁冒多汗，汗则大便闭，难于用药，唯此粥最佳。此粥不独产妇可服，老人诸虚人风秘，皆可服。昔有老人年八十四岁，风秘脏腑壅，血气聚膈中，腹胀，恶心不喜食，气上攻头目，神昏。进此药气血结粪自下，诸痛悉去。

紫苏子、大麻子（净，洗）各半两。

上为细研，用水再研，滤汁一盏，分二服，煮粥食。

产后荣血暴竭，治妇人血噤，失音冲恶[1]。（时希按：此段病因及主治，语气不接，前六字必为另一条）

用钥匙，以生姜、醋、小便煎服。弱体人煮汤服亦得。

治产后下血，及妊娠腹胀。

以铁秤锤一枚烧赤，投酒五升中，用此酒煮当归三两，取二升，去滓，温再服。

《千金》同。一方无当归。

---

[1] 产后荣血……失音冲恶：或可作"治妇人产后荣血暴竭，血噤，失音冲恶"，语义较顺。

治血泄不止，无禁。

用熟地黄，沸汤净洗，酒拌，熟煎，为末，温服一匙头，须臾三四服之。

一方：用干地黄，石器内捣为末，每服二钱，食前热酒调。

治产妇恶露下赤白臭秽。

用益母草，花开时采，阴干为末，温酒调二钱。

又方：芍药一两，福姜炮、拆[1]，三钱。

上为细末，每服二钱，米饮空心日二三服。

疗产妇乳无汁。

木瓜根[2]、漏芦各二两，甘草一两，通草四两（钱？）。

上以水八升，煎取二升，分温三服，忌如常法。

一方：加桂心，并为末，饮服方寸匕。

又方：用猪脏[3]如食法，煮粥食之，验。

玉露散，治产后乳脉将行。产三日后，体热头痛，胸脯气刺，不可便作伤食、伤寒，此是乳脉将行如此。

人参、茯苓、甘草、半夏（制）、桔梗、川芎、远志（去心）、当归、芍药各等分。

上锉，每服三钱，水盏半，生姜三片，煎大半盏服。

母猪蹄汤，治乳妇气少血衰，脉涩不行，乳汁绝少。

母猪蹄一只，制如食法，通草细切，四两。

上以水一斗，浸煮得四五升，食后服，取汁饮。不下，更作服了，用梳头

---

［1］拆（chāi）：同"坼"。裂开，绽开。

［2］木瓜根：疑作"木瓜"。木瓜根治风湿麻木、脚气；木瓜有健胃消食、通乳之功。

［3］猪脏：疑作"猪肚"。

木梳于乳上梳下，效。

一方：棉裹，煮羹食。

一方：酒五升，浸饮之。不出，更作。

《外台》云："猪蹄不炙，以水一斗，煮取四升，更煮饮之。"

蒲黄散，治产后烦闷虚烦，去血多则阴虚生内热。其证心胸躁满，气短，头痛，闷乱，骨节疼，晡时辄甚。

用蒲黄纸上炒，以东流水和服方寸匕，极良。

治产后血痢，小便不通，脐腹刺痛。

用马齿苋，研取汁三大合，如无，干者亦可，煮一沸，投蜜一匙，令匀停，顿服。

回津丸，治产后虚泻，去血多，津液少，肾气虚，饮无度，当养血通气，回津补肾则安。

白芍一钱，白术二钱，泽泻，茯苓，川芎各一钱，当归二钱，五味子三钱，乌梅肉一钱。

上为末，炼蜜丸，或嚼，或熟水调下二三十丸。可加甘草二钱，诃子肉一钱。

疗产后大小便不利，下血，一名蒲黄散。

车前子、黄芩、蒲黄、牡蛎、芍药各六分，生地黄半两。

上为细末，空心米饮服方寸匕，忌面、蒜。

治产后大小便秘涩，此是津液少，不可服通利药，宜润其肠。若通利之，则必致肠滑不禁，不可治。

以麻仁粥，每用半盏，擂仁取汁，煮粥服之。

螵蛸散治产后房劳举重，能令发作，清水续续，小便淋露不止。

海螵蛸、枯矾、五倍子各等分。

上为末，研桃仁，拌匀，敷之。


鲤鱼齿汤，治产后淋痛，及血淋。

鲤鱼齿一百二十个，葵子三合，黄芩五钱，瞿麦二钱，车前子、木通各二钱。

上水二升，煎取一升，入齿末，空心日三服。（时希按：未注齿末之法）


沉香散，治产后血未尽，分入四肢，浮肿，腹胀气急。

沉香三钱，川芎半两，桂心、白芍各半两，甘草、当归各三钱，牡丹皮十一铢，蒲黄半两（炒）

上为细末，温酒调下二钱，以血去肿消为效。


定痛散，治产后三五日，但觉腹中痛，儿枕未定，或恶血未止。

当归一钱，芍药一钱，肉桂半钱。

上为末，与酒共一盏，姜一块，弹大，拍破，同煎至六分，俟温服。如体热，以芎代桂。


蒲黄散，治产后腹中有块，上下时动，痛不可忍。此由产后气羸，恶露未尽，新血与故血相搏而痛，俗谓之儿枕，乃血瘕也。

用真蒲黄研，饮调服二钱。如燥渴者，新汲水调。


人参汤，疗产后多虚羸弱，若大利、汗，皆至于死，此重虚故也。所以苦中风，谬误，昏闷不省人事。

人参、茯苓、羌活、桂心、大枣、远志各十分，竹沥一升。

上用水六升，煎取三升，下竹沥，更煎取二升，温分三服。

黄芪汤，治产后汗出，血虚为风邪所搏，若两手拭不及者，不可治。或产后汗不止，因阴虚而得，又遇风邪，发为此疾。

黄芪、白术、防风、熟地黄、牡蛎粉、白茯苓、麦门冬各等分。

上㕮咀，每服四钱，水一盏半，红枣二个，煎大半盏服。

一方：有甘草，一名延寿汤。


疗产后遗尿，不知出。

白薇、芍药。

上等分，为细末，以酒服方寸匕，日三服。


治妒乳方，产妇乳汁不宜积蓄，恶汁不出，内为热结。手不可近，成脓者，名妒乳，乃急于痈。

上用连翘汤，利下恶热毒。（时希按：连翘汤方缺）

# 不孕

凡人家园圃内有凌霄花，妇人闻其气不孕。男服七子丸。

五味子一两（净），菟丝子一两（先筛去灰，却用酒浸二三日，蒸，擂细，焙干，研用之），韭子一两（炒），覆盆子一两（去蒂，酒洗），蛇床子半两，黑附子一两（炮，去皮脐），白茯苓半两（去皮），原蚕蛾一两（酒煮），肉苁蓉一两（酒焙干，先洗[1]），鹿茸一两（酒炙，去皮毛），益智子一两（去皮），沉香半两（不见火），黄芪半两（蜜炙），远志半两，汤洗、去心，阳起石一两，煅、细研如粉，熟地黄一两，汤洗、酒拌、蒸。

上为细末，酒煮糯米糊为丸，如梧桐子大，每服六七十丸，空心盐酒或盐汤吞下。

弱甚者，加天雄半两（炮去皮）。脚腰痠痛者，加杜仲一两（去皮，姜汁炒去丝），石斛一两（去根）。

（时希按：凌霄花，一名紫葳、女葳，《本草经》载其"主治产乳余疾，崩中"，且明言为"养胎"的。而颜汉却称为"妇人闻其气即不孕"。接以"男服七子丸"，似乎用男子肾阳法，即可纠正妇女的不孕者。凌霄花其性味是酸寒的）

---

[1] 焙干，先洗：当乙转为"先洗，焙干"。

第八种　女科医书佚文丛钞

何时希　辑按

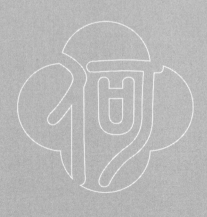

# 说明

本卷辑录的女科佚文，得自二十二种医书，其中三种原属内科，即喻昌所选的《喻选古方》，和李时珍《本草纲目》所收的《温隐居方》《施汉卿方》。

可以考知的女科有五种。

一、《徐氏胎产方》，明以前人著，见于明人邵以正所辑的《青囊杂纂》中。

二、《妇科心镜》，也是明以前人所著，由明人徐春甫辑入《古今医统大全》中。这二种均见《全国中医图书联合目录》著录。

三、元人李拱辰所著《胎产救急方》。李氏为名医杨仁斋的门人，他因仁斋已著有医经、伤寒、方书、婴儿诸书，而缺胎产一门，"遂采摭[1]古今效验方书，为《胎产救急方》"。可知书中方法是元以前人的旧著，原为一卷，我辑得八条，其为早已失传无疑。此书不见国内著录，或仅存于日本了。

四、《保产机要》一卷，为清代秦郡汤处士（缺名）著。柯炌[2]序谓："皆本于先哲，而疏衍详明，一览尽见。"其时代，丹波元胤排次在武之望《济阴纲目》与萧壎《女科经纶》之间，即在公元1620—1684中间，则汤处士可定为明末清初人。

五、《胎产须知》二卷，明·赵辉著，《国史经籍志》著录，注云"佚"。此三种见于《中国医籍考》中。另三种见于《本草纲目》所引，即《胡氏济阴方》、无名氏《妇人明理论》《妇人经验方》，虽著者名姓不详，但肯定为明以前人。

其余如《房室经》《经验妇人方》《胡氏妇人方》《闺阁事宜》等十余种，均未见著录，可作为失传之书，即使是断简残编，我觉得也很有辑存的必要。

这些佚文，大都录自《本草纲目》《古今图书集成·医部全录》可以校核。

何时希

---

[1]摭（zhí）：取，摘取。
[2]炌（kài）：同"炫"。

# 调经

丹参散，治妇人经脉不调，或前或后，或多或少。产前胎不安，产后恶血不下。兼治冷热劳，腰脊痛，骨节烦疼。

用丹参洗净、切、晒为末，每服二钱，温酒调下。——《妇人明理方》

女经不行。

凌霄花为末，每服二钱，食前温酒下。——《徐氏胎产方》。

时希按：关于凌霄花，上海中医学院编的《中草药学》说是"辛，微寒。破瘀通经，故可用于妇女经闭属于瘀阻者，以及癥瘕积聚等症"，这是此书对凌霄花的临床结论。但另有一些不同的资料，如《本草经》"治妇人产乳余疾，崩中"，《药性本草》"治产后奔血不止，淋沥"，《大明本草》"主治崩中"，这就均作为止血药了。另外如《便产须知》"凡人家园圃内有凌霄花，妇人闻其气不孕"，则又可作为"计划生育"的避孕药，但此说恐不能全信，因《本草经》却明说有"养胎"的作用。我的见解：祛瘀即所以生新，瘀血不去则新血不生。若崩漏之有留瘀者，此药可用；而经闭不行者，如《金匮》大黄䗪虫丸[1]中即用此药，当然不能认为是止血作用。

---

[1]《金匮》大黄䗪虫丸：此方中无凌霄花。当为《金匮》鳖甲煎丸，方中用紫葳，即凌霄花。

# 妊娠

催生。

蒲黄、地龙、陈橘皮等分。

地龙洗去土，于新瓦上焙令微黄；各为末，三处贴之。如经日不产，各抄一钱匕，新汲水调服，立产，比常亲用之，甚妙。——《政和本草》

忧妊娠欲得男女。

觉有孕未满月，以弓弩弦为带缚腰中。满三月，解却，转女为男。宫中秘法，不传出。——《政和本草》引《房室经》

漏胎下血。

益智仁半两，缩砂仁一两。为末，每服三钱，空心白汤下，日二服。——《胡氏济阴方》

漏胎难产，因血干涩也。

用清油半两，好蜜一两，同煎数十沸，温服，胎滑即下。他药无益，以此助血为效。——《胎产须知》

产妇催生。

路旁破草鞋一只，洗净，烧灰，酒服二钱。如得左足生男，右足生女，覆者儿死，侧者有惊，自然之理也。——《胎产方》（时希按：以鞋作卜，而曰自然之理，实大可笑）

子痫昏冒。

缩砂和皮炒黑，热酒调下二钱；不饮者，米饮下。此方安胎止痛，神效不可殚述。——《温隐居方》

横生倒产。

人参末、乳香末各一钱，丹砂末五分。研匀，鸡子白一枚，入生姜自然汁三匙，搅匀，冷服，母子俱安，神效。——《施汉卿方》

堕胎诸药须避。

附子、天南星、补骨脂、蒺藜、红花、丹皮、天雄、延胡索、薏苡根、茜根、干姜、桂心、大麦芽、皂荚、朴硝、代赭。——《喻选古方》

胎前药忌歌：

雄黄、雌黄与硫黄。代赭、碙[1]砒、巴豆霜。水银、铅粉、生金屑。消分三品：牙、朴、芒。虎掌、鬼白、鬼箭羽。牵牛、牛膝、川白姜。天雄、附子、川、草乌。南星、半夏及藜芦。红花、芫花、并大戟。踯躅、野葛与蔄茹。白薇、杜衡、牡丹辈。槐子、皂角、兼溲疏。桃仁、三棱、干筒漆。芒草[2]、通草、瞿麦俱。樧[3]根、茅根、苏方木。牛黄、蝟皮、生鼠徒。蚖青[4]、斑猫[5]、并地胆。虻虫、水蛭、及蝼蛄。僵蚕、蚕布[6]、蟹爪甲。蜈蚣、蜥蜴、衣白鱼。驴、马、兔肉、鸡、鸭子。菜中莫食大、小蓟。麝香、肉桂、蛇、蝉蜕。催生以前切忌诸。——《胎产救急方》

（时希按：关于胎前用药和食物宜忌，拙著《妊娠识要》一书参考二百余种女科及内科书，收辑有忌用、忌食者六百余种，宜用、宜食者一百数十种，并稍加注释。辑在本《丛书》内，请参考）

---

［1］碙（náo）：古同"硇"。硇砂功能消积软坚、化腐生肌。

［2］芒草："莽草"又名"芒草"。《本草纲目》载："此物有毒，食之令人迷罔，故名。山人以毒鼠，谓之鼠莽。"本药能祛风止痛、消肿散结、杀虫止痒。

［3］樧：《玉篇》茱萸类，《集韵》越荣也，《尔雅翼》三香：椒、樧、姜也。

［4］蚖青：甲虫，地胆的别名，见《本草纲目·虫二·地胆》。功能攻毒逐瘀消癥，主瘰疬恶疮、癥瘕痞块。疑与后"地胆"相同。

［5］斑猫：疑作"斑蝥"。

［6］蚕布：疑为"蚕退纸"，又名"蚕布纸"。《本草纲目》载："治牙宣，牙痛，牙疳，头疮，喉痹，癫狂，药毒，疬证腹痛，小便淋闭，妇人难产及吹乳疼痛。"

治滑胎易产。

枳壳五两，阿胶（炒）、甘草各一两。

上为末，汤调服。——《胎产救急方》

产乳方。

用栝蒌实与童便和煎。——《胎产救急方》

又方

用红花，酒煮浓汁服。——《胎产救急方》

胎前避忌。

初受胎后，凡妨胎药物并不宜服。或房劳不戒，能令胎孕不成。

妊娠六七个月后，醉饱过度，房事不节，产母多有腰疼酸痛之疾，大则伤胎。不宜登高举重，或至跌扑，挫闪损胎。古人四月则异寝，此时过于色欲，则生子头戴秽恶而出，俗得戴白子，其子必患胎痴。——《胎产救急方》

胎损腹痛。

冬麻子[1]一斤，杵，熬香，水二斤，煮汁分服。——《妇科心镜》

妊妇胎动欲堕。

干荷叶一枚，炙，研，糯米泔一盏，调服即安。——《经验方》

妇人难产。

白芷五钱，水煎服之。——《经验方》

催生。

---

[1] 冬麻子：火麻仁，别名"冬麻子"。

腊月取兔脑髓一个，涂纸上，阴干，入通明乳香末二两，同研令匀；于腊日前夜安桌子上，露星月下（时希按："星月下"下删祷告语四十二字），以纸包药，一夜；天未明时，以猪肉捣和丸芡子大，纸袋盛，悬透风处。每服一丸，温酢汤下。良久未下，更用冷酒下一丸，即瘥，乃神仙方也。——《经验方》

横生难产。

用乳香，以五月五日午时，令一人在壁内捧乳钵，一童子在壁外，以笔管自壁缝中逐粒递过，入钵内研细，水丸芡子大，每服一丸，无灰酒下。——《经验方》

# 产后

产后血不下。

锅底墨烟，热酒服二钱。——《生生编》

产后阴脱。

铁炉中紫尘（时希按：《图书集成》作"紫烟"）、羊脂，二味和匀，布裹炙热，熨推纳上。——《徐氏胎产方》

产后腹痛，儿枕痛也。

天仙藤五两，炒焦为末，每服，生姜汁、童子小便和细酒调服。——《经验妇人方》

产后盗汗。

小麦麸、牡蛎等分为末，以猪肉汁调服二钱，日二服。——《胡氏妇人方》，并见《妇人经验方》

产后青肿，乃血水积。

干漆、大麦蘖等分为末，新瓦中铺漆一层、蘖一层，重重令满，盐泥固济，烧赤研末，热酒调服二钱。产后诸疾并宜。——《妇人经验方》

经血不止。

瑞莲散：用陈莲蓬壳，烧存性，研末，每服二钱，热酒下。——《妇人经验方》（时希按：此宜属调经门）

产后遗尿或尿数。

桑螵蛸炙半两，龙骨一两，为末，每米饮服二钱。——《徐氏胎产方》

产后气逆。

青橘皮为末，葱白，童子小便煎二钱，服。——《经验后方》

产后败血邪气入心，如见祟物，癫狂。

用大辰砂一二钱，研细，飞过用，饮儿乳汁三四茶匙，调湿；以紫项地龙一条，入药滚三滚，刮净，去地龙不用，入无灰酒一钱，分作三四次服。——《何氏方》

子宫不收，名瘣[1]疾，痛不可忍口。

用慈石[2]，酒浸，煅，研末，米糊丸梧子大。每卧时，滑石汤下四十丸。次早即用慈石散，米汤服二钱。

散用慈石（酒浸）半两，铁粉二钱半，当归五钱为末。——《保产机要》

产后血闭。

桃仁二十枚（去皮尖），藕一块，水煎服之，良。——《经验方》

产后风邪，心虚惊悸。

用猪心一枚，豆豉汁煮食之。——《妇科心镜》

产后虚羸，腹痛，冷气不调。及脑中风，汗自出。

白羊肉一斤，切治如常，调和食之。——《妇科心镜》

产后口干舌缩。

用鸡子一枚，打破，水一盏搅服。——《经验方》

---

[1] 瘣（huì）：子宫下垂。
[2] 慈石：同"磁石"。

产后血乱，奔入四肢，厥逆。

以狗头骨，煅灰，酒服二钱，甚效。——《经验方》

产后烦躁。

禹余粮一枚，状如酸枣者，入地埋一半，紧筑，用炭一斤煅之，湿土罨一宿。打破去外面石，取里面细者，研，水淘五六度；日干，再研万遍，用甘草汤服二钱，一服立效。——《经验方》

# 杂疗

足趾鸡眼作痛作疮。

地骨皮同红花研细傅之，次日即愈。——《闺阁事宜》


凡产后归房早，多有此阴疮。

蛇床子、地骨皮。

上煎汤熏洗。——《胎产救急方》

又方

黄连、黄芩、枯矾。

上煎汤熏洗。——《胎产救急方》


治阴疮痒。

枯矾、川芎、朱砂。

上为细末，棉裹纳阴中，有虫即死。——《胎产救急方》


阿胶煮散，治妇人宫脏百病。

阿胶、大芎、人参、白术、五味子、麦门冬、当归、茯苓、黄芪、续断、干地黄各一两，甘草半两。

上细锉为煮散，每剂八铢，妇入宫脏妄致肝气攻冲，喘促咳嗽，入水五七盏煎，空心热服。

若是血脏冷痛，赤白带下：加生姜两片，大枣一枚，煎服。

若补血：入枸杞子、覆盆子煎。

若呕逆不思饮食：加草豆蔻，煎；或丁香二十枚煎服。

若孕妇不安：加桑寄生枝一两，细锉，匀拌煎服。

若产后血多及半产下血，宫脏全虚：加白薇半两，微炙，苁蓉一两，细锉，匀拌，煎服。

　　　何氏妇科专著校评

若是久患宫脏，骨节、腰腿、两肋逆痛，四肢少力，常患风寒，有如劳状候：加木香半两，鳖甲一两，醋炙；柴胡一两，并锉拌之，每服三钱，入生姜三片，水两盏，如茶法煎至七分，空心热服。

号万全不传方。——《生育宝鉴方》

# 辑引书名

《妇人明理方》一则，明人著

《徐氏胎产方》三则，明人著

《政和经史证类本草》引注，不知撰人

《房室经》一则，不知撰人

《胡氏济阴方》一则，明人著

《胎产须知》一则，明·赵辉著

《胎产方》一则，不知撰人

《温隐居方》一则，明人著

《施汉卿方》一则，明人著

《喻选古方》一则，清·喻昌选

《胎产救急方》八则，元·李辰拱著

《妇科心镜》三则，明·徐春甫编

《经验方》九则，不知撰人

《生生编》一则，不知撰人

《古今图书集成·医部全录》引书，清·陈梦雷编

《妇人经验方》三则，明人著

《胡氏妇人方》一则，不知撰人

《经验后方》一则，不知撰人

《何氏方》二则，不知撰人

《保产机要》一则，清·秦郡汤处士著

《闺阁事宜》一则，不知撰人

《普济方》引书，明·朱橚著

《生育宝鉴方》一则，不知撰人

# 参考文献

《妇科备考》中国中医药出版社，2015 年 1 月

《女科一知集》学林出版社，1985 年 3 月

《妊娠识要》学林出版社，1985 年 6 月

《六合汤类方释义》学林出版社，1985 年 6 月

《女科三书评按》学林出版社，1985 年 4 月

《珍本女科医书辑佚八种》学林出版社，1984 年 3 月

《何氏八百年医学》学林出版社，1987 年 12 月

《黄帝内经素问》人民卫生出版社，1978 年 2 月第 1 版第 2 次印刷

《灵枢经》人民卫生出版社，1979 年 10 月第 1 版第 3 次印刷

《难经校释》人民卫生出版社，1979 年 11 月第 1 版第 1 次印刷

《伤寒论》人民卫生出版社，1991 年 6 月第 1 版第 1 次印刷

《金匮要略释义》上海科学技术出版社，1985 年 10 月第 1 版第 13 次印刷

《中医大辞典》人民卫生出版社，2009 年 5 月第 2 版第 7 次印刷

《辞海》上海辞书出版社，1983 年 3 月第 1 版第 2 次印刷

《脉经》科学技术文献出版社，1996 年 2 月第 1 版，1998 年 12 月第 3 次印刷

《太平惠民和剂局方》人民卫生出版社，2013 年 7 月第 1 版第 5 次印刷

《景岳全书》(上、下) 人民卫生出版社，2016 年 5 月第 1 版第六次印刷